Cada día
MÁS
DELGADA

Cada día

MÁS DELGADA

Un programa revolucionario para llegar a su peso ideal y mantenerse esbelta

✦ *¡Sin dietas!* ✦ *¡Sin píldoras!*
✦ *¡Sin sudar la gota gorda!*

por Alisa Bauman, Sarí Harrar y las editoras de
PREVENTION EN ESPAÑOL

RODALE

Aviso

Este libro sólo debe utilizarse como volumen de referencia y no como manual de medicina. La información que se ofrece en el mismo tiene el objetivo de ayudarla a tomar decisiones con conocimiento de causa acerca de su salud y sus necesidades en cuanto a la pérdida de peso. No pretende sustituir ningún tratamiento o consejo dietético que su médico le haya indicado. Si sospecha que tiene algún problema de salud, la exhortamos a buscar ayuda de un médico competente. Si no ha participado en un programa de ejercicio regularmente o recientemente, le exhortamos a consultar a su médico para determinar el nivel de actividad que más le convenga.

Título original de la obra: *Fat to Firm at Any Age*
Publicado originalmente en inglés en 1998

© 2000 Rodale Inc.
Ilustraciones © por Chris Duke

Library of Congress Cataloging-in-Publication Data

Bauman, Alisa.
   [Fat to firm at any age. Spanish]
   Cada día más delgada : un programa revolucionario para llegar a su peso ideal y mantenerse esbelta / por Alisa Bauman, Sarí Harrar y las editoras de Prevention en español.
      p.   cm.
   Includes index.
   ISBN 1–57954–278–6 hardcover
   1. Weight loss. I. Harrar, Sarí. II. Title.
RM222.2 .B38718 2000
613.7'045—dc21   99–055695

4 6 8 10 9 7 5 3   tapa dura

NUESTRO OBJETIVO
Nosotros queremos demostrar que toda persona puede usar el poder de su cuerpo y de su mente para mejorar su vida. El mensaje en cada página de nuestros libros y revistas es: ¡Usted sí puede mejorar su vida!

RODALE

REDACCIÓN DE
CADA DÍA MÁS DELGADA

EDITOR: **ABEL DELGADO**
TRADUCCIÓN AL ESPAÑOL: **ANGELIKA SCHERP**
CORRECCIÓN DE ESTILO: **PATRICIA DUARTE BUNCH**
MATI VARGAS
TIPOGRAFÍA: **LINDA J. SMITH**
CREACIÓN DEL ÍNDICE DE TÉRMINOS: **FRANCINE CRONSHAW**

REDACCIÓN DE LA OBRA ORIGINAL

EDITORA EN JEFE: **SHARON FAELTEN**
ESCRITORAS: **ALISA BAUMAN**
SARÍ HARRAR
RECETAS: **DAVID JOACHIM**
INVESTIGADORA EN JEFE: **SUSAN E. BURDICK**
INVESTIGACIÓN EDITORIAL: **LORI DAVIS**
CAROL J. GILMORE
SARAH WOLFGANG HEFFNER
JENNIFER L. KAAS
NICOLE A. KELLY
TERRY SUTTON KRAVITZ
STACI ANN SANDER
CAROL SPICIARICH MAHONEY
TERESA A. YEYKAL
SHEA ZUKOWSKI
REVISIÓN DEL MANUSCRITO: **KAREN NEELY**
DISEÑO DE LA TAPA: **LYNN N. GANO**
DISEÑO DE INTERIORES: **TANJA COLE**
ELIZABETH YOUNGBLOOD
COORDINADORA DE PRODUCCIÓN: **MELINDA B. RIZZO**
JEFA DE OFICINA: **ROBERTA MULLINER**
PERSONAL DE OFICINA: **JULIE KEHS**
SUZANNE LYNCH
BERNADETTE SAUERWINE
MARY LOU STEPHEN

DIRECTORES DE
PREVENTION EN ESPAÑOL

VICEPRESIDENTE Y EDITOR: **BRIAN CARNAHAN**
GERENTE DE MERCADOTECNIA: **TANIA RODRÍGUEZ**
GERENTE DE PRODUCCIÓN: **ROBERT V. ANDERSON JR.**
DIRECTORA DE INVESTIGACIONES: **ANN GOSSY YERMISH**
DIRECTORA DE FABRICACIÓN: **HELEN CLOGSTON**

Asesores médicos de
Prevention en español

EL DOCTOR **HÉCTOR BALCÁZAR, PH.D.**
Profesor adjunto de Nutrición Comunitaria y Salud Pública en el Departamento de Recursos Familiares y Desarrollo Humano así como catedrático adjunto en el Centro Hispano de Investigación, ambos ubicados en la Universidad Estatal de Arizona en Tempe, Arizona.

LA DOCTORA **HANNIA CAMPOS, PH.D.**
Profesora auxiliar de Nutrición en la Escuela de Salud Pública de la Universidad Harvard en Boston, Massachusetts. También es miembro del comité planificador de la Pirámide Dietética Latinoamericana y profesora adjunta visitante del Instituto de Investigación de la Salud en la Universidad de Costa Rica en Costa Rica.

EL DOCTOR EN MEDICINA **ELMER EMILIO HUERTA**
Director del Centro de Evaluación del Riesgo y Detección del Cáncer (Cancer Risk Assessment and Screening Center) del Instituto de Cáncer de la ciudad de Washington, D.C. También es el presentador del programa de radio *Cuidando Su Salud*, el cual es se transmite internacionalmente y tiene más de 10 millones de oyentes.

LA DOCTORA EN MEDICINA **JACQUELINE SALAS**
Profesora auxiliar de Medicina en la Facultad de Medicina Albert Einstein en Nueva York. También es médico adscrito auxiliar de la sección de diabetes de la División de Endocrinología y Metabolismo del Centro Médico Mount Sinai en la ciudad de Nueva York.

Índice

PRIMERA PARTE: Establezca sus metas

Capítulo 1

En nuestro mundo mecanizado subimos de peso de manera casi automática. Afortunadamente puede ser igual de fácil bajar de nuevo.

Capítulo 2

Los científicos afirman que el 95 por ciento de los problemas de sobrepeso tienen una causa *emocional*. Pero es posible "alimentarse" emocionalmente sin recurrir a la comida.

Capítulo 3

Las mujeres no adelgazamos sólo para vernos bien. Ahora le diremos cómo el perder un poco de peso le ayudará a ganar mucha salud.

TERCERA PARTE: La ecuación del ejercicio

Capítulo 15

Los beneficios inesperados de ponerse en forma 251

Desde una menopausia más fácil hasta huesos más fuertes, hay muchas razones aparte de perder peso para que una mujer empiece a hacer ejercicio.

Capítulo 16

Los músculos contra la grasa 266

Los músculos queman muchas calorías, la grasa quema pocas. ¿Y cómo se consiguen más músculos? Siga leyendo.

Capítulo 17

Caminar: un paso gigantesco hacia una figura delgada 282

Fácil, práctico, económico y a prueba de lesiones, caminar es el ejercicio al que las mujeres le pueden ser fieles.

Capítulo 18

Más armas del arsenal aeróbico 300

Cuando se trata de ejercicios aeróbicos, la clave para bajar de peso, lograr un cuerpo más firme y mejorar su salud puede encontrarse en el viejo dicho "con calma y nos amanecemos". Las siguientes indicaciones le permitirán escoger el mejor ejercicio para usted.

Capítulo 19

Pesas: el poder para perder 315

Ahora conocerá la mejor forma de dar firmeza a su cuerpo, bajar de peso más rápido, retardar el envejecimiento y lucir su ropa muy bien.

Capítulo 20

Lo más probable es que no podamos vernos todas como unas supermodelos, dicen los expertos, pero sí podemos vernos como la mejor versión de nosotras mismas.

Capítulo 21

A veces parece imposible tonificar el abdomen, por mucho que nos esforcemos. ¿Y sabe qué? Podemos hacer miles de abdominales sin resultado alguno. Pero aquí descubrirá algo que sí funciona.

Capítulo 22

No hace falta ir al gimnasio para quemar calorías. Ahora averiguará cómo hacer ejercicio sin ejercitarse.

Capítulo 23

Contrátese usted misma como entrenadora personal y diseñe un programa que le funcione. Sólo hay una manera de hacer ejercicio: *la suya*.

CUARTA PARTE:
Cómo verse hermosa y sentirse muy bien

Capítulo 24

¿Cuál es la manera más fácil de perder de 5 a 10 libras? Vístase (aprovechando los siguientes trucos de guardarropa).

Agradecimientos

Las autoras deseamos expresar nuestro agradecimiento a todos los médicos, nutriólogos y otros profesionales de la salud a quienes consultamos para realizar este libro. De manera particular damos las gracias a las personas mencionadas a continuación, por la ayuda que nos brindaron para dar forma a elementos clave del Programa "Cada día más delgada".

ANDREA L. DUNN, PH.D.
Fisióloga especializada en ejercicio y directora asociada de la sección de epidemiología y aplicaciones clínicas del Instituto Cooper para la Investigación de los Aeróbicos en Dallas, Texas

DIANE GRABOWSKI-NEPA, R.D.
Nutrióloga del Centro Pritikin para la Longevidad ubicado en Santa Mónica, California

JONI JOHNSTON, PSY.D.
Psicóloga clínica con consulta privada en Del Mar, California

CATHY KAPICA, R.D., PH.D.
Profesora adjunta de Nutrición y Dietética Clínica de la Universidad Finch de Ciencias de la Salud/Escuela de Medicina de Chicago en North Chicago

MICHAEL POLLOCK, PH.D.
Fisiólogo especializado en ejercicio y profesor de Medicina y Ciencia del Ejercicio de la Universidad de Florida en Gainesville

JAMES C. ROSEN, PH.D.
Psicólogo y profesor de Psicología en la Universidad de Vermont en Burlington

CARLA WOLPER, R.D.
Nutrióloga y coordinadora clínica del Centro para la Investigación de la Obesidad en el Centro St. Luke's/Hospital Roosevelt en la ciudad de Nueva York

Introducción

Piérdalo ya... y manténgase de lo mejor

Si alguna vez usted ha tratado de dar forma a sus caderas con unas pantimedias (medias nylon) con *control top*, si ha aguantado la respiración para subirles el cierre a sus pantalones de mezclilla (mahones, *jeans*) o si le está costando trabajo meterse al traje de baño que apenas compró el año pasado, la experiencia le ha enseñado una triste verdad con respecto a la grasa del cuerpo femenino: cuando no se le hace caso, se extiende a pasos agigantados. De hecho, unos investigadores de la Universidad de Maryland en Baltimore descubrieron que si una mujer no hace nada para evitarlo, su grasa corporal aumenta en un 26 por ciento cada diez años.

Con razón una de cada tres mujeres estadounidenses tiene sobrepeso y dos de cada tres sienten fofo su cuerpo y quieren hacerlo más firme. (Y no se crea que al usar el término "estadounidenses" que nos referimos sólo a las norteamericanas. El 50 por ciento de las latinas tienen sobrepeso). Deseamos adelgazar con tal desesperación que gastamos más de $4,000,000,000 al año en programas para bajar de peso, sustitutos de grasa y medicamentos para dieta. Sí, leyó usted bien: $4 mil millones. ¿Entonces por qué seguimos aumentando de peso? De acuerdo con los expertos en cuestiones de obesidad, estamos pasando por alto los verdaderos factores que causan nuestro sobrepeso, factores que usted puede controlar a través del Programa "Cada día más delgada".

- **Un estilo de vida ajetreado.** Tres de cada cuatro mujeres estamos tan ocupadas que no nos da tiempo de realizar una actividad física con regularidad, aunque quisiéramos hacer ejercicio. Y las comodidades modernas pensadas para ahorrarnos tiempo y esfuerzo —como las televisiones de control remoto, las escaleras eléctricas en los almacenes y los cajeros automáticos que podemos utilizar sin bajarnos del coche— en realidad se están encargando de ensanchar nuestras caderas y cinturas al imponernos una vida sedentaria. Un grupo de investigadores del Reino Unido calculó que en la actualidad estamos quemando 800 calorías menos al día que en 1970, gracias a todos los aparatos que nos ahorran trabajo.

- **Alimentos sin grasa.** Es posible que el consumo exagerado de alimentos sin grasa —trátese de galletitas o mayonesa, de helado o palomitas (rositas) de maíz (cotufo), de sopa o carnes frías de cerdo (tipo fiambre)— explique por qué las mujeres estadounidenses estamos ingiriendo más calorías que nunca, opina el experto en nutrición John Allred, Ph.D., bioquímico y profesor de Nutrición en el departamento de Ciencia y Tecnología de los Alimentos de la Universidad Estatal de Ohio en Columbus. Lo irónico es que los alimentos sin grasa ni siquiera nos han ayudado a bajarle mucho a ésta: nuestro consumo de grasa se ha reducido en sólo 6 calorías diarias, más o menos la cantidad correspondiente a una gota grande de aceite de maíz (choclo).

- **Las dietas.** Así es: las dietas pueden dejarle una figura fofa. Cuando el cuerpo se ve sometido a una alimentación baja en calorías, decide quemar menos calorías y almacenar la grasa corporal que usted quisiera perder, señala G. Ken Goodrick, Ph.D., profesor adjunto de Medicina en el Colegio Baylor de Medicina y director adjunto del Centro de Investigación de Medicina de la Conducta, ubicados ambos en Houston. Además, los programas diseñados específicamente para bajar de peso no le enseñan lo que necesita saber para comer de manera saludable y placentera el resto de su vida. La consecuencia es que más de 9 de cada 10 personas que se ponen a dieta siguiendo algún programa organizado de pérdida de peso vuelven a subir las libras perdidas dentro de un plazo de cinco años.

- **Los restaurantes.** En los Estados Unidos, más o menos 44 centavos de cada dólar destinado a comprar comida se gasta en un restaurante, lo cual corresponde a casi el doble de lo que hace 40 años gastábamos, de acuerdo con la Asociación Nacional de Restauranteros. Las porciones extragrandes y las cantidades exageradas de grasa oculta han convertido las comidas de restaurante y la comida para llevar en un hábito que inevitablemente termina por rellenar las caderas y las cinturas sobre todo de las mujeres estadounidenses, de las que un 41 por ciento en promedio come fuera de casa cualquier día de la semana.

■ **La inflación de las tallas de ropa.** Conforme las mujeres estadounidenses hemos aumentado de tamaño, los diseñadores de modas han optado por regalarnos más espacio en forma de ropa holgada muy amplia y cinturillas elásticas que se ajustan al crecimiento de nuestras pancitas. Estos detalles agradables pero engañosos a veces nos convencen de que hemos bajado de peso o estamos manteniendo el mismo peso cuando el tamaño de nuestro cuerpo en realidad ha aumentado.

Un plan totalmente suyo

Afortunadamente es posible ganarle a la grasa. En este libro usted descubrirá técnicas nuevas, sencillas y efectivas para bajar de peso, extraídas de la experiencia de mujeres de verdad que han perdido entre 10 y 250 libras (5–112 kg) sin volver a subir de peso. Aprobadas por los expertos en pérdida de peso, estas nuevas técnicas no la obligan a seguir una dieta especial ni un programa estricto de ejercicios. Simplemente se trata de un programa que usted ajusta a la medida de sus propios gustos, estilo de vida y presupuesto.

¿Por qué es una ventaja poder personalizar un programa para bajar de peso? Cuando una mujer adapta a sus propias necesidades un plan de alimentación saludable y un programa de actividades físicas, ambos le servirán durante años, incluso en los momentos de estrés y al enfrentar los obstáculos más difíciles. Así lo revelan las investigaciones realizadas por el Centro Médico de la Universidad de Pittsburgh. Por el contrario, una dieta que impone las mismas exigencias a todas sin hacer caso de las diferentes necesidades individuales inevitablemente terminará por decepcionarla, porque no ofrece la flexibilidad necesaria para acomodar sus circunstancias particulares.

Cuando usted adapte los planes de alimentación saludable y de actividad física ligera del Programa "Cada día más delgada" a sus propias necesidades y gustos, dejará de acumular grasa corporal y logrará una pérdida de peso permanente. Tendrá más energía y mejor salud, sin sentir hambre nunca ni someterse a una rutina desagradable o molesta de ejercicios. Verá que puede darse gustos especiales como chocolate, pizza e incluso *filet mignon*, si usted quiere; además, podrá experimentar hasta hallar la manera perfecta de asegurar su buena forma física.

Esto es lo que le promete el Programa "Cada día más delgada". En cada capítulo averiguará exactamente cómo identificar sus necesidades individuales y cómo adaptar el programa para satisfacerlas. De principio a fin encontrará las investigaciones científicas más recientes transformadas en un programa práctico que usted podrá utilizar en su casa. Recibirá los mejores consejos de cientos de expertos nutriólogos, investigadores de la pérdida de peso, fisiólogos especializados en ejercicios, psicólogos, *chefs* profesionales y diseñadores de modas, entre otros. Y conocerá a muchas mujeres que están cada día más delgadas sin ser estrellas de cine con entrenadores personales. En cambio, se trata de personas de verdad dedicadas a trabajar, a educar a sus hijos, a cuidar sus casas y a atender a sus esposos y padres.

En la Primera Parte usted aprenderá a fijarse una meta realista y saludable en cuanto al peso que desea alcanzar, basándose en su tipo de cuerpo, sus necesidades de salud y sus hábitos. Las más recientes pruebas científicas de los beneficios que la pérdida de peso brinda a su salud le servirán de motivación. También encontrará recomendaciones expertas y comprensivas acerca de cómo manejar el problema de comer por causas emocionales, el cual les impide bajar de peso a muchas mujeres.

En la Segunda Parte se le hará agua la boca con los detalles del plan de alimentación del Programa "Cada día más delgada". No sentirá hambre en ningún momento, porque el plan incluye tres comidas y tres meriendas (botanas, refrigerios, tentempiés) al día. Toma en cuenta todos los alimentos que una mujer necesita, desde delicias especiales como galletitas y pasta hasta la comida supernutritiva esencial para tener los huesos fuertes y prevenir las enfermedades, así como los comestibles altos en energía que nos permiten seguir adelante con las múltiples actividades de nuestras vidas. Le enseña a comer en restaurantes sin subir ni una onza (o gramo) de peso, y cómo superar los obstáculos que se oponen a la pérdida de peso, como comer en situaciones estresantes y cocinar para una familia a la que no le gusta la comida baja en grasa.

En la Tercera Parte descubrirá un programa ligero de buena forma física que no requiere de mucho tiempo. Garantizamos que al seguirlo su cuerpo quemará más grasa las 24 horas del día. Podrá llevarlo a cabo en la sala de su casa, durante la hora de la comida en el trabajo o mientras sube las escaleras a su oficina o dormitorio (recámara). Averiguará por qué unos músculos fuertes son tan importantes para la mujer y cómo aprovechar sólo 20 minutos diarios para tener unas curvas más firmes y acelerar su metabolismo. El plan de ejercicios del Programa "Cada día más delgada" le ofrece una amplia variedad de opciones de ejercicios que queman calorías; usted sólo tiene que elegir el que más le guste. Y verá por qué la costumbre de subir por las escaleras o de estacionar su coche lo más lejos posible de la entrada al supermercado con el tiempo le ayudarán a ganar la guerra contra la grasa.

En la Cuarta Parte encontrará consejos prácticos acerca de cómo vestirse para favorecer su tipo de cuerpo y desarrollar su autoestima para poder llevar la vida que siempre ha querido tener. . . sin esperar un día más. Estamos firmemente convencidas de que no tiene por qué aplazar todo lo que es importante en su vida hasta bajar de peso.

En la Quinta Parte hallará la colección de recetas del Programa "Cada día más delgada". Estas recetas están diseñadas para ayudar a las mujeres a liberarse de las trampas de grasa que pueden atraparlas, presentando versiones bajas en grasa y muy sabrosas de sus aliños (aderezos) preferidos para ensaladas; platos principales y guarniciones tradicionales de la comida casera, como pan de carne (*meat loaf*) y ruedas de cebolla empanadas (empanizadas); y deliciosos postres, como una tarta de queso con trocitos (chispas) de chocolate y galletitas de crema de cacahuate (maní).

El Programa "Cada día más delgada" también le ayudará a evitar los medicamentos auxiliares en la pérdida de peso. Quizá usted ya se haya preguntado si le servirá alguna de las medicinas nuevas para bajar de peso que están recibiendo tanta publicidad, como el *Redux*. Es cierto que los medicamentos para adelgazar pueden ayudar a mujeres con muchísimo sobrepeso a deshacerse de sus libras adicionales para reducir el riesgo de contraer afecciones graves como enfermedades cardíacas, diabetes o hipertensión (presión arterial alta). No obstante, los expertos del Grupo Especial de Trabajo Nacional para la Prevención y el Tratamiendo de la Obesidad previenen contra el uso generalizado de estas pastillas durante mucho tiempo. Para las mujeres cuyo peso no pone en peligro su salud de forma inmediata, sería mejor hacer los cambios en su estilo de vida sugeridos por el Programa "Cada día más delgada".

Mujeres y éxito de verdad

A lo largo de este libro, usted conocerá a mujeres de verdad que han logrado bajar de peso con la ayuda del enfoque personalizado del Programa "Cada día más delgada" *sin* ponerse a dieta. Sus relatos le servirán de inspiración y le darán nuevas ideas para superar los obstáculos que usted misma enfrenta para adelgazar. Déjenos presentarle de una vez a algunas de ellas.

- **Annie Schneider, una gerente de mercadotecnia de 34 años de una cadena de televisión por cable con sede en Chicago,** siempre se asegura de incluir pizza y chocolate en su plan de alimentación saludable. "Es fácil adaptarse a un estilo de vida saludable cuando uno no se niega sus alimentos preferidos", indica. "Cuando se me antoja una pizza, me doy el gusto de comer unas cuantas rebanadas y luego me deshago del resto". Annie ha perdido 40 libras (18 kg).

- **Doris Anglin, una especialista en seguros de Houston, Texas,** se dio cuenta de que para bajar de peso es fundamental comer tres comidas al día, además de varias meriendas (botanas, refrigerios, tentempiés). "Si me salto una comida, me pongo luego a comer como loca", dice Doris, que siempre lleva meriendas de emergencia en su coche para no caer en las trampas de grasa como lo son los alimentos de las máquinas expendedoras o las hamburguesas de los restaurantes de comida rápida. Doris ha perdido 258 libras (116 kg).

- **Joyce Stoner, una asistente administrativa de New Carrolton, Maryland,** agregó una rutina ligera de levantamiento de pesas a su programa de buena forma física y convirtió los depósitos de grasa fofa típicos de un cuerpo de más de 40 años en unas asentaderas firmes y una pancita plana. "Y me encantan mis brazos", afirma. "Ahora uso ropa sin mangas sin pensarlo dos veces". Joyce descubrió que a veces lo único que hace falta es darle mayor firmeza al cuerpo, no bajar de peso.

- **Meg Larsen, una abogada de 46 años de San Francisco y mamá de dos hijos,** recurrió a una olla eléctrica para guisos de cocimiento lento de las que las abuelitas conocían como *Crock Pot*, así como a comida para llevar saludable, para dejar satisfecha el hambre de su familia sin echar a perder su propio plan de alimentación bajo en grasa. "El tiempo es lo que más escasea en mi vida", indica Meg. "He encontrado la manera de tener una alimentación sana, mantener felices a mis hijos y esposo y no subir de peso". Ha perdido 32 libras (14 kg).

- **Mary Smith, una asistente administrativa de Champaign, Illinois, de 33 años,** se lleva sus propias "delicias alternativas" a la oficina para poder disfrutar las fiestas que ahí se organizan sin sucumbir a las galletitas, los pasteles (bizcochos, tortas, *cakes*) y los *donuts* (donas).

"De esta forma siento que participo en el aspecto social de comer, pero sin subir de peso", explica Mary. Ha perdido 160 libras (72 kg).

■ **Sue Dole, la representante de una fundación privada en St. Joseph, Illinois,** bajó de peso a pesar de que su trabajo la obliga a comer fuera de casa por lo menos tres noches a la semana. Las muchas preguntas inteligentes que les hace a los meseros le permiten descubrir las deliciosas selecciones bajas en grasa que muchas veces se esconden en los menús de los restaurantes. "Ahora consigo lo que quiero", afirma Sue, de 49 años. "Y realmente disfruto mis comidas". Ha bajado 32 libras (14 kg).

■ **Donna Gettings, una asistente administrativa de 42 años de Williamsburg, Virginia,** se sacaba una foto al mes para llevar el seguimiento de su pérdida de peso en un álbum personal que le ha servido para motivarse. "Ahora las miro y pienso: '¡Caramba! No puedo creer que alguna vez haya estado así'", dice Donna, que ha perdido 111 libras (50 kg).

■ **Crystal Thompson, una supervisora de contabilidad de Fort Washington, Maryland,** empezó a hacer dos sencillos ejercicios y ya no tuvo que someterse a una cirugía plástica para levantar su busto. "Ahora mi esposo me mira y me dice que no necesito ninguna cirugía para levantarme los senos, y estoy de acuerdo con él", comenta Crystal, de 37 años.

Esperamos que usted encuentre tanta inspiración y motivación en estas historias de éxito como nosotras lo hicimos. Disfrute el libro, y dentro de unos meses nos encantaría enterarnos de la historia del éxito que usted misma logró a través del Programa "Cada día más delgada"; para ello puede escribirnos a

Prevention en español
Attn: Tania Rodríguez
33 East Minor Street
Emmaus, PA 18098-0099

Sarí Harrar y Alisa Bauman
Prevention en español

Primera Parte

Establezca sus metas

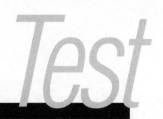

¿Influyen sus emociones en su forma de comer?

Puede haber muchos motivos por los que las emociones influyen en nuestros hábitos alimenticios. Cuando descubrimos cuáles son, podemos entender la razón más profunda de nuestra forma de comer y de paso resolver el problema de esas libras extras.

El siguiente *test* le ayudará a averiguar si sus emociones intervienen a la hora de seleccionar sus alimentos y en qué medida lo hacen. Lea las siguientes afirmaciones y califique sus hábitos alimenticios de acuerdo con los números de esta escala:

1 = Nunca
2 = Rara vez
3 = A veces
4 = Con frecuencia
5 = Siempre

____ **1.** La comida es para mí una forma de mantener el estrés bajo control.

____ **2.** La comida es uno de los grandes placeres de mi vida.

____ **3.** Por lo menos dos veces a la semana, como mucho más de lo que haría falta para sentirme satisfecha físicamente.

____ **4.** Cuando me siento sola, la comida me reconforta.

____ **5.** La comida me sirve de pretexto para no hacer las cosas que no tengo ganas de hacer.

____ **6.** Cuando mi vida parece estar fuera de control, me cuesta trabajo restringir las cantidades que como.

____ **7.** A veces como sólo por el gusto de hacerlo.

____ **8.** Pienso mucho en la comida o en el esfuerzo de no comer.

____ **9.** Como mucho más sola que cuando estoy con otras personas.

____ **10.** La comida me reconforta cuando me siento deprimida o preocupada.

____ **11.** En mi infancia, la comida se usaba como "remedio casero", o sea, como fuente de consuelo y amor.

_____ **12.** La comida me ayuda a olvidarme por un rato de las cosas que me duelen y me hace sentir mejor.

_____ **13.** Cuando estoy enojada, uso la comida para tranquilizarme.

_____ **14.** A veces simplemente no puedo dejar de comer.

_____ **15.** Cuando me encuentro en una situación difícil, me retraigo y me refugio en la comida en lugar de solucionar el problema.

_____ **Evaluación**

El resultado: Obtenga su resultado final sumando los puntos de sus respuestas y evalúese de acuerdo con las siguientes indicaciones.

Si usted sumó entre 15 y 35 puntos, tiene una relación tranquila con la comida y es poco probable que recurra a ella habitualmente en respuesta a las emociones difíciles. Para reforzar esta actitud sana, consiéntase una vez a la semana dándose algún gusto especial, como un baño de burbujas a la luz de las velas o un masaje; además, busque apoyo moral entre sus amigos y familiares. Utilice técnicas de relajamiento y actividad física para disminuir el estrés. Si aprendemos a emplear métodos positivos para sobrellevar los problemas cuando la vida nos trata bien, no nos refugiaremos en la comida cuando la situación se ponga dura.

Si usted obtuvo de 36 a 59 puntos, las emociones influyen en sus hábitos alimenticios en cierta medida. Lo que su forma de comer le está indicando es que necesita resolver ciertos sentimientos y hechos en su vida. Para identificar estas causas, apunte en un diario todo lo que come a lo largo del día, y también lo que siente. Luego busque otras formas de aliviar el estrés, combatir el aburrimiento o encontrar consuelo.

Si su resultado final se ubica entre 60 y 75 puntos, usted tiene la costumbre de recurrir a la comida para sobrellevar las situaciones difíciles en su vida, y lo más probable es que no le haya servido de mucho. Pero no se desespere. Ya ha tomado el *test*, lo cual representa el primer paso en su camino hacia el cambio. Ahora construya un sistema de apoyo o júntese a un grupo de amigos y familiares en quienes pueda confiar para que la guíen y la ayuden a encontrar maneras más eficaces de manejar tanto los sentimientos como la comida.

Capítulo 1

Usted no tiene la culpa

En nuestro mundo mecanizado subimos de peso de manera casi automática. Afortunadamente puede ser igual de fácil bajar de nuevo.

¡**C**lic! Mindy Kane oprime los botones de su control remoto para repasar los 50 canales que le ofrece su televisor a colores, sin necesidad de abandonar el cómodo sillón de su sala.

¡Riiin, riiin! Está sonando el teléfono. "Que la máquina contestadora tome el recado", dice Mindy. "Estoy cansada de que me hablen por la noche para venderme cosas".

¡Plaf! Es el lavaplatos. Gracias a este "criado electrónico", Mindy ya no tiene que enjabonar, fregar ni enjuagar sus platos. Puede sentarse a comer una merienda (botana, refrigerio, tentempié) y a ver CNN, su canal preferido de televisión, hasta la hora de acostarse.

No cabe duda que Mindy se da una buena vida. Por otra parte, tampoco le sorprenderá a nadie que hasta hace dos años tuviera un sobrepeso de 50 libras (22 kilos). A pesar de que se sometió a "todas las dietas de moda habidas y por haber", usaba vestidos talla 20, no dejaba que nadie la viera en traje de baño y evitaba cualquier acontecimiento social deportivo, como los partidos de *softball* de su oficina.

"No hacía ninguna actividad física", admite la directora de apoyo a proyectos, de 38 años, quien trabaja para una empresa de ingeniería en Houston, Texas. "Tengo todas las comodidades modernas en casa. En el trabajo me paso todo el día viendo la pantalla de la computadora. Tomo el elevador para llegar a mi oficina. Y cuando entro en ella, ni siquiera tengo que levantar un dedo para prender la luz. Se enciende automáticamente".

Mayores comodidades = 5 libritas de más

Si usted, igual que Mindy, ha acumulado demasiadas libras para su gusto, si se siente como si alguien hubiera colocado su cuerpo sobre la fotocopiadora para sacarle una ampliación, deje de echarse la culpa. La verdad es muy simple: la vida moderna engorda.

"Nuestra civilización ha trabajado muy duro para lograr un alto nivel de vida", afirma el Dr. Richard L. Atkinson, profesor de Medicina en la Universidad de Wisconsin en Madison. "Disfrutamos de una alimentación alta en grasa y calorías. Tenemos aparatos que nos ahorran trabajo. Pero también son muy largas nuestras jornadas laborales y no nos queda tiempo para la actividad física. La consecuencia inevitable es el sobrepeso".

Cuando un grupo de científicos del Centro Nacional de Estadísticas de la Salud de los Centros para el Control y la Prevención de las Enfermedades en Hyattsville, Maryland, revisó cuánto pesaba una muestra representativa de estadounidenses, se alarmaron al descubrir cuánto engorda nuestro estilo de vida basado en el control remoto: una de cada tres mujeres tenía sobrepeso (en 1960, este problema afectaba a una de cada cuatro).

Los investigadores calculan que la mujer común subió 8 libras (3.5 kg) entre mediados de los años 70 y los años 90, y un gran número acumuló mucho más peso. Por si fuera poco, la tendencia al sobrepeso parece afectar a mujeres cada vez más jóvenes. El número de las cuarentonas con sobrepeso ha aumentado un poco, pero la proporción de treintañeras con sobrepeso subió de una de cada cinco a una de cada tres. Y el número de veinteañeras con sobrepeso se duplicó, de una de cada 10 a una de cada cinco.

En total, 32 millones de personas radicadas en los Estados Unidos pesan bastante más de lo ideal para su cuerpo. (Como le indicamos anteriormente, cuando decimos "estadounidenses", estamos incluyendo

La lucha contra el peso del trabajo

A primera vista, los trabajos de una diva de la ópera, una ejecutiva, una archivista (archivera) y una doctora parecen tener poco en común, excepto una cosa: su ocupación puede significar un peligro para su cintura.

"La mayoría de las mujeres que actualmente trabajamos en los Estados Unidos tenemos empleos sedentarios", dice Abby King, Ph.D., profesora de Investigación en la Universidad de Stanford. "En el trabajo lo que más movemos son nuestros dedos sobre los teclados y nuestras bocas para hablar. No movemos los cuerpos".

No sorprenderá a nadie, pues, que un tercio de las mujeres que viven en los Estados Unidos tienen sobrepeso. Incluso las 100,000 mujeres del ramo de la construcción probablemente hacen menos ejercicio que antes. "Los trabajos están tan mecanizados que hay poca actividad continua", agrega la Dra. King.

Gracias a la mecanización, las computadoras, los elevadores, las máquinas de fax, las copiadoras y las máquinas contestadoras se encargan de muchas de las pequeñas actividades que antes quemaban calorías a lo largo de la jornada laboral.

"La gente solía subir las escaleras con mayor frecuencia", apunta el Dr. Ralph Paffenbarger, Dr.P.H., profesor de Epidemiología en la Universidad Stanford en Palo Alto, California. "Usaban máquinas de escribir mecánicas y tenían que oprimir las teclas.

---

a los latinos. El 31 por ciento de hombres y el 50 por ciento de mujeres latinas tienen sobrepeso. El 62 por ciento de los latinos tienen un estilo de vida sedentario. Aunque el 45 por ciento de las latinas informan que están tratando de bajar de peso, sólo el 9 por ciento de ellas informan que hacen ejercicio regularmente. Por lo tanto, el sobrepeso parece ser un problema que no discrimina).

Culpe la comida y la conveniencia

Los expertos no dudan en señalar nuestras costumbres sedentarias como las responsables de esta corpulencia colectiva y se refieren al fenómeno como una "epidemia de inactividad".

Cuando necesitaban un expediente, se paraban para ir al archivero (archivador). Si tenían que hacer una copia de algo, sacaban el papel carbón y se ponían a escribir a máquina. Nos hemos alejado mucho de la actividad física en nuestra vida laboral".

¿Y cómo se remedia esto? Busque la forma de realizar más actividad física en el trabajo. "Puede hacer pequeños cambios, los cuales le ayudarán a prevenir la obesidad y disminuirán su riesgo de sufrir enfermedades relacionadas con la obesidad, como las del corazón y la diabetes", señala la Dra. King. "Y hay una ventaja adicional: estas actividades también ayudan a combatir el estrés".

Sus principales sugerencias: suba por las escaleras en lugar del elevador. Entregue los recados en persona, no por teléfono ni por correo electrónico. Camine a la hora del descanso o incluso lleve a cabo una reunión (junta) caminando.

"Si puede acomodar tres sesiones de ejercicios de diez minutos cada una al día, serán de mucha ayuda para prevenir el sobrepeso y mejorar su salud", indica la experta. "Trate de mantener una intensidad moderada, como cuando se camina a paso ligero".

Intente organizar equipos de caminata a la hora del almuerzo y proponga una competencia amistosa: averigüe cuáles equipos pueden caminar por más tiempo en un mes, agrega la Dra. King.

"Ya no nos movemos", indica Sue Cummings, R.D., profesora del Instituto de Profesiones de la Salud en Boston, Massachusetts. "Incluso es posible oprimir un botón para bajar la ventanilla del carro".

El engrosamiento de nuestras cinturas se explica por una combinación de factores: un número exagerado de comodidades modernas, muy poco tiempo libre y un exceso de estrés y de comida. Veamos las siguientes tendencias que se han encargado de transformar los cuerpos flaquitos en llenitos.

- Actualmente, las mujeres que vivimos en los Estados Unidos comemos de 200 a 300 calorías más al día que hace 15 años.

- Tres de cada cuatro quieren hacer ejercicio, pero dicen que el tiempo simplemente no les alcanza.

(continúa en la página 10)

Las pastillas problemáticas para su peso

Existen más de 100 medicamentos disponibles sólo con receta que pueden hacer subir de peso a algunas mujeres. Este efecto secundario algo molesto afecta a menos del 2 por ciento de las personas que toman estas medicinas. Si usted se encuentra entre este 2 por ciento, entérese de lo que los expertos recomiendan para manejar los casos más extremos.

Revise sus remedios para el estado de ánimo. Los antidepresivos y otros fármacos para uso psiquiátrico tienen fama de hacer aumentar el peso, con frecuencia por la simple razón de que la mejoría en el estado de ánimo provocada por el medicamento es tal que la vida social se anima también, de acuerdo con Madelyn H. Fernstrom, Ph.D., profesora de Psiquiatría en la Universidad de Pittsburgh en Pensilvania.

Entre los productos que pueden tener este efecto se encuentran la amitriptilina, el bupropion, el sulfato de fenelsina, la paroxetina (cuando se utiliza durante mucho tiempo), la clomipramina y el alprazolam.

Si usted sospecha que está aumentando de peso por causa de una droga para uso psiquiátrico, analice sus hábitos alimenticios recientes. ¿Han cambiado radicalmente conforme mejora su estado de ánimo? Si tiene más apetito, aplique las estrategias de la alimentación baja en grasa para controlar sus calorías. También agregue ejercicios para quemar más calorías. Si estas tácticas no funcionan, indica la Dra. Fernstrom, pregúntele a su médico si puede cambiarle la medicina.

Cuidado con los antihistamínicos. Las mismas sustancias que le secan la nariz pueden hacerla acumular libras, indica Charles Lacy, Pharm.D., especialista en información sobre drogas del Centro Médico Cedars-Sinai en Los Ángeles. Es posible que afecten el centro por medio del cual el cerebro controla el apetito o que simplemente le provoquen sed y la necesidad de tomar más líquidos.

Entre los productos que pueden tener este efecto se encuentran los antihistamínicos no sedantes más recientes, como el astemizol y la loratadina.

Si el ejercicio y una alimentación cuidadosa no le dan resultado, pregúntele a su médico si puede cambiarle la receta, sugiere el Dr. Lacy. Una nota de advertencia: los antihistamínicos más antiguos, como la asclorfeniramina, tal vez sean mejores en el sentido aquí tratado, pero existe una mayor probabilidad de que produzcan somnolencia. O bien considere un cambio de horario, sugiere el experto. Si sus alergias la molestan más por la mañana, quizá pueda aguantar la tarde y la noche sin el medicamento.

Examine los fármacos para la presión arterial. Las medicinas para bajar la presión arterial pueden causar un aumento de peso por retención de agua, el cual con frecuencia se manifiesta como hinchazón en los tobillos u otras partes del cuerpo.

Entre los productos que pueden tener este efecto se encuentran el guanadrel, la metildopa y la guanetidina, según el Dr. Lacy. El betaxolol y el pindolol pueden provocar un aumento de peso no relacionado con la retención del agua. El especialista sugiere hablar con su médico acerca de la posibilidad de tomar un diurético para eliminar el exceso de agua de su cuerpo. Si su aumento de peso no está relacionado con la retención de agua, intente una alimentación más baja en grasa y haga más ejercicio. Si su peso no reacciona, pregunte por otro medicamento.

Pregunte si es un esteroide. Los corticosteroides utilizados para tratar el asma, la artritis y las alergias pueden aumentar el apetito, provocar la retención del agua o mejorar la sensación de bienestar, de modo que simplemente se tiene ganas de comer más, según señala Arthur Jacknowitz, Pharm.D., coordinador del departamento de Farmacia Clínica en la Universidad de Virginia del Oeste en Morgantown.

Entre los productos que pueden tener este efecto se encuentran la prednisona y dos medicamentos inhalados contra el asma, el dipropionato de beclometasona y la flunisolida. También pueden hacerla subir unas cuantas libras algunas medicinas usadas para tratar la endometriosis como el acetato de leuprolide, el acetato de nafarelina y el danazol.

Si usted toma estas drogas, el Dr. Jacknowitz sugiere que ponga mucha atención a las cantidades de comida que consume. Considere llevar un diario alimenticio. Si la tendencia a aumentar de peso no se revierte al cuidar su consumo de alimentos y hacer un poco más de ejercicio, el experto recomienda que hable con su médico acerca de las alternativas posibles.

- Para combatir el estrés de tener que preparar la cena, más de la mitad de las mujeres a veces compran alimentos ya preparados o para llevar.

- Por fin limpiar la cocina se ha vuelto fácil: el 58 por ciento de las mujeres tiene lavaplatos.

- En promedio, las mujeres comen fuera de casa tres veces al mes; la pizza es la comida de restaurante que más nos gusta, seguida por la hamburguesa.

- Gastamos más de $103 mil millones de dólares al año en comida rápida.

- Es cierto que los lugares donde se venden hamburguesas y tacos han agregado alimentos más bajos en grasa a sus menús, pero también ofrecen todo en tamaños "súper" —desde las papas a la francesa hasta los refrescos/sodas— y le ponen tocino y queso casi a lo que sea, desde la pizza y las hamburguesas hasta los tacos. Esto se traduce en más calorías y grasa.

- Vemos más de 30 horas de televisión a la semana.

- Siete de cada diez hogares estadounidenses cuentan con por lo menos dos televisores, y casi cuatro de cada diez tienen tres o más televisores.

- Cuatro de cada cinco casas tienen por lo menos dos teléfonos, pero ni siquiera hay necesidad de ir a contestar: seis de cada diez también cuentan con máquinas contestadoras.

- ¿Se aburre con la tele? ¿Está cansada de hablar con sus amigos y familiares? Siempre queda la opción de navegar por la Internet o de poner un juego de video: por lo menos tres de cada diez casas ya cuentan con una computadora personal.

¿Qué significa todo esto?

Es muy difícil mantenerse activo actualmente", dice la psicóloga clínica Abby King, Ph.D., profesora de Medicina en la Universidad de Stanford en Palo Alto, California. "Cuando el porcentaje mayor de nuestras opciones es de tipo sedentario y sólo unas cuantas implican actividad física, es más fácil elegir la tele o la computadora o dejar que una máquina trabaje por nosotros. Salir a caminar, andar en bicicleta o recoger las hojas del pasto (césped) no suena muy divertido".

El callejón sin salida de las dietas

Para prevenir el aumento gradual de peso nos ponemos a dieta y probamos las comidas líquidas, las sesiones públicas para registrar nuestro peso, la "cocina dietética" empaquetada y las dietas extremadamente bajas en calorías. Deseamos con desesperación que estos sistemas para perder peso funcionen (en los Estados Unidos invertimos alrededor de $33 mil millones de dólares al año en esta búsqueda de un físico más delgado), pero la verdad es que estas dietas no sirven para nada.

De hecho, nuestros esfuerzos para bajar de peso terminan por engordarnos. En menos de un año, por lo menos las dos terceras partes de las personas que participan en programas para adelgazar recuperan el peso que perdieron. Algunas acaban por pesar más de lo que la pesa (báscula) marcaba antes de que se pusieran a dieta.

"El 95 por ciento de las personas que baja de peso lo recupera por completo al cabo de cinco años", dice Cummings. A pesar de la gran cantidad de alimentos bajos en grasa, sin grasa y dietéticos que llenan los estantes de los supermercados, las perspectivas no mejoran a largo plazo.

Los investigadores en cuestiones de nutrición sospechan que los nuevos alimentos bajos en grasa y sin grasa en realidad contribuyen a nuestro sobrepeso inicial. Así lo indica John Allred, Ph.D., bioquímico y profesor de Nutrición en la Universidad Estatal de Ohio en Columbus. Según el experto, es posible que las calorías adicionales consumidas por las mujeres que viven en los Estados Unidos se deban a las oportunidades de comer un exceso de alimentos ricos que no provocan culpabilidad.

"La gente suele pensar que puede comer mucha de esta comida baja en grasa, pero la verdad es que los alimentos dulces y las meriendas (botanas, refrigerios, tentempiés) aún contienen muchas calorías", explica Allred. "Los alimentos bajos en grasa no son mágicos. Si se consumen más calorías de las que se queman, se engorda, y no importa si las calorías provienen de una barra de higo sin grasa o de un trozo de pastel (bizcocho, torta, *cake*) de chocolate".

Cómo pensar para poder adelgazar

Por suerte, el Programa "Cada día más delgada" que presentamos en este libro ofrece la posibilidad de verdadero éxito. Y se basa su

Eche la culpa a sus genes

Durante ciertas vacaciones memorables de verano, Nicolle Johnson de North Wales, Pensilvania, y su cuñada, Lisa Anderson de Edmonds, Washington, abandonaron toda precaución alimenticia y se deleitaron con pastelillos preparados con mantequilla, quesos fuertes y variados, cenas ahogadas en salsas cremosas y muchas veces chocolate belga de postre.

Al cabo de dos semanas deliciosas, Lisa seguía igual de esbelta que siempre. Sin embargo, la pobre Nicolle estaba 5 libras más rechoncha. ¿Por qué? Según los expertos, en parte esta diferencia se debe a dos tendencias genéticas distintas.

"No es justo, pero algunas personas nacen con la tendencia genética de subir de peso y otras están predispuestas para mantenerse esbeltas", explica el Dr. Richard L. Atkinson, profesor de Medicina en la Universidad de Wisconsin en Madison.

Conforme los investigadores han hechos nuevos descubrimientos acerca de los misterios de la genética humana, la conexión entre el factor hereditario y nuestra forma física se revela cada vez de manera más contundente. Nuestros cuerpos, por ejemplo, parecen defender un "punto fijo", o sea, un cierto peso o nivel de grasa, mediante la regulación del apetito, los niveles de actividad y el metabolismo, indica el Dr. Atkinson.

Es posible que la leptina sea una de las mensajeras encargadas de enviar señales al termostato con el que el cerebro regula el peso del cuerpo. La leptina es una proteína "programada" por el llamado "gen de la obesidad" y liberada por las células de la grasa. En diversos estudios de laboratorio se ha observado que un gen de la obesidad defectuoso no envía la señal de que existe una cantidad suficiente de grasa.

promesa en el hecho de ser un programa que usted diseña para sí misma. "Si una persona tiene control sobre sus opciones alimenticias y programa de ejercicios, tendrá éxito al tratar de bajar de peso", afirma Anne Dubner, R.D., asesora en nutrición en Houston, Texas. "La clave está en que la mujer participe en todas las decisiones".

El fundamento del programa, probado en investigaciones hechas con mujeres que han perdido peso sin volver a subirlo, no es una dieta. El Programa "Cada día más delgada" se basa en una nueva manera de pensar. "Lo más importante es redefinir el éxito", explica Cummings.

Sin embargo, no se vaya a precipitar y automáticamente culpar al gen de la obesidad por sus muslos llenitos. Es posible que una combinación de 24 genes diferentes influyan en el peso e incluso en las partes del cuerpo donde se depositan las libras. Y el estilo de vida, por medio de la selección de los alimentos y los niveles de actividad física, parece desempeñar un papel aún más importante.

"Entre el 20 y el 50 por ciento de las diferencias de peso en nuestra sociedad se deben a la genética, mientras que entre el 50 y el 80 por ciento corresponden a factores como cuánto come y con qué frecuencia hace ejercicio", señala el Dr. Atkinson. "Yo estoy convencido de que estos factores son los más importantes. La genética simplemente determina qué es lo que pasa si come de más o no hace ejercicio".

Estas son buenas noticias para usted si parece tener una predisposición genética para el sobrepeso, al igual que Nicolle. "Usted cuenta con cierto control", dice el Dr. Atkinson. "Si al mirar a su familia —sobre todo a sus padres, abuelos, tías y tíos— ve a personas con sobrepeso, es probable que usted tenga la misma tendencia. Pero también dispone de mucho control acerca de si le va a suceder lo mismo o no".

El Programa "Cada día más delgada" puede ayudarla a encontrar una actividad física que usted sea capaz de llevar a cabo por lo menos tres días a la semana durante 30 minutos como mínimo. También le enseñará a adoptar poco a poco una alimentación saludable baja en grasa. Por último, le ayudará a fijar un peso genéticamente realista como meta para su programa de pérdida de peso.

"Usted tiene que pensar en su propia vida y cuerpo y en qué es lo indicado para usted".

Para llevar a cabo el Programa "Cada día más delgada" se necesita resolver los problemas de manera creativa. Para vencer los obstáculos modernos que le impiden lograr un peso sano, usted diseñará un programa que se adapte a las necesidades de su vida personal, única y distinta de todas las demás, señala Susan Kayman, R.D., Dr.P.H., coordinadora de los programas de educación regional en materia de salud para el Grupo Médico Kaiser-Permanente de Oakland, California.

A cada paso encontrará estrategias útiles e innovadoras para adaptar el programa a sus propias necesidades.

"Una mujer tal vez tenga que aprender ciertas habilidades para controlar lo que sucede en su vida. Este paso es el primero y el más eficaz", dice la Dra. Kayman, que ha estudiado a mujeres quienes han logrado mantener el peso al que bajaron. "Sin estas habilidades, quizá coma para sentirse bien en lugar de reflexionar acerca de cómo resolver el asunto que verdaderamente la molesta. O termine viendo la tele en lugar de hacer ejercicio".

Por supuesto, el Programa "Cada día más delgada" desde luego incluye un plan de alimentación saludable, adaptado a sus propias necesidades y deseos. Hará que se sienta satisfecha, incluirá sus alimentos preferidos y se concentrará en comida nutritiva baja en grasa. Le ayudará a enfrentar los momentos de debilidad, que es cuando corre más peligro de comer en exceso.

También incluye un plan de actividades físicas, las que a usted le gusten y tenga el tiempo de hacer. Y si usted insiste en fijarse metas al bajar de peso, el programa recomienda dar pasos pequeños, inteligentes y razonables para perder peso por etapas de entre 5 y 10 libras (de 2 a 4.5 kg), nada más, a la vez.

El Programa "Cada día más delgada" le servirá durante toda la vida, ya sea que usted se encuentre entre las tres de cada cinco personas que quieren bajar de peso por razones de salud en los Estados Unidos, o si más bien es esa persona de cada cinco que simplemente desea verse mejor.

"Si usted come alimentos sanos, se hace un tiempo para el ejercicio y trabaja en resolver sus problemas, puede alcanzar y mantener un peso más bajo y disminuir mucho los riesgos para su salud", dice G. Ken Goodrick, Ph.D., profesor de Medicina en el Colegio Baylor de Medicina en Houston, Texas. "Se reducirá su peligro de sufrir enfermedades cardiovasculares, diabetes, hipertensión (presión arterial alta) y algunos tipos de cáncer. También tendrá más energía".

Resístase al control remoto

En cuanto a la buena forma física, el Programa "Cada día más delgada" facilita la máxima pérdida de peso posible (de manera sana) al aprovechar las tres formas en que el cuerpo quema calorías. "Todos los días durante sus actividades cotidianas, sus músculos queman el 60 por ciento del total de calorías que gasta", explica Cummings. "La actividad física intensa quema otro 30 por ciento, y el 10 por ciento se quema durante el proceso de digestión".

Adelante con los aeróbicos. Al llevar a cabo el Programa "Cada día más delgada", usted debe elegir algún ejercicio aeróbico como caminar, andar en bicicleta, nadar o danza aeróbica (ya sea en el gimnasio o en su casa con un video). O sea, escoja cualquier actividad aeróbica que se pueda hacer tres veces a la semana. "El ejercicio aeróbico mueve la grasa", dice Cummings. "Trate de apartar 30 minutos para alguna actividad física a la hora que sea".

Piense en las pesas. Ya sea que le quiera decir fisiculturismo, levantamiento de pesas o entrenamiento de resistencia, el fortalecimiento muscular es el arma secreta del Programa "Cada día más delgada". Unas pesas muy sencillas le bastarán para aumentar su tejido muscular. Además de quemar más calorías mientras esté haciendo ejercicio, su cuerpo también gastará más durante el resto del día, señala Cummings. (*Nota:* No tema lucir como una de esas mujeres fisiculturistas por culpa de las pesas. Ellas se entrenan muy fuertemente, llevan una dieta muy estricta alta en proteínas y muchas toman esteroides o hormonas masculinas como la testosterona para agrandar sus músculos. Con nuestro programa, usted no obtendrá un cuerpo de fisiculturista, sino uno atractivo, bien tonificado y sobre todo, bien femenino).

Dentro del marco de un estudio realizado por la Universidad de Tufts de Boston, 19 mujeres aumentaron su fuerza muscular entre el 37 y el 76 por ciento durante un programa de ejercicios de fortalecimiento de un año, que incluyó ejercicios de levantamientos de pierna, abdominales (*sit-ups*) y extensiones de la rodilla. Conforme la grasa iba siendo sustituida por músculos, sus cuerpos empezaron a quemar calorías más rápido y llegaron a gastar 442 calorías más por semana. También mejoró su aspecto físico. Una de ellas bajó dos tallas de vestido.

Muévase más. De vez en cuando, despéguese de su silla en el trabajo o del sillón en la sala de su casa, sugiere la Dra. King. Vale la pena: por cada tramo de escalera que suba, su cuerpo quema de 8 a 10 calorías. "Entre más se mueva, mejor para su salud, su peso y su nivel de estrés", apunta la psicóloga.

Vea la comida con otros ojos

Para seguir el Programa "Cada día más delgada", no tendrá que saltarse las comidas ni quedarse sin comer. De hecho es muy importante comer con regularidad. Así se demostró cuando 99 mujeres de peso normal les revelaron a unos investigadores de la Universidad de Winthrop en Rock Hill, Carolina del Sur, los secretos que les permiten mantener su peso: todas comen tres veces al día y la mayoría agrega por lo menos una merienda (botana, refrigerio, tentempié) entre comidas. Incluso se permiten alimentos fritos, postres, refrescos dulces o salsas muy sustanciosas de vez en cuando. Por lo tanto, "de hecho comían unas cuantas calorías más que las mujeres que se saltaban las comidas", indica la investigadora Patricia Giblin Wolman, R.D., Ed.D., profesora de Nutrición en la Universidad de Winthrop. "No obstante", agrega la experta, "parecían quemarlo todo".

¿Cómo es posible algo así? "Las comidas frecuentes colaboran con el metabolismo, el cual se acelera un poco cada vez que come", dice la Dra. Wolman. "Además, si come de manera regular habrá menos probabilidad de que esté muerta de hambre y coma demasiado a la hora de la comida". El Programa "Cada día más delgada" incluye comidas regulares, y un poco más.

¿Qué aparece en los platos de quienes logran mantener su peso? Muchas cosas, pero nada de "comida de dieta". De acuerdo con el estudio de la Dra. Kayman, para las mujeres que evitan volver a subir de peso su alimentación no es un programa provisional para adelgazar.

"No era nada especial ni provisional", indica la Dra. Kayman. "Mientras que las personas que tuvieron recaídas —las que volvieron a subir el peso que habían bajado— tomaron alimentos y fórmulas especiales para dieta, las que lograron mantener su nuevo peso se acostumbraron a un programa de alimentación que pudieron seguir todo el tiempo". A continuación resumimos los elementos básicos que tal programa debe tener.

Afine su cuerpo con fibra. El mejor plan de alimentación es alto en fibra y bajo en grasa y puede disfrutarse toda la vida, dice el Dr. Goodrick. Por lo tanto, el Programa "Cada día más delgada" significa más frutas, verduras y cereales integrales.

Arrase con la grasa. Al mismo tiempo, el Programa "Cada día más delgada" evita los productos lácteos grasos, las carnes con vetas de grasa, los aceites y los alimentos fritos.

El Dr. Goodrick recomienda ir bajando poco a poco la cantidad de grasa en su alimentación al 30 por ciento o menos del total de las calorías que consume a diario; las alimentaciones de la mayoría de las mujeres constan de un 37 por ciento de grasa. "Su peso se reducirá lentamente hasta llegar a un nivel que usted podrá mantener", indica el profesor de medicina. "Es un método sin dietas".

(*Nota:* Para más información sobre esto, vea el capítulo sobre la grasa en la página 97).

Recuerde adaptar el programa a su gusto

¿Le encanta el flan? ¿Odia tener que levantarse por la mañana? ¿Le fascina salir a comer? ¿No soporta la idea de llevarse su almuerzo a la oficina?

Si todas estas cosas son ciertas, siga comiendo flan, disfrute sus cenas de restaurante y compre sus almuerzos. Ah, y piénselo bien dos veces antes de apuntarse para participar en ese grupo que sale a caminar temprano por la mañana.

"Un programa sano para bajar de peso no debe prohibir ningún alimento ni preferencia personal", señala Dubner. "Si usted cree que su alimento preferido es malo y se lo come a escondidas, puede provocar una gran comilona compulsiva. Si sabe que no hay ningún problema en disfrutarlo, una sola ración puede resultar satisfactoria".

En cuanto al ejercicio, "si un tipo de ejercicio en particular no le agrada o si la hora no es la adecuada para usted, le costará trabajo perseverar", explica la Dra. Kayman.

Los investigadores de la obesidad en el Registro Nacional de Pérdida de Peso del Centro Médico de la Universidad de Pittsburgh recopilaron los secretos que permiten a 1,000 mujeres y hombres controlar su peso, y un programa adaptado a las necesidades personales resultó ser de lo más importante. Así lo afirma Mary Lou Klem, Ph.D., una psicóloga clínica y socia del Centro Médico.

"Sabíamos muy poco acerca de los 'mantenedores' —es decir, las personas que logran bajar de peso y mantenerse—, así que les pedimos a tales personas que nos escribieran", indica la Dra. Klem. "Queríamos conocer el testimonio de personas que hubieran perdido por lo menos 30 libras (13 kg) sin volver a subir de peso durante por lo menos un año. Una de nuestras primeras conclusiones ha sido que estas personas adaptaron los programas de alimentación y ejercicios a sus situaciones personales".

La Dra. Kayman observó el mismo patrón en California al estudiar tanto a mujeres que lograron mantener su nuevo peso como a otras que sufrieron recaídas. Una del primer grupo, a la que le encantaba el helado, partía medio galón (1.9 l) de helado en cubitos, los cuales congelaba individualmente. Comía un cubo al día, deleitándose con el sabor sin consumir demasiadas calorías ni subir de peso.

Las enseñanzas de la experta: el cuento de Mindy

Mindy Kane es una prueba viva de que este enfoque personalizado funciona. Hoy ha bajado 50 libras (22 kg) y un vestido talla 8 le entra perfectamente. No obstante, sigue comiendo en restaurantes, compra cenas de preparación rápida cuando está muy ocupada y ve la televisión.

"Tuve que cambiar mis prioridades y reacomodar mis ocupaciones un poco", explica Mindy. "Pero no renuncié a mis alimentos preferidos ni a mis actividades favoritas. Estoy segura de que a eso se debe que no haya vuelto a subir de peso".

Cuando se reúne con sus amigos en un restaurante, lo más probable es que Mindy escoja un platillo principal bajo en grasa como pasta con salsa marinara en lugar de pollo frito. "Sin embargo, todavía me permito mis gustitos", indica. "Hace poco, un sábado por la noche, comí un pay (tarta, pastel, *pie*) de chocolate con crema de cacahuate (maní) que me supo riquísimo. Como la mayoría de las mujeres, he notado que si no como lo que me gusta de vez en cuando, corro el peligro de comer en exceso de repente".

Cuando no tiene tiempo, Mindy pasa a comprar una cena rápida a la barra de ensaladas del supermercado. "Es igual de rápido que pedir una hamburguesa, papas a la francesa y un batido (licuado) en un auto-exprés (*drive-thru*), pero engorda menos", señala.

El éxito de Mindy se debe en parte al hecho de que la alimentación sana se ha convertido en una prioridad para ella: "muchas frutas y verduras, menos carne o los alimentos fritos que me daban de niña". También le sirvió su rutina de ejercicios, que incluye caminar con regularidad y un entrenamiento ligero con pesas. "Reorganicé mi jornada laboral para acomodar el ejercicio", dice. "A veces trabajo a la hora del almuerzo para poderme ir a las cinco y llegar al gimnasio".

Además, Mindy se burla de la vida moderna al agregar muchas pequeñas actividades "adicionales" a su día. Esto también forma parte del Programa "Cada día más delgada".

"En el trabajo subo por las escaleras en lugar de tomar el elevador", afirma. "Muchas veces me estaciono lejos y camino hasta la puerta de la oficina". Aún le encanta CNN, pero ahora frecuentemente lo ve mientras hace ejercicios en la estera mecánica (*treadmill*) del gimnasio.

Estar delgada no ha sido la única recompensa para sus esfuerzos. "Tengo más energía", afirma Mindy. "Y cuando camino después de trabajar llego a casa con la cabeza despejada. He dejado atrás el estrés del día y duermo muy bien".

Brinque las barreras mentales

El relato de Mindy también prueba otra cosa: la mente es la herramienta más importante con la que contamos para bajar de peso. Eso fue lo que la Dra. Kayman descubrió al comparar a dos grupos de mujeres: 30 perdieron peso sin volver a engordar, y las otras 44 bajaron de peso pero lo recuperaron de nuevo.

"Las 'mantenedoras' tomaron la decisión de perder peso y resolvieron los problemas que se lo impedían, como el estrés y las limitaciones del tiempo", explica. "Perseveraron hasta establecer nuevas formas de comer y de hacer ejercicio. Si lo primero que intentaron no les funcionaba, no se rendían".

Cuando la vida les presentaba una situación difícil al otro grupo de mujeres, su reacción era comer en exceso y dejar de hacer ejercicio.

"Ambos grupos de mujeres enfrentaban el mismo tipo de problemas estresantes, desde la descompostura de coches hasta discusiones con su cónyuge, dificultades económicas y problemas en el trabajo", dice la Dra. Kayman. "La diferencia estuvo en su forma de manejarlos. Las mujeres que pensaban primero en su bienestar consiguieron superar los problemas. Hallaron maneras de seguir comiendo alimentos sanos y de hacer ejercicio. Las que sufrieron recaídas no lo lograron. Alegaban: 'Estaba de vacaciones, no podía comer mi alimento especial' o 'estaba enojada con mis hijos y no podía hacer ejercicio'".

Las mujeres que mantuvieron su peso, por el contrario, encontraron la manera de superar obstáculos como la falta de tiempo. "Una mamá que trabajaba se iba a hacer aeróbicos dos noches a la semana, cuando su esposo podía quedarse a cuidar a los niños", señala la Dra. Kayman.

Para superar las barreras que en su propia vida le impiden perder peso, primero tiene que identificar cuál es el verdadero problema, sugiere la Dra. Kayman. Si suele comer en exceso por la noche, por ejemplo, tal vez el problema sea que trabaja demasiado y llega a casa toda estresada. "Tiene que preguntarse: '¿Por qué trabajo tanto? ¿Cómo puedo cambiar esta situación?'", sugiere la experta. "Quizá le ayude hablar con su jefe, tratar más a sus compañeros de trabajo o delegar más tareas. Lo importante es hallar soluciones que le sirvan, y debe seguir experimentando hasta encontrar la adecuada para usted".

Redefina el éxito

El Dr. Goodrick y otros expertos en pérdida de la Universidad Baylor han identificado otros puntos en común entre las mujeres que han logrado mantener un nuevo peso, sin subir y bajar constantemente: todas dan más importancia a la salud que a su apariencia, encuentran formas de incrementar su autoestima y se fijan una meta realista en cuanto a lo que desean pesar.

"La teoría por la que nos regimos es que nuestras metas máximas son la felicidad, una vida constructiva y valiosa y disfrutar buenas relaciones, y esas son cosas que podemos tener aunque no estemos delgados", dice el Dr. Goodrick. "Queremos cambiar la forma de pensar que dice: 'No podré ser feliz hasta que baje de peso'".

"El éxito no equivale a un número bajo en la pesa (báscula) del baño", comenta Cummings. "Tiene que ver con una mejor salud y una vida más plena y satisfactoria. Es posible mejorar la salud de manera importante con sólo perder 10 ó 15 libras (de 4.5 a 7 kg). Estoy trabajando con una mujer que bajó de 188 a 170 libras (de 84 a 76 kg), y se siente muy bien acerca de sí misma. Hace ejercicios todos los días, come bien e incluso renunció a un mal empleo porque mejoró su autoestima. Esfuércese por lograr su peso natural, no algún ideal ficticio".

Bienvenida al Programa "Cada día más delgada"

Repasemos los beneficios y las características del Programa "Cada día más delgada".

■ Mayor éxito al bajar de peso. Un plan de alimentación más bajo en grasa y una rutina ligera de ejercicios le permiten lograr metas realistas de pérdida de peso y beneficios tangibles de salud, indica el Dr. Ralph W. Cygan, profesor de Medicina de la Universidad de California en Irvine.

■ Mejor mantenimiento del peso. La gente que piensa en su salud en lugar de las libras (o kilos) que marca la pesa del baño tienen menos problemas para mantener un peso más bajo, según un investigador del Hospital Brigham and Women's de Boston, Massachusetts.

■ **Más comida.** "Los programas radicales para bajar de peso son duros para su cuerpo y difíciles de llevar a cabo", comenta Kathy McManus, R.D., directora de nutrición clínica del Hospital Brigham and Women's. "Un plan de alimentación más bajo en grasa es más saludable y le enseña cómo debe comer por el resto de su vida".

■ **Más aventuras culinarias.** Un plan de alimentación saludable también le brinda nuevos placeres al paladar. ¿Qué tal una sopita fría de fresa y cantaloup (melón chino), por ejemplo? "Conforme agregue nuevas frutas, verduras y cereales a su alimentación, la experiencia de su paladar se ampliará y probablemente encuentre muchos alimentos nuevos que le van a gustar", afirma Susanna Cunningham-Rundles, Ph.D., profesora de Inmunología en el Centro Médico de la Universidad de Cornell en la ciudad de Nueva York.

■ **Mayor eficiencia para quemar la grasa.** Al combinar tres tipos de actividad física —sesiones aeróbicas, ejercicios con pesas y "espontáneos", usted estará estimulando su metabolismo y quemará más calorías a lo largo del día, explica Wayne Westcott, Ph.D., asesor de fortalecimiento de Quincy, Massachusetts, para la YMCA de los Estados Unidos. (Un "espontáneo" es una actividad adicional que de repente usted agrega a su rutina diaria, como subir por la escalera fija en lugar de la eléctrica en el centro comercial).

■ **Mayor tonificación.** El Programa "Cada día más delgada" tonifica su cuerpo de dos maneras: al quemar el exceso de grasa y dar forma a los músculos que están debajo de ella, dice el Dr. Westcott. El resultado es una panza más plana, caderas mejor delineadas y brazos y muslos más firmes.

■ **Mayor autoestima.** "Se sentirá mejor con respecto a sí misma", promete McManus. "Es asombroso el sentido del control y de placer puro que las mujeres empiezan a sentir al pensar un poco en sí mismas. Como esposas, madres, hijas y empleadas, un número muy grande de mujeres hace mucho para los demás. Sienten una gran obligación. Empezar a hacer algo sólo para sí misma es una experiencia nueva y maravillosa, sobre todo si se ha sentido mal por tener sobrepeso".

Nota: Si no reconoce algún término en este capítulo, vea el glosario en la página 523.

Capítulo 2

Aprenda a "alimentar" su alma

Los científicos afirman que el 95 por ciento de los problemas de sobrepeso tienen una causa *emocional*. Pero es posible "alimentarse" emocionalmente sin recurrir a la comida.

Al igual que muchas mujeres que luchan con su peso, Wendy Jarvis de Devore, California, atribuye su antigua tendencia a comer en exceso a una causa emocional: cuando estaba sola en casa le entraba "la loquera".

"Mi esposo salía a trabajar, mis cuatro hijos estaban en la escuela", cuenta Wendy, de 52 años. "De repente empezaba a sentirme insegura y fuera de control, y también perdía el control sobre mi forma de comer".

Wendy comía barras de chocolate *Hershey* y *Milky Ways*, cualquier cosa que hubiera comprado para el almuerzo de sus hijos o para su marido. "Siempre comía chocolates", indica. "Nada de pastel (bizcocho, torta, *cake*), pay (tarta, pastel, *pie*) u otra cosa. Comía en la cocina, en la sala, en dormitorio (recámara, pieza): en toda la casa. Entre más trataba de parar, más comía. Por eso le digo 'la loquera'".

Ellie Klenske, por su parte, comía en exceso debido a las preocupaciones que le causaba el negocio familiar. "Hay épocas en que cualquier negocio enfrenta problemas de liquidez", afirma. "Cuando la situación se ponía estresante, yo iba a abrir el refrigerador. Y empezaba a comer".

Yogur congelado de vainilla con nuez, papitas fritas o galletitas, "todo libre de grasa, por supuesto, pero en cantidades tan abundantes que sumaban muchas calorías", dice Ellie de Redlands, California, también de 52 años. "Por eso digo que la comida es mi droga personal. Me acompaña, pero no necesariamente es mi amiga".

Alimento para un hambre muy profunda

La comida reconforta, ya sea que se trate de un caldo de pollo cuando se está enferma, de un gran tazón (recipiente) de helado de menta con trocitos de chocolate cuando se está deprimida o de la galletita con crema de cacahuate (maní) que mamá le dio cuando se cayó de su primera bicicleta. El poder tranquilizador de la comida representa una parte natural de prácticamente todas las infancias, culturas o etapas de la vida.

En la actualidad, el impacto emocional de la comida se ha convertido en el principal argumento explotado por la industria publicitaria. El chocolate y otros postres se asocian con el amor y el eroticismo, las comidas rápidas con tener las cosas a su manera y muchas otras comidas altas en grasa con el calor de la familia. Con razón en los Estados Unidos consumimos un promedio de más de 10 libras (4.5 kg) de chocolate por persona al año. No sorprende tampoco que entre los 30 y los 60 años de edad las mujeres comamos mucho más chocolate que los hombres.

Si permitimos que la comida se convierta en un salvavidas emocional, o sea, en una forma de aplacar, ocultar o adormecer los sentimientos, es muy fácil quedar atrapada en un círculo vicioso de exceso de comida, sentimientos de culpa y sobrepeso.

"Todo el mundo come por razones emocionales de vez en cuando", opina Donna Ciliska, R.N., Ph.D., profesora adjunta de Ciencias de la Salud en la Universidad McMaster de Hamilton, Ontario. "Sin embargo, cuando una mujer come en exceso por causas emocionales, su conducta se convierte en un problema".

Comer por razones emocionales fomenta el sobrepeso y las afecciones médicas que acompañan una acumulación poco saludable de grasa en el cuerpo, señala la Dra. Ciliska. Si alimentos reconfortantes como el helado, las papitas fritas, el chocolate y el pay (tarta, pastel, *pie*) sustituyen la comida saludable en la alimentación de una mujer, también se pierden los nutrientes esenciales necesarios para brindar un nivel óptimo de energía, prevenir las enfermedades y mantener fuertes los huesos, agrega la experta. Además, tal vez también sea señal de que algunas importantes necesidades íntimas se están quedando sin atender.

¿Cuándo se convierte en un problema el comer por razones emocionales? Cuando el alimento se vuelve una distracción, un sustituto de amor o incluso una forma de "anestesia". Cuando el exceso de comida se utiliza para reprimir la ira o la depresión o para aliviar el estrés, la soledad o el aburrimiento. Todas estas son señales de que sus emociones tal vez influyan en su patrón de alimentación, explica Dianne Lindewall, Ph.D., psicóloga supervisora de la conducta en el programa de control de la obesidad de la Universidad George Washington.

El comer por razones emocionales parece "afectar más a las mujeres que a los hombres", dice la Dra. Lindewall. Para resolver el problema, con frecuencia es necesario identificar y ocuparse del factor emocional de la pérdida de peso. Hacer las paces con los sentimientos en que se basan sus problemas con la comida muchas veces es el paso más importante que una mujer puede dar para alcanzar o mantener un peso sano.

Las zanahorias no reconfortan

Cuando esa voz interior exclama: "Las cosas no andan bien; ¡tengo que comer algo!", ¿por qué buscamos el pay (tarta, pastel, *pie*) de manzana en lugar de la manzana, el pastel (bizcocho, torta, *cake*) de zanahoria en lugar de la zanahoria, el licuado (batido) de chocolate en lugar del vaso de leche?

La respuesta es sencilla: los alimentos cargados de grasa y azúcar saben ricos y nos producen una sensación agradable en la boca, proporcionándonos un placer instantáneo que sirve para mejorar el estado de ánimo, aunque sea por unos breves momentos, dice la Dra. Lindewall. "En este aspecto", indica la psicóloga, "es difícil que una zanahoria compita con un tazón de helado".

Sin embargo, nuestra elección de alimentos reconfortantes también está relacionada con el pasado. "Una cosa que siempre les preguntamos a las mujeres es cómo acostumbraban comer en su casa cuando eran niñas", dice la nutrióloga Barbara Dickinson, R.D., directora de nutrición del Centro para el Control del Peso en la Universidad Loma Linda de California.

"Por lo general nos gusta el mismo tipo de comida y tendemos a comerla de la misma forma; tal vez comamos en exceso porque en nuestras familias sentirse muy lleno era señal de satisfacción", afirma Dickinson.

Además, ciertos alimentos —como el helado, el pastel (bizcocho, torta, *cake*) y las golosinas— son ricos en carbohidratos, los cuales tal vez eleven el nivel de una sustancia química llamada serotonina producida por el cerebro, la cual aumenta el sentido del bienestar de la mujer durante un rato, indica la Dra. Lindewall.

Es posible que este factor cobre importancia particular para la mujer durante la segunda mitad de su ciclo menstrual, después de que ovuló. En este momento se eleva su nivel de progesterona, lo cual ocasiona una disminución de la concentración de azúcar en la sangre e intensifica los antojos, según explica la Dra. Elizabeth Lee Vliet.

Cómo despertarse del trance: el diario anímico y de alimentos

Para resistirse al seductor llamado de *Ben and Jerry*, *Sara Lee*, *Famous Amos*, el elfo de *Keebler*, el niño de masa de *Pillsbury* y todas las demás tentaciones, hay que estar dispuesta a explorar sus sentimientos, no a desarrollar su fuerza de voluntad.

"La mejor solución es hacer frente a la situación que la impulsa a comer", indica la Dra. Lindewall. "Y el primer paso es darse cuenta de lo que la molesta. En lugar de esforzarnos para manejar los asuntos emocionales con frecuencia los evitamos, hasta el extremo de que las mujeres me dicen que se sorprenden mirando el interior del refrigerador como si estuvieran en trance. No saben ni cómo llegaron ahí".

Para despertarse del trance tiene que tomar medidas para satisfacer sus necesidades emocionales de forma directa y no a través de la comida. Empiece con dos herramientas sencillas: un lápiz y una hoja de papel, sugiere la Dra. Ciliska.

Apunte sus pensamientos en un cuaderno de bolsillo, su agenda o una tarjeta de 3 por 5 pulgadas (7.5 por 12.5 cm). Lo único que importa es que el formato sea lo más cómodo posible para usted. Esto le permitirá consultar su diario anímico y de alimentos cuando esté a punto de comer por razones emocionales, afirma la Dra. Lindewall.

Recurra a su diario cuando sienta el impulso de comer: cuando la asalte ese antojo repentino e inexplicable de un *donut* (dona) a media mañana después de una junta difícil con su jefe, por ejemplo, o cuando esté metiendo la mano una y otra vez a esa caja de galletitas durante las horas solitarias después de cenar. En tales situaciones, responda las siguientes preguntas en una hoja o tarjeta en blanco.

- ¿Tengo la sensación física de hambre?
- ¿Qué quiero comer?
- ¿Qué estoy comiendo, y cuánto?
- ¿Qué es lo que siento?
- ¿Qué me estoy diciendo a mí misma?
- ¿Con quién estoy?
- ¿Qué ha ocurrido en las últimas horas o en el día de hoy?

Aunque no deje de comer al principio, ya es un logro desarrollar la capacidad de detenerse antes de comer para identificar sus verdaderas necesidades, o sea, si tiene una sensación emocional o física de hambre, afirma la Dra. Ciliska. "Una vez que identifique sus emociones, la meta a largo plazo es hallar nuevas formas de enfrentarlas". Este enfrentamiento puede implicar cualquier cosa, desde un nuevo plan de alimentación hasta aprender a pedirle apoyo emocional a su marido.

Sea una detective dietética

Después de llevar el diario anímico y de alimentos durante por lo menos una semana, revise sus notas y busque los factores emocionales que la impulsan a comer.

Tal vez se sienta aburrida por la noche y come para meter un poco de interés a su vida. Quizá coma después de discutir con su marido en lugar de decirle lo que siente. Posiblemente se meta al baño a devorar *Twinkies* cuando su mamá —que siempre la critica— llega de visita. Quizá se sienta sola.

Busque los patrones. Lo que la impulsa puede ser un sentimiento particular, una determinada hora del día o una situación difícil, afirma la Dra. Lindewall.

Inhiba sus impulsos

Una vez que haya descubierto cuáles son los impulsos emocionales que la llevan a comer, puede tomar medidas para eliminar la causa de sus comilonas inoportunas y enfrentar sus necesidades emocionales directamente, indica la Dra. Ciliska. Tome en cuenta sus necesidades al escoger una técnica para resolver sus problemas emocionales de alimentación. Experimente hasta encontrar la mejor manera de satisfacer sus necesidades fundamentales y de limitar, al mismo tiempo, la cantidad de comida que ingiere. La solución de cada mujer va a ser un poco distinta.

Tranquilícese. En cuanto se dé cuenta de que está agitada o angustiada, consuélese rápidamente con un descanso breve y relajante, sugiere la Dra. Lindewall. Salga a caminar un poco o haga 5 minutos de ejercicios de respiración profunda, dice la psicóloga.

Piénselo. Pregúntese qué es lo que necesita en este momento. Apunte lo que siente o háblele a una amiga o un amigo acerca de lo que está pasando, recomienda la Dra. Ciliska. Incluso hablarle a una grabadora puede servir. Este paso es esencial. Al tomarse un momento para identificar qué es lo que verdaderamente necesita, reforzará su autoestima y al mismo tiempo se estará preparando para resolver el problema de manera eficaz.

Entre en acción. Si el asunto puede resolverse de inmediato, hágalo. Tal vez tenga que cancelar una de dos citas simultáneas, hacer planes para comprar comida para llevar para la cena si tiene muchas cosas que hacer o aclarar las cosas con su marido, hijos, jefe o compañera de trabajo, afirma la Dra. Lindewall.

Si el asunto no puede resolverse de inmediato, apunte la solución y continúe con sus actividades. El acto de escribir le ayudará a despejar su mente. Si sólo se pone a pensar en la solución, por el contrario, es posible que le cueste trabajo sacarse el asunto de la cabeza, advierte la experta.

Cómo estar contenta sin comida

Conforme llega a comprender los asuntos emocionales que la impulsan a comer en exceso, el Programa "Cada día más delgada" ofrece muchas estrategias útiles para ayudarle a atenderse y hallar apoyo. Adapte estas estrategias a sus necesidades particulares mediante experimentos para averiguar qué es lo que mejor le funciona.

Háblelo. Compartir su experiencia con otras personas puede servirle para adquirir nuevas fuentes de apoyo y aprender técnicas diferentes para resolver sus problemas, sugiere la Dra. Ciliska. Comuníquese

(continúa en la página 30)

Las armas antiestrés

¿Piensa que ya se sabe todos los argumentos contra las dietas? Ahora le daremos uno más para olvidarse de ellas: restringirse a la hora de las comidas aumenta el riesgo de entregarse a una comilona inducida por el estrés.

"Si usted no come todo lo que su cuerpo necesita, se activan varias formas de presión. La comida huele más apetecible. Sabe más rica. Con sólo mirarla dan ganas de comer", advierte Richard Straub, Ph.D., profesor de Psicología en la Universidad de Michigan en Dearborn. "En circunstancias normales es posible resistirse a estas presiones, pero cuando el estrés se agrega a todo esto se puede perder el control por completo". En la sociedad estadounidense, las mujeres son más vulnerables a comer por causa del estrés que los hombres porque se someten a más dietas, indica el experto. En un estudio llevado a cabo por la Universidad de Michigan, el Dr. Straub comparó los hábitos alimenticios de dos grupos de mujeres y hombres al ver dos películas, una estresante acerca de accidentes industriales y un aburrido documental sobre viajes. Los hombres no estresados comieron más que cualquiera, pero las mujeres estresadas comieron más que las mujeres que no lo estaban, además de que escogieron más alimentos dulces y cremosos.

"No creo que realmente se trate de una cuestión de sexo", afirma el investigador. "Las mujeres estresadas comieron más porque las mujeres por lo general suelen hacer dietas. Dominan su apetito y pierden el control cuando se encuentran bajo estrés".

¿Qué puede hacer para evitar que el estrés afecte lo que come? En primer lugar, no se ponga a dieta, indica el Dr. Straub. Recomienda seguir un plan de alimentación saludable y bajo en grasa como el Programa "Cada día más delgada" para reducir su vulnerabilidad al estrés. Además, existen otras estrategias para combatir el estrés cuando las preocupaciones se vuelven demasiado intensas.

Programe descansos para reducir el estrés. Cuando su día está lleno de presiones, es más importante que nunca abrir un espacio entre sus demás ocupaciones para caminar o hablar con una amiga, sugiere el Dr. Straub. "El ejercicio es particularmente eficaz. Pero hablar con alguien también sirve para desahogarse y calmarse".

Experimente con el desayuno. El nivel de estrés aumenta cuando las reservas de combustible del cuerpo andan bajas, dice Susan Moore, R.D., una nutrióloga de la Universidad George Washington en Washington, D.C. "Experimente con diversas combinaciones de alimentos hasta averiguar cuál le da energía duradera. Algunas mujeres necesitan más que un *bagel* y jugo; algo de proteínas y grasa, como un poco de crema de cacahuate (maní), les permite aguantar".

Agregue una merienda. Una pequeña merienda (botana, refrigerio, tentempié) a media mañana y media tarde puede evitar el bajón de energía que produce ansiedad y estrés, afirma la nutrióloga Barbara Dickinson, R.D., directora de nutrición del Centro para el Control del Peso en la Universidad Loma Linda de California.

Tome mucha agua. Encuentre la forma de tomar ocho vasos de 8 onzas (240 ml) de agua al día y hágalo antes de que le dé sed, sugiere Dickinson. La deshidratación puede provocar dolores de cabeza y fatiga, haciéndola pensar que necesita una merienda cuando en realidad sólo le hace falta tomar agua fresca y transparente, explica la nutrióloga.

Controle el azúcar. Después de comer alimentos azucarados, es posible que algunas mujeres experimenten una hipoglucemia por reacción: la concentración de azúcar en la sangre aumenta y luego baja radicalmente, lo cual provoca una sensación de debilidad y fatiga, señala el Dr. Paul J. Rosch, profesor de Medicina y Psiquiatría en el Colegio Médico de Nueva York en la ciudad de Nueva York.

Reconsidere esa copa. El alcohol es peligroso si se toma como manera de enfrentar una situación estresante, dice Dickinson.

Aunque sólo beba de manera ocasional, aún hay motivos para sospechar. En un estudio sobre los efectos del alcohol y el estrés en 60 mujeres y hombres, algunos investigadores de la Fundación para la Investigación de las Adicciones en Ontario, Canadá, observaron que la sensación de intoxicación disminuye bajo estrés. Esto puede conducir a un aumento en el consumo de alcohol, apuntan los investigadores. Y entre más beba, más calorías adicionales consumirá en forma de alcohol.

con los hospitales o las iglesias de su área para pedir información acerca de los grupos de apoyo que existen cerca de usted. "En un grupo nos damos cuenta realmente de que no estamos solas. Nos ayuda a resolver los problemas y a acercarnos a nuestras emociones", afirma la experta. "También es más fácil modificar nuestra conducta".

Nutra su vida. Cuídese usted misma, recomienda la Dra. Ciliska. Tal vez necesite más descanso, mayores estímulos creativos e intelectuales o la oportunidad de expresar sus sentimientos y de que alguien la escuche.

Es posible que requiera nuevas fuentes de consuelo, alimentación emocional y amor, desde un poco de tiempo para un baño relajante o escuchar su música favorita hasta la oportunidad de cultivar nuevas amistades o de pedir abrazos y atención a sus amigos de siempre.

Anímese usted misma. Preste atención a su forma de hablarse a sí misma a lo largo del día, sugiere Dickinson. ¿Cómo es su voz interna? ¿Crítica, hostil o autoritaria? Responda a cualquier mensaje negativo con una afirmación positiva y sincera. Por ejemplo, convierta un comentario como "no puedo hablar con mis nuevos compañeros de trabajo, no les caeré bien" en "quisiera conocerlos mejor, empezaré con unas preguntas acerca de nuestra oficina cuando todos paremos para tomarnos un café a media mañana".

Diga lo que está pensando. Si su problema es reprimir la ira, puede servirle aprender a pedir con firmeza lo que necesita, indica la Dra. Ciliska. Tal vez tenga que tomar un cursillo de reafirmación personal, agrega.

"No conozco a ninguna mujer, incluyéndome a mí misma, que no hubiera sacado provecho de un poco de entrenamiento en la reafirmación personal", apunta la Dra. Lindewall. "Muchas veces es necesario saber tratar de manera eficaz a otras personas para cambiar una situación. Aprender a hablar por sí misma sin mostrarse tímida ni intimidatoria es una habilidad muy importante".

Aparte tiempo para no hacer nada. ¿Se siente estresada? ¿Son las horas de la comida y la merienda (botana, refrigerio, tentempié) los únicos momentos en que se permite a sí misma un poco de relajamiento? De ser así, es posible que esté comiendo simplemente para descansar de una rutina sin pausas, señala Sue Irish, una psicoterapeuta en Centro de Control del Peso de la Universidad Loma Linda.

"Muchas mujeres sienten una culpa tremenda si dejan de trabajar aunque sea por un minuto", indica Irish. "Trabajan duro todo el día, almuerzan en su escritorio y luego dedican la noche a lavar la ropa, atender a sus hijos y limpiar la casa. Tal vez se tomen una merienda o

¡Soluciónelo!

Haga las paces con la alimentación y sus emociones

Su vida emocional es única y sus emociones cambian todos los días y a cada hora, incluso minuto con minuto. Por lo tanto, tiene sentido que usted requiere un conjunto de soluciones únicas hechas a su medida para manejar el hábito de comer por razones emocionales. Esto es lo que sugieren expertos como Susan Moore, R.D., una nutrióloga de la Universidad George Washington en Washington, D.C. "Dése cuenta de que con el tiempo tal vez necesite nuevas soluciones. La adaptación constante es el secreto que explica el misterio de cómo sobrellevar el hábito de comer por razones emocionales".

Ellie Klenske de 52 años, de Redlands, California, descubrió este secreto. "Cuando me asalta el deseo de comer, salgo a caminar", dice Ellie. "Caminar me ayuda a centrarme. Y para consentirme cuando he manejado algo muy bien, me doy alguna recompensa que no sea comida. Tal vez vaya al pedicurista o me compre una blusa nueva, o incluso sólo una camiseta".

Por qué funciona: Ellie combina varias técnicas para satisfacer sus muchas necesidades. La diversidad le otorga la flexibilidad necesaria para hacer frente a situaciones nuevas y responder con éxito a distintas emociones, afirma Moore.

El ejercicio es una manera excelente de aliviar la ansiedad y mejorar la autoestima. "También le da tiempo antes de comer, para pensar en cuál es el verdadero problema y en cómo resolverlo", explica Dianne Lindewall, Ph.D., una psicóloga del programa de control de la obesidad de la Universidad George Washington.

Las recompensas que no sean alimenticias le dan merecidos premios sin regresarla al ciclo de comer, sentir culpabilidad y comer, afirma Donna Ciliska, R.N., Ph.D., profesora de Ciencias de la Salud en la Universidad McMaster de Hamilton, Ontario.

Hacer tiempo para divertirse satisface la necesidad humana de jugar que los adultos serios cargados de responsabilidades con frecuencia olvidan, dice Sue Irish, una psicoterapeuta del Centro de Control del Peso de la Universidad Loma Linda en California.

"Con demasiada frecuencia, la hora de la comida es el único momento en que nos permitimos relajarnos y pasarla bien", indica la experta. "Se nos olvida que nos hace falta un tiempo libre para divertirnos".

prolongen la cena porque para la mayoría de nosotras es el único momento en que nos permitimos dejar de trabajar. La próxima vez, trate de sentarse simplemente sin hacer nada". Tal vez esto signifique escuchar música, leer, ver una película o no hacer nada en absoluto, explica la psicoterapeuta.

Agregue un poco de emoción a su vida. ¿Se siente aburrida? En lugar de animar un día monótono con una caja de cerezas cubiertas de chocolate, busque nuevos retos en el trabajo, reviva un pasatiempo abandonado hace años o búsquese uno nuevo, sugiere la Dra. Ciliska.

"Conozco a gente que les han pedido tareas más variadas en el trabajo a sus supervisores", indica. "Si se aburre en casa, acuérdese de las actividades que solía disfrutar antes, como algún deporte o arte manual". También puede revisar el calendario de actividades publicado por su periódico local para encontrar algo nuevo, desde oportunidades para el trabajo voluntario hasta talleres de acolchado (*quilting*), clases de tenis o paseos para identificar flores silvestres.

Cómo manejar los alimentos reconfortantes

A veces el proceso de comprender los asuntos emocionales muy cargados que la molestan se alarga mucho, afirma la Dra. Lindewall. Mientras está desarrollando mejores formas de nutrir sus necesidades emocionales, también puede tomar ciertas medidas para manejar sus alimentos reconfortantes preferidos de manera más sana y correr menos peligro de agregar más libras a su peso o de sentirse culpable, agrega la psicóloga.

Existen varias estrategias que puede emplear. A continuación se les presentamos.

Reorganice su entorno alimenticio. El sentido común indica que no hay que tener en casa los alimentos altos en grasa y calorías a los que se acude primero en cuanto surge un problema. "Si se siente molesta y lo único que está disponible son palomitas (rositas) de maíz hechas a presión, una gran cantidad de éstas contiene muchas menos calorías que el helado de primera calidad, por decir algo, o que una bolsa de galletitas", comenta la Dra. Lindewall. O sea, le conviene más comer palomitas que el helado en momentos de estrés. Por lo tanto, trata de tener a mano alimentos bajos en grasa y calorías para evitar las comilonas con comida chatarra cuando esté estresada.

Introduzca nuevos alimentos "de preparación rápida". Una vez que haya eliminado la comida alta en grasa, agregue verduras y frutas picadas de antemano, sugiere Chris Rosenbloom, R.D., Ph.D., profesora de Nutrición en la Universidad Estatal de Georgia en Atlanta. "Si abre el refrigerador y encuentra un tazón (recipiente) de melocotones (duraznos) en rodajas, lo más probable es que los pruebe", afirma.

Coma cada 4 horas. Si se escatima la comida a la hora del desayuno y del almuerzo, puede quedarse con hambre, irritable y expuesta a comer por razones emocionales, dice Dickinson. La solución es comer los alimentos correctos a la hora indicada.

De acuerdo con Susan Moore, R.D., una nutrióloga de la Universidad George Washington en Washington, D.C., a la mayoría de la gente les ayuda un desayuno sustancioso que sume más o menos 400 calorías.

Incluya alguna fuente de proteínas (como leche baja en grasa o descremada, yogur o requesón), cereales (como pan integral tostado, avena o un cereal alto en fibra) y fruta, recomienda Dickinson.

"Disponga las cosas para almorzar 4 horas más tarde y cenar otras 4 horas más tarde", dice Dickinson. "Si tienen que esperar más tiempo, a la mayoría de las mujeres les da demasiada hambre. Incluya alimentos de por lo menos tres de los siguientes grupos alimenticios: proteínas, cereales, frutas y verduras. También es buena idea comer una pequeña cantidad de la grasa saludable del aguacate (palta), crema de cacahuate (maní), nueces, aceite de *canola* o de oliva. Estas grasas, que están compuestas principalmente por grasas monoinsaturadas y poliinsaturadas, ayudan a bajar el colesterol de la sangre y a hacerla sentirse satisfecha".

Si su estómago ruge a media mañana o media tarde, apacigüe su hambre con una merienda (botana, refrigerio, tentempié), que puede ser una fruta, yogur bajo en grasa o galletas integrales con queso bajo en grasa, sugiere Dickinson.

Haga algo con las manos. A algunas mujeres les resulta fácil reemplazar la costumbre de comer para relajarse con una actividad como la jardinería, un arte manual o incluso un juego de computadora, "cualquier cosa que implique movimientos motores finos de los dedos y las manos", explica Irish. Por algún motivo, los movimientos pequeños repetidos sirven para tranquilizarnos después de un largo día.

"Imagínese un resorte muy apretado", dice Irish. "A todo el mundo se le aprieta su resorte interno a lo largo del día. A veces comemos al finalizar el día sólo para relajar el resorte, y lo que en realidad nos ayuda a relajarnos es el movimiento repetitivo de comer, no la comida misma.

Yo juego solitario en mi computadora, por ejemplo. Otras personas hojean revistas".

Deténgase, mire y escuche. Tómese un descanso de 5 ó 10 minutos antes de dar esa primera mordida y piense en lo que le está pasando. "A veces lo único que necesita son unos momentos para calmarse", afirma Moore. "Puede servirse una taza de café o hablarle a una amiga. Tal vez logre identificar qué es lo que la molesta y decida dejarlo pendiente para mañana, cuando tenga el tiempo y la energía necesarios para enfrentarlo directamente".

Determine qué es lo que quiere. Si se detuvo a pensar y de todas maneras quiere comer algo, piense en una forma de reducir al mínimo los daños de la comilona compulsiva. Antes de sacar tres barras de confitura o un gran trozo de pastel (bizcocho, torta, *cake*), tenga muy clara la experiencia alimenticia que está buscando, sugiere Moore. "Averigüe qué es lo que quiere realmente", indica. "¿Será suficiente una taza de café o realmente necesita una barra de confitura? ¿Está buscando un sabor específico o quiere llenarse? Si se trata de un sabor especial, entonces tal vez sólo necesite una barra de confitura pequeña. Si lo que le interesa es el volumen, quizá algo de fruta o unas palomitas (rositas) de maíz sean una buena opción".

Reduzca el volumen. Una vez que ha decidido qué es lo que quiere, pregúntese cuánto necesita verdaderamente, recomienda Moore. ¿Será suficiente con una barra de confitura en lugar de dos o tres? ¿Quedará satisfecha con medio trozo de pastel? "Al reducir el volumen —quizá a sólo una probada—, evita comer en exceso", explica.

Interrúmpase antes de la siguiente mordida. Si se da cuenta que ha puesto el piloto automático y que su mano entra una y otra vez a la bolsa de las galletas sin pensarlo, deténgase por un momento. "Pregúntese si eso es realmente lo que quiere hacer o si hay otra cosa que preferiría estar haciendo", sugiere Dickinson. "Con frecuencia cuando se come por razones emocionales se come rápido. Una ni siquiera se da cuenta de lo que sucede hasta que la comida ha desaparecido. Esto le da la oportunidad de detenerse y darse cuenta".

Compense las calorías. Piense en lo que el gusto le costará en cuanto a las calorías y ajústese de acuerdo con eso. Es posible reducir las cantidades en el siguiente par de comidas o hacer más ejercicio para compensar las calorías adicionales que se sumaron al comer por razones emocionales, indica Moore.

Para compensar una barra de confitura de 250 calorías, por ejemplo, tendría que omitir el pan y la mantequilla a la hora de cenar y caminar una milla (1.6 km) más.

"Si usted piensa desde antes en compensar las calorías, tal vez decida que esa barra de confitura simplemente no vale la pena", explica Moore. "Entonces es cuando las frutas o verduras tales como la zanahoria cambray (*baby carrot*) se vuelven muy atractivas".

Quizá decida, por el contrario, que la barra de confitura sí vale. "Está bien", afirma Moore. "La cuestión es que usted no es una mala persona por comerla. Simplemente tiene que ajustarse para no subir de peso".

Prepárese para los momentos de alto riesgo. ¿Se acerca la visita de su mamá? ¿Ya casi llega la temporada de fiestas y la reunión anual de la familia, con todos los momentos de tensión que las acompañan? "Si logra predecir las situaciones de alto riesgo y prepararse para ellas, podrá compensar las calorías adicionales de alguna forma", dice la Dra. Lindewall. "Siempre puede comer un poco menos antes y después".

Evite exigirse todo o nada. Si sigue comiendo en lugar de manejar el asunto de otra forma, no se desespere. "Usted no es, por eso, una mala persona ni ha echado a perder todo", afirma Dickinson. "Aunque siga comiendo en exceso de vez en cuando, acuérdese de que está cambiando. Eso requiere de tiempo. No lo pierda de vista".

Cuando se pierde el control por completo

Kathi Geisler no podía dejar de comer. Devoraba bolsas enteras de papitas fritas y luego compraba más para que su marido e hijas no descubrieran su secreto. Comía galletas en el baño, dejando abierta la llave del agua para que nadie la oyera. Después de dos años de comilonas compulsivas subió 100 libras (44 kg).

"Me asaltaba lo que llamo un 'trance alimenticio'", explica Kathi, una ejecutiva de relaciones públicas de 43 años de Chelmsford, Massachusetts. "El tiempo se detiene. Ya no importa otra cosa. Te pierdes en una especie de limbo en el que sólo existen la comida y tú. No sabes por qué, pero te sientes obligada a seguir comiendo".

Kathi descubrió posteriormente que sufría del trastorno alimenticio de la comilona compulsiva, un tipo específico de conducta alimenticia que los médicos apenas reconocieron hace unos cuantos años. Es difícil decir qué tan común sea el problema, pero el trastorno alimenticio de la comilona compulsiva afecta a una de cada tres mujeres con sobrepeso que solicitan ayuda a las clínicas universitarias de pérdida de peso y casi a una de cada cinco que se inscriben en los programas comerciales de pérdida de peso. "Las personas con problemas de comilonas compulsivas que vienen a tratarse con nosotros con frecuencia son mujeres mayores de 35 años que se consuelan comiendo grandes cantidades de comida y que tienen la impresión de perder el control durante una comilona compulsiva", indica Marlene Schwartz, Ph.D., codirectora del Centro de Trastornos Alimenticios y del Peso en la Universidad de Yale.

Durante una comilona compulsiva, la mujer con frecuencia escoge alimentos que considera prohibidos, peligrosos o engordadores, desde papitas fritas hasta una rebanada tras otra de pan tostado con crema de cacahuate (maní). Y como bien indica Kathi, puede sentirse como si estuviera en trance.

A diferencia de las mujeres que padecen bulimia, otro problema de la conducta, las que se entregan a comilonas compulsivas no se purgan después, afirma la Dra. Schwartz. Y a diferencia de las que de vez en cuando comen en exceso, las que se entregan a comilonas compulsivas están atrapadas por un ciclo que se repite varias veces a la semana.

"No es lo mismo comer en exceso en una cena del Día de Acción de Gracias", señala la Dra. Schwartz. "Las mujeres con este trastorno por lo general se han entregado a comilonas compulsivas por lo menos dos veces a la semana durante un mínimo de seis meses. La comida se ha convertido para ellas en una forma de enfrentar los problemas, pero termina haciéndolas sentirse peor acerca de sí mismas".

¿Comilonas compulsivas o simplemente comer en exceso?

Los investigadores aún están dando vueltas a la mejor forma de precisar si una mujer sufre el trastorno alimenticio de la comilona compulsiva. Por ahora dicen que usted posiblemente tenga este trastorno —y no el simple problema de comer en exceso— si con frecuencia consume cantidades anormalmente grandes de comida, se siente incapaz de controlar qué y cuánto come y tiene al menos dos de las siguientes experiencias o emociones durante una comilona compulsiva.

- Come más rápido que de costumbre
- Come hasta sentirse desagradablemente llena

- Come a solas o a escondidas
- Después de hacerlo se siente deprimida, culpable o avergonzada

Otra forma de determinar si sufre del trastorno alimenticio de la comilona compulsiva es haciéndose las siguientes cuatro preguntas. Si contesta que sí a dos o más de ellas, es posible que tenga este problema, según Denise Wilfley, Ph.D., directora del Centro para el Control del Peso y Trastornos Alimenticios de la Universidad Estatal de San Diego.

1. ¿Hay momentos durante el día en que no pueda dejar de comer aunque quiera?
2. ¿Hay ocasiones en que consume cantidades excepcionalmente grandes de comida en un lapso corto de tiempo?
3. ¿Hay veces en que se siente sumamente culpable o deprimida después de comer?
4. ¿Se siente aún más decidida a ponerse a dieta o a llevar una alimentación más sana después de la comilona?

Las causas principales

¿Qué es lo que conduce a una comilona compulsiva? La soledad, la ira, la tristeza, la frustración y el estrés son elementos frecuentes, apunta la Dra. Schwartz. Las dietas o la restricción rigurosa de ciertos alimentos también pueden producir comilonas compulsivas.

"Una mujer que cuida todo lo demás en su vida —a sus hijos, su marido, su trabajo y su casa— tal vez no se tome el tiempo para cuidarse a sí misma. Quizá no se sienta con el derecho de darles prioridad a sus propias necesidades", indica la Dra. Schwartz.

Es posible que le incomode la idea de un conflicto y que le resulte más fácil correr un velo sobre sus sentimientos que compartirlos con las personas cercanas a ella, dice la Dra. Schwartz. También puede estar tan ocupada que no tiene tiempo para sentarse a analizar las emociones desagradables.

Por lo tanto come. Tal vez esconda las pruebas, como lo hacía Kathi, o incluso evite cumplir con compromisos sociales, el trabajo o la escuela con tal de quedarse en casa a comer.

"Las comilonas compulsivas apaciguan las emociones difíciles de manera provisional al adormecer la conciencia", explica la Dra. Wilfley.

▶

"Sin embargo, después la afectada se siente peor y trata de castigarse. Tal vez decida no comer nada el día siguiente o restringir mucho su consumo de ciertos alimentos".

Pero inevitablemente vuelve a comer, ya sea por razones emocionales, por hambre o en respuesta a la tentación de los alimentos prohibidos. "Es una reacción natural comer cuando se tiene hambre", afirma la Dra. Wilfley. "No obstante, por el simple hecho de comer, una mujer que sufre del trastorno de la comilona compulsiva tal vez tenga la impresión de haber echado a perder su alimentación. Se siente mal, así que come más. Y el ciclo de las comilonas compulsivas vuelve a empezar. De esta forma, las dietas y la restricción de alimentos de hecho pueden conducir a más comilonas compulsivas".

Cómo liberarse

Al descubrir y atender sus necesidades emocionales más profundas, Kathi superó el trastorno alimenticio de la comilona compulsiva y volvió al peso que tenía antes.

Empezó a llevar un diario para registrar sus sentimientos y ahora se ha convertido para ella en una prioridad hablar con sus amigas y familiares cuando surge un problema o sólo necesita relajarse. Sale a caminar para calmar el estrés, con lo cual logró vencer uno de los factores más fuertes que la impulsaban a entregarse a las comilonas compulsivas. También encontró a un terapeuta que le ayudó a enfrentar una agresión sexual sufrida durante su adolescencia; durante décadas había hecho caso omiso de esta experiencia sumamente dolorosa.

"Fue una experiencia importante que necesitaba entender, y también tuve que dejar de recurrir a la comida para consolarme en muchas situaciones", dice Kathi. "A veces todavía la utilizo para reconfortarme. Sin embargo, ya no me critico por ello. Y el darme un pequeño gusto ya no provoca toda una serie de comilonas compulsivas".

Si usted sufre o sospecha que sufre del trastorno alimenticio de la comilona compulsiva, según la Dra. Wilfley es posible superarlo si descubre y satisface sus necesidades emocionales y desarrolla el hábito de comer y de merendar (botanear, tomar un refrigerio) con regularidad.

"Una mujer puede probar las técnicas de autoayuda", sugiere la Dra. Schwartz. "Luego, si se da cuenta de que no puede hacer los cambios por sí sola, es una idea excelente buscar a un terapeuta o un grupo de apoyo".

El Programa "Cada día más delgada" ofrece las siguientes recomendaciones para que usted se ayude a sí misma a superar este trastorno.

Apúntelo todo. Lleve un diario anímico y de alimentos, al igual que lo haría en el caso de simplemente estar comiendo en exceso por razones emocionales. Úselo para monitorear todos los alimentos que consume. Anote cuándo come, en qué cantidad y cómo se siente en ese momento, sugiere la Dra. Wilfley. Tal vez descubra que se salta las comidas y luego se entrega a una comilona compulsiva por hambre, o que ciertas situaciones despiertan las emociones que en su caso conducen a comilonas compulsivas.

Regularice sus comidas y meriendas. Esto significa desayunar, almorzar y cenar, además de tomar meriendas (botanas, refrigerios, tentempiés) entre los alimentos principales para prevenir el hambre, explica la Dra. Wilfley. Cumpla con el programa, aunque esto signifique comer poco tiempo después de una comilona compulsiva, agrega.

"Después de una comilona compulsiva, esfuércese aún más para volver a su programa regular, en lugar de privarse", indica la experta. "Puede cenar poco si antes se entregó a una comilona compulsiva, pero la intención es acostumbrarse poco a poco a comer con regularidad y abandonar el ciclo de obtener la mayor parte de sus calorías de las comilonas compulsivas y poca energía o nutrición de las comidas regulares".

¿Le preocupa que esto la haga subir de peso? En realidad es probable que su peso se mantenga o incluso baje conforme patrones normales de alimentación vayan sustituyendo las comilonas compulsivas altas en calorías.

Dé prioridad a sus necesidades. Los mismos pasos para fomentar la autoestima que ayudan a las mujeres a superar el problema de comer por razones emocionales son de vital importancia para las que sufren del trastorno alimenticio de la comilona compulsiva, indica la Dra. Wilfley. Acuérdese de darse un tiempo para consentirse a sí misma; haga frente a sus autocríticas y pida lo que necesite con firmeza a los demás.

Resuelva sus problemas. Una vez que haya identificado las emociones y situaciones que en su caso personal la impulsan a entregarse a comilonas compulsivas, trate de reconocerlas desde antes de que se den. Luego póngase a pensar en soluciones que no impliquen comer y evalúe las que se le ocurran. Tal vez se sienta sola, por ejemplo; podría hablarle a una amiga, ponerse a ver la tele o salir a caminar. Después de evaluar sus opciones, lleve a cabo la que le parezca mejor.

Busque ayuda. A muchas mujeres la ayuda de un terapeuta o de un grupo de apoyo les resulta esencial para superar el problema de las comilonas compulsivas, indica la Dra. Wilfley. "Sólo acuérdese de que esta afección apenas está obteniendo reconocimiento. Asegúrese de preguntarle a cualquier terapeuta o director de grupo al que se acerque cuánta experiencia tiene en el tratamiento del trastorno alimenticio de la comilona compulsiva".

Póngase en contacto con el hospital de su área para encontrar a un grupo de apoyo para trastornos alimenticios. Es posible que también puedan recomendarle a un terapeuta calificado. O bien pida una lista de los centros universitarios en los que se tratan los trastornos alimenticios a la *Weight-Control Information Network* (Red de Información sobre el Control del Peso, dirigida por los Institutos Nacionales para la Salud), ubicada en 1 WIN Way, Bethesda, MD 20892-3665.

Nota: Si no reconoce algún término en este capítulo, vea el glosario en la página 523.

Capítulo 3

Los beneficios que bajar nos brinda

Las mujeres no adelgazamos sólo para vernos bien. Ahora le diremos cómo el perder un poco de peso le ayudará a ganar mucha salud.

Diane Sallemi era una experta en hipertensión (presión arterial alta). La suya. En casa comía platos colmados de pasta *rigatoni* con mantequilla y salsa de tomate con carne; al salir optaba por restaurantes de comida rápida. Y el único "ejercicio enérgico" que hacía era cepillarse los dientes. Cuando pasó los 40 años de edad, su presión arterial entró a una zona de peligro y se volvió más amenazadora con cada día que pasaba.

"Subía de peso y empecé a asustarme", indica esta mamá y dependiente de librería de 46 años de Fountain Valley, California. "A pesar de que tomaba dos medicinas diferentes todos los días, mi presión arterial siguió subiendo. Nada funcionaba".

Debido a la hipertensión, el corazón de Diane trabajaba más duro que lo normal; corría mucho riesgo de sufrir un ataque cardíaco o derrame cerebral.

"Mi padre y sus 10 hermanos sufrieron ataques cardíacos todos", cuenta Diane. "Sabía que también podía pasarme. Cuando llegué a las 245 libras (110 kg), comprendí que tenía que hacer algo. Era hora de perder peso".

(continúa en la página 44) ►

Quítese el vicio: el sobrepeso es el menor de dos males

Cuando Ondie Neifert dejó de fumar una cajetilla de cigarrillos al día, ganó tanto un poco de peso como una mejor salud.

"Antes tosía todo el tiempo, particularmente por la mañana. Ahora ya no. Y al jugar *softball* no tengo que esforzarme tanto para recuperar el aliento", indica Ondie, una analista de computadora de 40 años de Easton, Pensilvania. "Me siento muy bien y sé que ha disminuido mi riesgo de sufrir varias enfermedades".

Ondie fumaba desde los 19 años de edad, pero no se propuso seriamente dejar de hacerlo hasta que su doctora le advirtió la presencia de una úlcera precancerosa en su boca. "Mi doctora siempre me decía que las mujeres que fuman tienen más probabilidades de padecer cáncer de mama y también del pulmón", recuerda Ondie.

Sin embargo, al igual que muchas fumadoras, Ondie tenía miedo a subir de peso. "Mi mamá subió de peso cuando dejó de fumar", explica. "Era una de mis mayores preocupaciones".

Para imponerse a ella salió de compras.

"Decidí que no importaba subir unas cuantas libras. Así que salí a comprar unos bonitos trajes para trabajar talla 8, en lugar de mi talla 6 habitual", indica. "También compré ropa informal. Quería sentirme bien con respecto a mi apariencia, en lugar de tratar de meterme a la fuerza en ropa demasiado estrecha".

Su estrategia dio frutos. Un parche de nicotina le quitó el antojo de los cigarrillos. Ahora está planeando una estrategia nueva y saludable para perder las 8 libras (4 kg) que subió.

"Esas 8 libras valieron la pena", indica. "Para mí, lo mejor en el mundo es que haya desaparecido mi adicción a los cigarrillos".

Valen las libras que se acumulen

La experiencia de Ondie no es única. Según el director del programa para dejar de fumar de la Fundación Clínica de Cleveland en Ohio, Garland DeNelsky, Ph.D., aunque muchas fumadoras temen que engordarán muchísimo al dejar de fumar, este temor simplemente no se materializa. "Después de un año, en promedio han aumentado aproximadamente 5 libras (2 kg)", explica.

A pesar de los riesgos para la salud relacionados con el aumento de peso, fumar para mantener un peso bajo no protege la salud de la mujer, sino todo lo contrario. "Para cualquier mujer que fuma, no puede haber un mayor beneficio para la salud que dejar de hacerlo", afirma. "Una estadística que he oído es que dejar un hábito de una cajetilla al día es tan bueno para el corazón como perder 85 libras (38 kg) lo sería para una persona con mucho sobrepeso. Eso es drástico".

También lo son los demás datos acerca del efecto que fumar tiene en la salud de las mujeres. Cada año más o menos 140,000 mujeres mueren de enfermedades relacionadas con el hábito de fumar, entre ellas enfermedades cardíacas, cáncer del pulmón, enfermedad crónica del pulmón y cáncer de páncreas, boca, esófago, tracto urinario y cérvix (cuello uterino).

Dejar de fumar reduce o elimina estos riesgos. Varios estudios demuestran que después de que una mujer apague su último cigarrillo, su riesgo de sufrir una enfermedad cardíaca se reduce a la mitad en un año. El peligro de cáncer del pulmón disminuye a la mitad en un plazo de 10 años. Después de dejar de fumar, las mujeres también tienen menos resfriados (catarros) y bronquitis, disminuye su riesgo de tener cáncer y mejora su fertilidad.

"Además, su aliento es más fresco. Su ropa deja de oler a humo rancio. Se detiene el envejecimiento prematuro de la cara (que puede marcar profundas arrugas alrededor de los ojos y la boca al reducirse la circulación de la sangre) y la piel se ve mejor", dice el Dr. DeNelsky.

Deje de fumar sin engordar

Asimismo, dejar de fumar no necesariamente condena todas a libras de más, siempre y cuando se empleen ciertas medidas. "Busque sustitutos inteligentes, en lugar de algo alto en calorías, cuando se le antoje un cigarrillo", sugiere el Dr. DeNelsky. "Pruebe chicle sin azúcar o refrescos (sodas) bajos en calorías". Encuentre alguna actividad física fácil de realizar diariamente, como caminar. "El ejercicio estimula su metabolismo de forma saludable y reemplaza el estímulo malo para la salud que recibía de los cigarrillos".

Sin embargo, no se preocupe si sube de peso un poco durante su programa para dejar de fumar, agrega. "Dejar de fumar es su prioridad más importante. Siempre podrá adelgazar más adelante. Quitarse el hábito de fumar abre la puerta a una mejor salud".

Y lo hizo. Empezó a preparar versiones bajas en grasa de la pasta que tanto le encantaba así como de otros de sus alimentos preferidos. Comenzó a llevar a cabo una rutina sencilla de ejercicios. De manera lenta pero constante, las libras comenzaron a desaparecer (llevaba 55 libras/25 kg perdidas la última vez que se fijó), al igual que la hipertensión. Su presión arterial bajó a un nivel normal después de sólo nueve meses y pudo dejar de tomar medicamentos.

"Me gusta cómo me veo", indica. "Mi esposo incluso me compró ropa nueva de tan orgulloso que estaba de mí. Pero lo que me encanta es cómo me siento. Me encanta estar sana".

Una mejor salud sin medicamentos

Sentirse más sana. Esta es la razón más importante por la que alguien puede adoptar el programa de alimentación baja en grasa y la agradable rutina de ejercicios ajustada a sus necesidades que descubrirá en el Programa "Cada día más delgada". Así lo asegura el Dr. Ralph W. Cygan, profesor de Medicina de la Universidad de California en Irvine.

"El hecho es que una mejor alimentación, ejercicios moderados y una pequeña pérdida de peso con frecuencia mejoran los problemas de la salud como hipertensión, diabetes y un alto nivel de colesterol", afirma el Dr. Cygan. "Tal vez ya ni necesite tomar medicamentos. Y si estos problemas médicos se han dado en su familia, puede reducir de antemano el riesgo de padecerlos".

Al prevenir o revertir estos tres problemas de la salud —la hipertensión, un alto nivel de colesterol y la diabetes—, también disminuye su riesgo de morir de una enfermedad cardíaca o un derrame cerebral. Algunos estudios científicos han revelado que una "pequeña pérdida de peso" también puede producir otros beneficios para la salud. Se reduce el riesgo de padecer cáncer de mama o del colon. Se sufre menos dolor de espalda y menos molestias en las rodillas y otras articulaciones. Disminuye el riesgo de desarrollar los dolorosos cálculos biliares. Se tiene más energía y es posible que se duerma mejor. Aumenta la autoestima.

"Perder un poco de peso —si se mantiene el nuevo peso— puede resultar en importantes beneficios para la salud", explica el Dr. James M. Rippe, profesor de Medicina en la Universidad de Tufts en Boston, Massachusetts. "Sin embargo, pocas mujeres realmente

A veces conviene tener huesos grandes

Cuando se trata de evitar la osteoporosis —la enfermedad de los huesos frágiles que ocasiona más de medio millón de fracturas al año entre las mujeres que vivimos en los Estados Unidos—, las mujeres flacas les pueden aprender muchas a las más corpulentas.

"La verdad es que tener sobrepeso significa tener los huesos más fuertes", afirma Gordon M. Wardlaw, R.D., Ph.D., profesor adjunto de Dietética Médica en la Universidad Estatal de Ohio en Columbus. "Suena como una herejía porque un número tan grande de problemas de la salud son causados por el sobrepeso. Pero este es un caso en el que más grande es mejor".

Sin embargo, la conexión entre la corpulencia y la fuerza de los huesos no debería interpretarse como una luz verde para que las mujeres delgadas acumulen peso libremente, señala el Dr. Wardlaw. "Demasiados riesgos para la salud están relacionados con el sobrepeso. Esta conexión puede enseñar a la mujer a mantener la solidez de sus propios huesos sin importar el peso de su cuerpo", afirma el experto. Y ahora le dirá cómo.

■ Cargue un poco de peso. Una mujer corpulenta somete sus huesos a una ligera presión con cada paso que da, lo cual estimula la mineralización. Es posible obtener el mismo efecto con rutinas de ejercicio que impliquen cierta carga de peso, como caminar, correr o aeróbicos, indica el Dr. Wardlaw.

■ Coma su calcio. Una mujer corpulenta tal vez no se ponga a dieta de manera estricta y por lo tanto es posible que consuma una mayor cantidad del calcio necesario para tener los huesos sanos. Usted puede aumentar su consumo de calcio por medio de productos lácteos bajos en grasa y sin grasa así como alimentos como jugo de naranja enriquecido con calcio y pescado de huesos pequeños de lata, señala el Dr. Wardlaw.

■ Considere un tratamiento de estrógeno para la menopausia. La grasa corporal de una mujer corpulenta produce más estrógeno, una hormona que ayuda a mantener sanos los huesos. Al llegar la menopausia, considere una terapia de reposición hormonal para contrarrestar el descenso en su nivel de estrógeno que puede poner en peligro la salud de sus huesos, sugiere el Dr. Wardlaw.

comprenden hasta qué grado el sobrepeso daña su salud y cómo la pérdida de peso, una alimentación sana y ejercicios pueden ocasionar mejorías extraordinarias".

Una pequeña pérdida de peso sirve para mucho

Cuando los médicos afirman que sólo se necesita perder "un poco" de peso para mejorar la salud, ¿a cuántas libras (o kilos) se refieren exactamente?

Un panel de 20 expertos en asuntos de peso, reunidos en la Mesa Redonda sobre Peso Saludable por la Fundación Estadounidense para la Salud, precisaron que una cantidad sana de peso que una mujer con sobrepeso puede perder varía desde 10 libras (4.5 kg) en el caso de una mujer de 5 pies (1.5 m) de estatura hasta 14 libras (6 kg) para una mujer de 5 pies con 8 pulgadas (1.72 m) de estatura. Llegaron a la conclusión de que una pérdida de peso tan moderada basta para disminuir un riesgo más alto de enfermarse y para aumentar la probabilidad de estar más saludable.

No obstante, un gran número de mujeres con frecuencia se esfuerzan para bajar mucho peso. Queremos estar tan esbeltas como una actriz de Hollywood o una modelo de pasarela, y nos sentimos frustradas cuando no podemos cumplir con estos ideales poco realistas. En esencia estamos permitiendo que la muñeca *Barbie*, la vitola o alguna imagen pintada en una revista de modas dirija nuestra pérdida de peso. Y estos ideales son muy crueles y exigentes.

"Cuando las mujeres tratan de bajar de peso sólo para verse más delgadas, muchas veces caen en los extremos. Quizá prueben las dietas de moda, hagan demasiado ejercicio o tomen pastillas para adelgazar. Tal vez traten de llegar a un peso poco realista e imposible de mantener. Pueden perjudicar su salud", indica Kathy McManus, R.D., directora de nutrición clínica del Hospital Brigham and Women's.

No hace falta nada de eso.

"Incluso una muy pequeña pérdida de peso —hasta 5 ó 10 libras (de 2 a 4.5 kg)— puede tener un importante efecto positivo en la salud", señala la Dra. Susan Zelitch Yanovski, una experta en obesidad del Instituto Nacional para la Diabetes en Bethesda, Maryland.

Veamos con detalle en qué consiste este "importante efecto positivo", o sea, de qué forma unas cuantas libras menos pueden mejorar la salud de casi todos los órganos y sistemas del cuerpo.

Sea menos pesada con su corazón

Los males cardíacos, que antes se consideraban una "enfermedad de hombres", actualmente se reconocen como la principal causa de muerte entre las mujeres que viven en los Estados Unidos. Muchos factores pueden aumentar el riesgo de sufrir de un ataque cardíaco, tales como la menopausia, antecedentes familiares de enfermedades cardíacas, la hipertensión (presión arterial alta), la diabetes y niveles poco saludables de grasas sanguíneas.

No obstante, es posible que el sobrepeso sea el principal.

En su famoso Estudio de la Salud de las Enfermeras, la Universidad de Harvard llevó el seguimiento de la salud de 115,195 mujeres durante 16 años. Los investigadores responsables observaron una relación muy clara entre el peso y la muerte por enfermedades cardíacas. En comparación con las mujeres que mantenían un peso estable, las que subieron 22 libras (10 kg) o más después de los 18 años de edad tenían un riesgo un 150 por ciento mayor de enfermarse del corazón. Y en las mujeres con un sobrepeso de 40 libras (18 kg) o más, este peligro aumentaba en un 600 por ciento.

¿Qué es lo que recomienda el Programa "Cada día más delgada"? Aumente su actividad física y tenga una alimentación baja en grasa tanto para perder las libras de más como para mantener un peso sano. Es muy probable que se trate de las medidas más importantes que una mujer puede tomar para bajar su riesgo de enfermarse del corazón.

"Al perder peso, una mujer puede reducir las concentraciones peligrosamente altas de lipoproteínas de baja densidad (*LDL* por sus siglas en inglés) y de triglicéridos en su sangre", afirma Penny Kris-Etherton, R.D., Ph.D., profesora de Nutrición en la Universidad Estatal de Pensilvania en University Park. "Una vez que se estabiliza un peso más bajo, aumenta la concentración de las lipoproteínas 'buenas' de alta densidad (*HDL* por sus siglas en inglés). Los ejercicios también incrementan el nivel de las HDL. Se trata de buenas noticias para todas nosotras, porque una cantidad reducida de HDL y muchos triglicéridos son dos indicadores de posibles enfermedades cardíacas en las mujeres". (El colesterol LDL es el colesterol "malo" que causa obstrucciones en las arterias. El colesterol HDL es el "bueno" que ayuda a eliminar las LDL de su cuerpo. Los triglicéridos son otro tipo de grasa sanguínea que también perjudican al corazón).

No es necesario lograr un gran cambio en la concentración de grasa sanguínea, sino sólo darle una ayudadita muy eficaz. Por cada

La panza peligrosa

Tal vez usted apenas logre juntar suficiente grasa en su abdomen para pellizcarse, o por el contrario le cueste trabajo verse los pies de tan voluminosa que tiene la panza. Como sea, la del abdomen es la grasa corporal que más pone en peligro la salud de las mujeres. Por lo menos así lo afirma Susan K. Fried, Ph.D., profesora de Nutrición en la Universidad de Rutgers de New Brunswick, Nueva Jersey.

"La grasa intraabdominal —la que se encuentra dentro de la cavidad abdominal alrededor de nuestros órganos internos— es la responsable de los problemas de salud", afirma la Dra. Fried, que se dedica a estudiar la obesidad del torso y su impacto en la salud. "Con frecuencia es el verdadero problema cuando la gente tiene sobrepeso. Y es la grasa por la que las mujeres deberían de preocuparse más".

El problema no son esos depósitos de grasa en las caderas que tanto tememos, ni la grasa temblorosa de los muslos, ni tampoco la grasa fofa que se acumula con demasiada facilidad en nuestras asentaderas. Cuídese de la grasa de la panza, advierte la Dra. Fried, porque es la grasa corporal que mayor actividad metabólica tiene.

"La grasa de las caderas y los muslos es una grasa tranquila", explica la experta. "La de la panza, por el contrario, produce muchos ácidos grasos que se introducen a la sangre y se van directamente al hígado. Esto causa un fuerte impacto en el cuerpo y puede conducir

punto porcentual que suban las HDL, el riesgo de sufrir de una enfermedad cardíaca baja en un 3 por ciento. Este peligro también se reduce de un 2 al 3 por ciento por cada reducción del 1 por ciento en el nivel total de colesterol. La Dra. Kris-Etherton y sus colegas calculan que una mujer que adopte una alimentación baja en grasa, pierda peso y haga ejercicios con regularidad puede reducir su riesgo de enfermarse del corazón hasta en un 30 por ciento.

Es cierto que el riesgo de enfermarse del corazón es bajo en la mayoría de las mujeres hasta que llegan a la menopausia. Sin embargo, según el Dr. Cygan también las mujeres que aún no llegan a la menopausia deben tomar muy en serio la tarea de prevenir las enfermedades cardíacas. "La prevención nunca empieza demasiado temprano. Nunca es muy temprano —ni demasiado tarde— para lograr una diferencia".

a diabetes, hipertensión (presión arterial alta) y enfermedades del corazón".

¿Cómo puede usted saber si tiene este problema? Para empezar, acuéstese y observe su panza. "Si su grasa cuelga hacia los lados, lo más probable es que esté justo debajo de la piel", indica la Dra. Fried. "Este tipo de grasa no es buena, pero tampoco es tan peligrosa como la que sobresale cuando usted se acuesta. Esto es señal de que la grasa envuelve los órganos internos".

También puede revisar su proporción cintura/caderas. (Para averiguar cómo, vea "Determine su proporción cintura/caderas" en la página 66). "Si su proporción cintura/caderas está arriba de 0.85, debe empezar a preocuparse un poco", dice la Dra. Fried. "Pídale a su médico que le revise regularmente los lípidos sanguíneos, la presión arterial y la glucosa de la sangre, para ver si la grasa de su torso está causando un efecto perjudicial".

Afortunadamente, señala la Dra. Fried, una combinación de actividad física y una alimentación baja en grasa y calorías puede reducir la grasa de su panza. "Los ejercicios aeróbicos, como caminar a paso ligero, parecen ser los más eficaces", opina la especialista. "Hágalos durante 30 minutos mínimo al menos tres veces por semana y empezará a ver cómo se reduce su grasa abdominal".

Abajo con la presión

La hipertensión (presión arterial alta) se parece un poco a las canas: generalmente son problemas que nos afectan más al envejecer. Entre los 35 y los 44 años de edad, una de cada ocho mujeres sufre de hipertensión. Este número se duplica a casi una de cada cuatro para cuando llegan a los 54 años. A los 64 años, casi la mitad de las mujeres sufren de este problema. No obstante, hay una gran diferencia entre las canas y la hipertensión. Aunque no nos agrada tenerlas, al menos las canas no provocan enfermedades cardíacas ni derrame cerebral.

"La hipertensión implica un fuerte castigo para la salud", indica el Dr. David A. McCarron, coordinador del departamento de Nefrología, Hipertensión y Farmacología Clínica de la Universidad de Ciencias de la Salud de Oregon en Portland. Si usted tiene alta la presión arterial, su

Más allá de la quema de calorías: la receta para una buena forma física

Los beneficios que una mujer puede derivar de una rutina para la buena forma física efectuada con regularidad van mucho más allá de tonificar sus músculos y bajar de peso, y no importa que decida caminar, nadar, andar en bicicleta, saltar en una clase de aeróbicos o participar en cualquier otro tipo de actividad física regular.

La actividad física por sí sola —sin modificar la alimentación ni bajar una sola libra— puede ayudar a disminuir el riesgo de enfermedades cardíacas, controlar la hipertensión (presión arterial alta) y disminuir los síntomas de la diabetes.

¿Cómo es eso? "El ejercicio puede cambiar la composición de su cuerpo al reducir la grasa corporal e incrementar el tamaño de los músculos", explica el Dr. Robert H. Eckel, un endocrinólogo en el Centro de Ciencias de la Salud de la Universidad de Colorado en Denver. "Cuando hay menos grasa corporal, esos riesgos para la salud se reducen", agrega el experto.

Además, cuando se hace ejercicio regularmente, las células de los músculos trabajan de manera más eficiente y se beneficia el sistema nervioso.

Ahora averiguará cómo le ayuda el ejercicio.

■ **Disminuye su riesgo de sufrir una enfermedad cardíaca.** Hacer ejercicio regularmente por sí solo puede reducir este peligro en un 20 por ciento para la mujer. "Aumenta el nivel de lipoproteínas de alta densidad", el colesterol beneficioso que ayuda a protegerla de las enfermedades del corazón, indica el Dr. Eckel.

Para obtener los mejores resultados, haga 30 minutos de ejercicios aeróbicos tres días a la semana.

■ **Controla la hipertensión.** La actividad física tiene la capacidad única de prevenir la presión arterial alta y de hacerla bajar rápidamente, señala el Dr. David A. McCarron, coordinador del departa-

riesgo de sufrir un derrame cerebral es 12 veces mayor que el de una mujer con la presión arterial normal, y el peligro de que tenga un ataque cardíaco aumenta seis veces. También se incrementa su probabilidad de padecer una insuficiencia renal.

La hipertensión puede tener muchas causas. Sin embargo, desde

mento de Nefrología, Hipertensión y Farmacología Clínica de la Universidad de Ciencias de la Salud de Oregon en Portland.

"Con frecuencia el ejercicio es en realidad el responsable de un descenso en la presión arterial cuando una mujer baja de peso", dice el Dr. McCarron.

Es posible que hacer ejercicio reduzca la presión sanguínea al calmar el sistema nervioso simpático, el cual controla el estrechamiento y la relajación de los vasos sanguíneos.

Trate de realizar de 20 a 60 minutos de alguna actividad moderada, como caminar a paso ligero, andar en bicicleta o nadar, de tres a cinco veces por semana.

■ Previene o disminuye los síntomas de la diabetes. La actividad física induce a su cuerpo a transportar glucosa a las células y a usar su propia insulina de manera más eficaz, lo cual reduce la resistencia a la insulina.

"Esto significa que el azúcar en la sangre está mejor controlada", explica el instructor en temas relacionados con la diabetes Guyton Hornsby, Ph.D., profesor adjunto de Fisiología de los Ejercicios en la Universidad de Virginia Occidental en Morgantown. "Puede ayudar a prevenir la aparición de la diabetes del tipo II, la forma más común de diabetes. También significa que la diabética tal vez necesite menos medicamentos".

Una rutina de ejercicios que logre controlar las concentraciones de glucosa en la sangre también puede prevenir algunas de las complicaciones graves producidas por la diabetes, como hipertensión (presión arterial alta), enfermedades cardíacas, lesiones hepáticas, ceguera y daño al sistema nervioso. Trate de hacer de 20 a 40 minutos de ejercicios por lo menos tres veces a la semana, sugiere la Asociación de la Diabetes de los Estados Unidos. Pero primero consulte a su médico.

el punto de vista de los científicos especializados en cuestiones de salud, una de ellas se ha vuelto cada vez más obvia. "La presión arterial alta y todos los problemas que conlleva empeoran conforme aumentan tanto el peso como la cantidad de grasa corporal de una mujer", explica el Dr. McCarron.

La buena noticia es que el Programa "Cada día más delgada", que pone énfasis en mantener un peso saludable, posiblemente sea la mejor defensa de la mujer contra la hipertensión. Bajar de peso tal vez también sea la estrategia más eficaz para reducir la presión arterial si ya ha empezado a subirse; incluso es mejor, como primera medida, que un medicamento para bajar la presión. De acuerdo con el Dr. McCarron, hasta la mitad de los estadounidenses que toman medicamentos para bajar la presión alta podrían reducir o eliminar su consumo de estos fármacos si bajaran sólo de 9 a 11 libras (de 4 a 5 kg).

Los cambios en la presión arterial muchas veces se dan muy rápido. "Cuando una mujer baja de peso, es posible que su presión arterial empiece a disminuir desde la segunda o tercera semana", afirma el médico.

La diabetes: cuando el azúcar pierde su dulzura

El sobrepeso es un importante factor de riesgo para la diabetes del Tipo II (que aparece en la edad adulta), la forma más común de esta enfermedad. Un porcentaje más alto de mujeres que de hombres tienen sobrepeso, por lo cual también muestran un índice más alto de diabetes: de los 16 millones de estadounidenses afectados por esta enfermedad, más de la mitad son mujeres.

"La obesidad central —grasa en la panza y alrededor de los órganos internos— es el verdadero culpable", dice el Dr. Ronald Arky, profesor de Medicina de la Escuela de Medicina de Harvard en Boston, Massachusetts. "Este tipo de sobrepeso", continúa, "aumenta la resistencia a la insulina". La insulina es la hormona que permite a las células aprovechar el azúcar en la sangre como combustible. Cuando existe una resistencia a la insulina, demasiada azúcar permanece en la sangre y se da la diabetes.

También sufre de poca energía y mucha sed. Entre las mujeres, la diabetes aumenta cuatro veces el riesgo de enfermarse del corazón. Cuando no recibe ningún tratamiento, puede causar complicaciones tales como la ceguera, enfermedades renales, derrame cerebral y daño al sistema nervioso.

Cuando una mujer diabética no recibe ningún tratamiento durante el embarazo, aumenta la probabilidad de que su bebé tenga defectos de nacimiento o hasta se muera. Y es más probable que una madre dia-

¡Soluciónelo!

¡Odio los ejercicios!

Podemos decir que Diane Sallemi les tenía pavor al ejercicio.

Diane, una mujer de 46 años de Fountain Valley, California, pesaba 245 libras (110 kg) y sabía muy bien que le hacía falta actividad física para ayudarle a bajar el sobrepeso y controlar su hipertensión (presión arterial alta). "Pero nunca había hecho ejercicio en mi vida. Cero. Apenas pude empezar", indica.

Así que se concentró en hacer algo que le gustara, pero muy, muy des-pa-cio.

"Decidí caminar y usar una bicicleta fija", dice. "El primer día apenas pude terminar 5 minutos en total".

Ahora ha subido a 45 minutos al día. "Camino por mi barrio; es agradable salir y ver a otra gente", opina. "Y normalmente veo la tele al usar la bicicleta. Me gusta un canal de compras".

Hoy podemos decir que es una aficionada a la buena forma física. "Me he fijado que hacer ejercicio con regularidad mantiene baja mi presión sanguínea incluso cuando como un poco más", afirma. "Y también me ha ayudado de otras formas. El otro día se me descompuso el coche y tuve que caminar como 2 millas (3 km) a casa. No fue gran cosa. Ni siquiera me sofoqué".

bética requiera una cesárea porque la enfermedad aumenta el riesgo de tener un bebé que pesa demasiado al nacer.

Afortunadamente es posible que exista una forma natural de prevenir y tratar la diabetes: bajar de peso. De acuerdo con la Asociación de la Diabetes de los Estados Unidos, la forma en que las células usan la insulina mejora mucho al reducirse el peso del cuerpo en un 5 al 10 por ciento (para una mujer de 150 libras/67 kg, esto significa perder de 7 a 15 libras/3 a 7 kg).

En el Estudio de la Salud de las Enfermeras, las mujeres que perdieron más de 11 libras (5 kg) bajaron su riesgo de tener diabetes en un 50 por ciento. Por el contrario, las que subieron entre 11 y 17 libras (5 y 8 kg) entre los 18 años y la madurez aumentaron su riesgo en un 90 por ciento. Y para las mujeres que subieron entre 17 y 23 libras (7.5–10 kg), el riesgo era un 170 por ciento mayor.

De acuerdo con el Dr. Arky, un plan saludable para bajar de peso —tal como el Programa "Cada día más delgada"— ayuda a retrasar o prevenir la diabetes en las mujeres con un alto riesgo de padecer la enfermedad: las que tienen sobrepeso, antecedentes familiares de diabetes, propensión a la enfermedad (tales como las afroamericanas, las latinas y las indias norteamericanas) o antecedentes de diabetes durante la gestación (una forma temporal de la enfermedad que llega a darse durante el embarazo).

"Bajar de peso y ser activa físicamente son las cosas más terapéuticas que usted puede hacer para prevenir la diabetes del Tipo II", indica el Dr. Arky. "No hay nada como perder 5, 10 ó 15 libras (2, 4.5 ó 6.5 kg) de peso para mejorar las cosas y reducir la necesidad de medicamentos".

Según la Asociación de la Diabetes de los Estados Unidos, si usted tiene diabetes del Tipo II y mantiene durante tres años o más una pérdida de peso del 10 al 20 por ciento de su peso corporal inicial, disminuirá la probabilidad de que sufra complicaciones por causa de la enfermedad; en algunas personas, este riesgo bajará hasta en un 40 al 60 por ciento.

La conexión con el cáncer

Los científicos no saben con certeza por qué unas cuantas libras de más aumentan el riesgo de que una mujer sufra de cáncer, pero la conexión es obvia, sobre todo en lo que se refiere al cáncer del sistema reproductivo. En comparación con las mujeres delgadas, las que tienen un sobrepeso de 30 a 40 libras (de 13 a 18 kg) enfrentan un riesgo 1½ a 3 veces mayor de tener cáncer de la mucosa uterina. Es posible que el sobrepeso y una alimentación alta en grasa también incrementen el riesgo de sufrir de cáncer de los ovarios.

El índice de cáncer de mama es más alto entre las mujeres posmenopáusicas con sobrepeso, afirma la Dra. I-Min Lee, Sc.D., profesora adjunta de Medicina en la Escuela de Medicina de Harvard. Las mujeres con más grasa abdominal también corren un mayor riesgo. "La grasa corporal aumenta la producción de la hormona estrógeno, que influye en el desarrollo del cáncer del sistema reproductivo", señala.

El sobrepeso al parecer no incrementa el riesgo de las mujeres más jóvenes de tener cáncer de mama. Sin embargo, el riesgo que eventualmente aumenta para las mujeres que tienen sobrepeso parece comenzar décadas antes de la menopausia, de acuerdo con los investigadores del Centro e Instituto de Investigación del Cáncer H. Lee Moffitt en el Colegio de Medicina de la Universidad del Sur de Florida en Tampa. ¿Cuál es la década de mayor riesgo para subir de peso? Son los años treinta, cuando los embarazos pueden aumentar la grasa corporal y las nuevas responsabilidades de ser madre consumen el tiempo libre que la mujer hubiera podido aprovechar para mantenerse en forma.

El cáncer de colon también es más común entre las mujeres con sobrepeso. De igual manera se relaciona con la falta de actividad física, una alimentación alta en grasa y un bajo consumo de frutas y verduras.

¿Qué hay que hacer para resolver la conexión entre el cáncer y el sobrepeso? "No suba de peso", sugiere la Dra. Lee. "Puede ser difícil: en los Estados Unidos, las mujeres suben de 1 a 2 libras (de 0.5 a 1 kg) por año. El ejercicio parece prometedor para reducir el riesgo de sufrir de cáncer de mama. Y una alimentación baja en grasa con muchas frutas y verduras parece ser importante para reducir el riesgo de otros tipos de cáncer".

Un peso saludable, la actividad física regular, muchas frutas y verduras sabrosas y buenas para la salud: todos estos factores son pilares del Programa "Cada día más delgada".

Alivie —o prevenga— el dolor de la artritis

Cuando la artritis ataca las rodillas, las caderas o incluso las manos de una mujer, el sobrepeso con frecuencia es el culpable.

El Dr. David T. Felson, profesor de Medicina en la Universidad de Boston en Massachusetts, calcula que con sólo bajar 11 libras (5 kg) de peso una mujer disminuye a la mitad el peligro de tener artritis en las rodillas. Y si usted ya está experimentando punzadas, molestias y dolores en las rodillas, la pérdida de peso puede ayudar a aliviarlos. "Una pequeña pérdida de peso llega a significar un gran cambio", afirma el experto.

La artritis en las rodillas es cuatro veces más frecuente en las mujeres con un sobrepeso de más de 40 libras (18 kg) que en las mujeres con un peso normal. Tal vez simplemente se trate de una cuestión de fuerza: el impacto que sus rodillas deben absorber con cada paso que usted da es igual a entre tres a seis veces el peso de su cuerpo, apunta el Dr. Felson. Un mayor número de libras puede traducirse eventualmente en una fuerza mayor a la que las articulaciones de sus rodillas son capaces de manejar cómodamente.

Siga el Programa "Cada día más delgada". La pérdida gradual y saludable de peso probablemente irá reduciendo el dolor de la artritis conforme usted adelgace.

La hipertensión (presión arterial alta), un alto nivel de colesterol, las enfermedades cardíacas, el derrame cerebral, la diabetes, el cáncer, la artritis: todas estas afecciones son serias, pero también lo es el Programa "Cada día más delgada".

Nota: Si no reconoce algún término en este capítulo, vea el glosario en la página 523.

Capítulo 4

Determine cuánto realmente necesita perder

La mejor forma de garantizar una figura más delgada para el resto de su vida es elegir un peso nuevo que sea *realista*.

En el caso de Jill Cude, la gerente de 42 años de edad de una empresa de ingeniería en Houston, Texas, la cuenta regresiva para bajar de peso comenzó cierto año en enero.

"Quería bajar de peso a tiempo para el vigésimo encuentro de alumnos de la secundaria (preparatoria), fijado para agosto", cuenta Jill. "La pregunta era cuánto debía bajar".

Jill pesaba 143 libras (64 kg) y ansiaba volver a las gráciles 122 libras (55 kg) que pesaba en el último año de secundaria. "Pero la dietista que me estaba ayudando sugirió que habláramos de un peso más apropiado de 128 libras (57 kg), el cual podría mantener sin verme demacrada", recuerda Jill. "Al principio no estaba segura de que me fuera a gustar".

Para agosto, Jill había perdido 15 libras (7 kg), cumpliendo con su meta revisada pero realista. La noche del encuentro se puso un traje con pantalón talla 6 de seda roja con estrás (*rhinestones*) en los hombros. Descubrió que *realista* también significa atractiva. "El conjunto se veía fabuloso", recuerda. "Recibí muchos cumplidos".

Lo mejor de todo es que Jill ha mantenido su nuevo peso desde entonces a través de un plan saludable de alimentación y de incorporar mucha actividad física a su día. El éxito que ha tenido a largo plazo es la verdadera prueba de que supo determinar el peso que realmente necesitaba perder. Con sus 128 libras Jill se ve y se siente muy bien. Además, mantiene su nueva silueta delgada con una cantidad de ejercicios que puede realizar sin problemas y con comidas que no sacrifican la buena nutrición ni los alimentos que realmente le encantan. Por si fuera poco, también ha bajado su riesgo de sufrir diversos problemas de salud.

Los deseos, las necesidades y la realidad

Si alguna vez se ha parado frente al espejo para mirar con desaprobación sus caderas, pancita o muslos, o revisado una tabla de pesos "ideales" para descubrir que le faltan muchas libras para alcanzar la perfección, es probable que también haya soñado —al igual que Jill— con el peso que *quisiera* perder.

Si un médico alguna vez le aconsejó deshacerse de sus libras adicionales para controlar un problema como un alto índice de colesterol en la sangre, diabetes, hipertensión (presión arterial alta) o enfermedades cardíacas, entonces probablemente haya mencionado el peso que usted *necesita* perder.

Y si alguna vez ha intentado adelgazar y descubrió que alcanzar un peso determinado —y mantenerlo— es más difícil de lo que se imaginaba, entonces probablemente haya descubierto que la cantidad de peso que realmente *puede* perder depende de muchos factores.

Por eso determinar el peso que realmente necesita perder es una parte esencial del Programa "Cada día más delgada". Para hacerlo tiene que encontrar el término medio entre sus deseos, sus necesidades, su estilo de vida y las tendencias naturales de su cuerpo. Así lo afirma Shiriki Kumanyika, R.D., Ph.D., profesora de Nutrición en la Universidad de Illinois en Chicago.

"No existe un número mágico", explica la Dra. Kumanyika. "Una mujer no puede elegir un peso de una tabla como objetivo. Tiene que tomar en cuenta su peso actual y sus antecedentes de peso, el historial de salud de su familia, sus objetivos personales de salud, sus patrones de alimentación y su nivel de actividad. Entonces puede fijar una meta de pérdida de peso que tenga sentido".

Para muchas mujeres, esta decisión muy personal significa dar la espalda al mensaje manejado por la cultura dominante de los Estados Unidos: entre más delgada, mejor.

"El peso es un asunto emocional muy importante para las mujeres", indica Debbie Then, Ph.D., una psicóloga con consulta privada en Los Ángeles, California. "La sociedad valora a las mujeres por su apariencia, mientras que a los hombres se les valora con mayor frecuencia por lo que hacen. Las mujeres experimentan mucha más presión, interna y externa, para estar delgadas. El resultado es que muchas en realidad nunca aprecian sus cuerpos, que son únicos y hermosos".

El Programa "Cada día más delgada" ofrece tres maneras de determinar el peso que realmente necesita perder. Pero las expertas sugieren que primero conteste unas cuantas preguntas claves.

¿Por qué quiere bajar de peso?

En el Centro para Alimentación y Buena Forma Física de la Universidad de Duke en Durham, Carolina del Norte, el Dr. Michael Hamilton, director del programa y director médico, les plantea una pregunta sencilla a las mujeres que quieren bajar de peso: ¿por qué?

"La mejor razón para perder peso es sentir que su peso de alguna manera influye de forma negativa en su vida", afirma el Dr. Hamilton.

"El sobrepeso puede poner en peligro su salud o afectar su capacidad de levantarse por las mañanas con la energía suficiente para hacer las cosas que quiere hacer. Tal vez siente vergüenza, por lo que evita contactos sociales como salir al cine, a caminar o a fiestas", explica el Dr. Hamilton.

Por lo tanto, pregúntese si su peso afecta la calidad física, social o psicológica de su vida. Si su respuesta es afirmativa, póngase a pensar por qué es así. ¿Trata usted de reducir el estrés o de aplacar emociones difíciles por medio de la comida? De ser así, quizá sea hora de que abandone el círculo vicioso de comer por razones emocionales. (Encontrará más información acerca del fenómeno de comer por razones emocionales en el capítulo 2). ¿Simplemente se siente demasiado voluminosa para participar en las actividades que disfruta, o bien sabe que su peso pone en peligro su salud? Entonces tal vez lo único que necesite sea un nuevo plan de alimentación y más actividad física, dice el Dr. Hamilton.

¿Tiene usted la costumbre de aplazar los cambios que quiere hacer en su vida diciéndose a sí misma que la felicidad, las relaciones nuevas, los nuevos intereses o un empleo diferente tendrán que esperar hasta que baje de peso? Tal vez su peso ni siquiera sea el verdadero obstáculo, comenta Marcia Hutchinson, Ed.D., una psicóloga de la zona de Boston, Massachusetts.

"Me gusta preguntarles a las mujeres: 'Bueno, ¿qué cambiaría en su vida si estuviera más delgada? ¿Cómo cambiarían sus relaciones, cómo cambiaría la forma en que se presenta al mundo, cómo cambiaría lo que siente por usted misma, cómo cambiaría la forma en que se siente acerca de sí misma como ser sexual?'", dice el Dr. Hutchinson. "Las otras partes de su vida no cambiarán al deshacerse de las libras de más, a menos que también logre cambiar su forma de pensar de sí misma".

Empiece por hacer una lista de las cosas que le gustaría hacer o de cómo quisiera ser "si tan sólo" estuviera más delgada, sugiere la Dra. Then. Quizá quisiera sentirse más atractiva, tener un nuevo pasatiempo o cambiar de trabajo. Luego haga un plan de acción para lograr estas metas, el cual incluirá un programa saludable de alimentación y más actividad física, pero no se limitará a estos pasos. Este proceso puede despertar temores e inseguridades, pero también llega a "potenciar" mucho, afirma la psicóloga. (En el sentido que le estamos dando aquí, el cual se deriva del movimiento feminista estadounidense, "potenciar" significa ayudarnos e inspirarnos a realizar nuestros sueños personales y profesionales).

¿Cómo está usted realmente de forma física?

Con frecuencia las mujeres, al pensar en perder peso, soñamos con el número de libras (o kilos) que quisiéramos perder, en lugar de tener una imagen clara del aspecto que nuestros cuerpos tienen realmente. Si la imagen mental que usted tiene de la forma de su cuerpo es inexacta —si le disgustan sus caderas y muslos porque los cree enormes, por ejemplo, cuando en realidad sólo están llenitos—, corre el peligro de fijarse como meta un peso imposible de alcanzar.

"Es importante que una mujer tenga un sentido realista de su cuerpo antes de comenzar el programa de pérdida de peso", afirma Yasmin Mossavar-Rahmani, R.D., Ph.D., profesora de Epidemiología en la Universidad de Yeshiva en la ciudad de Nueva York. "De otro modo tal vez se ponga a dieta sin necesidad o trate de perder demasiado peso".

En un estudio que la Dra. Mossavar-Rahmani y otros investigadores realizaron en un hospital de Brooklyn, pidieron a 150 empleadas —desde doctoras hasta encargadas de la lavandería— a calcular el tamaño de sus cuerpos. Cuando los investigadores compararon los resultados supuestos con las medidas exactas, descubrieron que la mitad de las mujeres tenía ideas erróneas; es decir, creían que sus cuerpos eran más voluminosos (o menos voluminosos, en algunos casos) de lo que realmente era el caso. Entre menos exacta era la percepción que una mujer tenía de sí misma, más probabilidad había de que se pusiera a dieta, observaron los investigadores.

Una manera de averiguar si usted tiene una imagen mental precisa de la forma de su cuerpo es haciendo un dibujo de tamaño natural del aspecto que usted cree que su cuerpo tiene en una sábana vieja o sobre hojas de papel periódico pegadas con cinta adhesiva. Luego acuéstese sobre el dibujo y pídale a una amiga que delinee su verdadero perfil, sugiere la Dra. Hutchinson. "Las mujeres tendemos a exagerar el tamaño de nuestros cuerpos. En mis talleres les he pedido a las mujeres que hagan esto e invariablemente su percepción y sentido emocional de sí mismas son más voluminosos de cómo son realmente".

Si al hacer este ejercicio descubre que la imagen mental que tiene de su cuerpo es muy imprecisa, ajuste su meta del peso que quiere perder.

El índice de masa corporal: mejor que la pesa

Para precisar aún más el "verdadero" tamaño de su cuerpo, los expertos en pérdida de peso recomiendan otro instrumento de medición: el índice de masa corporal (*BMI* por sus siglas en inglés).

El índice de masa corporal es un número basado en una fórmula científica que compara la estatura con el peso. (Para determinar su BMI, consulte la tabla "Calcule su índice de masa corporal"). El resultado le ayuda a predecir si corre el peligro de padecer problemas de la salud relacionados con el peso. Lo más probable es que su BMI se ubique entre 19 y 32. Si mide 5 pies con 4 pulgadas de estatura (1.63 m), por ejemplo, y pesa 122 libras (55 kg), tiene un BMI de 21. Sin embargo, si mide 5 pies con 4 pulgadas de estatura y pesa 157 (70 kg), su BMI es mucho más alto: 27. De acuerdo con el Dr. Hamilton, los números más seguros son del 20 al 25.

"Un BMI de 25 a 30 significa sobrepeso", indica el Dr. Hamilton. "Su riesgo de tener problemas de salud como enfermedades cardíacas empieza a aumentar. Más de 30 definitivamente coloca a alguien en la categoría de la obesidad".

Calcule su índice de masa corporal

Para encontrar su índice de masa corporal (BMI), ubique su estatura en la columna de la izquierda. Desplácese por la tabla (a la derecha) hasta llegar a su peso aproximado. Luego siga esta columna hacia abajo hasta encontrar su BMI en la última línea de la tabla.

El BMI ideal está entre 20 y 25. No obstante, el BMI ideal de cada mujer depende, en parte, de los riesgos de salud particulares que

Estatura (pies)	Peso (libras)						
4'10"	91	96	100	105	110	115	119
4'11"	94	99	104	109	114	119	124
5'0"	97	102	107	112	118	123	128
5'1"	100	106	111	116	122	127	132
5'2"	104	109	115	120	126	131	136
5'3"	107	113	118	124	130	135	141
5'4"	110	116	122	128	134	140	145
5'5"	114	120	126	132	138	144	150
5'6"	118	124	130	136	142	148	155
5'7"	121	127	134	140	146	153	159
5'8"	125	131	138	144	151	158	164
5'9"	128	135	142	149	155	162	169
5'10"	132	139	146	153	160	167	174
5'11"	136	143	150	157	165	172	179
6'0"	140	147	154	162	169	177	184
BMI	**19**	**20**	**21**	**22**	**23**	**24**	**25**

¿Cuál es el BMI más saludable para usted? Su respuesta dependerá en gran parte del riesgo personal y heredado que corre de contraer diversos problemas de salud como los siguientes:

- Enfermedades cardíacas: si usted corre peligro de enfermarse del corazón, el BMI más seguro en su caso sería de menos de 22, de acuerdo con el Estudio de la Salud de las Enfermeras que la Universidad de Harvard aún está llevando a cabo. De 115,886 mujeres estudiadas durante ocho años, 605 desarrollaron enfermedades de las arterias coronarias. El riesgo no aumentaba para las mujeres con un BMI menor que 21; subía de forma gradual hasta un BMI de 25 y de allí se subía drásticamente.

enfrenta, así como de su edad. Un BMI alto puede afectarla en caso de una enfermedad cardíaca, cáncer de mama, diabetes y artritis. No obstante, también hay buenas noticias para las mujeres con un BMI alto: pueden disminuir de forma significativa los riesgos de salud que enfrentan con sólo perder el peso suficiente para restarle un número a su BMI. Esta tabla se encuentra en forma métrica en la página 64.

Estatura (pies)	Peso (libras)						
4'10"	124	129	134	138	143	148	153
4'11"	128	133	138	143	148	153	158
5'0"	133	138	143	148	153	158	163
5'1"	137	143	148	153	158	164	169
5'2"	142	147	153	158	164	169	174
5'3"	146	152	158	163	169	175	180
5'4"	151	157	163	169	174	180	186
5'5"	156	162	168	174	180	186	192
5'6"	161	167	173	179	186	192	198
5'7"	166	172	178	185	191	197	204
5'8"	171	177	184	190	197	203	210
5'9"	176	182	189	196	203	209	216
5'10"	181	188	195	202	207	215	222
5'11"	186	193	200	208	215	222	229
6'0"	191	199	206	213	221	228	235
BMI	**26**	**27**	**28**	**29**	**30**	**31**	**32**

- Diabetes: las mujeres con un BMI de más de 28 corren mayor peligro de padecer diabetes, de acuerdo con la Asociación de la Diabetes de los Estados Unidos.

- Cáncer de mama: si usted tiene antecedentes familiares de cáncer de mama, un BMI de menos de 27 sería más seguro.

- Otras enfermedades: con un BMI de más de 27 aumenta el peligro de padecer enfermedades como artritis, gota y concentraciones más altas que la normal de colesterol y triglicéridos (grasas sanguíneas que pueden aumentar el riesgo de sufrir de enfermedades cardíacas).

Su índice de masa corporal en forma métrica

Para encontrar su índice de masa corporal (*BMI* por sus siglas en inglés), ubique su estatura en la columna de la izquierda. Desplácese por la tabla (a la derecha) hasta llegar a su peso aproximado. Luego siga esta columna hacia abajo hasta encontrar su BMI en la última línea de la tabla.

El BMI ideal está entre 20 y 25. No obstante, el BMI ideal de cada mujer depende, en parte, de los riesgos de salud particulares

Estatura (metros)				Peso (kg)			
1.47	41	43	45	47	49	52	53
1.50	42	44	47	49	51	53	56
1.52	43	46	48	50	53	55	57
1.55	45	47	50	52	55	57	59
1.57	47	49	52	54	56	59	61
1.60	48	51	53	56	58	60	63
1.63	49	52	55	57	60	63	65
1.65	51	54	56	59	62	65	67
1.68	53	56	58	61	64	66	69
1.70	54	57	60	63	65	69	71
1.73	56	59	62	65	68	71	73
1.75	57	60	64	67	69	73	76
1.78	59	62	65	69	72	75	78
1.80	61	64	67	70	74	77	80
1.83	63	66	69	73	76	79	82
BMI	**19**	**20**	**21**	**22**	**23**	**24**	**25**

Por regla general, las mujeres de menos de 35 años de edad deben tratar de lograr un BMI de 25 o menos. Es posible que aumente de peso con la edad, y un BMI inicial saludable ayuda a prevenir los problemas médicos, dice el Dr. Hamilton.

¿Qué se hace si el BMI ya se encuentra fuera de los límites "ideales"? La buena noticia es que una mujer puede disminuir el peligro que esto significa para su salud con sólo perder de 10 a 14 libras (de 4.5 a 6 kg), lo suficiente para bajar su BMI de 30 a 28, por ejemplo. A esta conclusión llegó un panel de 20 expertos en asuntos de peso reunidos en la Mesa Redonda sobre Peso Saludable organizada por la Fundación Estadounidense para la Salud en la ciudad de Nueva York.

que enfrenta, así como de su edad. Un BMI alto puede afectarla en caso de una enfermedad cardíaca, cáncer de mama, diabetes y artritis. No obstante, también hay buenas noticias para las mujeres con un BMI alto: pueden disminuir de forma significativa los riesgos de salud que enfrentan con sólo perder el peso suficiente para restarle un número a su BMI.

Estatura (metros)			Peso (kg)			
1.47	56	58	60	62	64	66	69
1.50	57	60	62	64	66	69	71
1.52	60	62	64	66	69	71	73
1.55	61	64	66	69	71	73	76
1.57	64	66	69	71	73	76	78
1.60	65	68	71	73	76	78	81
1.63	68	70	73	76	78	81	83
1.65	70	73	75	78	81	83	86
1.68	72	75	78	80	83	86	89
1.70	74	77	80	83	86	88	91
1.73	77	79	82	85	88	91	94
1.75	79	82	85	88	91	94	97
1.78	81	84	87	90	93	96	99
1.80	83	86	90	93	96	99	103
1.83	86	89	92	95	99	102	105
BMI	**26**	**27**	**28**	**29**	**30**	**31**	**32**

Una alimentación saludable baja en grasa y un plan de ejercicios ligeros —elementos fundamentales del Programa "Cada día más delgada"— le permitirán alcanzar y mantener un BMI más saludable, afirma el Dr. Hamilton.

¿Dónde está la grasa?

La parte de su cuerpo donde se concentra el sobrepeso puede ser tan importante como el peso mismo. Las mujeres que acumulan grasa adicional en el abdomen corren mayor riesgo de tener problemas de

Determine su proporción cintura/caderas

¿Ha aumentado su riesgo de tener problemas de la salud debido a su peso? Para averiguarlo, no se limite a subirse a la pesa (báscula) del baño. Además, mídase la cintura y las caderas y utilice la fórmula siguiente para determinar su proporción cintura/caderas. Así usted estará aprovechando otro método más para evaluar los riesgos para su salud, afirma el Dr. Michael Hamilton, director médico del Centro para Alimentación y Buena Forma Física de la Universidad de Duke en Durham, Carolina del Norte.

1. Mida su cintura en la parte más delgada.
2. Mida sus caderas en la parte más ancha.
3. Divida la medida de su cintura por la de sus caderas:
    ____(cintura en pulgadas o centímetros)
    ÷ ____(caderas en pulgadas o centímetros)
    = ____(proporción cintura/caderas).

Si la proporción está arriba de 0.8, es posible que usted enfrente un mayor riesgo de tener enfermedades del corazón, derrame cerebral, diabetes, hipertensión (presión arterial alta) y tal vez incluso cáncer de mama, según el Dr. Hamilton. Bajar de peso le ayudará a mejorar su proporción cintura/caderas y, por lo tanto, su perfil de salud.

salud relacionados con su peso, mientras que los depósitos de grasa en las caderas y los muslos implican un peligro mucho menor (aunque puede ser más difícil deshacerse de ellos), señala Susan Fried, Ph.D., profesora de Nutrición en la Universidad de Rutgers de New Brunswick, Nueva Jersey.

Otro instrumento de medición, la proporción cintura/caderas, sirve para hacerse una imagen clara de la grasa en esta parte de su cuerpo. Para determinar la suya, mida su cintura en la parte más breve y sus caderas en la parte más ancha. Luego divida la medida de su cintura por la de sus caderas. (Si su cintura mide 34 pulgadas/86 cm y sus caderas miden 42 pulgadas/107 cm, por ejemplo, tiene una proporción cintura/caderas de 0.8). Para las mujeres, una proporción cintura/caderas de más de 0.8 indica un mayor riesgo de diabetes, enfermedades cardíacas e hipertensión (presión arterial alta), explica el Dr. Hamilton.

Descubra su rango más saludable de peso

Ahora que conoce su índice de masa corporal y su proporción cintura/caderas, puede combinar las dos cifras para descubrir su rango más saludable de peso fácilmente con la ayuda de esta tabla.

Para determinar si su peso está bien o si por él tiene un mayor riesgo de enfermarse, busque su BMI en la columna vertical y su proporción cintura/caderas en la línea horizontal. Ahora encuentre el punto donde ambas líneas se cruzan para ver si necesita bajar unas libras o pulgadas.

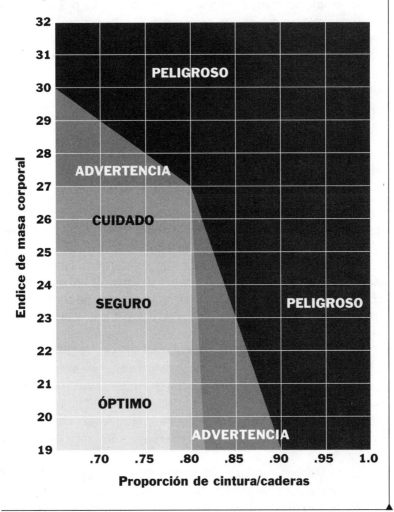

La alimentación, los ejercicios aeróbicos y los de fortalecimiento —elementos fundamentales del Programa "Cada día más delgada"— ayudan a quemar ese exceso de grasa. La mejor manera de mantenerse al tanto de sus avances es con una anticuada cinta métrica o el espejo de su dormitorio (recámara, pieza), agrega el Dr. Hamilton.

¿Y qué se aconseja con respecto a otros aparatos para medir la grasa corporal —tales como los calibradores y medidores electrónicos disponibles en muchos gimnasios— para evaluar el progreso en la quema de la grasa?

"Les digo a las mujeres que no vale la pena usarlos a menos que sea por simple curiosidad", afirma el Dr. Hamilton. "La proporción de grasa corporal normal para una mujer es del 22 al 28 por ciento. Sin embargo, la mayoría de los aparatos de medición no son lo bastante precisos como para indicarle si de veras ha cambiado, por lo que puede ser frustrante revisar esta medida después de varias semanas o meses. Lo mejor es simplemente verse en el espejo: si se ve como grasa, lo más probable es que lo sea".

¿Cuál es su peso de "fácil mantenimiento"?

Podrá obtener otra importante pista para calcular el peso natural saludable de su cuerpo si recuerda cuánto ha pesado como adulta o si busca en el fondo de su clóset la ropa que alguna vez le quedó, dice el Dr. Hamilton.

Haga memoria y acuérdese del peso que en algún momento de su vida adulta le pareció natural. Quizá pesó 140 libras (63 kg) durante muchos años antes de empezar a subir de repente. Tal vez su peso de "fácil mantenimiento" se ubicó un poco arriba de éste o fue un poco más bajo. Sea cual fuese el número, fue un peso que parecía mantenerse por sí solo, que permanecía prácticamente igual sin importar que usted comiera un poco más o menos o hiciera un poco más o menos de ejercicio.

"Me gusta averiguar cuánto pesaba una mujer antes de empezar a subir de peso en su vida adulta", dice el Dr. Hamilton. "Le pregunto si hubo un peso que de algún modo mantuvo fácilmente durante cierto período de tiempo. Si así fue, probablemente sea una meta realista a la cual volver".

Una mujer que pesaba casi 200 libras (90 kg) le dijo al Dr. Hamilton que deseaba bajar a 130 (58 kg). No obstante, cuando le comentó que en cierto momento había mantenido un peso de 160 libras (72 kg), sintiéndose bastante bien al respecto, el experto le recomendó fijarse una meta de 160 libras en lugar de 130.

Si usted siempre ha tenido sobrepeso, tal vez los pesos y el tamaño de sus familiares le sirvan de pista, señala el Dr. Hamilton.

"Si ambos padres subieron de peso en cierto momento de sus vidas, es probable que exista la fuerte tendencia genética de que sus hijos también aumenten de peso en ese momento", apunta el Dr. Hamilton. "Esto simplemente significa que usted debe ser realista y tener cuidado. Los genes tal vez influyan en su peso en un 30 al 50 por ciento, pero puede mantener el control con una alimentación saludable y un programa de ejercicios", agrega el experto.

¿Qué puede usted hacer a largo plazo?

Ponga sus ojos en el futuro. El peso que se fije como meta debe ser uno que pueda mantener cómodamente durante muchos años y que se ajuste a su estilo de vida.

"El truco está no sólo en perder peso sino en no subirlo de nuevo", afirma el Dr. Richard L. Atkinson, profesor de Medicina en la Universidad de Wisconsin en Madison. "Para lograrlo tiene que diseñar un plan con el que pueda vivir para siempre".

El Programa "Cada día más delgada" es un plan para toda la vida, no un régimen drástico ni un programa de ejercicios extremos. Ofrece estrategias de alimentación prácticas, saludables y bajas en grasa para cualquier ocasión. Usted no tendrá que renunciar a los pasteles (bizcochos, tortas, *cakes*) de cumpleaños, al helado cuando hace calor ni a los platillos tradicionales de los días de fiesta. El programa incluye una rica selección de opciones para mantenerse en forma, de acuerdo con cada estilo de vida, presupuesto y lista de actividades.

Además, al seguir el Programa "Cada día más delgada" usted no se quedará con hambre ni dejará de consumir las vitaminas ni los minerales tan importantes para la salud de la mujer y que muchas dietas de moda sacrifican.

"Una mujer que come pocas calorías para mantener bajo su peso probablemente no reciba los nutrientes suficientes para tener una buena salud y protegerse de las enfermedades", explica la Dra. Kumanyika.

Al seguir el Programa "Cada día más delgada", usted no se sentirá atada tampoco por un plan de ejercicios que más bien parece una tortura o que le exige demasiado tiempo. "Si su vida se convierte en un

¡Soluciónelo!

"No estoy gorda, simplemente no me gusta mi cuerpo"

Sus amigas y la pesa (báscula) del baño le indican que está muy bien de peso, pero a usted no le gusta cómo se ve. ¿Qué pasa?

"Incluso mujeres de peso normal parecen ver sus cuerpos como si estuvieran en la casa de los espejos de la feria: nada está como debe ser", indica Debbie Then, Ph.D., una psicóloga con consulta privada en Los Ángeles. "Es bueno que una mujer obtenga una apreciación realista de su cuerpo".

Si su peso está bien, pero le hace falta ajustar la imagen que tiene de sí misma, pruebe las siguientes sugerencias.

Piense en sí misma como una persona completa, no una colección de partes. Evite obsesionarse con las partes individuales de su cuerpo y empiece a pensar en éste como una unidad. Valore lo bien que en conjunto funciona su cuerpo.

Aprecie su gracia natural. Aproveche sus movimientos cotidianos como oportunidad para disfrutar la gracia innata de su cuerpo, recomienda Marcia Hutchinson, Ed.D., una psicóloga de Boston, Massachusetts. "Pregúntese: '¿Cómo me siento dentro de mi cuerpo en este momento?' Inténtelo al levantarse de una silla o al cruzar la habitación. Esto puede ayudarle a desarrollar un sentido interno más fuerte de estar viviendo dentro de su cuerpo".

Muévase más. Si se siente torpe o desgarbada, considere tomar una clase que implique movimiento, como yoga, danza o alguna de las clases especializadas en movimiento como el método Feldenkrais, sugiere la Dra. Hutchinson. "A muchas mujeres que luchan con su imagen corporal lo que les hace falta en realidad es un fuerte sentido de conciencia corporal: están muy conscientes de sus defectos pero no de lo bien que se mueven o pueden moverse", indica la psicóloga. Una clase de éstas puede ayudarlas muchísimo.

Aprecie su singularidad. Enséñese a apreciar su propia singularidad apreciándola en los demás, sugiere la Dra. Hutchinson. Como primer paso, piense en los llamados "defectos" de algunas mujeres famosas guapísimas, como Barbra Streisand y su nariz prominente, Meryl Streep y sus ojos, que están muy juntos, y Oprah Winfrey y su cuerpo que está bastante llenito. "Estas mujeres no tienen ni por mucho una apariencia perfecta, pero poseen magnetismo y son expresivas y atractivas", apunta la experta.

infierno, entonces la meta que se ha fijado para bajar de peso no es viable", señala el Dr. Hamilton. "Si alguien me dice: 'Para mantener el peso al que decidí bajar, comía brócoli tres veces al día y corría 6 millas (10 km) todas las mañanas', sospecho que no logrará mantener este ritmo, porque no suena como un estilo de vida que funcione a largo plazo".

La suma final: el peso que aspira lograr con el Programa "Cada día más delgada"

Ya está usted enterada de tres maneras muy buenas para determinar el peso al que desea bajar. Tal vez pretenda perder 5 libras (2 kg), o quizá 45 (20 kg). También es posible que no quiera perder peso sino simplemente deshacerse de su grasa corporal y lograr un cuerpo más firme.

¿Cómo puede usted convertir esta necesidad en una meta cómoda y realista que prácticamente le asegure el éxito? Los expertos en pérdida de peso recomiendan estas tres técnicas a la hora de fijar su meta.

Manténgase primero. Si usted ha estado subiendo de peso de manera constante, su primera meta podría ser simplemente la de dejar de agregar más libras, indica la Dra. Kumanyika. "El 90 por ciento de las dietas fracasan", apunta. "La mejor estrategia para usted podría ser comprender primero cómo mantenerse y luego evaluar cómo bajar de peso y si puede conseguirlo".

Póngase una meta pequeña. Es posible disminuir muchos problemas de salud relacionados con el peso de manera espectacular con sólo perder entre el 5 y el 10 por ciento de su peso inicial. Las pérdidas pequeñas de peso —10 libras (4.5 kg) o menos— también sirven para aumentar mucho su confianza en sí misma, opina el Dr. Hamilton. "Y a los pocos días de cambiar su forma de alimentación también se sentirá con más energía".

Divida una meta grande en varias pequeñas. Si su meta es grande, divídala en una serie de pequeños triunfos, sugiere Anne Dubner, R.D., asesora en nutrición en Houston, Texas. "No cultive esperanzas poco realistas", dice. "Apunte a perder 10 libras o menos. Concéntrese en eso. Obtendrá buenos resultados". Luego continúe con la siguiente meta, y luego con la que sigue.

Nota: Si no reconoce algún término en este capítulo, vea el glosario en la página 523.

Capítulo 5

¿Por qué de joven me era más fácil adelgazar?

Subir de peso en la madurez no es inevitable. De hecho, bajar de peso puede rejuvenecernos.

Una figura esbelta enfundada en un vestido negro, Eileen Morgan de 48 años, estaba recorriendo el Museo de Arte de Filadelfia una noche de primavera, acompañada por su hija Kristen de 25 años. Mientras admiraban una exposición de pintura francesa, un hombre las sorprendió al preguntar: "¿Son hermanas?"

"Me sentí halagada", recuerda Eileen, vicepresidenta de un banco de Pensilvania. "Es bonito que la gente te crea más joven de lo que eres, aunque pienso que la comparación con una hermosa mujer de 25 años es una ligera exageración".

Como sea, con su cabello rubio, sonrisa fácil y cuerpo delgado —mide 5 pies con 8 pulgadas (1.73 m) de estatura y pesa 140 libras (63 kg)—, Eileen es el ejemplo vivo de lo atractiva que una mujer puede ser aun al acercarse a los 50 años.

No vaya usted a pensar que el éxito de Eileen se debe a la suerte, la bondad de sus genes o a visitas regulares a costosos *spas*. De acuerdo con ella misma, varias decisiones saludables —como las recomendadas por los expertos dentro del Programa "Cada día más delgada"— son lo que le ha ayudado a evitar esas libras que suelen acumularse en nuestros cuerpos de manera casi imperceptible con cada década que pasa.

"Durante toda mi vida luché contra unas 5 ó 10 libras (2 ó 4.5 kg) de más", indica Eileen. "Me ponía a dieta y luego volvía a subir. Ahora, en cambio, como los alimentos bajos en grasa que me gustan. Y de vez en cuando me doy el gusto de comer los alimentos altos en grasa que me encantan, como el chocolate suizo o el helado *Häagen-Dazs*".

Para mantenerse en forma, Eileen navega en velero durante el verano, sale a esquiar en el invierno, trabaja en su jardín de flores y toma clases de aeróbicos (cuando su ajetreado trabajo se lo permite). También evita el sol o se pone loción antisolar (filtro solar) para proteger su tez clara de las arrugas producidas por los rayos del Sol, lo cual disimula su edad más todavía. "Y no fumo cigarrillos; creo que eso también ha beneficiado mi cutis", afirma. Además, Eileen escoge estilos de vestir que realzan su figura.

"Nadie quiere verse vieja", dice. "Y no creo que una mujer tenga que verse así si se esfuerza un poco".

Las cuarentonas y los kilos de más

Muchas mujeres creen que no hay quien pueda salvarse de ganar peso al llegar a la mediana edad, y por esa razón algunas ni siquiera intentan bajar de peso. Bueno, hay indicios de que esto sea un mito. Por una parte, sí, es cierto que la mayoría de nosotras lo hacemos conforme transcurren los años. De acuerdo con los Centros para el Control y la Prevención de las Enfermedades, el porcentaje de mujeres estadounidenses que tienen sobrepeso aumenta de manera radical con la edad: de una en cinco entre los 20 y los 30 años a una en tres entre los 30 y los 50, hasta una de cada dos después de esta edad.

Sin embargo, la causa más importante de esta acumulación de libras no son nuestros genes ni hormonas ni tampoco el envejecimiento. Es cierto que al paso de los años estos factores influyen en la forma y el tamaño de nuestros cuerpos, al igual que en la cantidad de músculos y grasa que tenemos. No obstante, la verdadera razón por la que subimos de peso al llegar a la mediana edad es muy sencilla: disminuimos nuestro nivel de actividad física. Así lo explica William Evans, Ph.D., profesor de Fisiología de la Universidad Estatal de Pensilvania en University Park.

"Un estilo de vida sedentario explica más o menos el 80 por ciento de la gordura del cuerpo", opina el Dr. Evans. "Cuando una mujer es inactiva pierde masa muscular. Con menos masa muscular, su cuerpo quema una cantidad significativamente menor de calorías a cualquier hora".

Por lo tanto, conforme envejecemos, es posible que necesitemos estrategias nuevas para moldear un cuerpo más firme, saludable y atractivo. Sin embargo, "es perfectamente posible verse y sentirse 20 o incluso 30 años más joven", afirma Miriam E. Nelson, Ph.D., una fisióloga de ejercicios de la Universidad de Tufts en Boston, Massachusetts.

"Toma tiempo. No sucede de la noche a la mañana. Requiere dedicación. Pero es un milagro", dice la Dra. Nelson. "Una mujer puede verse fabulosa. Puede tener esa chispa juvenil. Esa energía al caminar".

O sea, tiene su destino en sus manos. Y también tiene este libro en sus manos, el cual le aportará todo lo que necesita para cambiarlo a su favor.

El factor de la inmovilidad

La transformación de un cuerpo esbelto en uno al que todo le cuelga por lo común comienza con la aparición de las responsabilidades de la vida adulta, apunta el Dr. Evans.

"Conforme la gente acepta empleos y empieza a fundar familias, suelen tener menos tiempo libre que cuando tenían poco más de 20 años", afirma el fisiólogo. "Al parecer, hay menos probabilidades que antes de que vayamos a alguna parte en bicicleta o caminando. No salimos a bailar o a realizar un deporte: salimos a cenar o nos ponemos a ver la televisión. No podemos salir a caminar porque hay que cambiar los pañales o los niños necesitan que les ayudemos con la tarea. Tienen lugar muchos cambios sutiles que al sumarse realmente adquieren importancia".

La falta de actividad física nos afecta de dos maneras, según Larry T. Wier, Ed.D., director del programa de buena forma física y salud en el Centro Espacial Johnson de la NASA en Houston, Texas. "Es más difícil bajar de peso si no se está acostumbrado a la actividad. Se dispone de menos fuerza muscular y habilidad funcional para la actividad física, por lo menos al principio. Y si ha llevado una vida sedentaria durante mucho tiempo, no puede aprovechar el efecto que tienen los músculos de quemar más calorías".

Las buenas noticias son que usted como mujer puede empezar a revertir el factor de la inmovilidad con sólo 2 horas y 15 minutos de caminar, nadar u otra actividad física moderada a la semana, indica el Dr. Wier. Entre más haga es mejor, por supuesto. Por lo tanto, el Programa "Cada día más delgada" incluye cantidades moderadas de ejercicio hecho con regularidad y diseñado de acuerdo con sus objetivos personales.

Conforme pasan las décadas, los beneficios son importantes.

"Si se toma a una mujer de 70 años que camina, anda en bicicleta o efectúa alguna actividad de intensidad moderada durante 4 horas por semana, y si al mismo tiempo controla su nivel de grasa corporal con una alimentación baja en grasa, podrá realizar alrededor de un 30 por ciento más actividad que una mujer de 45 años cuya única actividad física es, prácticamente, caminar de su coche a la oficina", explica el Dr. Wier. "Esto significa que los músculos de la mujer de 70 años trabajan mejor. Se siente con más energía. Y quema más calorías".

El factor de la maternidad

Los investigadores apenas están comenzando a entender la forma en que el embarazo y el parto afectan el peso de la mujer.

"La comunidad médica no ha prestado suficiente atención al embarazo", afirma James O. Hill, Ph.D., director del Centro para la Nutrición Humana de la Universidad de Colorado en Denver. "Sin embargo, las mujeres saben que puede ser muy importante. Saben que muchas veces sus cuerpos conservan el peso de otra manera una vez que se vuelven madres. A algunas mujeres se les dificulta bajar de peso".

Sin embargo, las libras adicionales que las mujeres acumulamos durante el embarazo no necesariamente tienen que convertirse en depósitos permanentes sobre nuestras caderas, muslos o pancita. De acuerdo con el Centro Nacional de Estadísticas de la Salud, entre 10 y 18 meses después del parto sólo les faltaba bajar 4 libras (2 kg) para recuperar su peso original al 57 por ciento de las mujeres que tenían un peso normal antes de embarazarse.

El 22 por ciento conservaban entre 4 y 8 libras (2 y 4 kg) adicionales, mientras que el 20 por ciento tenía un sobrepeso de más de 8 libras. Todas estas mujeres subieron entre 25 y 35 libras (11 y 16 kg) durante el embarazo, que es la cantidad recomendada actualmente por

(continúa en la página 78) ▶

¿Cómo se verá usted dentro de 10 años?

Es posible evitar otros cambios que por lo común relacionamos con la edad, desde el aumento de peso hasta las arrugas causadas por el sol y los estragos provocados por el hábito de fumar. Así lo afirman la Dra. Margaret A. Weiss, profesora de Dermatología en las Instituciones Médicas Johns Hopkins de Baltimore, Maryland, y James O. Hill, Ph.D., director asociado del Centro para la Nutrición Humana en el Centro de Ciencias de la Salud de la Universidad de Colorado en Denver. A continuación le diremos lo que una mujer que sigue el Programa "Cada día más delgada" puede esperar de veinteañera, treintañera, cuarentona, cincuentona y después, si toma medidas para prevenir el envejecimiento.

La veinteañera: Gracias a una actividad aeróbica regular y a una rutina para fortalecer los músculos, no ha perdido masa muscular ni aumentado de peso, a pesar de que sus responsabilidades en la casa y el trabajo ocupan cada vez más tiempo.

Una loción antisolar (filtro solar), ropa protectora y un sombrero reducen al mínimo las arrugas producidas por el sol y otros daños a su piel.

La treintañera: El embarazo puede dejar libras no deseadas en su cuerpo y las exigencias nuevas o aumentadas del trabajo reducen el tiempo libre de que dispone. Mientras las mujeres que no hacen suficiente ejercicio pierden masa muscular y suben de peso, el hecho de que ella continúe su actividad física evita la pérdida de masa muscular y reduce al mínimo la baja en su metabolismo.

Es posible que por primera vez aparezcan "líneas de expresión" en su frente así como en la curva interior de sus mejillas. Puesto que es inevitable exponerse al sol un poco, tal vez se estén manifestando algunos cambios menores en la piel relacionados con la luz solar: quizá descubra arruguitas e incluso manchas blancas en sus brazos, manos y piernas. Para reducir las arrugas al mínimo, debe seguir protegiendo su piel contra el sol.

Mientras que es posible que aparezcan líneas y arrugas alrededor de los ojos y la boca de las fumadoras y que su piel sea menos elástica, basta con no fumar para evitar estos problemas, indica la Dra. Weiss. Además, si usted fuma, nunca es demasiado tarde para dejar el hábito y así prevenir daños adicionales.

La cuarentona: Su dedicación a un estilo de vida activo y a la alimentación baja en grasa mantiene las libras adicionales a raya conforme se acerca a la menopausia. Su metabolismo mantiene la tendencia a hacerse un poco más lento, pero ella aún se siente —y se ve— joven y llena de energía.

Quizá observe que su piel se siente más reseca y que empiezan a aparecer unas líneas muy finitas, obligándola a usar un humectante ligero. Se revelan algunos daños causados por el sol: unas manchas cafés en el dorso de las manos, por ejemplo, arruguitas en la cara, resequedad en la piel del cuello y la parte expuesta del pecho. Protegerse del sol sigue siendo una prioridad para ella. Las cremas para la piel que contienen alfa-hidroxiácidos (unos compuestos suaves derivados de azúcares de fruta) pueden ayudar a corregir diminutas arruguitas y surcos así como una pigmentación irregular, indica la Dra. Weiss.

Más allá de los cincuenta: Sus ovarios producen cada vez menos estrógeno y progesterona, dos hormonas femeninas muy importantes. (Si le hicieron una histerectomía, la extracción de los ovarios detiene la producción hormonal de manera brusca). La menopausia también puede significar una pérdida de músculos, un aumento de grasa corporal y un talle cada vez más grueso, pero esto afecta menos a la mujer que se mantiene físicamente activa y que sigue haciendo ejercicio para fortalecer sus músculos, explica el Dr. Hill.

Se le pueden colgar las mejillas, una señal de que los depósitos de grasa debajo de la piel se están desplazando por causa de la gravedad y que su piel está perdiendo elasticidad. Es posible que la coloración de su piel se vuelva dispareja; tal vez note cambios sutiles conforme la piel se hace más delgada y tarda más en reponerse, además de que aparecen manchas de la edad y daños solares más marcados. Evitar la exposición al sol ayuda a controlar arrugas y manchas de la edad más pronunciadas, dice la Dra. Weiss.

La actividad física que lleva a cabo con regularidad mantiene sus músculos tonificados y firmes y sus huesos más fuertes, lo cual ayuda a retener la pérdida de masa ósea y a conservar sus músculos, mientras otras mujeres están perdiendo más de ambos. También se sentirá con más energía que muchas de sus amigas.

Si está llevando a cabo un programa de actividad física enérgica y una alimentación saludable baja en grasa, su vitalidad le da una apariencia más joven que la de otras mujeres de su edad, pese a las líneas "de carácter" que en algún momento aparecen como consecuencia de la madurez.

los expertos de la Academia Nacional de Ciencias, por considerarla más saludable para los bebés que la sugerencia anterior de que las mujeres sólo subieran entre 15 y 25 libras (7 y 11 kg).

Darle pecho a su hijo puede ayudar a la mamá a bajar de peso después del parto. No obstante, si usted dejó atrás el período de la lactancia hace mucho, puede deshacerse de esas tercas libras de posparto de una manera que ya conocemos muy bien: levántese y ande. "La actividad física de nueva cuenta es muy importante", señala el Dr. Wier. "Alentamos a las mamás a seguir a sus hijos, a ser tan activos como los niños. Eso ayuda".

El Programa "Cada día más delgada" le muestra cómo incorporar más actividades físicas a su rutina diaria para reducir aún más las libras de posparto.

El factor de la menopausia

Cuando los años reproductivos de la mujer terminan al arribar la menopausia, la baja que experimentamos en los niveles de la hormona estrógeno puede desencadenar cambios que modifican nuestro peso, la forma de nuestros cuerpos e incluso nuestra proporción de músculos con respecto a grasa corporal.

Unos investigadores de la Universidad de Vermont estudiaron la composición de los cuerpos de 35 mujeres a lo largo de seis años. Descubrieron que al llegar la menopausia perdían 6½ libras (3 kg) de lo que los científicos llaman "masa libre de grasa", es decir, músculos, huesos y órganos, etcétera. "Pensamos que una parte importante de lo que perdían era masa muscular", afirma el investigador Michael Toth, Ph.D., un fisiólogo en la Universidad de Vermont en Burlington, quien participó en el estudio.

Además, las mujeres menopáusicas quemaban 230 calorías menos al día que las que ya andaban cerca de la menopausia pero aún no la alcanzaban. "Pensamos que las mujeres quemaban menos calorías en parte porque tenían menos músculos y en parte porque eran menos activas físicamente", opina el Dr. Toth. "Esta podría ser una de las razones por las que también tenían más grasa corporal. Es posible que los cambios en los niveles de estrógeno hayan tenido como consecuencia que una cantidad mayor de grasa se les acumulara en el abdomen".

El peso puede empezar a subir durante el año previo a la menopausia. Así lo indica un estudio realizado con 577 mujeres por unos investigadores del Instituto de Medicina Clínica de Bologna, Italia.

Los científicos están convencidos de que es posible superar el factor de la menopausia. "La menopausia puede acelerar algunos de estos cambios, en cuanto a subir de peso y la composición del cuerpo, pero yo digo que luchen contra ella", apunta Eric Poehlman, Ph.D., profesor de Medicina en la Universidad de Vermont.

La alimentación, la actividad física y las rutinas para aumentar la masa muscular —todos elementos del Programa "Cada día más delgada"— son útiles para lograrlo, afirman los doctores Toth y Poehlman.

Cómo vencer el factor de la edad

La actividad física que más le guste, una alimentación baja en grasa que incluya recetas de sus platillos favoritos que no la harán sentir culpabilidad y la elección inteligente de ropa para acentuar sus mejores características: estos elementos del Programa "Cada día más delgada" son los factores claves que los expertos —y mujeres como Eileen Morgan— recomiendan para superar los detalles por los cuales nos vemos y nos sentimos más viejas de lo que quisiéramos.

Adapte su plan "antienvejecimiento" a sus necesidades personales. Concéntrese en las áreas difíciles que en su opinión hacen que se vea mayor de lo que es, trátese de unas caderas anchas, una panza protuberante, un cutis curtido por el sol o un guardarropa pasado de moda. A continuación le diremos cómo.

Estimule su metabolismo. Unos cuantos ejercicios sencillos para fortalecer los músculos servirán para acelerar su metabolismo y al mismo tiempo le tonificarán la panza, las caderas y los muslos, entre otras partes de su cuerpo. "Los ejercicios de fortalecimiento, ya sea que se hagan con mancuernas (pesas de mano, *dumbells*) o en aparatos de ejercicios, pueden aumentar la fuerza muscular en un 5 por ciento por sesión", indica el Dr. Evans. Más fuerza equivale a mayor masa muscular. Y una mayor masa muscular significa que usted estará quemando más calorías todo el tiempo. "De acuerdo con un estudio, las mujeres quemaban un 15 por ciento más calorías todos los días después de 13 semanas de entrenamiento", señala el fisiólogo.

Disfrute los aeróbicos. Queme más calorías y disminuya el estrés en su vida con tres breves sesiones semanales de caminar, andar

(continúa en la página 82)

Remodele su cuerpo

¿Se siente frustrada por alguna imperfección terca de su figura? ¿Por una pancita salida que se resiste a sus mayores esfuerzos para bajar de peso? ¿Por unas caderas anchas que se oponen a sus intentos de adelgazar todo su cuerpo por igual? ¿Por unos senos que parecen achicarse conforme usted adelgaza? Una buena combinación de alimentación, tonificación y moda le permitirá imponer su voluntad a estas zonas problemáticas. Un grupo de expertas en nutrición, buena forma física y moda han reunido las siguientes estrategias de remodelación para el Programa "Cada día más delgada", a fin de corregir las imperfecciones de su figura que más molestan a las mujeres. Pruébelas.

Una pancita abultadita

Estrategia alimenticia: Una alimentación saludable baja en grasa ayudará a reducir su grasa abdominal. También puede aliviar el abotagamiento por el que llega a sobresalir el abdomen, afirma Anne Dubner, R.D., asesora en nutrición en Houston, Texas.

Estrategia de tonificación: Si realiza contracciones abdominales diariamente, sus músculos abdominales se tonificarán y se aplanarán, pero es necesario que tenga paciencia. Sólo hacen falta unas cuantas semanas para notar una pequeña mejoría, pero la tonificación completa de los músculos del estómago llega a tardar por lo menos seis meses, según Nancy Karabaic, una entrenadora personal de Wheaton, Maryland.

Estrategia de vestir: Llame la atención sobre sus cualidades atractivas, como un busto, clavícula o rostro hermoso, por medio de alhajas o pañuelos (mascadas) acomodados de manera creativa alrededor de su cuello u hombros. Alargue el aspecto de su cuerpo con conjuntos de un solo color o de dos tonos del mismo color, como un azul marino o gris clásico, o bien un color de moda, como el champán, sugiere Clara Prezio-Henry, directora del programa de diseño de modas en el Colegio de Textiles y Ciencia de Filadelfia.

Una cintura gruesa

Estrategia alimenticia: Dubner recomienda una alimentación baja en grasa. Probablemente no le dé una cintura de avispa, pero puede ayudar a reducir la grasa corporal del área de la cintura.

Estrategia de tonificación: Lo más eficaz para adelgazar la cintura son sesiones diarias de contracciones abdominales que trabajen los músculos oblicuos a los lados del abdomen. Empezará a notar los resultados en un espacio de tres a seis meses, afirma Karabaic.

Estrategia de vestir: Cree la apariencia de una cintura esbelta con vestidos y faldas de cintura baja y vestidos airosos de una pieza que distraigan los ojos de esta zona problemática, sugiere Prezio-Henry.

Caderas carnosas

Estrategia alimenticia: La alimentación baja en grasa reduce la grasa corporal en todo el cuerpo, pero la grasa que se nos acumula en las caderas a las mujeres suele ser muy terca. Es posible que el aspecto de pera de su cuerpo siga siendo el mismo aún después de haber reducido la grasa de todo su cuerpo en forma general, afirma Dubner.

Estrategia de tonificación: Si su problema es el sobrepeso, algún ejercicio aeróbico como caminar se encargará de quemar la grasa. Para tonificar esta área de su cuerpo, intente organizarse para poder realizar sesiones con máquinas de pesas que trabajen los músculos de sus caderas dos o tres veces a la semana. Empezará a notar los resultados después de tres a seis meses, indica Karabaic.

Estrategia de vestir: Si usted tiene muy anchos los huesos de la pelvis o la tendencia genética de acumular grasa en sus caderas, esta es la mejor estrategia para usted, opina Karabaic.

Cree una línea alargada y continua que distraiga la atención de sus caderas con una túnica, un cárdigan (chaqueta de punto) largo o un saco largo encima de una falda estrecha, pantalones estrechos o una falda larga y suelta. Evite las faldas amplias fruncidas en la cintura y los sacos cortos que sólo le lleguen a la cintura o apenas a la cadera, sugiere Prezio-Henry.

Muslos voluminosos

Estrategia alimenticia: La grasa de los muslos tiende a resistir los cambios alimenticios, advierte Dubner. De todas maneras, la nutrióloga sugiere una alimentación baja en grasa, cuya eficacia puede fluctuar entre ligera y moderada. Dicho de otra manera, un cambio en su alimentación no le dará muslos perfectamente esbeltos por sí solo, pero ayudará a reducir su volumen hasta cierto punto.

(continúa) ▶

Remodele su cuerpo (continuado)

Estrategia de tonificación: Al hacer sentadillas (cuclillas) y arcos sosteniendo mancuernas, se trabaja tanto la parte de atrás de los muslos como la de adelante. Incluso unos muslos que "insisten" en mantenerse voluminosos obtendrán un aspecto más esbelto al tonificarse; notará resultados pequeños en unas cuantas semanas y más evidentes en un lapso de tres a seis meses, afirma Karabaic.

Estrategia de vestir: Elija ropa suelta y alargada. Es fácil lograr una apariencia más delgada con pantalones rectos de telas firmes como la gabardina, sacos más largos y faldas esbeltas que no ciñan las caderas ni los muslos. Evite faldas y pantalones que se peguen al cuerpo o sean ajustados, dice Prezio-Henry.

Asentaderas amplias

Estrategia alimenticia: La alimentación baja en grasa reduce el volumen un poco, afirma Dubner.

Estrategia de tonificación: Las asentaderas responden muy bien a las sentadillas y los arcos que se realizan sosteniendo mancuernas. Agregue aeróbicos para quemar más grasa. Notará cambios pequeños muy pronto y una gran mejoría después de tres a seis meses, dice Karabaic.

Estrategia de vestir: Escoja ropa que sutilmente le ayude a crear una forma triangular —ancha en los hombros y más estrecha hacia abajo—, lo cual produce un estrechamiento visual de su cuerpo hacia abajo. (Esta estrategia les funciona mejor a las mujeres altas). Otra opción es vestirse con un solo color y encimar blusas, suéteres o *tops* largos sobre pantalones o faldas esbeltas para crear líneas verticales alargadas, sugiere Prezio-Henry.

en bicicleta o alguna otra actividad de intensidad moderada, sugiere el Dr. Hill. "Lo más importante es escoger una actividad que le guste, algo que pueda hacer tres veces a la semana durante los próximos 30 años", dice el experto. "Si no le gusta el gimnasio, no vaya. El ejercicio debe ser placentero".

Propóngase quemar de 300 a 400 calorías por sesión. Esto equivale más o menos a lo que quema si camina de 45 minutos a 1 hora.

Senos caídos

Estrategia alimenticia: Cambiar la alimentación no ayuda, afirma Dubner.

Estrategia de tonificación: Puede fortalecer los músculos de su pecho para apoyar unos senos caídos. Fortalezca sus músculos pectorales con ejercicios como el benchprés (pres de banca) con mancuernas o los vuelos (cristos) de mancuernas, sugiere Karabaic. (Vea las páginas 273 y 274 para aprender a hacer estos ejercicios).

Estrategia de vestir: Un sostén (brasier) bien ajustado sirve para alisar y levantar el busto, indica Prezio-Henry. Pida que le ajusten el sostén a su medida en una tienda de lencería o un buen almacén. Además, evite cinturones y cinturillas anchas que acorten el torso, recomienda la experta.

Brazos fofos

Estrategia alimenticia: Al igual que en el caso de los senos caídos, la gordura fofa de sus brazos no desaparecerá por cambiar su alimentación, dice Dubner.

Estrategia de tonificación: Lo mejor que usted puede hacer es concentrarse en tonificar su tríceps, el músculo de la parte de abajo de su brazo arriba del codo, con ejercicios de mancuernas o máquinas de pesas. También trabaje su bíceps —el músculo de la parte superior de su brazo— para tener unos brazos bien torneados, sugiere Karabaic.

Estrategia de vestir: Evite las mangas transparentes, ajustadas o cortas que llamen la atención sobre esta zona problemática. Lo mejor es que le lleguen entre el codo y la muñeca, dice Prezio-Henry.

Agregue más movimiento a su día. Lo habrá escuchado antes, y de veras funciona: suba por la escalera en lugar del elevador. Entregue los recados personalmente, no por medio del correo electrónico. "Cuando necesite un lugar donde estacionar su coche, piense en que toda esa gente que ocupó los lugares más cercanos a la oficina le hizo un favor. Usted querrá estacionarse al fondo del estacionamiento más lejano, para tardar de 5 a 10 minutos en caminar hasta su oficina y de 5 a 10 minutos en regresar a su coche", recomienda el Dr. Wier. "Al agregar más actividad a su día en todos los aspectos, estará quemando más calorías".

"Desgrásese". Al reducir la grasa de su alimentación más o menos al 25 por ciento del total de las calorías que consume a diario, podrá bajar de peso, sentirse satisfecha e incluso tener más energía. "Recomendamos una alimentación baja en grasa a las personas, como parte del plan para combatir los cambios en la grasa corporal provocados por la menopausia", indica el Dr. Toth.

(*Nota:* Para entender mejor cómo puede asegurar que sólo el 25 por ciento de las calorías que usted consume a diario provengan de la grasa, vea el capítulo 7).

Véase lo mejor posible. Al escoger un estilo de vestir que oculta ciertos detalles y realza sus mejores cualidades, como piernas largas, una cinturita, un hermoso cuello o una figura llena de curvas—, usted se verá lo mejor posible de manera instantánea. Vaya un paso más allá y vista estilos modernos que la halaguen. "Su aspecto tiene que coincidir con la época en que vive", dice Eileen. "Tiene que seguir adelante. Le ayudará a mantenerse joven. Y es divertido".

Nota: Si no reconoce algún término usado en este capítulo, vea el glosario en la página 523.

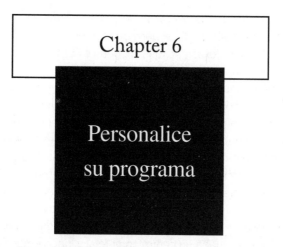

Chapter 6

Personalice
su programa

**Para eliminar el peso de una vez para
siempre, hacen falta soluciones individuales
que satisfagan sus necesidades personales.**

Un año es suficiente para lograr un cambio enorme. Sólo pregúnteselo a Ann, Mindy o Doris.

A Ann Rinaldi aún le encanta la pizza cubierta de queso *mozzarella* derretido. Su idea de una cena perfecta sigue siendo pasta con salsa de tomate casera. En la tardecita interrumpe sus labores para disfrutar una taza de té con galletitas de anís en su escritorio. "Eso me refresca", comenta.

Definitivamente no se está privando. Sin embargo, Ann, una gerente de servicios a clientes de 52 años de Boston, Massachusetts, perdió más de 15 libras (7 kg) en menos de un año. Al mismo tiempo bajaron sus índices peligrosamente altos de colesterol y disminuyó en importante medida su peligro de sufrir una enfermedad del corazón.

"He reducido el número de raciones de los alimentos altos en calorías que me encantan, pero sin eliminarlos por completo", indica. "Como más frutas y verduras. Y camino todos los días".

Mindy Kane, por su parte, aún saborea el chocolate. Y ha encontrado la manera de incluir una sesión de ejercicios en su ajetreada lista de actividades casi todos los días. El resultado han sido 50 libras (22 kg) perdidas en un poco más de un año. Ninguna dieta de moda le había funcionado tan bien.

"Las probé todas, pero eran muy rígidas", afirma Mindy, una directora de apoyo a proyectos de 38 años que trabaja en una empresa de ingeniería de Houston, Texas. "Lo más importante para mí es la flexibilidad".

Doris Anglin, quien tiene 53 años, es una mamá de tres hijos y también es de Houston, perdió la impresionante cantidad de 258 libras (116 kg) en 2½ años —más o menos 100 libras (45 kg) por año— después de intentar varias dietas para bajar de peso e incluso de someterse a una operación para reducir su estómago, todo sin éxito alguno. Triunfó al encontrar una estrategia de alimentación que satisfacía sus necesidades nutritivas y tomaba en cuenta sus antojos. Por ejemplo, Doris toma una merienda (botana, refrigerio, tentempié) dos veces al día porque, según ella misma dice, "¡soy peligrosa cuando tengo hambre!" Además, agregó sesiones de ejercicios ligeros que se adaptaran a su propio ritmo: primero salía a caminar a un centro comercial y luego empezó con ejercicios en un gimnasio.

"Se siente bien estar en control, darme gusto al mismo tiempo que bajo de peso", dice Doris. "¿Cuál es el secreto? Usted tiene que determinar qué es lo que mejor le funciona".

Su mapa personalizado para ponerse cada día más delgada

Ann, Mindy y Doris descubrieron cada una por su lado que los planes para perder peso rápidamente y los programas rígidos de alimentación no sirven para bajar de peso ni para mantenerse esbelta. ¿Qué hay que hacer entonces? Confíe en usted misma y satisfaga sus necesidades personales, trátese de una galletita por la tarde, de caminatas lentas y cómodas o de meriendas regulares para tener a raya el hambre.

"La noción misma de una dieta es todo lo contrario de lo que funciona", afirma Susan Kayman, R.D., Dr.P.H., coordinadora de los programas de educación regional en materia de salud para el Grupo Médico Kaiser-Permanente de Oakland, California. Se ha dedicado a estudiar a mujeres que logran bajar de peso y mantenerse esbeltas. "Lo que realmente ayuda a las mujeres a adelgazar y a mantener su nuevo peso son soluciones muy individuales".

Cuando la Dra. Kayman piensa en las mujeres que consiguen mantener un peso nuevo más bajo, se acuerda del antiguo bolero titulado

"A mi manera". "Estas mujeres diseñaron sus propios planes. Cada una contó con una estrategia personal apropiada para su vida, sus actividades y sus gustos", apunta la experta. "Resolvieron los problemas que les impedían salir adelante".

Cuando usted adapta un programa a sus propias necesidades obtendrá cambios positivos constantes que pueden durarle toda la vida, afirma la Dra. Kayman. Aprenderá a confiar en su capacidad de entender los deseos de su cuerpo y de hacerlo más firme y nutrirlo a su manera. Un número cada vez mayor de expertos están convencidos de que este enfoque personalizado es la única manera de lograr y mantener un peso saludable, y de que las dietas hechas para todo el mundo están condenadas a fracasar precisamente porque no reconocen las necesidades únicas de cada quien.

Eso es precisamente lo que este libro le ayudará a conseguir. El Programa "Cada día más delgada" no es una colección de reglas estrictas, una dieta especial para bajar de peso ni una difícil rutina de ejercicios. Se trata de una serie de instrumentos que usted podrá utilizar para diseñar un plan personal que se adapte perfectamente a sus necesidades, tanto ahora como en el futuro.

Su futura figura

¿Entonces qué hay en la caja de herramientas del Programa "Cada día más delgada"? La información más reciente sobre la alimentación baja en grasa, la buena forma física, la autoestima y la buena presencia. Podrá aprovechar las recomendaciones prácticas de importantes médicos, nutriólogos, psicólogos, entrenadores personales e incluso expertos en modas, además de un sinfín de estrategias para adaptar el programa a sus propias necesidades. Las mujeres verdaderas, no modelos, no artistas, muy parecidas a usted, le dirán cómo le hicieron para dominar sus antojos, incluir rutinas de ejercicios para dar firmeza a sus cuerpos en agendas tan ocupadas que esto parecía imposible y diseñar planes de alimentación que incluyeron comidas de restaurante y delicias que cualquiera creería prohibidas.

Descubrirá cientos de maneras de crear un plan especial para usted, que le servirá a la perfección tanto ahora como en el futuro.

Cuando alguien adapta un plan a su estilo de vida es muy probable que logre seguirlo durante muchos años, truene o relampaguee, ya sea que esté estresada o relajada, ocupada o aburrida, contenta o deprimida, apunta Anne Dubner, R.D., asesora en nutrición en Houston, Texas.

"Si quiere conocer el truco mágico para bajar de peso, consígase un espejo", dice Dubner. "La persona que verá reflejada en el espejo es la que la conducirá al éxito".

A continuación explicamos cómo exactamente el Programa "Cada día más delgada" la ayudará a lograr y mantener un peso saludable a *su* manera.

Meta Nº 1: Pierda grasa corporal

Los dos "motores quemagrasa" —ejercicios aeróbicos ligeros y una alimentación baja en grasa—, son los mejores instrumentos para reducir la grasa corporal, según señala la Dra. I-Min Lee, Sc.D., profesora adjunta de Medicina en la Escuela de Medicina de Harvard.

Qué hacer: Personalice su plan eligiendo algún ejercicio que le encante. Da igual que se trate de caminar, nadar, pedalear en una bicicleta fija en su dormitorio (recámara, pieza) o correr en el parque. Siga un programa de alimentación bajo en grasa y alto en fibra que satisfaga su hambre e incluya los alimentos que más le gustan. Trate de ajustar las recetas de sus platillos favoritos. Y utilice estrategias especiales para ayudarle a hacer frente a situaciones extraordinarias, como comidas fuera de casa, días de fiesta y la necesidad de prepararle la comida a una familia aficionada a los alimentos altos en grasa.

La combinación de buena forma física y alimentos bajos en grasa ayudan a la mujer a mantener un cuerpo firme durante toda la vida. "El ejercicio en realidad hace más que sólo quemar calorías mientras lo está haciendo", afirma la Dra. Lee. "Impulsa a las personas a mantenerse fieles a un buen plan de alimentación. Les da una ventaja psicológica. Si usted acaba de caminar 3 millas (5 km), hay menos probabilidad de que ceda a la tentación de un trozo de pastel (bizcocho, torta, *cake*) o una barra de confitura".

Los beneficios: Al perder grasa corporal se verá más esbelta, se sentirá con más energía y es posible que también haga más fuertes sus huesos, indica el Dr. Ralph W. Cygan, profesor de Medicina en la Universidad de California en Irvine. Para obtener este beneficio óseo, tiene que asegurarse de escoger una actividad aeróbica en que cargue con su propio peso corporal, como caminar o hacer danza aeróbica. También disminuye su riesgo de sufrir de diabetes, hipertensión (presión arterial alta) y enfermedades del corazón, afecciones que implican un grave peligro para la salud de cualquiera, incluyendo a las mujeres.

Meta Nº 2: Adquiera músculos más firmes y esculturales

Una rutina ligera de pesas, llevada a cabo sin forzarse ya sea en casa o en el gimnasio durante sólo 1½ horas por semana, dará un gran impulso a su programa para lograr un cuerpo firme sin que desarrolle brazos ni piernas voluminosas ni demasiado musculosas, indica William Evans, Ph.D., profesor de Fisiología en la Universidad Estatal de Pensilvania en University Park.

Qué hacer: Personalice su programa de ejercicios con pesas tanto en la casa como en el gimnasio usando barras para pesas pequeñas y mancuernas ligeras, ligas de resistencia que parecen ligas elásticas o aparatos como el *Nautilus*.

Los beneficios: Al trabajar con pesas, usted obtendrá músculos bien formados y tonificados y una mayor masa muscular, la cual se encargará de quemar más calorías las 24 horas del día, revirtiendo el aletargamiento metabólico por el que las mujeres pueden engordar al envejecer, explica el Dr. Evans. Los ejercicios con pesas también protegen y fortalecen los huesos, lo cual resulta particularmente importante para las mujeres después de los 35 años, cuando éstos empiezan a perder calcio.

Meta Nº 3: Coma lo que le encante y que le encante lo que coma

El Programa "Cada día más delgada" no es una dieta. No hay que privarse nunca. Incluye tres comidas al día, además de las meriendas (botanas, refrigerios, tentempiés). Y usted podrá acomodar los alimentos que le encantan, ya sea que se trate de unos ricos tacos, de un cremoso aliño (aderezo) de queso para sus ensaladas o de un helado de chocolate con nuez.

Qué hacer: Personalice su plan de alimentación para incluir lo que más le gusta, desde meriendas hasta cenas en restaurantes, chocolates o un picadillo. "No hay alimentos malos", indica la nutrióloga Dubner. "Es importante que siga comiendo lo que realmente le gusta; si no, se sentirá privada. Simplemente tiene que saber cómo hacerlo".

Los beneficios: Al incorporar sus alimentos preferidos a su plan de alimentación "Cada día más delgada", estará recibiendo la nutrición que una mujer necesita para tener los huesos fuertes, protegerse contra las enfermedades y mantenerse alerta y llena de energía durante todo el día. También obtendrá los sabores y la experiencia culinaria que disfruta,

(continúa en la página 92) ▶

¡Soluciónelo!

Las mujeres ocupadas pueden alimentarse bien

¿No sabe cómo ajustar su plan de pérdida de peso a sus necesidades? Quizá estos cuatro ejemplos de mujeres cuyas estrategias personalizadas les permitieron lograr sus metas le ayuden.

Coma la mitad ahora y la mitad después
Ann Rinaldi de Boston, Massachusetts, de 52 años, perdió 15 libras (7 kg).

Qué hizo: "Me di cuenta de que al comer fuera de casa lo mejor es limitarme a la mitad de lo que me sirven", indica. "Me encanta la pizza, por ejemplo. Pero ahora, en lugar de comer cuatro rebanadas, empiezo con una ensalada, me como dos rebanadas y las demás me las llevo a mi casa".

Por qué funciona: Un plan de alimentación saludable no prohibe ningún alimento. Al controlar el tamaño de las raciones, usted puede comer y disfrutar prácticamente cualquier alimento sin sentirse culpable ni subir de peso, afirma Anne Dubner, R.D., asesora en nutrición en Houston, Texas, y portavoz de la Asociación Dietética de los Estados Unidos.

Un remedio rápido para las noches ocupadas
Jill Cude de Houston, Texas, de 42 años, perdió 15 libras (7 kg).

Qué hizo: "Trabajaba de tiempo completo e iba a la escuela por la noche, de modo que la cena era un problema", afirma Jill. "No quería comer muy tarde al llegar a casa y deseaba evitar la comida rápida y las máquinas expendedoras de la oficina. Por eso empecé a llevar un sándwich (emparedado) que me comía entre el trabajo y la escuela".

Por qué funciona: Aprender a identificar sus problemas específicos y a encontrar soluciones personalizadas es una de las habilidades más útiles que una mujer puede aprovechar para adelgazar y mantener su nuevo peso, dice Susan Kayman, R.D., Dr.P.H., coordinadora de los programas de educación regional en materia de salud para el Grupo Médico Kaiser-Permanente de Oakland, California. "Es importante explorar diferentes soluciones y no rendirse hasta que halle una que le funcione", indica.

La solución de una sopera _____

Diane Sallemi de Fountain Valley, California, de 46 años, perdió 55 libras (25 kg).

Qué hizo: "Preparo y como mucha sopa de verduras", dice Diane. "Me gusta mucho, está llena de verduras y fibra buenas para mi salud, sacia mi hambre y tardo en comérmela, así que no recurro a otras comidas. Es una verdadera bendición tenerla cuando llego a casa con mucha hambre después de trabajar".

Por qué funciona: Los alimentos con el menor número de calorías por tamaño y peso —como las verduras, las frutas y los cereales— la llenan y le dan la nutrición que necesita sin inducirla a consumir en una sola sentada las calorías que le corresponden de todo el día, explica Dubner. Además, una se tarda más en quedar satisfecha con un caldo de verduras que con *fudge* o un pastel (bizcocho, torta, *cake*), por decir algo. Por lo tanto, hay menos probabilidad de comer de más.

Meriendas surtidas acaban con el hambre _____

Doris Anglin de Houston, Texas, de 53 años, perdió 258 libras (116 kg).

Qué hizo: "Guardo unas meriendas (botanas, refrigerios, tentempiés) seguros en mi coche; es mi equipo para emergencias", indica. "Por lo general traigo tortitas de arroz, frutas y palomitas (rositas) de maíz hechas a presión. Si estoy atorada en alguna parte y no hay manera de conseguir una buena comida, o si necesito una merienda, no me pasa nada. También acostumbro comer algo de esta bolsa antes de bajarme del coche para ir a una fiesta, para así evitar las meriendas altas en grasa que ahí van a servir".

Por qué funciona: Los alimentos fáciles de transportar, como las frutas o verduras picadas en un recipiente de plástico, son perfectos para esos momentos en que usted sabe que le va a dar hambre sin tener a la mano los alimentos saludables y bajos en grasa en los que se basa su nuevo plan de alimentación, afirma el Dr. Michael Steelman, fundador de la Clínica Steelman en Oklahoma City, Oklahoma.

como un pastel (bizcocho, torta, *cake*) de cumpleaños, una cena román-tica en un restaurante o algún gustito especial, sin sentimientos de culpa ni indecisión alguna.

Meta Nº 4: Véase y siéntase increíble... ahora mismo

El Programa "Cada día más delgada" le ayudará a estimarse más, a tenerse más aprecio y a acercarse a la vida que usted desea tener, a través de la colaboración experta de psicólogos especializados en la mujer, la imagen corporal y la autoestima.

Qué hacer: Personalice su plan identificando las trampas que le impiden disfrutar el cuerpo que tiene y presentarse bien. Vístase como una profesional del mundo de la moda, aprovechando las detalladas opciones de ropa diseñadas para camuflar sus zonas problemáticas y dar realce a sus mejores cualidades.

Los beneficios: Se librará de una imagen negativa de su cuerpo, disfrutará el verse estupenda y sentirse mejor y estará libre para con-tinuar con su vida y hacer las cosas que quiere hacer.

Además, podrá dejar de postergar los cambios. Al mejorar su autoestima podrá sentirse y verse muy bien enseguida. No habrá necesidad de decir: "Si tan sólo fuera delgada me sentiría atractiva, ten-dría una vida social emocionante o conseguiría un nuevo empleo". Puede lograr todo eso ahora mismo.

"No tiene que perder 20 ó 30 libras (9 ó 13 kg) para conseguir lo que quiere en la vida, tener buenas relaciones o actividades creativas y constructivas", opina G. Ken Goodrick, Ph.D., profesor de Medicina en el Colegio Baylor de Medicina en Houston, Texas. "Puede ser feliz y pasarla bien consigo misma desde este instante".

Doris, la mujer que perdió 258 libras (116 kg), lo expresa así: "Tal vez aún no haya alcanzado el peso que me fijé como meta, pero me estoy cuidando mucho. A veces ni siquiera me reconozco. En una reunión hace poco, pasé delante de un espejo y me dije a mí misma: '¿Quién es esa mujer atractiva y feliz?' Tuve que pellizcarme para con-vencerme que no era un sueño, pero ¿sabe qué? Era yo misma".

Nota: Si no reconoce algún término usado en este capítulo, vea el glosario en la página 523.

Segunda Parte

Cómo comer y disfrutarlo al máximo

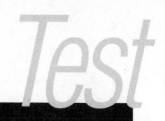

¿Cuánta grasa consume usted realmente?

¿Elige usted alimentos bajos en grasa? ¿Cuánta grasa consume en total? Determine su "cuota de grasa" con este *test* diseñado por Diane Grabowski-Nepa, R.D., una nutrióloga del Centro Pritikin para la Longevidad ubicado en Santa Mónica, California. Lea las siguientes afirmaciones y califique sus hábitos alimenticios de acuerdo con esta escala:

1 = Casi siempre   **3 = Normalmente no**
2 = Con frecuencia   **4 = Casi nunca o nunca**

Anote el total abajo y encuentre nuevas maneras de eliminar la grasa de su plan de alimentación.

_____ **1.** Para darles sabor a productos panificados como *bagels*, *muffins* ingleses o pan tostado, les pongo pasta de queso sin grasa, mermelada de frutas o mermelada de manzana con especias (*apple butter*), o bien los disfruto sin nada.

_____ **2.** Tomo leche descremada o baja en grasa (que no contiene más del 1 por ciento de grasa de leche por peso).

_____ **3.** Al elegir productos lácteos como el queso, la crema agria, el requesón o el queso crema, opto por las variedades que no tienen grasa.

_____ **4.** Al escoger comida de un menú, pido los alimentos asados, a la parrilla u horneados con poca o nada de grasa.

_____ **5.** Evito los alimentos fritos siempre que sea posible.

_____ **6.** Para sofreír (saltear) las verduras y otros alimentos, utilizo aceites antiadherentes en aerosol, caldo sin grasa, jugo de tomate o vino en lugar de aceites u otro tipo de grasa.

_____ **7.** Le quito el pellejo al pollo o al pavo (chompipe) antes de comérmelo.

_____ **8.** Al escoger una ensalada en un restaurante, la pido sin aliño (aderezo), queso, aceitunas o crutones.

_____ **9.** Uso sazonadores sin grasa como mostaza o mayonesa o aliño para ensaladas sin grasa al preparar mis sándwiches (emparedados).

_____ **10.** Al pedir sopa en un restaurante, prefiero las basadas en tomate, verduras o caldo en lugar de las de crema.

_____ **11.** Mi postre congelado de preferencia es el yogur, el helado o el sorbete (nieve), todos sin grasa.

_____ **12.** En lugar de salsas de crema, acompaño la pasta con salsas basadas en tomate como la pomodora o la marinara.

_____ **13.** Escojo pescado o aves con más frecuencia que carne de res, cordero o cerdo.

_____ **14.** Utilizo los frijoles (habichuelas) y las lentejas para preparar comidas sin carne.

_____ **15.** Al preparar una ensalada de atún, pollo o papa, uso mayonesa o yogur sin grasa o pequeñas cantidades de mayonesa baja en grasa.

_____ **16.** Escojo meriendas (botanas, refrigerios, tentempiés) como _pretzels_, totopos (tostaditas, nachos) preparados al horno o papitas fritas sin grasa.

_____ **17.** Como varias raciones de frutas y verduras frescas al día.

_____ **18.** Al escoger carne de ave, opto por la pechuga en lugar de las piernas, los muslos o el pollo joven especial para freír (_fryer_).

_____ **19.** Al comprar carne roja, escojo los cortes más magros (bajos en grasa), como el bistec _top round_ o el _sirloin_.

_____ **20.** Para sazonar las ensaladas uso aliños (aderezos) bajos en grasa, vinagres de sabor, jugo de limón o salsa.

_____ **Suma total**

Evaluación: Si usted obtuvo un total de 20 a 30 puntos, ya es un as de la alimentación baja en grasa. Su alimentación es baja en grasa y menos del 25 por ciento de sus calorías, en promedio, provienen de ésta. Para seguir así, elija frutas y verduras frescas, cereales, productos lácteos sin grasa y proteínas magras.

(continúa) ►

¿Cuánta grasa consume usted realmente? (continuado)

Si sumó un total de 31 a 50 puntos está consumiendo menos grasa que la mayoría de las personas que viven en los Estados Unidos. Entre el 25 y el 35 por ciento de sus calorías diarias provienen de la grasa. Para disminuir su consumo de grasa aún más, sustituya la carne, el queso y los alimentos fritos por pasta, papas, verduras y frijoles. Prepare sus alimentos al vapor, al horno, asados o sofritos y agrégueles muy poca o nada de grasa.

Si su resultado fue de 51 a 80 puntos, su alimentación es alta en grasa. Más del 35 por ciento de sus calorías diarias corresponden a ésta. Sin embargo, sólo hacen falta unos cuantos cambios pequeños para disminuir su consumo. Pruebe los aliños para ensalada y la mayonesa bajos en grasa, utilice aceites antiadherentes en aerosol de aceite vegetal o con sabor a mantequilla y coma productos lácteos sin grasa. Sustituya los alimentos fritos, rebozados (empanados, empanizados) o crujientes por alimentos preparados al horno, a la parrilla o asados.

Capítulo 7

Cómo ganarle la guerra a la grasa

Existen más de 100 estrategias fáciles y eficaces para triunfar sobre los alimentos altos en grasa.

A Gwen Rutherford le encantaba la grasa en todas su encarnaciones, fuera cremosa, crujiente, sustanciosa o untuosa.

Estaba la grasa "rápida" que chorreaba de las hamburguesas con queso y las papas a la francesa que compraba al pasar por el autoexprés (*drive-thru*). No se resistía tampoco a la grasa "sirena" de las barras de chocolate y las tortitas dulces rellenas de crema que la tentaban desde la máquina expendedora de la oficina. Y también fue víctima de la grasa "artera" —escondida en la barbacoa de cerdo o el aliño (aderezo) de queso azul—, que viajaba de polizón en su cuerpo.

"Ahora me cuesta trabajo comer esas cosas", dice Gwen, una capturista de datos de 48 años de Williamsburg, Virginia. "Desde que he reducido la grasa que como, mi cuerpo se rebela contra todo eso".

Al extraer la grasa de sus comidas y meriendas (botanas, refrigerios, tentempiés), Gwen perdió más de 70 libras (31 kg) y la medida de cada uno de sus muslos bajó más de 5 pulgadas (13 cm). Actualmente su idea de comida rápida es la cena congelada baja en grasa que guarda en el congelador de la oficina para cuando tiene que trabajar hasta tarde. Un alimento fácil son las latas de ensalada de frutas y las barras de *granola* bajas en grasa que tiene a la mano en el cajón de su escritorio. Y ha diseñado una estrategia especial que le permite disfrutar alimentos exquisitos llenos de grasa sin comer de más ni sentir remordimientos.

"Aún como lo que me gusta", señala Gwen. "Pero ahora le pongo un poco de aliño (aderezo) bajo en grasa a mi ensalada en lugar de inundarla en aliño normal. Acostumbraba comerme un helado de chocolate cuando me dolía la garganta, y ahora tomo un yogur congelado bajo en grasa. Y de vez en cuando compro una tortita dulce de la máquina expendedora; los *Zinger* de frambuesa son buenísimos".

Para ella no es una catástrofe disfrutar un dulce de vez en cuando. "Hay muchos alimentos sin grasa, como las frutas y las verduras, que me llenan el resto del día", apunta. "Y hago ejercicio, así que sé que también estoy quemando calorías. Nunca me siento privada. Como exactamente lo que quiero".

Reducir la grasa: la prioridad más grande para la mujer

A la hora tanto de la merienda como de la comida, el Programa "Cada día más delgada" da prioridad a reducir la grasa.

"Reducir la grasa alimenticia es la estrategia de alimentación más importante de la mujer para perder el exceso de libras y reducir el riesgo de tener problemas como enfermedades cardíacas, hipertensión (presión arterial alta), diabetes e incluso algunos tipos de cáncer", opina James J. Kenney, R.D., Ph.D., especialista en la investigación de la nutrición en el Centro Pritikin para la Longevidad de Santa Mónica, California. "Muchas pruebas indican que debería ser la primera prioridad de la mujer".

¿A qué pruebas se refiere? Tome en cuenta lo siguiente.

• De acuerdo con un estudio de la Universidad de Cornell, 13 mujeres que siguieron una alimentación moderadamente baja en grasa durante 11 semanas perdieron 5½ libras (2.5 kg) en promedio, sin quedarse con hambre ni soñar con helados bañados con salsa de chocolate.

"Entre el 25 y el 30 por ciento de las calorías de su alimentación baja en grasa provenían de ésta, y no se trataba en absoluto de un plan alimenticio radical", afirma David Levitsky, Ph.D., profesor de Nutrición y Psicología en la Universidad de Cornell en Ithaca, Nueva York, y principal investigador encargado del estudio.

A las mujeres les gustaron sus comidas bajas en grasa y comían todo lo que querían. De todas maneras consumían 220 calorías menos al día, en comparación con las que hubieran comido con una alimentación estadounidense típica.

"Quedaban satisfechas", indica el Dr. Levitsky. "Esa es la lección más interesante del asunto: si usted come alimentos bajos en grasa y sustituye la grasa por frutas, verduras y cereales, puede comer mucho. Puede sentirse satisfecha y perder peso".

¿Cuál sería el menú de un día con el plan del Dr. Levitsky? Desayuno: *granola*, un *muffin* de plátano amarillo (guineo, banana) y leche descremada. Almuerzo: un sándwich (emparedado) de pavo (chompipe) y yogur de arándano. Cena: chile con carne (*chili*), *muffins* de maíz, ensalada de zanahoria con pasas y pudín (budín) de chocolate. "Así es como mi esposa y yo comemos en casa", señala el nutriólogo. "Realmente lo disfrutamos".

■ La alimentación baja en grasa puede ayudarla a romper el ciclo de subir y bajar de peso constantemente. Unos investigadores de la Universidad Estatal de Michigan observaron a 15 mujeres y a 14 hombres que acababan de terminar un programa para bajar de peso; descubrieron que las personas que no volvieron a subir de peso comían menos grasa y eran más activas físicamente.

"Un plan de alimentación en el que del 20 al 30 por ciento de las calorías corresponden a la grasa ayuda a una mujer a mantener un peso saludable", indica Sharon Hoerr, Ph.D., profesora de Nutrición en la Universidad Estatal de Michigan en East Lansing. "Cualquier mujer que ha perdido peso y vuelto a subirlo se beneficiaría. Pero acuérdese de que bajo en grasa no significa sin grasa", advierte la Dra. Hoerr.

"La mejor recomendación es comer de cinco a nueve raciones diarias de frutas y verduras y de 6 a 11 raciones de cereales, de los que la mitad deben ser cereales integrales altos en fibra, no galletitas, pasteles (bizcochos, tortas, *cakes*) y helado sin grasa. Necesita alimentos que la dejen satisfecha y que le aporten los nutrientes que le hacen falta", agrega la Dra. Hoerr.

Nota: "Integral" se refiere a la forma de preparar los alimentos a base de granos como pan, arroz y avena. En su estado natural, los cereales tienen una capa exterior nutritiva. Por razones de estética, los fabricantes les quitan esta capa a los granos; por eso es que tenemos pan y arroz blanco. No obstante, conviene más comer alimentos integrales porque aportan mucha fibra y otros nutrientes. Los alimentos integrales se consiguen en algunos supermercados y tiendas de productos naturales. Búsquelos por sus nombres en inglés, como "*whole-wheat bread*" (pan integral), "*brown rice*" (arroz integral) y "*whole-grain pasta*" (pasta integral).

Una ventaja saludable

La alimentación baja en grasa que incluye frutas, verduras y cereales integrales también es un factor positivo muy poderoso para asegurarse una buena salud. Su ayuda se hace sentir de muchas formas.

■ Mantiene sano el corazón. Al reducir la cantidad de grasa saturada, la cual se halla en la carne, los productos lácteos y los aceites tropicales (como los de coco o palma), es posible hacer bajar los niveles peligrosos de colesterol en la sangre, lo que disminuye el peligro de enfermedades cardíacas para la mujer, según explica el Dr. W. Virgil Brown, director del departamento de arteriosclerosis de la Universidad de Emory en Atlanta.

■ Protege contra la diabetes. Al mantenerse un peso sano disminuye el riesgo de tener diabetes, afirma Susan Fried, Ph.D., profesora adjunta de Ciencias de la Nutrición en la Universidad de Rutgers de New Brunswick, Nueva Jersey. Tan sólo 10 libras (4.5 kg) menos también pueden ayudarle a controlar la diabetes si ya la tiene, y tal vez incluso reduzcan su necesidad de tomar medicamentos.

■ Cuida la vista. De acuerdo con los expertos, es posible que la alimentación alta en grasa esté vinculada al aumento en la tasa de degeneración macular, la principal causa de la "ceguera legal", una pérdida de la vista tan avanzada que legalmente se considera como ceguera en los Estados Unidos.

■ Reduce el peligro de cáncer. Una alimentación baja en grasa puede reducir el riesgo de tener cáncer de colon, linfoma no Hodgkin y cáncer de la piel, opinan los expertos. Mantener un peso sano también puede ayudar a disminuir el riesgo de padecer cáncer de mama después de la menopausia, así como cáncer de la mucosa uterina. Al hacer su plan de alimentación, reemplace las chuletas, los batidos (licuados) y los panecillos con mantequilla con verduras, sopas sustanciosas, galletas integrales y frutas.

Cómo comemos en realidad

Es muy posible que usted esté pensando en este momento: "Sí, ya sé que debería reducir la grasa. He tratado de hacerlo, pero no bajo de peso. Es mucho más difícil de lo que creía. Algo no está funcionando".

Si una cosa así está pasando por su mente, no se encuentra sola. La verdad es que según el Departamento de Agricultura de los Estados Unidos las mujeres que vivimos en este país estamos comiendo casi la misma cantidad de grasa ahora que a fines de los años 80. Los estudios demuestran que ciertamente hemos reducido el porcentaje de calorías de grasa en nuestra alimentación. Lo que sucede es que estamos comiendo más calorías *en total*. La mujer común sólo ha eliminado 6 calorías de grasa al día. (Se trata de la cantidad correspondiente a una gota grande de aceite de maíz).

¿De dónde salen todas esas calorías adicionales? Tal vez estemos consumiendo un exceso de alimentos bajos en grasa, explica Liz Marr, R.D., una nutrióloga de Denver, Colorado.

Es posible que hayamos reducido las fuentes obvias de grasa pero que al mismo tiempo estemos comiendo un exceso de alimentos llenos de grasas "furtivas", como aliño (aderezo) para ensaladas y *muffins*, indica Susan Nitzke, Ph.D., profesora adjunta de Ciencias de la Nutrición en la Universidad de Wisconsin en Madison.

A veces nos sentimos privadas de algún alimento que siempre nos ha encantado, ya sea lasaña, *gravy* o helado, y nos es imposible renunciar a él, agrega la nutrióloga.

Posiblemente estemos comiendo más fuera de casa, donde nos vemos obligadas a consumir la comida alta en grasa de los restaurantes, ya sean de comida rápida o no, comenta el Dr. Levitsky. Cuando alguno o varios de estos hábitos se apoderan de nosotras, entramos a la "zona de la grasa".

La grasa: amiga y enemiga

Por lo común tenemos una intensa relación de amor y odio con la grasa. Primero cedemos a sus encantos y luego descubrimos que el tazón (recipiente) de helado de ayer se convirtió (¡qué horror!) en el rollo adicional de grasa que acaba de aparecer sobre nuestra panza o alrededor de nuestros muslos. ¿Por qué la grasa causa tantos problemas?

La verdad es que la grasa es despiadada. Impone sus propias reglas, y con la única intención de hacernos engordar. Para empezar, la grasa alimenticia es una amenaza en cuanto a las calorías que contiene, pues suma 9 calorías por gramo, en comparación con las 4 calorías de un gramo de carbohidratos (alimentos como frutas, verduras y cereales) o de proteínas (alimentos como carne, pescado y frijoles/habichuelas).

(continúa en la página 104) ▶

El sabor antes que nada

Tamales, empanadas, natilla, lechón asado. Cuando Steven Raichlen de Coconut Grove, Florida, autor de *Salud y sazón*, sirve sus versiones de los platillos clásicos de la cocina latina, nadie extraña la grasa.

"Mi filosofía es utilizar condimentos de intenso sabor en lugar de la grasa para que la comida sepa deliciosa", indica Raichlen. "Desde mi punto de vista, la comida debe estar exquisita; de otro modo, ¿quién se la va a comer?"

Raichlen se basa en las hierbas frescas, las especias enteras y diversos métodos e ingredientes de cocina para dar sabor a los alimentos. "En una receta baja en grasa no cabe ningún ingrediente que no aporte sabor", opina.

Usted puede aprovechar sus consejos en casa.

Busque el sabor, no la grasa. Confíe en deliciosos ingredientes bajos en grasa para reemplazar los sabores perdidos al omitir la grasa, sugiere Raichlen. A continuación le damos algunos ejemplos.

- Los champiñones (hongos, setas) negros o los tipo *shiitake* les dan más sabor a los platos de verduras que los champiñones pequeños (*button mushrooms*).

- Unas cebollas asadas al horno sirven para mejorar el sabor de un suflé preparado sólo con claras de huevo y también de unas papas "gratinadas" sin queso.

- El jugo de almeja sirve para preparar una salsa de mariscos para acompañar la pasta, en lugar de aceite.

- Una pequeña cantidad de aceite de oliva extra virgen, aceite de nuez o aceite de sésamo (ajonjolí) agregan más sabor que la misma cantidad de un aceite desabrido para cocina.

- El jugo de manzana aporta un sutil sabor adicional a los frijoles (habichuelas) en salsa de tomate (*baked beans*) preparados sin grasa de tocino, así como a los tubérculos que se cocinan sin aceite.

- Unos cuantos granos de maíz (elote, choclo) asado reproducen el sabor a humo de la grasa de tocino en un rico pan de maíz.

- Use un pedacito de algún queso fuerte, como queso de cabra, en lugar de cantidades mayores de quesos de sabor suave como el *Monterey Jack*.

Agregue los sabores de nuevas hierbas y especias. Cuando se prepara una alimentación baja en grasa está permitido experimentar con nuevas combinaciones de condimentos, afirma Raichlen. Por lo tanto, surta su especiero y empiece. Aquí le van algunas sugerencias.

- Reanime las hierbas secas. Agregue un poco de perejil fresco picado a sus hierbas secas para darles un empujoncito adicional de sabor.

- Opte por el sabor más fresco. Algunas hierbas, como el estragón y el cilantro, no dan buenos resultados si se secan. Si no las encuentra frescas, cámbielas por otras, sugiere Raichlen. "Algunas de las hierbas que sí funcionan bien cuando están secas son la albahaca, el orégano, la ajedrea y la mejorana".

- Experimente con las cantidades. "Muchas recetas utilizan las especias de manera muy tímida", indica Raichlen. "Empiece con la cantidad sugerida, pero siga probando y no tema agregar más, poco a poco, hasta lograr la intensidad de sabor que a usted le guste".

- Las especias enteras son más sabrosas. Compre semillas enteras de comino, mostaza y cilantro (*coriander seeds*). "Tueste la cantidad que necesita en una sartén seca de 2 a 3 minutos, y luego muela en un molinillo de especias o licuadora (batidora)", recomienda Raichlen. "Tardará unos minutos más, pero el sabor lo vale".

- Mida el tiempo. Agregue las especias hacia el principio del proceso de cocción. "De otro modo suelen tener un sabor crudo", explica Raichlen. No obstante, si está usando hierbas frescas, intente aprovechar su color y frescura naturales agregando la mitad al principio y la otra mitad al final.

- Aproveche las combinaciones de hierbas y especias utilizadas por las cocinas más deliciosas del mundo. ¿Quiere obtener el sabor de la comida italiana, pero sin la grasa de la lasaña o de una salsa boloñesa con carne? Agregue orégano, albahaca y ajo a una salsa marinara. Para la cocina francesa, pruebe estragón, vino blanco y ajo. Si le gusta la cocina española, use azafrán y aceitunas. En cuanto a la cocina mexicana, pruebe el cilantro y los chiles.

Una vez que se introduce al cuerpo, la grasa alimenticia, ya sea mantequilla o aceite de oliva, manteca de cerdo o vegetal, no tarda en encontrar las células de grasa del cuerpo. Los carbohidratos, mientras tanto, se queman para obtener energía o se almacenan en los músculos en forma de glucógeno, una fuente rápida de combustible. Las proteínas ayudan a construir y a reconstruir los tejidos del cuerpo, incluyendo los músculos, los órganos e incluso el cabello y las uñas.

"La grasa alimenticia se convierte en grasa corporal de manera muy eficiente", apunta el Dr. Kenney. "El cuerpo sólo gasta unas 3 calorías para convertir 100 calorías de grasa en grasa corporal. Por el contrario, necesita más o menos 25 calorías para convertir los carbohidratos en grasa corporal. Por lo tanto, su cuerpo en realidad no usa los carbohidratos para hacer grasa corporal con mucha frecuencia. De hecho, diría que el 95 por ciento de la grasa corporal de cualquier persona proviene de la grasa alimenticia".

Para empeorar las cosas, la grasa se nos antoja mucho. En parte se trata de un instinto innato que heredamos de los tiempos prehistóricos, cuando la grasa era escasa y la supervivencia, difícil. No obstante, también es un gusto aprendido, según afirma Richard Mattes, Ph.D., profesor de Nutrición en la Universidad de Purdue en West Lafayette, Indiana. "Comer grasa se convierte en un hábito. Entre más se come, más se quiere", explica el nutriólogo. "Además, está el factor emocional. Identificamos la grasa con un buen rato. Nadie sirve zanahorias crudas para celebrar un cumpleaños; se come pastel (bizcocho, torta, *cake*) y helado".

Aparte de todo esto, la grasa que comemos no hace sonar ninguna alarma. "Tenemos sensores en todo el cuerpo que nos indican cuándo hemos comido suficientes carbohidratos, pero al parecer no hay sensores de grasa", dice el Dr. Levitsky. "Se puede comer más y más y más grasa y no sentirse satisfecho hasta que el estómago queda repleto".

Por lo tanto, definitivamente hay que tomar la grasa en serio.

Esté en guardia contra la grasa

El Programa "Cada día más delgada" le enseñará más de 100 estrategias para que siempre pueda mantener la grasa a raya. Aprenderá a:

- Reducir su gusto natural por la grasa.
- Adaptar un plan reductor de grasa a sus necesidades.

- Aprovechar los alimentos bajos en grasa y sin grasa de manera prudente.

- Llevar la cuenta de su consumo de grasa fácilmente.

- Utilizar los "sensores de carbohidratos" naturales de su cuerpo para quedar satisfecha con deliciosas y nutritivas alternativas, bajas en grasa y en calorías, a las comidas altas en grasa.

- Disfrutar cantidades moderadas de grasa sin sentirse culpable ni subir de peso.

La guerra contra la grasa no comienza en el refrigerador, la cocina ni el supermercado, sino en su mente. "La clave de la alimentación baja en grasa es utilizar su cerebro para cuidarse", afirma Laurie Meyer, R.D., una dietista de Milwaukee, Wisconsin, y portavoz de la Asociación Dietética de los Estados Unidos. "Les digo a las mujeres que se trata de respetar y honrar sus cuerpos. Se trata de estar consciente de lo que comen, de por qué comen y de cuándo comen. Y se trata de disponer las cosas de tal manera que sea posible llevar a cabo un estilo de vida sano".

Su primera tarea será determinar cuánta grasa es la indicada para usted. Las siguientes indicaciones le servirán de guía general.

- Para bajar de peso, trate de reducir su consumo de grasa a entre el 20 y el 30 por ciento del total de las calorías que consume cada día, sugiere la Dra. Hoerr.

- Para bajar el peligro de sufrir enfermedades del corazón, limite su consumo de grasa saturada a entre el 4 y el 7 por ciento de sus calorías diarias, recomienda el Dr. Brown. Trate de lograr un consumo total de grasa del 20 por ciento de sus calorías diarias, como máximo. Siga estos consejos si su riesgo de tener enfermedades cardíacas es más alto que el normal debido a una concentración alta de colesterol en la sangre, presión arterial alta, angina de pecho, una afección cardíaca ya existente, antecedentes familiares de enfermedades cardíacas o porque fuma cigarrillos.

- Para mantener una buena salud y un peso sano, trate de limitar su consumo de grasa a entre el 25 y el 30 por ciento de sus calorías, sugiere el Dr. Brown. "En el caso de una mujer sana no parece necesario un consumo más bajo de grasa".

¿Y cómo se le hace para convertir estas recomendaciones en una cuota personal diaria de grasa? Si está comiendo 2,000 calorías al día y quiere obtener el 25 por ciento de esas calorías de la grasa, trate de

El medidor sencillo de gramos de grasa

Olvídese de multiplicar y dividir. El medidor sencillo de gramos de grasa del Programa "Cada día más delgada" le ayudará a determinar cuántos gramos de grasa debe consumir diariamente.

Primero determine su consumo diario ideal de calorías. Encuentre su estatura y peso ideal y luego ubique su nivel de actividad física, el cual es bajo si no realiza ninguna actividad física con regularidad; moderado, si su actividad física la tiene ocupada durante menos de 3 horas a la semana; moderadamente alto, si realiza entre 3 y 5 horas de actividad física a la semana; o alto, si su trabajo

Consumo de calorías

Estatura	Peso ideal	Nivel de actividad			
(pulgadas/m)	(libras/kg)	bajo	moderado	moderadamente alto	alto
59/1.50	95/43	1,045	1,235	1,425	1,710
60/1.52	100/45	1,100	1,300	1,500	1,800
61/1.55	105/47	1,155	1,365	1,575	1,890
62/1.58	110/49	1,210	1,430	1,650	1,980
63/1.60	115/52	1,265	1,495	1,725	2,070
64/1.63	120/54	1,320	1,560	1,800	2,160
65/1.65	125/56	1,375	1,625	1,875	2,250
66/1.68	130/58	1,430	1,690	1,950	2,340
67/1.70	135/61	1,485	1,755	2,025	2,430
68/1.73	140/63	1,540	1,820	2,100	2,520
69/1.75	145/65	1,595	1,885	2,175	2,610
70/1.78	150/67	1,650	1,950	2,250	2,700
71/1.80	155/69	1,705	2,015	2,325	2,790
72/1.83	160/72	1,760	2,080	2,400	2,880

consumir 500 calorías de grasa al día, indica la Dra. Nitzke. Esto corresponde a 56 gramos de grasa. Si su objetivo es otro, consulte el "Medidor sencillo de gramos de grasa" que está arriba.

Saque la cuenta

Descubra exactamente cuánta grasa está comiendo antes de empezar a reducirla, sugiere la Dra. Nitzke. Conviértase en una detective

le exige mucha actividad física, si participa regularmente en actividades deportivas o si hace ejercicios durante más de 5 horas a la semana.

En segundo lugar, utilice su consumo diario de calorías para encontrar su cuota diaria de gramos de grasa. Acuérdese de que esta cuota sólo pretende ser una guía aproximada. Habrá días en que coma más y otros en que coma menos. De acuerdo con los expertos en nutrición, lo mejor es ajustar el consumo de grasa a lo largo de la semana para compensar estas variaciones.

Consumo de calorías

Consumo diario de calorías	Gramos de grasa basados en las calorías de la grasa		
	20%	25%	30%
1,500	33	42	50
1,600	36	44	53
1,700	38	47	57
1,800	40	50	60
1,900	42	53	63
2,000	44	56	67
2,100	47	58	70
2,200	49	61	73
2,300	51	64	77
2,400	53	67	80
2,500	56	69	83

especializada en grasa durante tres días. Sólo tiene que llevar un lápiz y unas tarjetas de 3 por 5 pulgadas (8 por 13 cm) a todas partes. Apunte lo que come, cuándo lo come y cuánta grasa contiene. "Siempre lea las etiquetas de los alimentos", dice la Dra. Nitzke. "Si compra algo sin etiqueta en el supermercado, como panecillos para sándwich (emparedado) de una bandeja, pida la información alimenticia. Los supermercados deben tenerla a mano. Si come fuera de casa, los restaurantes de comida rápida y las cadenas de restaurantes por lo común pueden informarle del contenido de grasa. Si no, pregunte cómo se preparó el platillo".

Después, sume sus gramos de grasa. Para convertirlas en calorías, multiplique el número de gramos por nueve y pregúntese si está comiendo demasiada grasa, muy poca o la cantidad exacta.

Luego vaya más allá de los simples números. Identifique sus factores de peligro, o sea, los momentos del día o los alimentos que aumentan su consumo diario de grasa de manera considerable. "Pregúntese a cuáles de esos alimentos puede renunciar y con cuáles realmente quiere quedarse", sugiere la Dra. Nitzke. "Busque los alimentos de los que no sabía que fueran altos en grasa. Estos son los que tal vez quiera reducir, sustituir o eliminar".

Personalice su estrategia para reducir la grasa

Afortunadamente hay muchas maneras de lograr una alimentación baja en grasa, dice la Dra. Nitzke. Pruebe las siguientes estrategias para ver cuáles le funcionan.

Saque ventaja desde el principio. Escoja alguna estrategia para reducir la grasa que pueda llevar a cabo siempre con facilidad para así ahorrar grasa de forma automática, sugiere la nutrióloga Linda Gigliotti, R.D., coordinadora de educación para la salud para la Universidad de California en Irvine. "Identifique un cambio que pueda hacer fácilmente, como dejar de ponerle mantequilla al pan, pedir mostaza en lugar de mayonesa con los sándwiches (emparedados) que compra en el *deli* o sazonar todas sus ensaladas con aliño (aderezo) sin grasa. Con uno o dos cambios de este tipo puede ahorrar cientos de calorías de grasa al día sin necesidad de pensarlo dos veces. Pero la clave está en elegir cambios pequeños que pueda hacer fácilmente, para que no le cueste trabajo".

Utilice las etiquetas de los alimentos. Revise el contenido de grasa y el tamaño de la ración antes de comprar o comer cualquier alimento, sugiere Marr. "Puede llevar la cuenta de los gramos de grasa con este método o usar la otra información de la etiqueta para ver qué porcentaje de calorías representaría el alimento en una alimentación diaria de 1,500 calorías totales".

Siga la regla del 80/20. Más o menos el 80 por ciento de los alimentos que come todas las semanas deberían ser saludables y bajos en grasa, afirma Althea Zanecosky, R.D., una nutrióloga de Filadelfia, Pensilvania. "Esto debería incluir por lo menos cinco raciones de frutas y verduras al día y de 6 a 11 raciones de cereales, incluyendo panes", señala. En cuanto al 20 por ciento restante, "la decisión es suya", dice Zanecosky. "Escoja algo que realmente le guste. Es importante hacerles un lugar a estos alimentos, aunque se trate de helado de primera calidad o *brownies*, para que no se sienta privada".

Apunte a dos de tres. De sus tres comidas diarias, que dos sean vegetarianas, recomienda el Dr. Brown. En estas comidas vegetarianas, también evite el queso y los huevos. Y limite sus raciones de carne a no más de siete por semana. "De ser posible, que dos de estas raciones de carne sean de pescado", continúa el experto. "Para las demás, escoja raciones pequeñas (de menos de 4 onzas/112 g) de carnes a las que se les pueda quitar la grasa fácilmente, como el pollo, el cerdo o la carne magra (baja en grasa) de res".

Aliméntese con comida rápida y sabrosa

Dentro del Programa "Cada día más delgada", la alimentación baja en grasa le da la oportunidad de disfrutar comidas y meriendas (botanas, refrigerios, tentempiés) deliciosas y fáciles de preparar durante toda su vida. "La alimentación baja en grasa no es una condena carcelaria", afirma Marr. "Se trata de una guía, no de unas reglas grabadas en piedra". Hay varias maneras de lograr que comer sea divertido, de preparación rápida y flexible.

No se preocupe por los detalles. Habrá días en que consuma más grasa de lo que cree que debería, indica Marr. "Tal vez tenga que asistir a un almuerzo o una cena de negocios, celebrar un día de fiesta o simplemente sienta necesidad de un plato de helado", dice la nutrióloga. "Lo que tiene que recordar es que va por buen camino si su consumo promedio de grasa a lo largo de varios días es el que usted quiere. Por lo tanto, si está alto un día, no hay ningún problema. Sólo trate de ajustarse un poco otro día".

Tómelo paso por paso. Llévelo con calma. "Si una mujer hace un pequeño cambio, lo trabaja un tiempo hasta convertirlo en hábito y luego hace otro, establecerá hábitos duraderos y fáciles de mantener", afirma la Dra. Nitzke.

Concéntrese en el sabor. Acuérdese de los alimentos más bajos en grasa que le gustan y piense en maneras fáciles de comerlos en mayor cantidad, sugiere la Dra. Nitzke. "Los estudios están demostrando cada vez más que nuestra selección de alimentos en parte se debe al sabor. Aprovéchelo. Si le gusta el plátano amarillo (guineo,

El enemigo mortal de su plan de alimentación bajo en grasa

Todo el mundo sabe que las ensaladas son la comida perfecta para la mujer que quiere cuidar su consumo de grasa. Al fin y al cabo, ¿qué tiene de malo un poco de lechuga, unas cuantas rodajas de tomate y un tantito de aliño (aderezo)?

Bastante, según el Departamento de Agricultura de los Estados Unidos (*USDA* por sus siglas en inglés). Cuando el USDA realizó una encuesta entre 1,032 mujeres radicadas en los Estados Unidos con respecto a los alimentos que comen diariamente, los investigadores descubrieron que la fuente más grande de grasa en su alimentación eran los aliños para ensaladas, los cuales aportaban el 9 por ciento del total de calorías de grasa que consumían, más que el queso y las carnes rojas.

"Las ensaladas mismas son nutritivas y bajas en grasa", apunta Laurie Meyer, R.D., una dietista de Milwaukee, Wisconsin. "Pero se nos olvida el aliño. Tan sólo 2 onzas (60 ml) pueden contener hasta 16 gramos de grasa, lo cual equivale a más o menos el 25 por ciento de la grasa que una mujer debe consumir en todo el día".

Si se lo sirve en una barra de ensaladas, la cosa puede empeorar: un cucharón grande llega a contener hasta 6 cucharadas de aliño para un total de 48 gramos de grasa y 450 calorías.

Pero es posible evitar la trampa de los aliños para ensalada.

Cámbielo. La mayoría de los aliños contienen de 6 a 7 gramos de grasa por cucharada. Pruebe las versiones más bajas en grasa de su

banana), pase por el supermercado y cómprese unos. Si lo que le gusta son las frambuesas, las papas o el pan de centeno, cómprelo. Disponga las probabilidades a su favor, en lugar de comprar alimentos más bajos en grasa que en realidad no disfruta comer".

Facilítese la vida. ¿Piensa que esas bolsas de verduras prepicadas para ensalada y esas zanahorias cambray (*baby carrots*) prelavadas son un lujo demasiado costoso? "No cuando se toman en cuenta las cosas en su conjunto", afirma la Dra. Nitzke. "Piense en ellas como comida rápida. Si sabe que no tiene tiempo para lavar las verduras y preparar una ensalada —o no tiene ganas de lavar, pelar y picar unas zanahorias— entonces este tipo de comida rápida en realidad es una aliada de su alimentación baja en grasa".

aliño preferido. "Así es posible reducir la grasa a la mitad", apunta Meyer. Por regla general no coma aliños que contengan más de 3 gramos de grasa por cada ración de 2 cucharadas.

Realice su propia prueba del sabor. Las tiendas ofrecen muchísimos aliños bajos en grasa y sin grasa para ensaladas. Experimente hasta encontrar uno o dos que realmente le gusten, sugiere Althea Zanecosky, R.D., una nutrióloga de Filadelfia, Pensilvania. Compre uno o varios nuevos cada dos o tres semanas u organice una reunión con sus amigas para probarlos.

Mezcle bien. Ponga 1 cucharada de aliño en el fondo de su plato para ensalada, agregue los ingredientes y mézclelos bien hasta recubrirlos del aderezo. "Así usted tiene más control que si simplemente le echa el aliño encima", señala Meyer. "Si mezcla bien le alcanza con la mitad del aliño".

Mójelo. Pida su aliño en un plato separado (o páselo a un pequeño tazón/recipiente) y moje los dientes de su tenedor en él antes de recoger un trozo de lechuga. "Obtendrá un poco de aliño con cada bocado, pero casi nada de calorías", dice Meyer.

Dilúyalo. Agregue vinagre o jugo de limón a su aliño favorito de botella para diluir su contenido de grasa, sugiere Meyer.

Prepare el suyo. Si no le gustan los aliños bajos en grasa, prepare el suyo con menos aceite y más vinagre o jugo de limón, recomienda Meyer.

Texturas húmedas, cremosas o crujientes, pero sin grasa

Un crujiente pescado "frito", unos delicados panes de frutas, unas sopas espesas y cremosas. Gracias a la imaginación de la cocinera, estos alimentos bajos en grasa tienen una textura deliciosa que uno sólo esperaría encontrar en versiones llenas de mantequilla, aceite o crema.

"La textura es lo más importante que hay que sustituir al eliminar la grasa", opina Susan Massaron, coordinadora de nutrición y directora de la escuela de cocina en el Centro Pritikin para la Longevidad. "Afortunadamente hay muchas maneras de reproducir la textura en casa". Estas son algunas de sus técnicas favoritas.

Prepare productos horneados más húmedos. Cuando la mantequilla y el aceite se eliminan o se reducen a pequeñas cantidades, las siguientes estrategias le permitirán conservar la humedad de sus alimentos.

- Sustituya la grasa por puré de melocotón (durazno), pera, ciruela pasa o batata dulce (camote, *yam, sweet potato*); pruebe con puré para bebé si no lo quiere preparar usted misma. "La ciruela pasa es estupenda para las recetas de pastel (bizcocho, torta, *cake*) de chocolate, pero los purés de frutas de color más claro, como el de melocotón o pera, funcionan mejor con los pasteles menos oscuros", indica Massaron.

- Para poder reducir la grasa, agregue ⅓ taza de puré de tofu por cada taza de harina de su receta. A manera de alternativa puede usar yogur sin grasa en lugar de tofu.

- Use suero de leche semidescremada al 1 por ciento o leche descremada en lugar de leche entera para las recetas bajas en grasa.

- Sustituya el azúcar por miel o melado (melaza) de sabor suave. La consistencia pegajosa sirve para reemplazar el aceite y mejorar la textura del pastel.

Espese sus sopas, guisos y salsas sin grasa. En lugar de ponerles crema o bien mantequilla y harina, pruebe las siguientes opciones.

- Saque más o menos un tercio de los ingredientes de la sopa (caldo y verduras) con un cucharón, pase por la licuadora (batidora) o aplaste y devuelva a la olla. Estará espesando la sopa con sus propios ingredientes, sin agregar calorías ni grasa.

- Espese las sopas de crema bajas en grasa con unas cuantas cucharadas de puré de papas instantáneo.

- Para darles sustancia, agregue una o varias cucharadas de pasta de tomate a sus caldos, guisos (estofados) o salsas. Se logran salsas más espesas y brillosas con un poco de maicena o arrurruz disuelto en una pequeña cantidad de algún líquido frío. Cuídese de no ponerles demasiado; obtendría una consistencia pegajosa.

- Ponga unos champiñones (hongos, setas) secos a remojar en agua y cocínelos en el líquido del remojo, colado o filtrado, hasta que se haya consumido la mayor parte de éste. Agregue a su receta. "El sabor es muy intenso y los champiñones sueltan un gel natural que sirve para espesar los otros alimentos", explica Massaron.
- Cocine las carnes, como el filete de cerdo (*tenderloin*), con ciruela pasa. "Las ciruelas se deshacen, saben rico y se convierten en una buena salsa. Todo se ve brillante y lustroso y espeso", dice Massaron. "El resultado es una consistencia muy parecida a la de la grasa".

Prepare dips y aliños más cremosos y ricos. Estas nuevas técnicas le permitirán olvidar el aceite y la crema agria.

- Mezcle puré de albaricoque (chacabano, damasco) o de melocotón (durazno) para bebé con vinagre balsámico, ajo, jengibre y mostaza para obtener un aliño (aderezo) para ensalada con volumen pero sin grasa. "El sabor del puré para bebé desaparece, dejando una agradable textura cremosa", dice Massaron. O espese sus aliños con goma *xanthan*, disponible en las tiendas de productos naturales.
- En las recetas para *dips*, sustituya la crema agria por puré de habas (frijoles, habichuelas, alubias) blancas.
- Mezcle caldo de pollo sin grasa o caldo de verduras con vinagre y especias para unos aliños para ensalada llenos de sabor. Al preparar salsas, use caldo en lugar de agua por la misma razón.

Paladee pollo o pescado más crujiente sin freírlo. No renuncie a ese rico crujido. Le diremos cómo.

- Rocíe su sartén antiadherente con una pequeña cantidad de aceite antiadherente en aerosol.
- Dore alimentos como el pollo y el pescado antes de cocinarlos en una salsa. "Primero pase el pescado o el pollo por un poco de harina y luego dórelos en una sartén antiadherente con aceite antiadherente en aerosol", indica Masaron. "Funciona muy bien sin agregar nada de grasa".
- "Fría" en el horno al empanar (empanizar) unas pechugas de pollo sin pellejo y hornee para obtener una textura crujiente.

100 maneras de restar grasa

Algunos de los mejores trucos para reducir la grasa son aquellos a los que los expertos regresan una y otra vez. Les pedimos sus técnicas favoritas a los nutriólogos y los expertos en nutrición, los métodos que utilizan en su casa. Y seleccionamos los 100 mejores para usted.

La actitud "antigrasa"

Para adoptar con éxito una alimentación baja en grasa hay que empezar con una actitud positiva. Estas siete estrategias le permitirán ver la alimentación saludable con una actitud sana.

Imagínese teniendo éxito al cambiar a una alimentación baja en grasa. De antemano imagínese tomando decisiones inteligentes en un lugar donde abundan los alimentos altos en grasa: el bufé de una fiesta próxima, el restaurante donde cenará este fin de semana o la boda a la que irá el mes que entra, sugiere Edith Howard Hogan, R.D., una dietista de Washington, D.C. "Imagínese haciendo lo correcto. Escúchese a usted misma decir 'soy fuerte'", dice Hogan.

Apague el piloto automático. Fíjese en las razones por las que se está sirviendo un segundo plato o tomando otras tres galletas navideñas. "¿Lo hace sólo porque la comida está ahí? No ponga su boca en piloto automático; pregunte cómo la grasa adicional afectará su plan general de alimentación", recomienda Hogan.

Sea selectiva. ¿Toma coquito sólo porque es parte de la tradición navideña de Puerto Rico o come pozole el 16 de septiembre sólo porque es parte de la celebración de la independencia mexicana? "Durante los días de fiesta solemos comer muchas cosas que probablemente no tocaríamos el resto del año", indica Hogan. "Si contiene mucha grasa y no es algo que le encante, omítalo".

Mímese para manejarlo. Cuando usted está estresada, ¿recurre a las barras de chocolate, las segundas raciones o a darse otros gustos alimenticios? Para evitar una comilona, duerma lo suficiente, tómese tiempo para su vida social y consiéntase de alguna otra manera, que puede incluir desde comprarse una blusa nueva hasta asistir a un concierto. "Piense en otras maneras de manejar el estrés aparte de la comida alta en grasa", sugiere Hogan.

Dése un gusto sin sentirse culpable. Cuando decida darse un gusto alto en grasa —ya sean salchichas para desayunar o unas galletitas de chocolate blanco y nuez de macadamia— concentre todos sus sentidos en la experiencia alimenticia. "Me como un helado *gourmet* más o menos una vez a la semana y disfruto cada segundo", indica Zanecosky. "No hago otra cosa mientras me lo como. Sé que la comida está ahí para que la saboree".

Que sea usted la que manda. Cuando las cosas se pongan difíciles, acuérdese de las razones por las que quiere reducir la grasa de su alimentación. "Sentirá que tiene más control si se acuerda de su propósito", dice Meyer. "Usted es la que manda; usted decidió hacer esto. No tiene que permitir que la comida la controle a usted".

Invente nuevas formas de darle gusto a su paladar. Para evitar la sensación de estarse privando, consienta su paladar con alguna delicia de lujo pero baja en grasa, como unas frambuesas frescas, alguna fruta tropical exótica de la sección de frutas y verduras del supermercado o un sorbete (nieve) de primera calidad y lleno de sabor, sugiere Meyer.

La cocina baja en grasa

Al abrir los cajones y las alacenas de una cocina baja en grasa bien surtida, descubrirá uno de los secretos más importantes para cocinar sabroso con poca grasa: muy buenos aparatos de cocina.

Desde los cuchillos afilados hasta los procesadores de alimentos, los ralladores de queso y los tazones (recipientes) para preparar palomitas (rositas) de maíz en el horno de microondas, estos accesorios valen la pena porque le ahorran tiempo, reducen la grasa y le permiten servir comidas sanas y llenas de sabor con un mínimo de esfuerzo, opina Marr. Un grupo de nutriólogos que siguen el mismo estilo de vida bajo en grasa del Programa "Cada día más delgada" en sus casas han seleccionado los 20 mejores aparatos para usted.

Lo esencial

- Cuchillos afilados. "Para preparar los alimentos bajos en grasa hay que picar mucho en rodajas o cubitos", señala Marr. "Le harán falta para cortar la grasa, pero también para hacer cosas como cortar la carne en rebanadas delgadas que podrá presentar en forma de abanico sobre el plato, lo cual le da un aspecto atractivo".

- Sartén antiadherente para sofreír (saltear). Le permite cocinar todo sin añadir nada de grasa, desde huevos hasta cebolla, panqueques (*pancakes*) y chuletas de cerdo.

- Una cuchara y espátula de madera o plástico para la sartén antiadherente. Evita que se raye la delicada superficie antiadherente.

- Una rejilla de vaporera. Utilícela para que sus verduras queden cocidas pero firmes, y también para cocinar al vapor piezas pequeñas de pollo o de pescado. Una ventaja adicional es que las verduras preparadas al vapor conservan más nutrientes que cuando se hierven en agua.

- Su refrigerador. "Es el mejor aparato para cortar grasa que tiene en su casa, si sabe usarlo", explica Hogan. "Utilícelo para enfriar las sopas o *gravies* y quitarles la capa de grasa que se forma en la superficie. Y en el cajón hidratador encontrará los ingredientes para un excelente caldo de verduras: eche esas zanahoras secas, cebollas imperfectas y cualquier otra cosa a una olla para caldo con agua y cocine durante más o menos una hora, y luego tire las verduras".

- Un rallador para queso. Una espolvoreada de queso sabroso produce unos platillos deliciosos con un mínimo de calorías por grasa. Resulta particularmente útil para los quesos duros de sabor intenso, como el parmesano, el romano o el pecorino (cotija).

- Rejillas (parrillas) para la olla para asar (charola). Este accesorio deja escurrir la grasa de la carne, el pollo o el pan de carne (*meat loaf*) al fondo de la olla en lugar de que empape la carne.

- Una licuadora (batidora). Un modelo pequeño y económico servirá muy bien para picar sazonadores como el ajo, la cebolla y las hierbas; moler los ingredientes de la sopa y obtener una textura cremosa sin grasa; crear postres y bebidas de frutas bajas en grasa; y muchas cosas más.

Lo que es bueno tener

- Una jarrita o un cucharón quitagrasa para *gravy*. Permite separar la grasa de la *gravy*, la sopa o el jugo de la carne. "Aunque sólo la ocupe el Día de Acción de Gracias, vale la pena tenerla", opina Diane Quagliani, R.D., de Chicago.

- Un triturador de ajos. "Una manera maravillosa y rápida de triturar el ajo para cualquier uso", afirma Quagliani. "Se mete el diente con todo y piel y lo tritura para sacar el jugo y la pulpa".

- Un horno de microondas. Cocina las verduras frescas o congeladas, el pescado y muchas cosas más rápido y sin añadir grasa. "También es una manera maravillosa de conservar las vitaminas y los minerales", comenta Quagliani.

- Un recipiente para preparar palomitas (rositas) de maíz en el microondas. Vierta los granos de maíz en este recipiente especial, tape y ponga a reventar, sin nada de aceite. "Uno prepara bolsas enteras de granos de maíz de esta forma. No se necesitan esos paquetes de palomitas de maíz para microondas con tanta grasa y otros aditivos", dice Quagliani.

- Recipientes para microondas. Tenga varios tazones (recipientes) y ollas para cacerolas (guisos) a la mano para alentar el uso del horno de microondas en lugar de otros métodos de cocina que requieren más grasa.

- Un colador para yogur. Le permite preparar un queso de yogur fácilmente, de la noche a la mañana. "También puede hacer el suyo con una canasta cónica para filtro de café y papel de filtro o un colador de malla fina y un trozo de tela", indica Quagliani. "Póngalo encima de un tazón, agregue el yogur sin grasa y deje en el refrigerador. En unas cuantas horas el líquido se habrá escurrido y usted tendrá un queso de yogur bonito y firme, listo para sazonarse con ajo y hierbas o miel. Úselo igual que el queso crema: en *bagels*, como *dip*, en sándwiches (emparedados), con papas al horno o con fruta".

- Una olla de presión (olla exprés). Un método de cocción rápida para cualquier alimento, incluyendo los frijoles (habichuelas) secos.

- Parrillas para asar en la estufa. Ase su carne, pescado, pollo y verduras en una estufa de gas o eléctrica. "Una charola llena de agua recibe los jugos, de modo que no hay peligro de incendio, y se reduce la grasa", apunta Quagliani. "Y se puede asar a la parrilla (a la barbacoa, *grill*, *barbecue*) durante todo el año".

- Una brocha para pastelería. Le permite untar la carne, el pan y lo que vaya a preparar al horno ligeramente con pequeñas cantidades de aceite o mantequilla derretida.

- Tijeras de cocina. Estas tijeras diseñadas para cortar la grasa de las aves y otros tipos de carne son particularmente útiles para eliminar los pedacitos de grasa escondidos que no se alcanzan fácilmente con un cuchillo.

- Un asador vertical. Este aparato de acero cocina un pollo entero en posición vertical en lugar de acostado en una charola, lo cual permite que se escurra la grasa.

- Una centrifugadora para ensaladas. Lave la lechuga y luego déle una vuelta en este ingenioso recipiente de plástico; la humedad se eliminará rápidamente. Le brinda una manera rápida y fácil de servir ensaladas creativas sin grasa.

Cómo prepararse para un estilo de vida bajo en grasa

Los expertos recomiendan los siguientes pasos para que usted se adapte fácilmente a cocinar y comer alimentos bajos en grasa.

Surta su despensa con miras al éxito. Cuando se tiene a la mano una selección de alimentos bajos en grasa y rápidos de preparar, aumenta la probabilidad de que se imponga la alimentación baja en grasa, indica Marr.

Tenga lista en su alacena una buena variedad de especias y vinagres de diferentes sabores (el vinagre de vino y el balsámico son dos posibilidades), cebolla, ajo, frijoles (habichuelas) de lata, pasta, cereales de cocción rápida como el arroz integral de preparación rápida y el cuscús, sopas bajas en grasa de lata y salsa de tomate de lata, tomates enteros y pasta de tomate. Debe haber yogur natural sin grasa o crema agria sin grasa, leche descremada, verduras y frutas frescas en su refrigerador. Y surta su congelador de bolsas de verduras congeladas y pechugas de pollo deshuesadas.

Al modificar sus recetas, cambie una sola cosa a la vez. De esta forma podrá evaluar mejor el resultado de un nuevo método de cocción o de un nuevo ingrediente. "Si hace varios cambios y no le gusta el resultado, no sabrá cuál de los cambios lo causó", indica Hogan.

No trate de preparar dos comidas diferentes, una para usted y una para su familia. Sólo se cansará y se desalentará.

Ahora reduzca la grasa

Entérese de los mejores consejos de los expertos acerca de cómo reducir la grasa.

Encuentre el mejor uso para cada alimento. Los alimentos sin grasa, ya sea que se trate de queso, leche o carnes frías de cerdo (tipo fiambre), muchas veces funcionan mejor en combinación con otros alimentos, no por sí solos ni como ingrediente principal, advierte Hogan. "Una salsa de crema sin grasa tal vez funcione muy bien para acompañar unas verduras con pollo, pero probablemente decepcione en un *fettuccine* Alfredo, un platillo cuyo atractivo radica en la grasa", indica. "Utilice los alimentos sin grasa con prudencia y no se sentirá privada ni defraudada".

Pierda su gusto por la grasa. Para acostumbrarse a comer menos grasa es importante comer alimentos bajos en grasa de manera constante, de acuerdo con el Dr. Mattes. "Si come de los dos, su paladar seguirá acostumbrado a los alimentos altos en grasa y no les encontrará el gusto a los bajos en grasa".

Ponga a funcionar sus "sensores de carbohidratos". Dé preferencia a los alimentos altos en fibra y bajos en grasa —frutas, verduras y cereales— a la hora de las comidas y entre comidas, sugiere el Dr. Levitsky. "Estos alimentos llenan sin agregar muchas calorías ni demasiada grasa. Además, alertan los sensores de carbohidratos en su cerebro y sistema digestivo, que le indican que está satisfecha".

Combine los alimentos de preparación rápida. Puede preparar almuerzos y cenas rápidas, bajas en grasa y muy nutritivas al combinar alimentos del congelador y de lata, recomienda Gigliotti. "Puede mezclar maíz (elote, choclo) congelado, tomates cocidos, champiñones (hongos, setas) de lata y un plato fuerte de arroz y pollo, congelado y bajo en calorías, lo calienta todo y tendrá un guiso (estofado) abundante y sustancioso en un momento", indica la nutrióloga.

Reduzca la mantequilla o el aceite en las sopas. Cuando las recetas de sopa o de guisos le indican que sofría (saltee) la cebolla en varias cucharadas de mantequilla o aceite, reduzca esta cantidad a 1 ó 2 cucharaditas. "De todas formas obtendrá un buen sabor", señala Quagliani.

Escatime la manteca vegetal. Los libros de cocina más antiguos piden cantidades abundantes de mantequilla, aceite o manteca vegetal en las recetas de *muffins* o algunos tipos de pan. Puede omitir sin ningún problema la cuarta parte de la grasa, hasta un tercio, afirma Quagliani, y aun así obtendrá un producto húmedo.

Racione la nuez. Al preparar una ensalada elegante de pollo, un *pesto* o algún postre, puede reducir la cantidad de nuez señalada en la lista de ingredientes por lo menos a la mitad. Pique las nueces restantes en trocitos más pequeños, aconseja Hogan: así conservará el sabor y la textura, pero ahorrará por lo menos 40 gramos de grasa. "Cada ahorrito cuenta", señala.

Use el chocolate con calma. Ahorrará más o menos 15 gramos de grasa al reducir de 1 taza a ¾ taza los trocitos (chispas) de chocolate de una receta de galletitas, *muffins* o pastel (bizcocho, torta, *cake*). "Al reducirlas a ½ taza se ahorran 30 gramos", apunta Hogan. El chocolate restante rendirá más comprando los trocitos más pequeños (*minichips*).

Ralle menos coco. El coco rallado —imprescindible en muchos postres, platillos indonesios y aquel viejo favorito de la hora del almuerzo, la ensalada de plátano amarillo (guineo, banana) con naranja y coco rallado— es un peligro por su alto contenido de grasa. "Puede reducir el coco rallado de cualquier receta a la mitad sin ningún problema", dice Hogan. "Nadie se dará cuenta".

Prepare los preparados de otra forma. Omita la mantequilla, el aceite o la margarina de los preparados comerciales para hacer arroz, arroz estilo *pilaf* o macarrones con queso, recomienda Hogan. Ni lo notará.

Córtele el paso al queso. Use la mitad del queso la próxima vez que prepare una pizza en casa, sugiere Quagliani. Y olvídese de los ingredientes con grasa como salchichas o *pepperoni*.

Contrólese con la carne. Use la carne como condimento, no como el ingrediente principal de la comida, dice Gigliotti. Los caldos (estofados), las sopas, los platillos fritos y revueltos constantemente al estilo asiático o las salsas para pasta quedan ricos con unos cuantos pequeños trozos de carne de res, pollo o pescado. Esto le permite reducir el número de calorías de grasa y hacer que rinda más el presupuesto familiar.

Acuda a un alimento típico. Sustituya la carne por frijoles (habichuelas) en sus sopas, guisos, lasaña o salsa para espaguetis, sugiere Gigliotti. Pruebe los frijoles rojos en salsa de tomate, los negros con la lasaña y las habas (frijoles, habichuelas, alubias) blancas para la sopa.

Reemplace la carne con verduras. Use verduras para sustituir una parte de la carne molida del pan de carne (*meat loaf*), las hamburguesas o cualquier otra receta de carne molida, sugiere Gigliotti. "Yo le pongo zanahorias ralladas al pan de carne, y a veces cebolla, pimiento (ají, pimiento morrón) rojo (*red pepper*), granos de maíz (elote, choclo) y tomate. Así se reduce la densidad de calorías de la carne".

Invite más verduras a almorzar y a cenar. Acostúmbrese a pensar en cómo agregar una ración adicional de verduras al almuerzo o la cena, recomienda Gigliotti. "¿Podría comer una papa al horno o un tazón (recipiente) de sopa de verduras a la hora del almuerzo? ¿Acompañar la cena con una mazorca de maíz? ¿Mezclar unas verduras con pasta como plato fuerte?", pregunta la experta. "Empiece a pensar en las verduras desde temprano. No se espere hasta la hora de la cena".

"Aclárese". A la hora de hornear o de preparar el desayuno, sustituya cada huevo entero por dos claras, sugiere Hogan.

Pruebe este truquito tocinero. ¿Le encanta el tocino a la hora del desayuno? Si lo cambia por tocino de pavo, se ahorrará 2 gramos de grasa por lonja (lasca), indica Hogan.

Ojo con los muffins. Los *muffins* no necesariamente son un alimento saludable, dice Zanecosky. El contenido de grasa de un *muffin* extragrande puede rivalizar con el de un *donut* (dona).

Cancele el croissant. La elegante pasta hojaldrada del *croissant* (media luna) esconde una cantidad escandalosa de grasa: 12 gramos en una pieza de 2 onzas (56 g). "El hojaldre sirve de indicio: ponen mantequilla entre las capas de masa para lograr esa textura", explica Zanecosky.

Desayune al estilo inglés. Los *muffins* ingleses son una excelente opción baja en grasa para la hora del desayuno, indica Zanecosky. "La mayoría tiene más o menos 150 calorías y casi nada de grasa", dice la nutrióloga. "Sin embargo, son tiernos y ricos con mermelada".

Mejore su mantequilla. Acompañe sus *bagels* y pan tostado con "mantequilla" de frutas (*fruit butter*), una mermelada de frutas con especias, espesa y llena de sabor, en lugar de mantequilla, margarina o queso crema, sugiere Quagliani. "Esta mantequillas vienen con sabor a albaricoque (chacabano, damasco), melocotón (durazno), calabaza (calabaza de Castilla) y otros sabores, y son increíbles", opina la experta.

"Purefíquese". Sustituya la grasa de los productos horneados por ½ taza de puré de ciruela pasa o compota de manzana (*applesauce*), recomienda Hogan. "Obtendrá una textura húmeda, pero sin las calorías de la grasa".

Ajuste su harina. Para preparar productos panificados bajos en grasa, utilice harina para pasteles en lugar de harina multiuso, sugiere Hogan. "Funciona bien con los ingredientes bajos en grasa porque ayuda a conservar la textura ligera del producto final".

Modifique el mousse. Para conservar la textura suave y el cuerpo de su receta favorita de *mousse* de chocolate, cambie el huevo por gelatina, recomienda Hogan.

Adiós a la mantequilla. Sustituya la mantequilla y el azúcar por almíbar (sirope, miel) de maíz, indica Hogan, para obtener productos panificados dulces y húmedos sin grasa.

Saboree el nuevo César. Hogan propone esta versión sin grasa del clásico aliño (aderezo) para ensalada César: mezcle 6 dientes de ajo asados, ½ taza de hojas de albahaca, 3 cucharadas de miel y ¼ taza de vinagre balsámico.

Cambie los crutones. En lugar de ponerles crutones llenos de aceite a sus ensaladas, pruebe unas tortitas de arroz desmenuzadas, sugiere Hogan.

Sofría de manera saludable. Para sofreír (saltear) las verduras o la carne, cambie la mantequilla o el aceite por caldo de pollo, jugo de piña (ananá) sin azúcar o vino, recomienda Hogan.

Descreme. Reemplace la crema de sus recetas —y su café— por leche descremada evaporada, dice Hogan. También funciona bien en las sopas de crema e incluso los rellenos para pay (tarta, pastel, *pie*) de calabaza (calabaza de Castilla).

Cambie los lácteos. Los productos lácteos bajos en grasa y sin grasa le ahorran a la mujer un importante número de calorías de grasa, sin escatimarle el calcio que necesita, señala Hogan.

De las dos opciones, ¿cuál es la mejor? En lo que se refiere a las calorías, obviamente los productos sin grasa son la mejor alternativa. "Pero el queso sin grasa no se funde igual de bien. Por lo tanto, si se va a preparar queso fundido, use el queso bajo en grasa", explica Hogan. "Sin embargo, en un sándwich (emparedado) frío de pavo asado y mostaza, por decir algo, el queso sin grasa sabe muy bien. Depende de cómo lo vaya a utilizar".

Para terminar de convencerla, a continuación le damos una lista de los gramos de grasa que los productos lácteos bajos en grasa y sin grasa le ahorran en comparación con la misma cantidad del producto de grasa entera. Acuérdese de que cada gramo corresponde a 9 calorías.

- 1 taza de leche semidescremada al 2%: le ahorra 4.2 gramos
- 1 taza de leche descremada: le ahorra 8.5 gramos
- 1 taza de yogur natural sin grasa: le ahorra 7 gramos
- 1 cucharada de mayonesa baja en grasa: le ahorra 5.5 gramos
- 1 cucharada de mayonesa sin grasa: le ahorra 11 gramos
- 2 onzas (56 g) de queso bajo en grasa: le ahorran aproximadamente 9 gramos
- 2 onzas de queso sin grasa: le ahorran aproximadamente 14 gramos
- 1 onza (28 g) de queso crema ligero: le ahorra 7.8 gramos
- 1 onza de queso crema sin grasa: le ahorra 9.8 gramos
- 2 cucharadas de crema agria sin grasa: le ahorra 6 gramos

Aligere sus aderezos. Puede cambiar la crema agria por yogur natural, apunta Hogan.

Rocíelo. Para sofreír, use un aceite antiadherente en aerosol en lugar de mantequilla, aceite o margarina, sugiere Quagliani.

Cambie el queso. Para intensificar el sabor a queso de sus recetas sin multiplicar las calorías, elija quesos fuertes como el queso azul (*blue cheese*), el queso tipo *Roquefort*, el queso tipo *Gorgonzola*, el queso suizo (gruyere) o el parmesano, y sólo en pequeñas cantidades, dice Quagliani.

Mezcle una salsa rapidito. Para crear una salsa de crema rápido, que ni siquiera tenga que cocinar, mezcle requesón sin grasa, un poco de leche descremada y las hierbas de su preferencia en la licuadora (batidora), sugiere Quagliani. Pruébela con eneldo, ajo y albahaca, o bien con romero.

Sea una "aguacólica". La primera señal que nos envía el estómago muchas veces es la de la sed, pero nos confundimos al pensar que necesitamos comer. Así podemos caer en la trampa de los alimentos altos en grasa. "Beba por lo menos ocho vasos de 8 onzas (240 ml) de agua al día, aunque no se le antoje", dice Gigliotti. "La ventaja es que al mantenerse hidratada disminuirán sus señales de hambre".

La merienda debe ser de fruta. La fruta prácticamente no tiene grasa y satisface el hambre, indica Gigliotti. "A la hora de su merienda (botana, refrigerio, tentempié), piense primero en la fruta", dice la nutrióloga. "Tal vez incluso quiera cambiar su jugo matutino por fruta entera. La fibra la mantendrá satisfecha, así que habrá menos probabilidad de que recurra a una merienda alta en grasa".

Saboree la salsa. Una salsa mexicana baja en grasa, con sólo 5 calorías por cucharada, ya no es terreno exclusivo de los tacos y los burritos, advierte Gigliotti. "Puede ponérsela a las papas al horno o mezclarla con crema agria sin grasa para obtener un aliño (aderezo) para ensalada", indica la experta. Pruébela también en su sándwich o para acompañar unas verduras.

Aproveche el arroz. Las tortitas de arroz son grandes y crujientes y se consiguen en una amplia variedad de sabores; además, son una opción baja en grasa para las tortitas dulces y las galletitas y quitan el hambre igual, indica Quagliani.

Merende a lo mexicano. Un puñado de totopos (tostaditas, nachos) al horno con un *dip* sin grasa de frijoles (habichuelas) sirven como una merienda rica en fibra y baja en calorías, sugiere Quagliani. "Si se limita a porciones moderadas, es una excelente alternativa a las hojuelas y los *dips* altos en grasa".

Coma exactamente lo que quiere. Para satisfacer sus antojos y evitar la grasa, defina qué es lo que quiere exactamente, sugiere Gigliotti. "Si se trata de chocolate, determine si tiene que ser una tablilla

La grasa *sin* grasa

¿Le encantan las meriendas (botanas, refrigerios, tentempiés), pero no soporta la grasa que contienen? De ser así, probablemente se haya preguntado si las meriendas fabricadas con grasa falsa son las indicadas para usted.

Las papitas fritas preparadas con la controvertida grasa de imitación llamada *olestra* son crujientes y se sienten levemente grasosas al comerse, de manera que resulta prácticamente imposible distinguirlas de las papitas fritas normales, de acuerdo con los investigadores del laboratorio para la investigación del comportamiento humano en relación con la ingestión de la Universidad Estatal de Pensilvania en University Park. Sin embargo, no contienen nada de grasa y menos de la mitad de las calorías. Suena bien, pero los expertos no están de acuerdo en cuanto a los méritos de este impostor como instrumento en la lucha contra el peso.

Al comparar el consumo de grasa y calorías de 96 mujeres y hombres que comían papitas fritas preparadas ya sea con grasa normal o con grasa falsa, los científicos observaron que el grupo de la grasa falsa consumía menos grasa y calorías. Algunas personas comieron un poco más al saber que se trataba de papitas fritas sin grasa, pero no lo suficiente como para revertir la reducción en la grasa y las calorías.

"Las grasas falsas pueden ayudar a perder peso, pero el asunto es que la gente tiene que comprender que las calorías aún cuentan", afirma la investigadora Barbara Rolls, Ph.D., profesora de Nutrición de la Universidad Estatal de Pensilvania en University Park y directora del laboratorio.

El *olestra* es la única grasa falsa actualmente disponible que

de chocolate o si quedaría satisfecha con un cremoso pudín (budín) o una gran taza de chocolate (cocoa) sin azúcar", indica la nutrióloga. "Entonces coma una cantidad moderada de eso".

Cómo cocinar con menos grasa

Aunque usted no lo crea, todavía hay más formas de reducir la grasa de su alimentación.

Use las cucharas de medir. Mida todos los ingredientes altos

sirve para freír. Las demás se utilizan en lugar de mantequilla o aceite para preparar productos panificados. Los expertos le tienen varias sugerencias para sacar el mayor provecho de los alimentos preparados con grasa falsa.

Consúmalos de la misma forma que los alimentos normales. Las meriendas sin grasa sólo le ahorran calorías si las consume en cantidades moderadas, indica la Dra. Rolls. Si las palabras "sin grasa" se convierten en una licencia para comer de más, podría terminar consumiendo más calorías.

Observe su reacción. "Por lo general el *olestra* de las meriendas es seguro", afirma el Dr. W. Virgil Brown, director del departamento de arteriosclerosis en la Universidad de Emory en Atlanta, Georgia. "Ocasionalmente es posible que le dé diarrea y calambres a alguien si lo consume en exceso. Un poco en unas papitas fritas está bien, siempre y cuando no se muestre una reacción adversa".

No exagere. Al abandonar el cuerpo, el *olestra* se lleva las vitaminas A, D, E y K, al igual que unas sustancias benéficas llamadas carotenoides, las cuales se encuentran en las frutas y las verduras.

El fabricante *Proctor and Gamble* ha enriquecido el *olestra* con las vitaminas, pero no le ha agregado carotenoides. "No es prudente comer *olestra* todos los días", opina el Dr. Brown.

Busque nuevas meriendas. "El único riesgo que les veo a las grasas falsas es que tal vez no se pierda el gusto por los viejos favoritos como las papitas fritas", indica el Dr. Brown. Tal vez sería mejor que cambiara a meriendas bajas en grasa saludables como las frutas y las verduras.

en grasa antes de usarlos, recomienda Quagliani. "Incluso una pequeña cantidad de aceite adicional basta para agregar muchas calorías. Acostúmbrese a siempre saber cuánto hay en su sartén".

A veces, suspenda la sartén. Hornee o ase (también al horno o a la parrilla) los alimentos que solía freír. "El sabor será igual de bueno y se ahorrará todo el aceite o la mantequilla", señala Hogan.

Despelleje el ave. Sin pellejo, el pollo tiene la mitad de la grasa que si se le deja el pellejo, indica Hogan. Y da igual que se lo quite antes o después de cocinarlo: ahorrará la misma cantidad de grasa.

Agregue humedad, no grasa. Humedezca la carne de ave sin agregarle grasa. Si le quita el pellejo al pollo o al pavo antes de cocinarlo, humedezca la carne con un buen adobo (escabeche, marinado), aconseja Hogan. También puede probar la siguiente técnica: pase el pollo por harina y recubra con pan molido y un poco de queso parmesano mezclados. Hornee con un poco de caldo de pollo en el fondo del molde. Sale casi tan crujiente como el pollo frito.

Olvide el ave que diga "self-basting". Cuando el pollo o el pavo lleva la etiqueta *self-basting*, significa que no hay que estarlo engrasando mientras se hornea. Por muy cómodo que esto resulte, implica una cantidad adicional de grasa, y ésta suele ser la saturada, o sea, de la que tapa las arterias del corazón, advierte Meyer. "Si le preocupa la grasa, no es la mejor elección".

Escoja las carnes más ligeras. ¿Tiene un antojo increíble de carne de res? Escoja un corte que indique *round*, *chuck*, *sirloin* o *tenderloin*; son los que menos grasa contienen, explica Meyer. De hecho, 3 onzas (84 g) de *top round* tienen menos grasa que la misma cantidad de carne oscura de pollo sin el pellejo. "Es posible acomodar cantidades moderadas de carne de res en una alimentación baja en grasa y eso es bueno, porque la carne de res es una buena fuente de hierro, que nos hace falta a las mujeres", dice la dietista.

Recuerde las reglas fundamentales. La carne molida más magra es la que dice *loin* o *round* en la etiqueta. Además, fíjese que sea de color rojo oscuro; la carne molida de color más rosado o grisáceo por lo general contiène más grasa. "Otro indicio es que la carne molida baja en grasa desafortunadamente suele ser más cara", afirma Marr.

Descifre el código de la res. La carne de res más magra dice *select* (selecta), mientras que la marcada como *choice* (de primera) contiene una mayor cantidad de grasa y la *prime* (de calidad) es la que más grasa tiene, indica Meyer.

Piense en el puerquito. La carne de cerdo se ha convertido en una carne bastante magra, según Meyer. "Los criadores de cerdo están produciendo carne con cada vez menos grasa", explica la dietista. "Si usted corta la grasa visible y limita las raciones a entre 3 y 4 onzas (84 y 112 g), es una excelente elección".

¡Arriba el adobo! La carne roja más baja en grasa sale menos suave que las variedades altas en grasa, dice Meyer. Para suavizarla, póngala a remojar durante varias horas o toda la noche en un adobo ácido que incluya vinagre, jugo de frutas o incluso vino; esto sirve para ablandar la fibra. "Incluso puede colocar unas rodajas de kiwi sobre la carne durante varias horas", señala la experta.

Considere las de caza. ¿Qué tienen en común el búfalo, el avestruz, el caimán (aligátor, yacaré), el uapití (alce) y el venado? Son carnes bajas en grasa cuya popularidad va en aumento, explica Meyer. "Las carnes de caza son cada vez más fáciles de conseguir. Su sabor es excelente".

Improvise con los impostores. Pruebe las versiones bajas en grasa de las carnes frías de cerdo (tipo fiambre) o las salchichas para desayunar que más le gusten, sugiere Zanecosky. Pruebe a un *pastrami* de pavo en lugar del verdadero, por ejemplo.

Elimine el tocino. Para ahorrar grasa a la hora del desayuno así como en las sopas o los guisos (estofados) que normalmente se preparan con tocino, cambie el tocino normal e incluso el de pavo por un poco de jamón magro, sugiere Meyer. "Pero evite el jamón Virginia. Viene de cerdos alimentados con cacahuate (maní), lo cual eleva su contenido de grasa".

Acuda al agua. Para reducir el contenido de grasa de la carne molida, dórela, póngala en un colador y vierta agua hirviendo encima. "Esto se lleva más grasa", explica Marr.

Palpe el pavo. Al comprar carne molida de pavo, lea la etiqueta para asegurarse de que se trata sólo de pechuga de pavo. "De otro modo, tal vez esté comprando carne molida con el pellejo del pavo, la cual tendrá mucha más grasa", indica Meyer.

Maravíllese con el mar. El pescado y los mariscos —ya sea trucha o salmón, langosta o cangrejo— son deliciosas opciones para el plato fuerte, más bajas en su cantidad total de grasa y en grasa saturada que la mayoría de los cortes de carne de res. De hecho, con frecuencia tienen menos grasa que la carne oscura de pollo o de pavo, afirma Meyer.

Mantenga el pez en el agua. Compre el atún en agua, no en aceite, dice Hogan. Pero lea la etiqueta. Las enlatadoras de atún ocasionalmente utilizan un atún más alto en grasa para empacar en agua, lo cual eleva el contenido de grasa por encima del de un pescado empacado en aceite.

Sáltese el sofrito. Al preparar salsa para espaguetis, chile con carne (*chili*), sopas, guisos (estofados) o una cacerola (guiso), no se preocupe por cocinar el pimiento (ají, pimiento morrón, *bell pepper*) y la cebolla por separado primero. "Simplemente los agrego a los demás ingredientes y cocino todo el platillo junto", indica Zanecosky. "Así no hace falta la grasa del sofrito (salteado)".

Saque la sartén indicada. Prepare sus panqueques (*pancakes*) y torrejas (*French toast*) en una sartén antiadherente caliente sin agregar nada de grasa, sugiere Zanecosky.

Hornee los huevos. Los huevos revueltos quedan ligeros y esponjados en el horno de microondas, sin agregar nada de grasa, indica Zanecosky. "Sólo bato los huevos y les agrego un poco de agua".

Sustituya su sazón para sándwiches. Olvídese de la mayonesa la próxima vez que se prepare un sándwich (emparedado) y póngale *relish*, pepinillos, un poco de *coleslaw*, 1 cucharadita de aliño (aderezo) para ensaladas bajo en grasa o incluso sólo lechuga y tomate. "Se va a sorprender porque no extrañará la mayonesa para nada", afirma Zanecosky. "Si no le gusta la mayonesa baja en grasa o sin grasa, estas son buenas opciones".

Grábese las señales de la grasa. Ya sea que tenga que pedir comida para llevar para la cena o asistir a un almuerzo de trabajo, cuídese de las siguientes palabras en la descripción que la carta del restaurante hace de los platos fuertes: crujiente (*crispy*), cremoso, rico, sofrito (*sautéed*), frito o frito en freidora (*deep-fried*). Son señales inconfundibles de que la comida probablemente contendrá montones de grasa, explica Zanecosky.

Claves de las comidas que convienen. Las elecciones más seguras en la carta de cualquier restaurante son los platillos asados al horno (*broiled*), asados (*roasted*), asados a la barbacoa (*barbecued*), horneados (*baked*) o cocinados al vapor (*steamed*). "Sin embargo, la mejor estrategia es preguntar cómo se prepara el platillo", sugiere Zanecosky.

Absorba la grasa. Ponga una o dos servilletas de papel sobre su rebanada de pizza o hamburguesa grasosa y espere 30 segundos. "La cantidad de grasa retirada por este medio tal vez sea pequeña, pero sí ahorra unas cuantas calorías", indica Zanecosky.

Salve su salsa cremosa. Combine maicena y leche descremada para preparar una salsa de crema sin grasa, sugiere Marr. "También puede preparar una salsa de queso agregando queso sin grasa a esta mezcla".

Algunos le dicen tomate, otros jitomate. El nombre es lo de menos, porque el tomate fresco picado o el tomate de lata siempre servirá como una base llena de sabor para las verduras, recomienda Marr.

Pida prestado del pasado. Las verduras agridulces preparadas de acuerdo con las recetas estadounidenses de la abuelita no tienen grasa y marcan un cambio agradable en la mesa, dice Marr. Adobe (remoje) sus verduras crudas o ligeramente cocinadas al vapor en una mezcla de vinagre y azúcar; puede agregar especias, si así lo desea. También es posible añadirles frijoles (habichuelas) o lentejas para obtener una guarnición más sustanciosa.

Endúlcese la vida. Escoja alguno de estos postres para satisfacer su antojo de dulce sin llenarse de grasa, sugiere Meyer: galletas integrales *graham*, pastel blanco esponjoso (*angel food cake*), barras de higo, galletas de jengibre, sorbete (nieve), helado sin grasa o yogur congelado sin grasa.

Lleve su paladar de viaje. Las tradiciones gastronómicas del mundo están llenas de alimentos bajos en grasa perfectamente capaces de saciar el hambre, indica el Dr. Levitsky. Pruébelos en su casa. "Los alimentos que hay que buscar son los basados en cereales y verduras, con muy poca o nada de carne", explica. "La comida mexicana, italiana y asiática tiene buenos ejemplos de esto. Además, es divertida de comer".

Nota: Si no reconoce algún término usado en este capítulo, vea el glosario en la página 523.

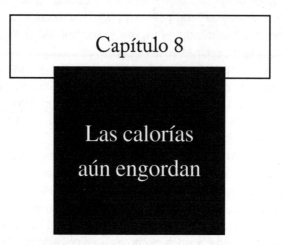

Capítulo 8

Las calorías aún engordan

Las calorías ocultas y las raciones exageradas pueden sabotear sus esfuerzos para bajar de peso aunque sólo coma alimentos bajos en grasa. Ha llegado la hora de aclarar la confusión y empezar a bajar de peso.

Su caso es realmente increíble. Mary Smith, una asistente administrativa de Champaign, Illinois, de 33 años, bajó 160 libras (72 kg) en tres años. Ahora viste una reducida talla 10, después de que sólo le entraba una generosa talla 26.

En su proceso de transformación, Mary se resistió a los *donuts* (donas) y las galletitas que sus compañeros de trabajo dejaban junto a la cafetera de la oficina. Redujo el tamaño de sus porciones en todas las comidas. Y dejó de comprar meriendas (botanas, refrigerios, tentempiés) bajas en grasa o sin grasa, como galletitas y galletas saladas. "Antes comía mucho de eso, pensando que era buena comida para dieta porque tiene poca grasa", indica. "Pero la verdad es que los alimentos de grasa reducida tienen casi el mismo número de calorías que las versiones normales".

Es posible que usted tenga la impresión de que sus esfuerzos para bajar de peso han alcanzado un punto muerto, a pesar de que ya hizo el cambio al helado sin grasa, el aliño (aderezo) para ensalada sin grasa, las galletitas sin grasa, las carnes frías de cerdo (tipo fiambre) sin grasa y la mayonesa sin grasa, entre todas las delicias sin grasa, bajas en grasa y de grasa reducida que llenan los estantes del supermercado. Bueno, no es la única. Las mujeres que vivimos en los Estados Unidos probablemente estemos más conscientes que nunca de la cuestión de la grasa alimenticia, pero lo que aún nos confunde son las calorías. Y eso es lo que sabotea nuestros intentos de bajar de peso.

La verdad es que estamos comiendo más que nunca. De acuerdo con el Departamento de Agricultura de los Estados Unidos, consumimos 100 calorías más al día que a fines de los años 80. En lo que a calorías se refiere, la peor catástrofe son los nuevos alimentos bajos en grasa.

"Muchas personas creen que si un alimento es bajo en grasa pueden comer todas las raciones que quieran sin subir de peso", indica John Allred, Ph.D., bioquímico y profesor de Nutrición en la Universidad Estatal de Ohio en Columbus. "Sin embargo, muchos alimentos bajos en grasa siguen siendo altos en calorías. A la larga no es posible sustraerse a una verdad sencilla y antiquísima: las calorías cuentan".

La amnesia calórica

Es difícil pasarse de calorías si come alimentos que por naturaleza son bajos en grasa, altos en fibra y supernutritivos, como las frutas, las verduras y los cereales integrales, explica el Dr. Allred. "Estos alimentos son bajos en calorías y llenan mucho, porque contienen una gran cantidad de agua y fibra", indica el experto. "No se sube de peso por comer una o dos zanahorias de más. Ese no es el problema". La avalancha de productos bajos en grasa y sin grasa que han invadido los estantes de los supermercados son los que posiblemente estén metiendo cientos de calorías adicionales al día —y miles de calorías al año— a su cuerpo, afirma el bioquímico.

Muchos de estos nuevos alimentos sólo ofrecen un ahorro mínimo de calorías, porque al extraer la grasa los fabricantes agregan más proteínas o carbohidratos, lo cual repone las calorías, señala Constance Geiger, R.D., Ph.D., profesora de Nutrición en la Universidad de Utah en Salt Lake City. Los siguientes hechos hacen pensar.

- Una barra de higo normal tiene 50 calorías. Una barra de higo sin grasa también tiene 50 calorías.

- Una ración de ½ taza de pudín (budín) instantáneo de chocolate preparado con leche descremada contiene 143 calorías. Una

¿Engordan los carbohidratos?

¿Se inflará con ese plato de *penne*? ¿Puede el *rotini* ponerla rechoncha? Una de las más extrañas noticias de última hora producidas por la guerra contra la grasa se dio cuando el periódico *New York Times*, que se precia por la exactitud de su información, anunció en la primera plana que "La pasta engorda", afirmación que desde entonces se ha reproducido en muchas revistas y libros de dietas populares.

¿Qué hay detrás de esta declaración? La teoría indica que al comer carbohidratos como la pasta, el pan o incluso las frutas y las verduras, aumenta la concentración de la hormona insulina en el torrente sanguíneo, lo cual aumenta o facilita la acumulación de grasa. No obstante, los investigadores en nutrición opinan que esta hipótesis pasa por alto un hecho básico sencillo: lo que engorda son las calorías de más.

"La teoría de los carbohidratos tiene bastante tiempo de existir", dice Paul Lachance, Ph.D., profesor de Nutrición en la Universidad de Rutgers en New Brunswick, Nueva Jersey. "No obstante, la verdad aún es la siguiente: se sube de peso cuando se consumen demasiadas calorías, ya sea que éstas provengan de la grasa o de los carbohidratos. Y cuando se examinan las dietas altas en carbohidratos y bajas en grasa, se observa que son muy eficaces para perder peso e incluso para revertir las enfermedades cardíacas. Creo que se

ración de ½ taza de la versión sin grasa también suma 143 calorías.

- Tres galletas *chocolate chip* normales tienen 160 calorías. Tres galletas *chocolate chip* de grasa reducida casi alcanzan el mismo total: 150 calorías.

- Una taza de caldo de pollo normal con fideos contiene 120 calorías. Una taza de la versión de grasa reducida cuenta con 140 calorías.

- Nueve *pretzels* extradelgados normales llegan a 100 calorías. Nueve *pretzels* extradelgados sin grasa también tienen 100 calorías.

- Dos cucharadas de crema de cacahuate (maní) normal contienen 200 calorías, el mismo número que se encuentra en 2 cucharadas de crema de cacahuate de grasa reducida.

ha demostrado que los carbohidratos no son para nada malos para la salud".

Con respecto al aumento de peso, indica Marion Nestle, Ph.D., profesora de Nutrición en la Universidad de Nueva York en la ciudad de Nueva York, "me preocupa mucho más el total de calorías que el material del que están hechas esas calorías".

Por lo tanto, controlar el número de las raciones que come resulta fundamental. "No puede comer todos los carbohidratos que quiera, particularmente los carbohidratos con alta densidad de calorías como los productos panificados", apunta el Dr. Lachance. "Los carbohidratos más complejos, como las frutas y las verduras, tienen menos calorías y al mismo tiempo ofrecen más nutrientes. El truco está en enseñarse a recurrir a éstos en lugar de comida rápida como los pasteles (bizcochos, tortas, *cakes*)".

No obstante, aún se está investigando un aspecto de la teoría del "peligro de los carbohidratos". En el caso de las personas con resistencia a la insulina —lo cual significa que sus células sólo absorben y almacenan el azúcar de la sangre cuando hay un alto nivel de insulina— es posible que una alimentación alta en carbohidratos aumente de forma indirecta el riesgo de sufrir enfermedades del corazón y diabetes. De todas formas, la mayoría de los médicos no están convencidos de que comer carbohidratos conduzca a problemas de la salud.

- Una ración de ¼ taza de *gravy* de pollo normal suma 25 calorías. La misma cantidad de *gravy* de pollo sin grasa tiene 15 calorías.

- Un pastelillo para tostadora normal de *fudge* de chocolate con glaseado (betún) cuenta con 200 calorías. La versión baja en grasa casi lo iguala, con 190 calorías.

¿Qué pasó con el gran ahorro de calorías? "No importa cuán bajo sea el contenido de grasa, de todas formas tiene que revisar las calorías", indica la Dra. Geiger. "No puede suponer que bajo en grasa significa bajo en calorías".

Sin embargo, parecemos pensar que el letrero "bajo en grasa" nos permite comer a discreción. Cuando la revista *Prevention* y el Instituto de Mercadotecnia de los Alimentos realizaron una encuesta entre 710 mujeres y 294 hombres consumidores de comestibles, uno de cada tres opinó que está bien comer alimentos bajos en grasa o sin grasa en grandes cantidades. En la misma encuesta, siete de cada diez consumidores indicaron que el contenido de grasa influye en sus decisiones a la hora de comprar alimentos, pero menos de uno de cada diez mencionó las calorías.

Este tipo de "amnesia de las calorías" es capaz de hacer la gente engordar rápidamente, dice Marion Nestle, Ph.D., profesora de Nutrición en la Universidad de Nueva York en la ciudad de Nueva York. "Si usted obtiene un exceso de calorías de la fuente que sea, tendrá sobrepeso. Así de simple".

También debe percatarse de las porciones

El exceso de alimentos de grasa reducida sólo es parte del problema. Hemos perdido de vista el tamaño de las porciones en relación con casi todo lo que comemos, según afirma Lisa Young, R.D., profesora adjunta de Nutrición en la Universidad de Nueva York, que investiga los temas relacionados con el tamaño de las raciones.

"Creo que las porciones grandes son una de las causas de la obesidad", afirma Young. "Si se controlan las raciones, se controlan las calorías. Entonces es posible perder peso o mantenerlo. Esto no significa comer cantidades minúsculas de comida. Simplemente significa controlar lo que está en el plato".

Cuando el plato se colma del alimento que sea, la cuenta de las calorías se dispara. Tome nota de lo que sigue, por ejemplo:

- Un plato colmado (4 tazas) de *fettuccine* tal vez sea bajo en grasa, pero puede contener más de 670 calorías, *antes* de agregar la salsa.

- Al tomar toda una botella de 16 onzas (480 ml) de bebida de frutas —considerada como dos raciones—, agrega más de 240 calorías adicionales a la suma total del día.

- Tal vez no parezca que tres rebanadas de 1 onza (28 g) cada una de queso suizo (gruyere) en su sándwich (emparedado) de pavo —en lugar de una— agreguen mucha comida a su almuerzo. Sin embargo, suman 200 calorías más.

Muchas veces no tenemos ni idea del número de calorías que estamos consumiendo al día. De acuerdo con un estudio realizado por el

Centro de Investigación sobre la Obesidad del Centro St. Luke's/Hospital Roosevelt en la ciudad de Nueva York, las mujeres y los hombres con sobrepeso de hecho consumen 1,000 calorías más al día de lo que creen. Las personas con un peso normal comen 600 calorías más al día de lo que creen.

Cómo prestar atención a lo que se come

Quizá esté asustada, pensando que la tarea de mantener las calorías bajo control la obligará a sobrevivir con raciones casi microscópicas de comida o (lo que pudiera ser peor) a sumar cada caloría que consume. Tranquila. No hace falta que se mate de hambre, ni tampoco que ande siempre con la calculadora en la mano. En cambio, Young sugiere empezar por prestar atención a lo que come, fijándose realmente en lo que tiene en su plato.

"El primer paso es estar consciente de los alimentos que come, tanto de las calorías como del aspecto que realmente tiene una ración sana", indica la experta. "Entonces podrá tomar decisiones con cierto fundamento. Podrá equilibrar los alimentos altos en calorías con los bajos en calorías. Obtendrá la nutrición que requiere y seguirá disfrutando la comida". De hecho, cuando presta atención a lo que come probablemente la disfrutará más, porque se habrá liberado de esa sensación persistente de culpabilidad por la sospecha de estar comiendo de más.

En esta parte del Programa "Cada día más delgada", encontrará algunas maneras prácticas de identificar una ración saludable. Descubrirá cómo controlar las calorías y con todo obtener la nutrición que una mujer necesita para tener energía y huesos sanos y prevenir las enfermedades, además de dar gusto a su paladar y de callar los ruidos de su estómago. Y aprenderá a identificar los peligros altos en calorías que usted enfrenta en su vida en particular, además de eliminar el riesgo de las situaciones que más incitan a consumir un exceso de calorías. Así que siga leyendo. Y deje la calculadora en el cajón de su escritorio: no le hará falta.

¿Qué hay en su plato?

Empiece con una evaluación sincera de lo que come, sugiere Michelle Berry, R.D., investigadora de nutrición en la Universidad de Pittsburgh. Ahora le diremos cómo.

Confíe en su instinto. Muchas veces las mujeres sabemos exactamente qué alimento alto en calorías nos está causando problemas, afirma Berry.

Pregúntese cuáles son los alimentos difíciles para usted. Y confíe en sus instintos. La primera respuesta que nos viene a la mente por lo común es el problema más importante que debemos enfrentar en cuanto a calorías, indica la experta. Si usted sospecha que sus raciones son demasiado grandes, entonces tiene que resolver esta cuestión. Otros peligros en lo que a calorías se refiere son la carne, el queso, el helado, los refrescos (sodas) y los productos panificados. Y acuérdese de que las galletitas sin grasa tienen calorías que llegan a sumarse.

Averigüe por qué come de más. Lleve un diario de su alimentación durante varios días o una semana, apuntando lo que come, cuánto y a qué hora, recomienda Berry. Busque algún patrón o tendencia. "Esto puede ayudarle a aclarar no sólo qué es lo que come sino también *por qué* lo come", explica.

Tal vez descubra que la semana pasada comió alimentos altos en calorías dos veces porque no tenía a la mano nada bajo en calorías que pudiera preparar rápidamente. Quizá tienda a comer en exceso a la hora de la cena porque no ingiere nada a lo largo del día, o sólo muy poco, por lo que al llegar la noche se siente débil y se está muriendo de hambre.

"A veces las razones por las que se come de más no tienen nada que ver con la comida", señala Berry. "Tal vez usted esté tan ocupada durante todo el día que no le da tiempo de ir al supermercado para comprar alimentos saludables que pueda preparar fácilmente en su casa. El diario de alimentación le permitirá reconocer con más claridad las verdaderas causas por las que está comiendo en exceso, y concentrar su tiempo y atención en resolver sus problemas. Tal vez llegue a la conclusión, por ejemplo, de que la clave de su éxito se encuentra en organizar mejor su tiempo (lo cual incluye darse tiempo para comprar los comestibles y preparar la comida), y podrá fijar sus objetivos de acuerdo con esto".

Nunca vuelva a contar las calorías

El plan de alimentación saludable para toda la vida que forma parte del Programa "Cada día más delgada" le permite bajar de peso o mantener un peso sano sin contar las calorías. Los expertos están de acuerdo en que estas pautas para una buena alimentación ponen el énfasis en los alimentos que por naturaleza son bajos en grasa, altos en fibra y retacados de los nutrientes que las mujeres necesitamos.

Afortunadamente, los alimentos de alto valor nutritivo a los que el Programa "Cada día más delgada" da la prioridad, incluyendo los cereales, las frutas, las verduras, los productos lácteos bajos en grasa y las carnes magras, también son bajos en calorías. Al basar sus comidas fuertes y meriendas (botanas, refrigerios, tentempiés) en estos alimentos —como un plato de pollo y brócoli frito y revuelto constantemente al estilo asiático servido con arroz, por ejemplo—, podrá controlar sus calorías sin necesidad de contarlas. El truco es sencillo. Simplemente tiene que limitar su consumo de calorías ajustando el número de *raciones* que elija de cada categoría de alimentos.

"La alimentación sana es primero", dice Dolores Becker, R.D., coordinadora del Centro de Control del Peso en el Centro Médico Milton S. Hershey de Hershey, Pensilvania. "Empezar con reglas estrictas acerca de las calorías no es un modo de pensar sano. Es mejor pensar en lo que la comida contiene, en tener otras razones aparte de sólo las calorías para elegir los alimentos. Esa es la mejor forma de armar un plan de alimentación que le dure toda la vida".

Esta filosofía puede ayudarla a dejar atrás de una vez por todas la mentalidad de las dietas. (Encontrará los detalles de las comidas en el capítulo 14). De acuerdo con la Dra. Geiger, basta con observar las siguientes indicaciones para convertir a calorías las pautas de una alimentación sana que toma en cuenta el peso.

- Para un total de 1,200 calorías al día: Coma seis raciones de cereales (por lo menos tres deberían ser de cereales integrales), tres de verduras, dos de frutas, dos de carne magra y tres de productos lácteos bajos en grasa o sin grasa, y limite su consumo de grasas, aceites y dulces.

- Para un total aproximado de 1,600 calorías al día: Coma ocho raciones de cereales (por lo menos tres deberían ser de cereales integrales), cuatro de verduras, tres de frutas, dos de carne magra y tres de productos lácteos bajos en grasa o sin grasa, y limite su consumo de grasas, aceites y dulces.

- Para un total aproximado de 2,200 calorías al día: Coma 11 raciones de cereales (por lo menos tres deberían ser de cereales integrales), cinco de verduras, cuatro de frutas, tres de carne

(continúa en la página 140) ▶

"Cupones" calóricos

"Hay muchas cosas que usted puede hacer para sustituir las calorías y la grasa y de todas maneras tener una comida completa que la deje satisfecha", afirma Constance Geiger, R.D., Ph.D., profesora de Nutrición de la Universidad de Utah en Salt Lake City. A continuación le presentamos una guía para comer mucho y sabroso, pero sin las calorías que sólo sirven para ensanchar las caderas.

Ahorre de 75 a 150 calorías

- En lugar de 1 taza de granos de maíz (elote, choclo) con crema de 184 calorías, coma una mazorca de maíz (un elote entero), que sólo suma 83 calorías.

- En lugar de pedir bebidas tropicales como daiquirís, piñas coladas o margaritas, opte por un *spritzer* (una bebida normalmente preparada con vino y agua tónica), pero sin alcohol (agregue jugo de arándano agrio/*cranberry* a agua de Seltz/*seltzer* simple o de sabor). Ahorrará unas 100 calorías por las 1½ onzas (45 ml) de alcohol a las que habrá renunciado.

- En lugar de 15 papitas fritas y 160 calorías, coma 2 tazas de pimiento (ají, pimiento morrón, *bell pepper*) rojo, amarillo y verde picado en tiras, para un total de 56 calorías.

- En lugar de una pequeña ración de papas a la francesa de comida rápida, de las que 2½ onzas (70 g) equivalen a 210 calorías, pruebe unas papas a la francesa al horno (pique las papas en rodajas, rocíe con aceite antiadherente en aerosol y hornee a 450°F/234°C hasta que doren), de las que 3½ onzas (98 g) suman 110 calorías.

- En lugar de 1 cucharada de margarina con 100 calorías, utilice 2 cucharadas de margarina sin grasa con 10 calorías.

- En lugar de una lata de 12 onzas (360 ml) de refresco (soda) de cola, que suma 151 calorías, tómese una taza de té de hierbas con 1 cucharadita de miel y tres albaricoques (chacabanos, damascos), para un total de 75 calorías.

- En lugar de una barra de confitura de 250 calorías, pruebe un *muffin* inglés de pasas y canela con 2 cucharaditas de mermelada, que equivale a 172 calorías.

- En lugar de 1 taza de trocitos de piña (ananá) en un almíbar (sirope) espeso, que tendría 198 calorías, disfrute 1 taza de piña en agua, que suma 78 calorías.

- En lugar de 1 taza de *coleslaw* de 170 calorías, coma 1 taza de verduras al vapor, para un total de 60 calorías.

Ahorre de 150 a 250 calorías

- En lugar de 2½ tazas de espaguetis, que suman 490 calorías, sírvase 1 taza de espaguetis mezclada con 1¼ tazas de cabezuelas de brócoli al vapor y 1 taza de champiñones (hongos, setas) al vapor picados en rodajas, para un total de 265 calorías.

- En lugar de una hamburguesa con queso de un cuarto de libra (112 g) de comida rápida, con sus 530 calorías, pida una hamburguesa con queso normal aderezada con *catsup (ketchup)*, mostaza, pepinillos y cebolla, la cual sólo llega a 320 calorías.

- En lugar de un batido (licuado) pequeño de fresa con helado (aproximadamente 2 tazas), para un total de 340 calorías, muela 10 fresas congeladas, medio plátano amarillo (guineo, banana) congelado y 1 taza de leche descremada en la batidora (licuadora) para obtener 3 tazas de un rico batido de fresa de sólo 165 calorías.

- En lugar de ½ taza de ensalada de papa, que sumaría 179 calorías, coma 3 tazas de verduras mixtas con un chorrito de vinagre balsámico, para un total de 27 calorías.

Ahorre más de 250 calorías

- En lugar de un entremés de cinco palitos de queso *mozzarella* fritos, para un total de 500 calorías, saboree 20 almejas pequeñas al vapor, que equivalen a 133 calorías.

- En lugar de unas fajitas de bistec con todos los extras (cuatro tortillas, guacamole, crema agria, salsa pico de gallo y queso), que sumarían 1,190 calorías, cómase unas fajitas de pollo con salsa y cuatro tortillas para un total de 865 calorías.

- En lugar de una papa al horno cubierta de queso, mantequilla, tocino y crema agria, que equivale a 620 calorías, pida una

(continúa) ▶

"Cupones" calóricos (continuado)

papa al horno sencilla con 2 cucharadas de salsa, que sólo cuenta con 240 calorías.

- En lugar de un helado con *brownie* de 10 onzas (280 g) bañado con *fudge* caliente, que suma un impresionante total de 1,130 calorías, pida ½ taza de helado de vainilla con ½ taza de frambuesas y 1 cucharada de salsa de *fudge*, lo cual sólo equivale a 267 calorías.

- En lugar de tres rebanadas de una pizza de 12 pulgadas (31 cm) para un total de 750 calorías, pídala con la mitad del queso y mucha cebolla, pimiento y champiñones, lo cual suma aproximadamente 450 calorías.

- En lugar de cinco ruedas de cebolla empanadas (empanizadas) y fritas para un total de 400 calorías, disfrute ocho ruedas de cebolla empanadas al horno, las cuales sólo suman 50 calorías.

- En lugar de 1 taza de *granola* para un total de 500 calorías, saboree 1 taza de copos de avena con medio plátano amarillo, que equivale a 200 calorías.

- En lugar de un *omelette* de tres huevos con 2 onzas (56 g) de queso, para un total de 425 calorías, prepáreselo con cuatro claras de huevo, 1 cucharadita de queso parmesano y ½ taza de cebolla, pimiento y tomate mezclados, lo cual suma 131 calorías.

- En lugar de 4 onzas (112 g) de pavo (chompipe), dos rebanadas de queso suizo (gruyere) y 1 cucharada de mayonesa con dos rebanadas de pan de trigo integral, para un total de 560 calorías, omita el queso, cambie la mayonesa por mostaza café con especias y agregue tomate y lechuga, para un sándwich (emparedado) de 260 calorías.

magra y tres de productos lácteos bajos en grasa o sin grasa, y limite su consumo de grasas, aceites y dulces.

Ajuste el número de las raciones de cereales y verduras para obtener un total intermedio de calorías. Cada ración de cereales contiene 80 calorías; la mayoría de las raciones de verduras tienen 25 calorías; las verduras feculentas (papas, chícharos/guisantes/arvejas, maíz/elote/choclo) cuentan con 50 calorías. Por lo tanto, para subir de

1,600 a 1,800 calorías, podría agregar 1 taza de verduras cocidas a la hora del almuerzo y ½ taza de arroz a la hora de la cena.

Una advertencia con respecto a las calorías: no vaya a comer menos que las recomendaciones más bajas para una alimentación sana o menos de 1,200 calorías al día, dice Young. "Por debajo de eso", afirma, "es casi imposible mantener la energía que necesita u obtener los nutrientes que le hacen falta para una buena salud y para prevenir las enfermedades".

Asegúrese de respetar los tamaños recomendados para las raciones, agrega Becker. En el caso de los cereales, una ración equivale a una rebanada de pan, medio *bagel*, medio *muffin* inglés, 1 onza (28 g) de cereal frío o ½ taza de cereal cocido, arroz o pasta. En cuanto a las verduras, se trata de 1 taza de verduras de hoja crudas, ½ taza de verduras de otro tipo o ¾ taza de jugo de verduras. En lo que se refiere a las frutas, una ración corresponde a una manzana, plátano amarillo (guineo, banana) o naranja mediana, ½ taza de frutas picadas, cocidas o de lata o ¾ taza de jugo. En lo que respecta a los productos lácteos, es igual a 1 taza de leche o yogur o 1½ onzas (42 g) de queso. En el caso de las carnes (en realidad se trata del grupo de las proteínas), equivale a entre 2 y 3 onzas (56 y 84 g) de carne magra (baja en grasa) cocida de cualquier tipo, así como de pollo o pescado, ½ taza de frijoles (habichuelas) cocidas, un huevo o 2 cucharadas de crema de cacahuate (maní).

¿Cuánto peso va usted a perder y en cuánto tiempo? "Cada libra (448 g) de grasa corporal contiene 3,500 calorías", explica la Dra. Nestle. "Si come 500 calorías menos al día, probablemente perderá una libra en una semana".

Pero hay una manera aún mejor de enfocar el asunto de bajar de peso: olvídese totalmente de los números. Aliméntese sanamente y deje que su peso baje solo a su nivel saludable y natural, recomienda G. Ken Goodrick, Ph.D., profesor de Medicina en el Colegio Baylor de Medicina en Houston, Texas. "Una de las características que distinguen a las personas que pierden peso sin volver a subirlo es que comen y hacen ejercicio para estar sanos, no para verse bien", indica. "No piensan en lo que están comiendo como una dieta, así que no andan contando las calorías. Están conscientes de los alimentos bajos en grasa y lo que sí hacen es vigilar sus raciones. No piensan en sí mismas como un número en una pesa (báscula) ni miden el valor de sus alimentos simplemente por el número de calorías que contienen".

Al no ver la alimentación como una dieta, Ardella Bixler de 54 años, una cocinera de hospital de Lancaster, Pensilvania, por fin perdió 70

La guía rápida para controlar las raciones

Las raciones son engañosas. Cada vez comemos raciones más grandes, y se nota cuando nos medimos las caderas.

"Cuando las mujeres exageran el tamaño normal de las raciones, esto fácilmente puede conducir a un consumo de muchas calorías adicionales y al sobrepeso", indica la nutrióloga Lisa Young, R.D., profesora de Nutrición en la Universidad de Nueva York de la ciudad de Nueva York. "Sólo es posible hacer las cosas bien si se conoce el tamaño de las raciones".

Para ayudarla a guardar la debida perspectiva de las raciones, Young y otros expertos le van a decir cómo debe verse una ración exacta de varios alimentos populares.

- 2 cucharadas de mantequilla de cacahuate (maní): una gran nuez con cáscara
- ½ taza de pasta cocida: una bola de helado
- ¾ taza de arroz: una pelota de tenis
- 1 taza de guiso (estofado), frijoles (habichuelas) o cereal de caja: una pelota de béisbol
- 1 onza de pan: una caja de *CD*
- 5 onzas (150 ml) de vino: dos tercios de una taza de café
- 1½ onzas (42 g) de queso duro: tres fichas de dominó
- 1 cucharadita de mantequilla: la yema de su pulgar
- 1½ onzas de queso procesado en rebanadas: una tarjeta de aproximadamente 4 por 6 pulgadas (10 por 15 cm)
- 2 cucharadas de aliño (aderezo) para ensaladas: una medida (*shot*) de licor
- 3 onzas (84 g) de carne: una pastilla de jabón de tamaño regular
- 1 onza (28 g) de papitas fritas o *pretzels*: lo que cabe en una mano ahuecada
- 1 onza de nuez o de dulces pequeños: lo que cabe en una mano ahuecada
- 1 cucharada de aceite de oliva: un pequeño recipiente de sustituto de crema para el café

libras (31 kg) después de años de intentar diversas dietas para bajar de peso sin ningún éxito. "Pienso en términos de grupos de alimentos y todos los días como frutas, verduras, proteínas y cereales", dice Ardella. "También pienso en el tamaño de las raciones. En lugar de comer un plato gigantesco de espaguetis, como una porción más pequeña acompañada por verduras. No cuento las calorías, pero estoy consciente de ellas".

Por cierto, después de una semana de comida saludable, Ardella se da el gusto de probar su helado favorito sin ningún sentimiento de culpa o temor. "Entonces no me preocupo por las calorías", indica. "De hecho, una vez mandé una carta a una compañía de helados para decirles que perdí todo ese peso sin dejar de comer su helado".

Los pesos y las medidas en la vida real

Usted sabe que ½ taza de su helado favorito de primera calidad tiene 175 calorías. ¿Pero cómo se ve ½ taza? ¿Llenaría una taza de té, una taza de café o un tazón (recipiente) para ensaladas? Se lo diremos: una taza de té. Si llena el tazón para ensaladas, terminará comiendo más del doble de las calorías que quiere.

"Con frecuencia las mujeres no saben cómo se ve el tamaño real de las raciones. Por consiguiente, muchas veces consumen más calorías de lo que se dan cuenta", apunta Young, y explica que mantener el control de las raciones es la clave para lograr ese difícil equilibrio entre comer lo que le encanta y alcanzar o mantener un peso deseable.

Intente las siguientes sugerencias para mantenerse al tanto de sus raciones.

Mídalo una vez. En el caso de los alimentos que son fáciles de comer en exceso, como los cereales, la pasta y el helado, mida una ración y pase la comida al plato o tazón que normalmente utiliza, recomienda la Dra. Geiger. Fíjese en cómo se ve. La próxima vez podrá medir la cantidad correcta a simple vista.

Revise su aceite. En cuanto al aceite, la mantequilla y la margarina, dice Young, mida una cucharada o cucharadita y luego póngala en la sartén o la jarrita para el aliño (aderezo) de la ensalada, o bien úntela con un cuchillo para mantequilla.

Pese las carnes y los quesos, incluso los bagels grandes. Para los alimentos cuyas raciones se miden por su peso, como las carnes y los quesos, Young sugiere comprar una pesa (báscula) económica de cocina; las hay por menos de $10. "Úsela para adquirir el

(continúa en la página 146) ▶

La guía sincera del tamaño de las raciones

Usted compra una botella de 16 onzas (480 ml) de una bebida de frutas, cuya etiqueta indica que contiene dos raciones y que cada ración equivale a 120 calorías. Usted se la bebe toda. Por su parte, la etiqueta de la pinta (237 ml) de helado que hay en su congelador explica que ½ taza corresponde a una ración. ¿Se limita usted a esta cantidad?

Para la mayoría de nosotras, "tamaño de la ración" significa "tamaño de mi apetito". Pero usted podría subir de peso si no tiene en mente que al comer más está multiplicando por dos o tres el número de calorías que la etiqueta señala debajo del tamaño de la ración (además del hecho de que nunca le va a dar el total de calorías de más de una ración), afirma Constance Geiger, R.D.,

| Alimento | Lo que dice la etiqueta | | | Lo que realmente se consume | | |
	Tamaño de la ración	Calorías	Grasa (g)	Tamaño de la ración	Calorías	Grasa (g)
Bebida de frutas de botella (16 onzas/ 480 ml)	8 onzas/ 240 ml	120	0	16 onzas	240	0
Cereal de caja *Bran Flakes* con pasas	1 taza	200	1.5	1½ tazas	250	2.3
Espaguetis	2 onzas (56 g) sin cocinar (o 1¼ tazas cocidos)	210	1	4 tazas, cocidos	672	3
Galletas *chocolate chip*	3 galletas	160	8	7 galletas	373	18.7
Galletas selectas de vainilla con el centro de chocolate oscuro	3 galletas	180	10	5 galletas	300	17

Ph.D., profesora de Nutrición en la Universidad de Utah en Salt Lake City.

"Utilice la etiqueta de nutrición en la parte de atrás del envase para averiguar qué está comiendo realmente", sugiere. "Si se toma la botella completa de bebida de frutas y eso equivale a dos raciones, estará consumiendo el doble de las calorías."

A veces los resultados son sorprendentes. Por lo menos eso es lo que descubrimos nosotras las editoras de *Prevention en español* al sacar la cuenta de las calorías y la grasa contenidas en cada ración de algunos de nuestros alimentos preferidos cuando nos servimos de acuerdo con nuestro apetito.

Alimento	Lo que dice la etiqueta			Lo que realmente se consume		
	Tamaño de la ración	Calorías	Grasa (g)	Tamaño de la ración	Calorías	Grasa (g)
Helado de primera calidad de *fudge* de chocolate	½ taza	290	20	1½ tazas	870	60
Papitas fritas	1 onza (unas 15 papitas)	160	10	3 onzas/84 g (unas 45 papitas)	480	30
Pastel (bizcocho, torta) de caja cubierta de frutas	⅛ pastel	110	5	¼ pastel	220	10
Queso	1 onza/28 g	105	8.5	4 onzas/ 112 g	420	34
Refresco (soda) de cola (botella de 20 onzas/ 600 ml)	8 onzas	100	0	20 onzas	250	0

sentido de cómo se ve una ración realmente", indica. "Incluso puede usarla para medir los *bagels* y *muffins* comprados en la tienda. Con frecuencia son extragrandes y en realidad contienen el mismo número de calorías que cinco o seis rebanadas de pan".

Reduzca el tamaño de su vajilla. Las raciones más pequeñas no se ven tan solas o minúsculas cuando se sirven en un tazón o plato pequeño, opina Young. Así que cambie a platos y tazones pequeños para postre, tome bebidas altas en calorías en tazas y vasos más pequeños e incluso piense en servirse la cena en un plato para ensalada, recomienda.

Cómo reducir las calorías a su manera

Utilice los consejos de los expertos para crear su propio plan de reducción de calorías.

Coma y disfrute los alimentos saludables. Disminuya su consumo de calorías concentrándose en reemplazar los alimentos, en lugar de detenerse a pensar en lo que no va a comer. No desperdicie su tiempo y energía evitando los llamados alimentos prohibidos, sugiere Berry. "Cuando se concentra en no comer determinado alimento, es probable que termine pensando en él y que se le antoje más que de costumbre", señala. "En cambio, concéntrese en los alimentos que va a comer (frutas, verduras, cereales integrales y productos lácteos bajos en grasa, pura comida saludable y deliciosa), y empezará a imaginarse y a desear más estos alimentos más saludables".

Por lo tanto, en lugar de prometerse a sí misma que dejará de comer ese alimento alto en calorías que le está causando problemas, como papitas fritas a la hora del almuerzo, por ejemplo, propóngase sustituir esas papitas fritas por una ensalada como guarnición, aliñada con un chorrito de vinagre de sabor.

Empiece el día con un plan. Determine cuál es la comida del día que más le importa y planee las demás en torno a ella, sugiere Young. Piense en términos de porciones.

Si va a cenar en un restaurante italiano, donde fácilmente podrá consumir de 2 a 3 tazas de pasta (equivalentes a seis raciones de cereales), evite comer cereales. En cambio, concéntrese en las frutas, las verduras y las proteínas magras a la hora del desayuno y del almuerzo. Si va a almorzar en un restaurante de bisteces conocido por sus cortes gigantescos de carne, no cene un sándwich (emparedado) lleno de carne del *deli*. En cambio, combine frutas, verduras y cereales a la hora del desayuno y de la cena ese día, sugiere la experta.

Quítele el peligro a las situaciones altas en calorías. Tenga alimentos bajos en calorías a la mano tanto en el trabajo como en la casa, para ayudarla a pasar los ratos en que normalmente recurre a comida más alta en calorías, sugiere Berry. "Esto podría significar darse tiempo para comprar manzanas y zanahorias cambray (*baby carrots*) en el supermercado para comer en casa después de trabajar, o llevarse frutas y *bagels* multigrano a la oficina el lunes para toda la semana, de modo que no tenga que visitar la máquina de los dulces durante su descanso vespertino", indica la investigadora.

Encuentre las versiones bajas en calorías de su alimento preferido. ¿No se imagina renunciando al helado o a su hamburguesa favorita? "Busque versiones más bajas en calorías de los alimentos que come todo el tiempo", dice la Dra. Geiger. "Lea las etiquetas. Todas las semanas escoja uno o dos de sus alimentos preferidos y haga un poco de investigación de etiquetas. Busque una versión más baja en grasa y calorías y pruébela. Si no le gusta, pruebe otra versión".

Aproveche las verduras para "adelgazar" los alimentos altos en calorías que más le gustan. ¿Le encanta servirse grandes porciones de macarrones con queso, *coleslaw* o espaguetis con salsa de tomate y un montón de carne molida? Al agregar verduras y utilizar ingredientes de grasa reducida para preparar estos alimentos altos en calorías, puede comer una ración de tamaño normal, disfrutar el sabor que le encanta y reducir las calorías al mismo tiempo, afirma la Dra. Geiger.

Guarde bolsas de verduras congeladas en el congelador o verduras precortadas o ralladas en el refrigerador para trucos como los siguientes: agregue 2 bolsas de 8 onzas (224 g) de zanahoria rallada a ½ pinta (119 ml) de *coleslaw*. Una taza de este *coleslaw* con zanahoria tiene 50 calorías, en comparación con las 200 calorías de 1 taza de la versión normal. En lugar de 2 tazas de arroz estilo *pilaf* para un total de 400 calorías, mezcle ½ taza de *pilaf* con 2 tazas de habichuelas verdes (ejotes, *green beans*), pimiento (ají, pimiento morrón) rojo (*red bell pepper*) picado y champiñones (hongos, setas); el resultado final tendrá menos de 200 calorías.

Adorne su fruta preferida. Satisfaga su antojo de dulce con un postre fácil de fruta congelada molida en la licuadora (batidora) con una taza de leche descremada o yogur sin grasa, sugiere Berry. Eso da menos de 200 calorías. O mezcle simplemente una fruta congelada como fresa, frambuesa, melocotón (durazno) o arándano azul con una pequeña cantidad de azúcar o miel para obtener un sorbete (nieve) de sabor fresco.

Usted puede hacer muchas cosas para mantener las calorías bajo control, ya sea que cambie las galletitas por fruta a la hora del postre, que mida los tamaños de sus raciones o que sirva versiones más bajas en calorías de los alimentos que más la reconfortan. Sin embargo, quizá la herramienta más importante sea su confianza en que será capaz de lograrlo, apunta Mary, la asistente administrativa que bajó nueve tallas de vestido. "Antes no creía que pudiera hacer algo así. No tenía el modo de pensar adecuado para el éxito", afirma. "Ahora sé que puedo disfrutar la comida y no subir de peso. Me siento libre".

Nota: Si no reconoce algún término usado en este capítulo, vea el glosario en la página 523.

Capítulo 9

Placer máximo con un mínimo de calorías

Descubra los alimentos que realmente satisfagan su apetito *y* su deseo de bajar de peso.

Cuando Susanne Holt, Ph.D., una investigadora de nutrición para la Corporación de Investigación Científica e Industrial de la Commonwealth en Adelaide, Australia, se propuso descubrir algunos de los comestibles que más sacian el hambre en el mundo, no guardó sus conclusiones científicas en el laboratorio.

En cambio, los "alimentos superllenadores" que ella encontró —la manzana, el pescado, la papa y los espaguetis de trigo integral, entre otros muchos— son los que llenan su plato cuando la Dra. Holt se sienta a comer o a tomar una rápida merienda (botana, refrigerio, tentempié) por la tarde. Gracias a sus investigaciones, también tiene mucho cuidado cuando la asalta el antojo de los clásicos "alimentos reconfortantes", porque cuenta con pruebas de que estas tentaciones en realidad nos llenan de calorías sin satisfacer nuestros estómagos.

"No me fío del chocolate, los pasteles (bizcochos, tortas, *cakes*) y el helado", indica. "Ahora, antes de darme un gusto así me pregunto: '¿Realmente lo necesito? ¿Realmente quiero comer todas esas calorías y no quedar satisfecha?' Otros alimentos dulces, como la fruta, los cereales de caja y el yogur bajo en grasa, llenan más y tienen menos calorías".

En el curso de las investigaciones que la Dra. Holt y sus compañeros de trabajo llevaron a cabo en la unidad de nutrición humana de la Universidad de Sydney, Australia, llegaron a un resultado sorprendente: algunos alimentos bajos en calorías tienen mucha más capacidad de llenar el estómago y hacer que una se sienta satisfecha durante horas que los alimentos altos en calorías y en grasa.

Al escoger un mayor número de estos "superllenadores", usted podría ahorrar suficientes calorías para finalmente bajar de peso o para mantener el peso saludable que ya logró, sin tener hambre nunca, de acuerdo con la Dra. Holt.

Satisfacción sin libras de más

En el estudio llevado a cabo por la Universidad de Sydney, un grupo de estudiantes comieron porciones equivalentes a 240 calorías de 38 alimentos distintos. Luego evaluaron su sensación de hambre o de satisfacción cada 15 minutos. Después de 2 horas se realizó la última prueba de satisfacción: se les "soltó" frente a una mesa de bufé y se les permitió comer todo lo que quisieran, mientras los investigadores apuntaban cuánto comían.

Finalmente resultó claro que los estudiantes que habían comido los alimentos más llenadores consumieron menos después. La humilde papa hervida, por ejemplo, se reveló como la superestrella de la satisfacción: fue evaluada como siete veces más llenadora que la misma porción (en calorías) de *croissants*.

Los investigadores basaron sus evaluaciones en una escala que asignaba al pan blanco una puntuación automática de 100. Descubrieron que cada caloría de pastel, *donuts* (donas), barras de confitura y helado saciaba el hambre menos que una caloría de pan blanco.

Por su parte, la manzana, la naranja, la pasta de trigo integral, el pescado y la avena dejaban dos veces más satisfecho. La papa dejaba tres veces más satisfecho que el pan blanco.

¿De dónde sale el poder de los "superllenadores" para satisfacer al estómago, un poder que los investigadores llaman "saciedad"? "Los alimentos de alta saciedad eran bajos en calorías y bajos en grasa", apunta la Dra. Holt. Por consiguiente, una ración más grande equivalía al mismo número de calorías.

Los "superllenadores"

¿Qué es lo mejor para cuando el estómago ruge? Unos investigadores de la Universidad de Sydney en Australia les pusieron las siguientes calificaciones a diversos alimentos en relación con su capacidad para acabar con las punzadas del hambre. Si usted elige un alimento del principio de la lista (de alta saciedad), le quitará el hambre a cambio del menor número de calorías. Por ejemplo, una papa entera sin nada satisface el hambre dos veces mejor que unas papas a la francesa y 3½ veces mejor que unas papitas fritas.

Alimento	Índice de saciedad
Papa	323
Pescado	225
Avena	209
Naranja	202
Manzana	197
Pasta de trigo integral	188
Bistec	176
Uvas	162
Palomitas (rositas) de maíz hechas a presión sin grasa	154
Cereal de salvado	151
Queso	146
Galleta de agua	127
Galletitas crujientes	120
Plátano amarillo (guineo, banana)	118
Papas a la francesa	116
Pan blanco	100
Helado	96
Papitas fritas	91
Barra de confitura	70
Donut (dona)	68
Pastel (bizcocho, torta, *cake*)	65
Croissants	47

Considere la papa y el *croissant*. Doscientas cuarenta calorías de papa pesan 13 onzas (364 g), o sea, equivalen a casi una libra completa (448 g) de comida. Por el contrario, 240 calorías de *croissant* pesan poco más de 2 onzas (56 g), es decir, la sexta parte de la comida.

Esta diferencia tiene que ver con la llamada "densidad de energía", lo que significa que se obtiene una gran cantidad de nutrientes a cambio de pocas calorías.

Los carbohidratos: los especialistas en saciedad

¿Por qué importa la densidad de energía? La respuesta obvia es que entre más peso o volumen de alimento obtenga usted por un número determinado de calorías, más satisfecha se sentirá y menos probabilidad habrá de que coma de más, señala Barbara Rolls, Ph.D., profesora de Nutrición en la Universidad Estatal de Pensilvania en University Park.

Además de su volumen, los "superllenadores" contienen unas sustancias que la dejarán satisfecha durante horas, afirma la Dra. Holt. Los alimentos como la papa, la naranja, la manzana y los cereales integrales son ricos en carbohidratos, los cuales aumentan la concentración de azúcar en la sangre y estimulan los receptores de su cuerpo, los cuales a su vez envían un mensaje fuerte y claro a su cerebro y estómago para indicarles que las reservas de energía han sido repuestas. Así se logra la sensación de saciedad.

"Contamos con sensores de carbohidratos en todo el cuerpo, desde la boca hasta los intestinos, así como en el hígado y el cerebro", explica David Levitsky, Ph.D., profesor de Nutrición y Psicología en la Universidad de Cornell en Ithaca, Nueva York. "Estos receptores pueden afectar su apetito profundamente, haciendo que sienta hambre o que se sienta satisfecha cuando ha comido carbohidratos. Siempre y cuando mantenga felices a sus sensores de carbohidratos, no se le antojará comer más".

A manera de contraste, señala el Dr. Levitsky, no contamos con sensores de grasa. "Si come alimentos altos en grasa, su cuerpo apenas se dará cuenta", dice el experto. "No hay nada que le indique a su estómago o a su boca que es hora de dejar de comer. Por lo tanto, usted come más y más".

Eso no lo es todo. Su estómago tarda más en digerir las superestrellas de alta saciedad que los sustitutos de baja saciedad, dice la Dra. Holt. Se trata de otra gran ventaja. Entre más tiempo la comida permanezca en su estómago, más durará la sensación de saciedad y menos ganas tendrá de ir a buscar otra merienda al refrigerador o a la máquina expendedora de la oficina.

¿Qué es lo que provoca esta lentitud en la digestión? En el caso de las carnes "superllenadoras" como la carne magra (baja en grasa) de res y el pescado —preparados con poca o nada de grasa adicional—, las proteínas son las responsables, afirma la Dra. Holt.

En cuanto a las frutas, las verduras y los cereales integrales, el efecto es producido por sus carbohidratos complejos, los cuales normalmente no se encuentran en los alimentos refinados, indica Paul Lachance, Ph.D., profesor de Ciencias de los Alimentos y Nutrición en la Universidad de Rutgers en New Brunswick, Nueva Jersey.

"Estos carbohidratos se llaman polímeros de glucosa", afirma el Dr. Lachance. "Sin embargo, el nombre no es lo que importa, sino el hecho de que se ha probado que duran más. Su digestión es lenta. Por eso los alimentos como una simple papa no son los culpables de que se suba de peso; una simple papa lo llena a uno a cambio de muy pocas calorías. En comparación, cuando se comen los carbohidratos llamados azúcares simples que se encuentran en alimentos refinados como los pasteles (bizcochos, tortas, *cakes*) y las galletitas, estos se digieren muy, muy rápidamente".

Por su parte, la fibra contenida en las frutas, las verduras y los cereales hace lo suyo para mantener una digestión lenta y constante. También llena el estómago, agrega la Dra. Holt.

Cómo comer a cámara lenta

Otra gran diferencia entre los alimentos "superllenadores" y los sustitutos poco llenadores es la facilidad para comérselos, indica la Dra. Holt.

"El carácter voluminoso de los alimentos de alta satisfacción significa que se debe masticar bastante antes de podérselos tragar", apunta la experta. Esta masticación le brinda más tiempo a su cuerpo y su cerebro para reaccionar a la comida, lo cual significa que no habrá comido el mismo número de calorías cuando su estómago le indique que está satisfecha.

Los alimentos de baja saciedad, por el contrario, se introducen al cuerpo rápido, sin que usted se dé cuenta. "Se derriten en la boca", explica la Dra. Holt. "Uno quiere comer más".

No obstante, nuestra boca llega a sentir un gran antojo de alimentos de baja satisfacción, señala la investigadora. Dominan el paladar e incluso es posible que liberen unas sustancias llamadas "opiados" en el cerebro, las cuales producen una sensación de felicidad y nos hacen sentir bien. "Estos alimentos aumentan el riesgo de consumir muchas calorías sin darse cuenta siquiera", dice la doctora. "Saben tan ricos que se desea todavía más aunque ya se hayan consumido bastantes calorías".

Para elegir alimentos como una manzana o una naranja en lugar de una barra de caramelo o un trozo de pastel, a veces se necesita ejercer dominio de sí y paciencia, afirma la experta. "Puede requerir cierto esfuerzo volver a entrenar el paladar, pero vale la pena", indica. "Con el tiempo se llegan a preferir los alimentos llenadores y bajos en grasa. Sin embargo, tiene que hacer los cambios poco a poco y darse un gusto de vez en cuando".

Para llenar su plato de supersatisfacción

En el Programa "Cada día más delgada", elegir los alimentos "superllenadores" hace que le rindan más sus calorías y al mismo tiempo le permite obtener mucho sabor y nutrición sin quedarse con hambre. Adapte esta estrategia a sus propias necesidades cambiando los alimentos de baja saciedad que come con más frecuencia por las alternativas de alta saciedad. Ahora le diremos cómo.

Tome las cosas con calma. Primero haga frente a los alimentos más altos en grasa que come de forma regular, sugiere la Dra. Holt. Lo más importante es cambiar los elementos altos en grasa que come de manera constante, incluyendo los productos lácteos y las carnes, por versiones más magras (bajas en grasa). Si tiende a cenar carnes altas en grasa, pruebe una alternativa más baja en grasa, como carne de ave sin pellejo, pescado o un corte de carne de res más bajo en grasa. Si sus meriendas (botanas, refrigerios, tentempiés) por lo común consisten en dulces altos en grasa como pasteles, helado o galletitas, sustitúyalos por fruta.

Escoja alimentos "enteros". Coma la fruta entera en lugar de tomársela en forma de jugo. Opte por cereales integrales —desde el arroz integral hasta el pan o la pasta integrales— en lugar de alimentos preparados con harina refinada. "Busque alimentos sin procesar, con la fibra intacta", recomienda la Dra. Holt.

Los alimentos integrales o enteros, además de que sacian el hambre por el momento y durante horas, con frecuencia contienen más nutrientes que las versiones refinadas. Esto incluye la vitamina A, necesaria para una piel sana, un sistema inmunológico fuerte y una buena vista; la vitamina C, esencial para proteger las células contra daños,

Meriendas que se comen despacio

Nos tardamos más con los alimentos difíciles de comer, lo cual le da más oportunidad al cerebro para darse cuenta de lo que hay en el estómago, según Michelle Berry, R.D., investigadora de nutrición en la Universidad de Pittsburgh y asesora en nutrición.

"Las señales de la saciedad tardan 20 minutos en llegar a su cerebro. Coma despacio, tómese el tiempo para saborear y disfrutar la comida y habrá menos probabilidad de que coma de más", indica la experta. A continuación le sugerimos algunas meriendas (botanas, refrigerios, tentempiés) que se comen despacio, las cuales la dejarán satisfecha sin exagerar en lo que respecta a las calorías.

- Dos grandes *pretzels* duros de trigo integral. Moje cada bocado en mostaza o salsa *barbecue*.

- Cinco galletas bajas en grasa con queso crema sin grasa y verduras. Trate de preparar las galletas una por una; coma cada una antes de preparar la siguiente, recomienda Berry. De esta manera comerá más despacio y tendrá oportunidad de fijarse en si tiene hambre todavía o ya quedó satisfecha.

- Unos nachos preparados con 15 totopos (tostaditas, nachos) al horno, salsa, un *dip* de frijoles (habichuelas) sin grasa y queso bajo en grasa. Cómaselos calientes.

- Unas ricas papas caseras en lugar de papitas fritas. Pique una papa en rodajas delgadas y ponga en un molde para hornear rociado con aceite antiadherente en aerosol. Espolvoree las rodajas de papa con pimienta y pimentón (paprika) y hornee a entre 425°F y 450°F (220°C y 234°C) hasta que estén cocidas (unos 15 minutos).

- 4 tazas de palomitas (rositas) de maíz hechas a presión

- Una alcachofa comida hoja por hoja. Moje cada hoja en aliño (aderezo) sin grasa para ensaladas.

- Una manzana al horno

- 15 uvas congeladas

propiciar la curación y aumentar la absorción del hierro; la vitamina B_{12}, que mantiene los tejidos nerviosos; el hierro, que transporta el oxígeno en la sangre; y el potasio, importante para el funcionamiento de los músculos y el equilibrio energético.

Sírvase las verduras primero. Altas en fibra, bajas en grasa y superbajas en calorías, las verduras poseen todos los atributos importantes en un alimento de alta saciedad. Procure comer por lo menos tres raciones al día; quedará más satisfecha si come raciones de una taza completa, sugiere la nutrióloga Linda Gigliotti, R.D., coordinadora de educación para la salud para la Universidad de California en Irvine y experta en programas empresariales de salud y en diabetes.

"Vaya más allá de la imagen tradicional de las verduras como una ensalada de lechuga con repollo y unos chícharos (guisantes, arvejas) de lata", dice la experta. "¿Puede agregar una papa al horno o una mazorca de maíz (elote, choclo) a la hora del almuerzo o de la cena? ¿Puede llevarse una lata de sopa de verduras al trabajo para el almuerzo?"

Mastique su jugo en lugar de beberlo. Las frutas y las verduras jugosas por naturaleza, como la sandía, el melocotón (durazno), el tomate y el pimiento (ají, pimiento morrón, *bell pepper*), contienen mucho agua, otra característica de los alimentos de alta saciedad. "Los alimentos saludables bajos en calorías suelen contener mucha agua, sobre todo las frutas y las verduras", indica la Dra. Holt. "Estos alimentos enteros obligan a masticar y a tragar más y tienden a ser más apetitosos que las versiones más procesadas. Estos factores hacen que se coma de forma más lenta y que los alimentos enteros ocupen más espacio en su estómago. Deje que las cualidades crujientes y jugosas le sirvan de guía para hacer elecciones que la dejen satisfecha".

Incluya unas cuantas proteínas. Los frijoles (habichuelas), las lentejas y las carnes bajas en grasa, como el pescado y el pollo, recibieron puntuaciones altas por parte de los participantes en el estudio de la saciedad realizado por la Dra. Holt. La inclusión de cantidades moderadas de carnes magras a la hora del almuerzo y de la cena puede ayudar a que se sienta más satisfecha, y por más tiempo que con una ensalada y una rebanada de pan, indica la Dra. Holt.

"Muchos entusiastas de las dietas que siguen una dieta muy baja en grasa y muy alta en carbohidratos tratan de eliminar todos los productos lácteos y las carnes de su alimentación y luego se preguntan por qué tienen hambre todo el tiempo", señala la investigadora. "Realmente se necesita incluir cantidades adecuadas, no altas, de alimentos proteínicos bajos en grasa en la alimentación para sentirse 100 por ciento satisfecha". Piense en un chile con carne (*chili*) preparado con frijoles y un poco de carne molida magra de res, un plato de verduras y carne magra fritas y revueltas constantemente al estilo asiático, con caldo en lugar de aceite, o un guiso de garbanzos y verduras al *curry*. También

Curas de chocolate sólo para mujeres

A veces lo que una mujer tiene que satisfacer es su paladar, no su estómago. En esos momentos necesita algo placentero que se le derrita en la boca. Lo que necesita es —¿qué más pudiera ser?— un poco de chocolate.

Los expertos en nutrición no están seguros de por qué a las mujeres nos encanta el chocolate. De acuerdo con una teoría, el chocolate estimula la producción por parte del cerebro de unas sustancias químicas que nos hacen sentir bien. Como sea, las encuestas han demostrado que tenemos debilidad por delicias dulces como los caramelos, el helado de vainilla con vetas de *fudge* y la leche con chocolate. Cuando el Centro Monell de los Sentidos Químicos ubicado en Filadelfia, Pensilvania, estudió los antojos de comida que caracterizan a los hombres y las mujeres, las mujeres resultaron preferir el chocolate, mientras los hombres eligieron alimentos altos en proteína y en grasa, como la carne.

Afortunadamente contamos con más opciones que nunca para satisfacer un antojo de chocolate sin necesidad de devorar una caja de 2 libras (896 g) de trufas de chocolate amargo, sin mencionar las calorías que ahorramos. Defina su antojo con precisión y luego satisfágalo con alguna de las siguientes curas de chocolate.

- Un budín (pudín) de chocolate preparado por usted misma con leche descremada.

- Un preparado comercial de chocolate sin grasa y bajo en calorías.

- Leche con chocolate hecha en casa. Prepare su chocolate con leche descremada de acuerdo con las instrucciones del envase. Endulce con un poco de azúcar o miel.

- Una barra de confitura pequeña para merienda.

- Dos dulces envueltos individualmente, como cerezas cubiertas de chocolate, copitas de crema de cacahuate (maní) o mentas con chocolate. Puede guardarlos en el congelador e irlos descongelando sólo en la cantidad que necesite cada vez.

- Sorbete (nieve) de chocolate con 1 cucharada de almíbar (sirope) de chocolate.

- Un refresco (soda) de *fudge*.

- Leche con chocolate baja en grasa.

puede preparar un caldo que desborde de fideos, verduras y frijoles, preparado con caldo de pollo sin grasa.

Fíjese en la fibra. Para sentirse más satisfecha, aumente al máximo la cantidad de fibra en sus comidas y meriendas, sugiere la Dra. Holt. Déjeles la piel o la cáscara a frutas como la manzana, la pera y el melocotón, así como a verduras como la berenjena, el pepino, la papa y la zanahoria; sólo lávelas muy bien antes de cocinarlas y comérselas.

Reconsidere la comida de grasa reducida. Los alimentos refinados bajos en grasa, como el helado, las galletitas, los pasteles (bizcochos, tortas, *cakes*) y los dulces de grasa reducida o sin grasa no la dejan satisfecha.

De hecho, este tipo de alimentos llega a tener casi el mismo número de calorías que la comida con un contenido normal de grasa, señala la Dra. Holt. Tome el caso de las galletas *chocolate chip*: la galleta normal de una marca conocida tiene 53 calorías, mientras que la versión de grasa reducida tiene 50 calorías; sólo se ahorran 3 calorías. "Comer grandes cantidades de alimentos bajos en grasa y sin grasa no ayuda a la gente a bajar de peso porque estos alimentos son muy altos en calorías", dice la experta.

Déle tiempo al asunto. Si usted cambia los alimentos refinados altos en grasa por otros más bajos en grasa y más altos en fibra a la hora de las comidas y las meriendas, déle unas dos semanas a su paladar para que se ajuste, recomienda la Dra. Holt. "Si persevera con estos alimentos, muy pronto la comida alta en grasa le resultará desagradable".

Tómese un descanso. Una vez que esté comiendo alimentos "superllenadores" de forma regular, darse un gusto de vez en cuando no significará un peligro para su cintura ni para sus nuevos hábitos de alimentación. "Un trozo de pastel o un poco de chocolate una o dos veces a la semana no le harán daño", afirma la Dra. Holt.

Nota: Si no reconoce algún término usado en este capítulo, vea el glosario en la página 523.

Capítulo 10

"Estoy a dieta y ellos no"

Aproveche las siguientes maneras inteligentes y eficaces de hacer frente a los 12 desafíos alimenticios más comunes y las situaciones en que es difícil mantenerse fiel a un plan de alimentación bajo en grasa.

Un cepillo de dientes. El refrigerador de la oficina. Una hielera. ¿Qué tienen en común estos tres objetos? Cada uno es una poderosa herramienta que podría ayudarla a continuar con el plan de alimentación baja en grasa y saludable "Cada día más delgada", y desde luego a bajar de peso.

Según aprenderá después en este capítulo, estas extrañas "herramientas" sirven como ejemplo de las soluciones personalizadas que mujeres de la vida real han utilizado para superar algunos de los obstáculos más comunes y difíciles en el camino de la alimentación saludable. "Cuando las mujeres inventan sus propias soluciones a los problemas que les impiden bajar de peso o mantener un peso saludable, suelen tener éxito", señala Susan Kayman, R.D., Dr.P.H., coordinadora de los programas de educación regional en materia de salud para el Grupo Médico Kaiser-Permanente de Oakland, California.

Para ayudarse a perseverar con el plan de alimentación "Cada día más delgada", analice sus desafíos personales y encuentre las soluciones que mejor le funcionen a usted en particular. "Empiece por tratar de identificar las verdaderas razones por las que toma las decisiones alimenticias que está tomando", dice la Dra. Kayman. "Tal vez trabaje muy duro y no tiene tiempo para comprar y preparar comidas saludables, o bien se encuentra en medio de una situación de emergencia familiar que no le permite llevar a cabo sus rutinas normales de alimentación y ejercicio".

¿Cómo puede usted descubrir sus obstáculos personales? Trate de llevar un diario de su alimentación, sugiere Randall Flanery, Ph.D., profesor de Medicina Comunitaria en la Universidad de St. Louis. Apunte lo que comió, a qué horas lo comió, lo que sentía en ese momento y las circunstancias, como "de pie en la cocina" o "cita de trabajo para almorzar".

"Estar consciente le ayudará a revelar dónde está el problema", dice el Dr. Flanery. "Es una habilidad que puede utilizar todo el tiempo, porque encontrar soluciones a los problemas es algo continuo. Cuando usted sabe resolver los problemas, siempre está poniendo las cosas a punto. Es algo muy creativo".

Ahora se enterará de las formas en que varias mujeres de la vida real superaron 12 de los desafíos más comunes que la alimentación saludable enfrenta. Además, los expertos le indicarán cómo adaptar estas soluciones a sus propias necesidades individuales.

Desafío Nº 1: "En los días festivos me vuelvo una comelona".

Desde un mes antes del Día de Acción de Gracias, Carol Katzoff sabe exactamente lo que va a comer en la reunión familiar con motivo de la fiesta, y también cuánto.

"Mi marido y yo controlamos las raciones y no se nos olvida hacerlo durante las fiestas", explica Carol, una mujer de 51 años de Phoenix que perdió 50 libras (22 kg). "Comemos de 4 a 6 onzas (112 y 168 g) de pavo y cantidades razonables de habichuelas verdes (ejotes, *green beans*) a la cazuela, una ensalada de espinaca, una papa al horno (con una cucharadita de mantequilla y crema agria), ensalada de frutas y pay (tarta, pastel, *pie*) de calabaza (calabaza de Castilla) bajo en grasa".

Anteriormente la comilona hubiera sido mucho más grande, agrega Carol. "Pero no queremos atiborrarnos. Y cuando les avisamos a nuestros invitados cuál va a ser el menú este año, a todos les pareció una buena idea".

Por qué funciona: Es fácil poner la boca y las manos en piloto automático durante las cenas y reuniones de cualquier temporada de fiesta, porque comer en exceso de alguna manera se ha convertido en una forma aceptada de celebrar, señala Edith Howard Hogan, R.D., una dietista de Washington, D.C..

"Sin embargo, sólo hacen falta 500 calorías adicionales al día entre el Día de Acción de Gracias y el de Año Nuevo para subir 5 libras (2 kg)", dice la experta. "Y es fácil lograr eso con sólo comer unas cuantas galletitas de más sin fijarse". Al tomar en cuenta el número astronómico de calorías de la mayoría de las cosas tan ricas que hay de comer en esta temporada —por ejemplo, una taza de rompope (ponche de huevo) contiene 342 calorías, cinco galletitas cubiertas de azúcar tienen 360 calorías y una trufa de chocolate llega a un total de 59 calorías—, realmente vale la pena ser selectiva a la hora de comer y limitar las raciones, como lo hace Carol, afirma Hogan.

Pruebe estas cuatro formas de manejar los alimentos difíciles de las temporadas de fiestas, trátese de *latkes* en Januká, del pastel (bizcocho, torta, *cake*) en su cumpleaños, de los huevos de crema de mantequilla en Pascua o incluso de los dulces de *Halloween*. "Puede recurrir a un alimento más bajo en calorías, como jugo de manzana (*apple cider*) caliente en lugar de rompope", sugiere Hogan. "Puede tomar una probadita. Puede servirse una ración completa pero darse este gusto sólo de vez en cuando, como en una o dos ocasiones durante toda la temporada. O puede preparar la comida de una manera nueva más baja en calorías".

Desafío Nº 2: "No puedo dejar de comer por la noche".

Meg Larsen solía devorar la comida por la noche, "sobre todo después de varios días de seguir un régimen drástico", según dice. "Comía cualquier cosa alta en calorías, como queso, galletas saladas o galletitas. Luego sentía remordimientos y apenas comía al día siguiente".

Ahora Meg, una abogada de 46 años de San Francisco y mamá de dos hijos, que ha perdido 32 libras (14 kg), se cepilla los dientes y se pone la piyama temprano para mantener a raya el deseo de comer por la noche. "De esta manera no siento tantos deseos de hurgar en el refrigerador después de cenar", apunta. Además, Meg ha descubierto que observar comidas regulares durante el día pone freno a su apetito nocturno.

Por qué funciona: Comer por la noche llega a ser un problema sobre todo para las mujeres sometidas a mucho estrés en sus vidas, según Anne Dubner, R.D., asesora en nutrición en Houston, Texas. "El primer paso es evitar el exceso de hambre", indica la experta. "Comer más durante el día realmente puede ayudar".

Si no puede evitar comer por la noche, Dubner sugiere probar alimentos bajos en grasa y de mucho volumen que llenen su estómago, no su figura. "Tres tazas de palomitas (rositas) de maíz hechas a presión sólo tienen como 80 calorías", apunta. "O pique una manzana en trozos pequeños y concéntrese en comerla; no se meta la comida a la boca así nada más, mientras ve la tele o lee el periódico".

Desafío Nº 3: "Me salto las comidas para ahorrar calorías. . . pero no parece ayudar".

Doris Anglin, de 53 años, solía saltarse las comidas todo el tiempo. "Jugaba conmigo misma", indica. "Me saltaba el desayuno para luego comer un almuerzo gigantesco. Me saltaba la cena para comer en una fiesta. Pero no funcionaba. Siempre estaba comiendo de más y finalmente llegué a pesar más o menos 500 libras (224 kg)".

Doris, una especialista en seguros de Houston, Texas, ha perdido 258 libras (116 kg) desde entonces y atribuye su éxito, en parte, al hecho de que ya no se salta las comidas. "Todas las mañanas, mi hijo y yo desayunamos. Alrededor del mediodía almuerzo. Por la noche viene la cena", explica. "Además de eso, tomo dos meriendas (botanas, refrigerios, tentempiés) todos los días. Puros alimentos bajos en grasa y saludables. Así, nunca me estoy muriendo de hambre. No tengo que comer de más. Y se estimula mi metabolismo".

Por qué funciona: Tratar de reducir el consumo de alimentos saltándose las comidas es como si tratara de aguantar su respiración, dice G. Ken Goodrick, Ph.D., profesor de Medicina en el Colegio Baylor de Medicina en Houston, Texas. "Tarde o temprano lo mismo inhalará mucho aire que se comerá un montón de comida".

La restricción extrema del consumo de alimentos no ayuda a lograr un peso saludable porque puede hacer que disminuya el ritmo metabólico, de modo que se queman menos calorías a lo largo del día, y al mismo tiempo puede aumentar el número de calorías absorbidas de los alimentos que se comen, indica el Dr. Goodrick. La estrategia de Doris es mejor: comidas y meriendas bajas en grasa regulares, además de ejercicio.

"Una persona acostumbrada a saltarse las comidas puede tardar varias semanas en sentirse bien al comer con regularidad, pero vale la pena", afirma el experto. "Es bueno pedirles ayuda a los amigos o familiares".

Desafío Nº 4: "Me encanta la comida. ¿Cómo voy a renunciar a los alimentos altos en grasa?"

A Irene Hamlin siempre le ha encantado la buena comida. "Desde niña me fascina guisar", dice. "Incluso cuando era soltera no comía cenas congeladas. Me preparaba comidas de verdad".

Cuando Irene, una psicoterapeuta de 46 años del sur de California, se embarcó en un plan saludable para bajar de peso, hizo algunos cambios fundamentales en su cocina bien equipada. Ahora sofríe (saltea) los alimentos con vino, caldo o jugo de frutas en lugar de mantequilla o aceite. Remata sus sustanciosos guisos (estofados) con bolas de masa bajas en grasa; "se trata de un gusto que me doy ocasionalmente", señala. Y sus platillos son más creativos que nunca. "Le pongo ajo asado o papas ralladas y una salsa de mostaza *Dijon* y naranja a una pechuga de pollo, por ejemplo, y luego la meto al horno. Queda riquísimo", afirma Irene, que ha bajado 20 libras (9 kg).

Por qué funciona: Los amantes de la buena comida como Irene pueden descubrir nuevos placeres, no terribles restricciones, en un plan de alimentación baja en grasa, explica Michelle Berry, R.D., investigadora de nutrición en la Universidad de Pittsburgh y asesora en nutrición. "Si usted piensa en términos de variedad, o sea, en los sabores, los ingredientes y los estilos de preparación, la alimentación saludable puede ser una aventura satisfactoria y deliciosa".

Y los entusiastas de la comida que experimentan con nuevos aderezos, hierbas frescas, hermosas guarniciones e ingredientes sencillos de buena calidad encontrarán nuevos desafíos para su creatividad en la cocina ligera, opina Berry. "Se trata de una nueva forma de cocinar, no de una limitación", indica. "Cuando piense en ella de esta forma, no se sentirá tentada a volver a sus viejas maneras de cocinar y de comer".

Desafío Nº 5: "Pertenezco al Club del Plato Limpio".

De niña se le enseñó a Carol Katzoff acabarse hasta el último bocado de su plato. Obedeció esta regla durante 48 años y sólo la dejó cuando empezó a seguir un plan saludable de pérdida de peso y

▶

163

aprendió a hacer caso de otra señal para dejar de comer: la sensación de que su estómago está satisfecho.

"Cuando pido papas a la francesa en un restaurante ahora, sólo me como unas cuantas", dice Carol. "Dejo de comer en cuanto me siento satisfecha. No importa cuánto quede en el plato. Siempre puedo guardarlo como sobra. Fue duro al principio, pero funcionó. Antes usaba talla 22. Ahora uso talla 10".

Por qué funciona: Aprender a responder a su propia sensación de hambre o saciedad, como lo hizo Carol, es una de las habilidades más eficaces que una mujer puede emplear diariamente, indica Berry.

"Hay muchas formas de empezar a hacer caso de su cuerpo y de detectar esa sensación de estar satisfecha", dice Berry. "En casa, trate de servirse una porción más pequeña de comida que la normal. Coma su ración y deténgase para ver cómo se siente. Si realmente quiere más, sírvaselo. Y coma lentamente. Las señales de satisfacción tardan 20 minutos en llegar del estómago a su cerebro".

Desafío N° 6: "En una emergencia, ¿quién puede comer bien? Yo no".

"Perdí 160 libras (72 kg) a lo largo de 2½ años", dice Mary Smith, una asistente administrativa de 33 años de Champaign, Illinois. "Al poco tiempo de lograr el peso que me había fijado como objetivo, hablaron por teléfono para avisarme que mi papá estaba en el hospital, enfermo de gravedad. Una semana después falleció. Durante todo ese tiempo lleno de estrés seguí comiendo alimentos saludables bajos en grasa. Creo que eso realmente me ayudó".

De inmediato Mary diseñó una estrategia que le ayudara a mantenerse fiel a su plan de alimentación durante la emergencia familiar. El primer día llevó una bolsa de fruta al hospital. "De otro modo, sabía que sería demasiado cómodo y fácil empezar a comprar cosas de las máquinas de dulces", explica. Cuando la familia comía de prisa en restaurantes, ella pedía verduras y pollo asado. "No podía hacer ejercicio, así que traté de comer menos calorías", indica. "Por primera vez en mi vida no respondí al estrés comiendo más. Caí en tentación una o dos veces, pero no dejé que eso me afectara".

El resultado fue que no subió de peso. Y Mary opina que alimentarse bien le ayudó a resistir el estrés emocional.

Por qué funciona: Es fácil recurrir a alimentos reconfortantes o de preparación rápida durante una emergencia, trátese de una enfermedad en la familia, una boda o un divorcio, un nuevo empleo o una mudanza, opina el Dr. Flanery.

Durante tiempos difíciles es importante darse cuenta, como lo hizo Mary, de que su plan de alimentación saludable y baja en grasa puede verse afectado y que tal vez tenga que encontrar nuevas formas de cumplir con él. También es fundamental que usted misma se permita seguir al pendiente de sus propias necesidades, agrega el Dr. Flanery. "Comprometerse a comer de manera saludable o a hacer ejercicio no significa que usted sea insensible a las personas a su alrededor. De hecho, es posible que la haga más fuerte y más capaz de ayudar".

También es importante ser flexible y tratarse con amabilidad. Si resulta imposible comer alimentos saludables bajos en grasa todo el tiempo, no se atormente por ello.

Desafío N⁰ 7: "Estoy a dieta y ellos no".

El esposo y los pequeños hijos de 3 y 6 años de Meg Larsen aún extrañan la lasaña, la pizza casera y el pan de carne (*meat loaf*) envuelto con tocino que solía servirles antes de empezar con un plan de alimentación saludable bajo en grasa. "Y realmente les encantaba la comida estilo *McDonald's*, *Taco Bell* o la comida típica para llevar de diversas partes del mundo", indica Meg.

Sin embargo, todos se están ajustando. Meg ha encontrado recetas rápidas que toda la familia disfruta, como un guiso de mariscos preparado con caldo de tomate bajo en grasa, platos de pasta bajos en grasa e incluso verduras al vapor con arroz. A veces ella come un platillo fuerte bajo en grasa mientras sus hijos comparten una preciada lata de ravioles o alguna otra "comida para niños". Para darse un gusto especial de vez en cuando, su marido lleva a los niños a un restaurante de comida rápida cuando Meg tiene que trabajar hasta tarde. "Mis hijos son quisquillosos para comer y a mi esposo le gusta comer mucho, así que ha sido todo un desafío satisfacer las necesidades de todos", dice.

Por qué funciona: "Todo mundo tiene el derecho de comer exactamente lo que quiere. Y para una mujer que está tratando de lograr un peso saludable, esto significa que tiene el derecho de comer alimentos saludables, esté o no su familia dispuesta a comer lo mismo que ella todo el tiempo", afirma el Dr. Goodrick.

La solución de Meg —establecer un equilibrio entre las comidas saludables que les gustan a todos y la satisfacción de sus propias necesidades— es buena porque está sacando adelante un esfuerzo importante para ella sin tratar de complacer a los demás todo el tiempo. "A veces usted simplemente tiene que hacer lo que es importante para usted y no preocuparse por lo que digan los demás", explica el Dr. Goodrick.

Desafío N° 8: "No tengo tiempo para bajar de peso".

Cuando Meg Larsen actualmente lleva a su hijo a una cena a la que debe contribuir con un platillo, prepara un sabroso potaje desbordante de chícharos (guisantes) partidos, salchicha baja en grasa y verduras. Es un obsequio fácil de preparar que puede dejar hirviendo a fuego lento todo el día en su olla eléctrica para guisos de cocimiento lento mientras ella trabaja.

Las noches en que está demasiado ocupada para guisar, la familia disfruta unos burritos bajos en grasa rellenos de frijoles (habichuelas), arroz y verduras de un puesto de comida para llevar local, el cual le permite a Meg estudiar la información alimenticia cuidadosamente antes de pedir la comida.

Cuando dispone de más tiempo para cocinar, crea platos fuertes rápidos y nutritivos en cantidades suficientes para que queden sobras para su almuerzo del día siguiente. ¿Y a qué horas compra los comestibles? A media noche se sienta frente a la computadora para escoger los comestibles de un supermercado de la región de San Francisco que se los entrega en la puerta de su casa.

Por la mañana compra su desayuno en un autoexprés *drive-thru* que ofrece *bagels* de trigo integral y café *latte* sin grasa. "El tiempo es lo que más escasea", señala. Y ha hecho frente al desafío, logrando alcanzar un peso saludable mientras trabaja de tiempo completo y cría a dos hijos.

Por qué funciona: "El hábito de planear es un atributo clave de las personas que pierden peso sin volver a subirlo", afirma la nutrióloga Donna Erickson, R.D., instructora en temas de salud para el Centro de Control del Peso de la Asociación de Clínicas Carle en Champaign, Illinois. Las mujeres como Meg, que dedican tiempo a planear, cosecharán los beneficios al lograr seguir un plan de alimentación saludable a pesar de las noches ajetreadas y el torbellino de las mañanas.

Una técnica para ahorrar tiempo diseñada por Erickson es utilizar tarjetas de 3 por 5 pulgadas (8 por 13 cm) para planear los menús y hacer las compras. "La mayoría de las personas tienen más o menos una docena de comidas típicas que sirven", dice la nutrióloga. "Sugiero que al preparar cada una de estas comidas usted apunte todos los platos que incluye de un lado de la tarjeta; puede tratarse de una cacerola (guiso) de pollo con arroz, por ejemplo, servida con brócoli, remolacha (betabel) en escabeche y frutas. En el dorso de la tarjeta, apunte todos los ingredientes que componen esa comida".

Use las tarjetas para planear las comidas de toda la semana y llévelas a la tienda al comprar los ingredientes, sugiere Erickson. "Conforme transcurra la semana, si se da cuenta de que no tiene tiempo para preparar la comida del martes, busque alguna de preparación más rápida entre las selecciones de la semana. Ya contará con los ingredientes", dice la experta.

Desafío Nº 9: "Mi oficina es el paraíso de las meriendas".

"Mi oficina parece tener fama de que los compañeros de trabajo llevan mucha comida", dice Mary Smith. "No importa por dónde se pase, alguien tiene un tazón (recipiente) lleno de dulces. O hay una caja de galletitas o *donuts* (donas) al lado de la cafetera".

Así que Mary empezó a llevar sus propias meriendas (botanas, refrigerios, tentempiés): manzanas, naranjas o zanahorias que guarda en el refrigerador de la oficina para tenerlas a la mano cuando todos están celebrando con algún alimento alto en grasa. "De esta manera siento que estoy participando en el aspecto social de la comida y obtengo un poco de azúcar natural de la fruta", indica. "En el pasado hubiera criticado a la gente por llevar alimentos dulces. Ahora sé que sólo tengo que cuidarme a mí misma".

Por qué funciona: "La comida que está disponible en la oficina es una de las principales quejas de las mujeres en muchos trabajos, incluyendo personal administrativo, enfermeras y maestras", explica Colleen Pierre, R.D., una nutrióloga de Baltimore, Maryland. "La estrategia de Mary es buena porque le permite tomar parte en los festejos. Puede sentir la satisfacción emocional de la situación social sin comer alimentos altos en grasa y calorías con poco valor nutritivo".

También es posible que Mary les esté sirviendo de modelo de conducta a otras mujeres de su oficina que preferirían no comer pastel (bizcocho, torta, *cake*) o galletitas, pero que se sienten incómodas al comer algo diferente, agrega Pierre.

Desafío Nº 10: "Cuando echo a perder mi régimen, me doy un atracón".

"En el pasado, cuando comía una sola cosa que no estuviera incluida en mi dieta, sentía que había echado a perder todo el día", indica Mary Smith. "Pensaba que era un fracaso y me sentía mal. Y al sentirme mal me ponía a comer".

Ahora Mary toma una actitud diferente. "Si como algo alto en grasa o calorías, o sólo una ración muy grande de un alimento como pasta, simplemente me digo a mí misma: 'Bueno, me lo comí. Por eso no se va a acabar el mundo'. Y luego trato de compensarlo comiendo un poco menos durante el día o la semana siguiente".

Por qué funciona: Mary ha aprendido que en realidad no existen los alimentos buenos ni malos, ni una forma correcta o equivocada de comer, explica Susan Moore, R.D., directora y nutrióloga sénior del programa de control de la obesidad de la Universidad George Washington en Washington, D.C. "Cuando uno come en exceso y tiene una actitud saludable con respecto a la comida, responde a la situación y determina cómo manejar las calorías adicionales. El plan de alimentación no se ha echado a perder. Uno no es una mala persona".

Se trata de una habilidad fundamental, según Moore. "De otro modo el pensamiento irracional se apodera de la situación. Uno se siente mal por lo que hizo. Deja de sentirse a gusto y tal vez empiece a comer más todavía. Se sufre una recaída".

También es inteligente por parte de Mary pensar en la forma en que la comida adicional de un día afectará las calorías de toda la semana, indica Ethan Gorenstein, Ph.D., un psicólogo en el Centro Médico Columbia-Presbyterian de la ciudad de Nueva York.

"Si consume 1,000 calorías de más, como las que corresponden a dos trozos de pastel, sólo equivale a 142 calorías diarias adicionales repartidas a lo largo de la semana", explica el experto. Para ajustarse a esas 142 calorías adicionales, no hace falta más que omitir el pan y la mantequilla a la hora de la cena todas las noches de la semana o dejar de tomar una botella de refresco (soda) al día.

Desafío N° 11: "Mi marido sabotea mis comidas".

El esposo de Nicolle Hawthorne en realidad no quería echar a perder su plan de alimentación saludable. Sin embargo, cuando él regresaba del supermercado con unas chuletas de cordero llenas de grasa, una pinta (237 ml) de *coleslaw* y una pinta de helado para cenar, ella tenía la impresión de que su plan de alimentación estaba sufriendo un sabotaje.

"Yo trataba de restringir los daños", dice Nicolle, una maestra de 41 años de Orlando, Florida, que ha bajado 10 libras (4.5 kg) y una talla de vestido. "Comía una chuleta de cordero pequeña, encontraba unas verduras congeladas y las cocinaba, en lugar del *coleslaw*, y comía una bola muy pequeña de helado. Fíjese que hasta me agradó ver que podía seguir una alimentación saludable y al mismo tiempo incorporar los alimentos que me parecían peligrosos. Ahora también trato de tener más alimentos saludables en la casa y le pido cosas específicas a mi esposo si él sale a comprar los comestibles".

Por qué funciona: El sabotaje, ya sea intencional o sin querer, muchas veces puede evitarse en el momento del peligro con un poco de buena comunicación, opina el Dr. Goodrick. "El primer paso es hablarlo de manera cariñosa y firme", sugiere. "Dígale a su esposo o a la persona que esté representando el papel del saboteador cómo se siente usted cuando llega a la casa con alimentos que usted no quiere comer. Luego pida lo que usted necesita, y finalmente compruebe que la persona pueda estar de acuerdo y lo estará".

Nicolle previno el sabotaje futuro al combinar la comunicación con la previsión, para no depender de los alimentos traídos por otra persona. Es una buena estrategia para cuidarse a usted misma, apunta el Dr. Goodrick.

"Sin embargo, a veces influyen cuestiones más profundas", agrega el experto. "Algunos hombres no quieren que sus esposas estén demasiado delgadas. Les preocupa que se pongan demasiado atractivas. Puede tratar de hablarlo abiertamente. De ser este el caso, es bueno contar con una red social —amigos, otros miembros de la familia o un grupo para bajar de peso— que la apoye".

Desafío Nº 12: "Cuando salgo de viaje domina mi paladar".

Las maletas de Sue Dole casi siempre están hechas. Como representante de una fundación privada, sale de viaje por lo menos tres días a la semana. Al principio, este estilo de vida le causó "un considerable aumento de peso".

"Sin embargo, ahora he bajado 32 libras (14 kg) por comer con cuidado cuando ando de viaje. Entre más lo hago, más fácil se vuelve", dice Sue, de 49 años, de St. Joseph, Illinois. "Hago muchas preguntas antes de pedir algo en un restaurante. No me da miedo pedir cosas especiales, como palitos de pan que no estén barnizados con mantequilla. Siempre viajo con palomitas (rositas) de maíz de grasa reducida para horno de microondas. Si ando en coche, me llevo una hielera con un sándwich (emparedado), verduras picadas y un poco de fruta. Si viajo en avión, llevo mis propias meriendas (botanas, refrigerios, tentempiés), como zanahorias cambray (*baby carrots*) y brócoli y coliflor picados o un *brownie* bajo en grasa. Así evito los cacahuates (maníes) que siempre sirven a bordo".

Por qué funciona: Al planear su selección alimenticia con anticipación, como lo hace Sue, usted está firmando una "póliza de seguros" que puede protegerla de los alimentos que no quiere comer o de comer de más cuando viaja, indica el Dr. Flanery. "El mejor momento para pensar en los viajes y la comida no es cuando su avión esté a punto de aterrizar en su destino. Es desde antes".

Una herramienta que ayuda a planear son las preguntas, dice el Dr. Flanery. Puede buscar un hotel que tenga un refrigerador o una cocina pequeña (cocineta), para tener a la mano alimentos bajos en grasa para el desayuno o sus meriendas. O trate de encontrar uno que cuente con un horno de microondas, para que pueda tomar una merienda de palomitas de maíz bajas en grasa o calentar una cena congelada baja en grasa después de un ajetreado día de viajes de negocios. En el caso de un vuelo largo, pida una comida baja en grasa por adelantado.

No obstante, si su viaje es de placer no se pierda los manjares locales, dice el Dr. Flanery. Pruebe el chocolate, el vino, las tortitas de cangrejo, lo que sea que ofrezca su destino. "No tiene caso privarse", indica el experto. "Podría no quedar contenta y comer de más después. Es cuestión de elegir sin abandonar las pautas de su plan de alimentación. No tiene que ser una glotona para saborear lo que un nuevo lugar puede ofrecerla".

Nota: Si no reconoce algún término usado en este capítulo, vea el glosario en la página 523.

Capítulo 11

Cómo beber para perder

Desde un moca doble hasta los refrescos (sodas) de dieta, desde el agua hasta el vino: en este capítulo encontrará una guía para aprovechar al máximo las bebidas bajas en calorías (y al mínimo las que tienen muchas calorías).

Anne Dubner, una dietista titulada, con frecuencia les habla a las mujeres de una bebida mágica que con toda seguridad les ayudará a bajar de peso.

Les dice a las mujeres que tomen toda la que puedan. Les explica que este líquido las llenará, por lo que comerán menos, pero que no agregará una sola caloría a su alimentación.

¿Se trata de un cuento de hadas, de una bebida fabulosa de una tierra mítica?

No, la asesora en nutrición en Houston, Texas, se refiere al recurso natural que probablemente sea el que menos se aprovecha para bajar de peso: el agua. Nunca tuvo calorías ni nunca las tendrá.

Sin embargo, cuando tratamos de perder peso tendemos a hacer caso omiso del agua. En cambio, optamos por toda una serie de bebidas "saludables" y "de dieta", como los jugos de frutas, el agua de sabor y los refrescos de dieta.

Es posible que estas bebidas incluso entorpezcan nuestro esfuerzo por obtener un cuerpo firme. Algunas contienen una cantidad sorprendente de calorías. Otras de hecho intensifican nuestra hambre. Otras más nos aletargan o nos hacen sentir abotagadas. Aprenda a diferenciar entre las bebidas que realmente sirven para adelgazar y las que no.

La bebida de su vida

El agua es la bebida más importante cuando se trata de bajar de peso. No debe su categoría sólo al hecho de no tener calorías ni grasa. Otras razones más se han encargado de convertirla en la superestrella entre los líquidos.

Se sentirá satisfecha. Cuando el agua entra a su estómago se mezcla con los alimentos, lo cual hace que se sienta satisfecha más pronto y por más tiempo, según afirma Keith Ayoob, R.D., Ed.D., director de servicios de nutrición en la Universidad de Yeshiva en la ciudad de Nueva York.

Puede confundir la sed con el hambre. Beber suficiente agua le evita tener sed, lo cual también puede ayudarle a comer menos. "Las personas con sobrepeso tienden a confundir el hambre con la sed, así que terminan comiendo cuando deberían tomar agua", indica el Dr. Ayoob. Si toma suficiente agua, no sentirá sed ni comerá por esta causa.

Quemará más calorías. Al beber agua fría (40°F/4°C o menos) de hecho está quemando calorías, porque su cuerpo tiene que elevar la temperatura del agua a 98.6°F (37°C). Al hacerlo quema un poco menos que 1 caloría por onza (30 ml) de agua. Por lo tanto, si toma ocho vasos de agua fría al día quemará más o menos 62 calorías. Eso equivale a 430 calorías a la semana, de acuerdo con Ellington Darden, Ph.D.

Tendrá las manos ocupadas. Al beber un vaso de agua usted les da algo que hacer a sus manos, lo cual significa que habrá menos probabilidad de que coma. Esto es particularmente útil en las fiestas, donde puede suceder que se encuentre sola frente a la mesa del bufé, metiéndose una hojuela tras otra a la boca. Con un vaso de agua beberá en lugar de comer, indica el Dr. Ayoob.

Los expertos recomiendan beber por lo menos ocho vasos de 8 onzas (240 ml) de agua al día para bajar de peso. ¿Le parece imposible? Hay varias formas de facilitárselo.

Bébasela de la botella. Si evita el agua porque no le gusta el sabor de la que sale de la llave (grifo, canilla, pila), opte por agua embotellada, sugiere el Dr. Ayoob.

Saboréela con cítricos. Si el agua le parece desabrida, agréguele sabor con uno o dos chorritos de jugo de limón o limón verde (lima) fresco, dice Dubner.

Juéguesela con jugo de frutas. Otra forma de darle sabor al agua es diluyendo un cuarto de vaso de jugo de frutas con agua, indica Donna Weihofen, R.D., una nutrióloga de la Universidad de Wisconsin en Madison.

Multiplíquelas por dos. Haga un pacto consigo misma, recomienda Dubner: por cada vaso de una bebida que no sea agua que usted tome, también beberá un vaso de agua.

Confíe en la constancia. Compre una botella grande para agua con pajita (popote) integrada. Manténgala llena de agua y tome un pequeño sorbo cada 15 minutos. "Se sorprenderá al ver cómo puede terminar bebiendo un cuarto de galón de agua (946 ml) a lo largo del día sin darse cuenta", dice Dubner.

Conviértala en aperitivo. Tome un vaso antes de cada comida para calmar su hambre un poco, sugiere Dubner.

Deje el tenedor y levante el vaso. Al comer, tome un sorbo entre bocado y bocado para llenarse más rápido, dice Dubner.

Los refrescos de dieta: dan hambre y sed

Al igual que el agua, los refrescos (sodas) de dieta son bajos en calorías. Pero ahí es donde se acaba el parecido, porque contienen dos ingredientes que dificultan la pérdida de peso: cafeína y sodio.

El sodio hace que el cuerpo retenga el agua y que una se sienta abotagada y gorda. Al subir a una pesa (báscula) al día siguiente de tomar unos cuantos refrescos de dieta, notará que de hecho pesa varias libras más, porque su cuerpo está reteniendo el agua, indica Dubner.

La cafeína estimula la secreción de insulina, una hormona que disminuye la concentración de azúcar en la sangre, lo cual produce una sensación de hambre, afirma el Dr. Ayoob. Además, la cafeína es diurética y aumenta la producción de orina, lo cual da sed. Hambre y sed: si se quiere perder peso, no se trata precisamente de la mejor combinación.

El Programa "Cada día más delgada" no sugiere que renuncie a los refrescos de dieta para siempre. Pero tome en cuenta las siguientes sugerencias.

Dos, máximo. Limite su consumo de refresco a un máximo de dos por día, señala Dubner.

Diga "sí" al "sin". Opte por los refrescos sin cafeína, indica Dubner.

Dilúyalo. Asegúrese de tomar un vaso de agua con (o inmediatamente después de) cada refresco, para limpiar su cuerpo de sodio y saciar la sed, sugiere Dubner.

Las bebidas engañosas

Desde aguas minerales con gas hasta bebidas deportivas, varias bebida aparentan ser saludables y ayudarnos a bajar de peso. No obstante, algunas están llenas de azúcar y otros ingredientes que engordan. Siga estas indicaciones para evitar que la engañen.

Chequee el contenido de calorías. Muchas bebidas transparentes vendidas como "agua mineral" (*sparkling water*) o "agua de sabor" en realidad son refrescos (sodas) disfrazados. "Dan la impresión de ser sólo agua porque son transparentes", dice Dubner. "Algunas personas han llegado a decirme que no entienden por qué no bajan de peso. Cuando les pido que lean la etiqueta del agua embotellada que beben, descubren que contiene más azúcar y calorías que un refresco de cola".

Guarde la bebida deportiva para el maratón. Las bebidas deportivas como el *Gatorade* son perfectas para los futbolistas, maratonistas y otras personas que se dedican a actividades físicas intensas y prolongadas, porque reponen los fluidos y minerales perdidos y aumentan la concentración de azúcar en la sangre. Sin embargo, no hacen falta en el caso de la persona común que hace ejercicios, y contienen enormes cantidades de calorías innecesarias. Si usted tiene una rutina moderada de ejercicios, el agua es lo mejor para reponer los fluidos, afirma Dubner.

Disfrute la fruta. El jugo de fruta está retacado de vitaminas saludables, pero no es lo mejor si se quiere bajar de peso. Tan sólo ½ taza contiene entre 45 y 80 calorías, y muchas personas tienden a beber raciones mucho más grandes.

Una mejor opción es beber agua y comerse la fruta. De esta forma también estará ingiriendo fibra, la cual hace que el cuerpo absorba el azúcar de la fruta más lentamente, impide una gran fluctuación en su nivel de energía y la mantiene satisfecha por más tiempo, explica la Dra. Erica Frank, profesora de Medicina en la Universidad Emory en Atlanta, Georgia.

Pero si usted es de las personas que no soportan la idea de vivir sin su jugo, dilúyalo con agua mineral o agua tónica para reducir las calorías, dice Weihofen.

El café: crema, azúcar y calorías

El exceso de café y otras bebidas con cafeína puede dificultar la pérdida de peso. Como se mencionó antes, la cafeína puede aumentar la producción de insulina del cuerpo y hacer que sienta hambre, indica el Dr. Ayoob. Además, al desaparecer el efecto estimulante de la cafeína, usted se sentirá muy cansada y menos capaz de tomar decisiones alimenticias inteligentes.

Las calorías son peores todavía. El café negro solo contiene una cantidad mínima de calorías (entre 5 y 15, dependiendo del brebaje). Sin embargo, sus compañeros usuales —entre ellos la crema, la leche, el azúcar, el almíbar (sirope), el chocolate y la crema batida— fácilmente pueden hacer que usted rebase por mucho su consumo diario recomendado de grasa y agregan más calorías a su alimentación que algunos postres, indica Dubner. Por ejemplo, un moca grande servido en un café llega a contener casi la misma cantidad de grasa que dos trozos de pay (tarta, pastel, *pie*) de natilla de coco.

No tiene que renunciar al café por completo, pero debe limitar su consumo a 1 ó 2 tazas diarias, recomienda Dubner. Además, fíjese en lo que le agrega, para que sin querer no vaya a convertirlo en un postre. Los expertos le tienen varias sugerencias para ayudarla a disfrutar un café bajo en grasa y calorías.

Haga preguntas. Al pedir un café *gourmet*, averigüe qué entra a la taza aparte del café. Podrá ahorrar un montón de calorías si omite la crema batida, la crema entera, las grageas de chocolate, el almíbar (sirope) y otros ingredientes, indica Dubner. (Vea el recuadro "Las calorías del café" en la página 177 para encontrar el contenido en calorías y grasa de algunas especialidades populares de café).

De todos los ingredientes saborizantes que se agregan al café, la crema batida probablemente sea la que más grasa y calorías aporta, afirma Susan Goodell, portavoz de *Starbucks*, la empresa minorista más importante de los Estados Unidos dedicada a tostar y vender su marca de especialidades de café, con sede en Seattle, Washington. "La crema batida es maravillosa, pero también mortal", opina. Por ejemplo, tan sólo la crema batida de un moca grande de *Starbucks* deposita 80 calorías y 9 gramos de grasa en su cuerpo. Goodell sugiere pedir su café sin crema batida o con la mitad de la cantidad normal.

Adelgace con leche descremada. Si usted se lo pide, muchos cafés están dispuestos a cambiar la leche entera por leche semidescremada al 2 por ciento o leche descremada, dice Ted Lingle, director ejecutivo de la Asociación de Especialidades de Café de los Estados Unidos. *Starbucks* ofrece leche entera, semidescremada al 2 por ciento, descremada o de soya, por ejemplo. Al pedir su café con leche descremada en lugar de la entera, puede ahorrar entre 7 y 11 gramos de grasa, según Goodell.

Cambie a cappuccino. El *cappuccino* se prepara con leche espumosa, obtenida al inyectar aire en la leche para lograr una consistencia ligera. El aire también expande el volumen de la leche, lo cual significa que se agrega menos leche a la bebida en comparación con otros preparados de café. Por lo tanto, un *cappuccino* preparado con leche entera contiene mucha menos grasa que otras bebidas de café hechas con leche entera, señala Goodell.

Con sabor queda mejor. Para agregar sabor en lugar de calorías y grasa, espolvoree un poco de canela. También puede tomar un café preparado con granos aromatizados, sugiere Lingle.

Lea la etiqueta. Al comprar un café con saborizantes en el supermercado, revise la lista de los ingredientes. Algunas presentaciones de café con saborizantes contienen aceite de coco para producir un sabor cremoso. El aceite también agrega grasa y calorías, advierte Dubner. Estos cafés son muy distintos de los preparados con granos aromatizados, los cuales contienen un número tan insignificante de calorías adicionales que están exentos de cumplir con las leyes federales de etiquetado alimenticio. Por lo tanto, pueden tomarse con confianza.

Un brindis por beber sin engordar

A las mujeres afortunadamente no se nos hacen unas panzas cerveceras enormes como a los hombres, pero sabemos muy bien que la cerveza, el vino y otras bebidas alcohólicas pueden depositar libras adicionales en lugares donde no las queremos.

Un cóctel común llega a contener entre 100 y más de 250 calorías. (Para compararlos, vea "Cócteles: sabor a muchas calorías" en la

(continúa en la página 180)

Las calorías del café

Nunca volverán los días de antaño en que se pedía una simple taza de café y ya. Actualmente hay que tomar muchas decisiones: ¿moca, *cappuccino* o *latte*?; ¿leche entera, descremada o crema batida?; ¿almíbar (sirope) de sabor o canela? Y no es buena idea basar estas decisiones sólo en el sabor. También hay que pensar en la grasa y las calorías.

Un grupo de seis conocedores de café se reunió para facilitarle estas decisiones tan difíciles. Probaron varias bebidas de café para determinar qué tipo de grasa y calorías resultan realmente imprescindibles para disfrutar una taza de café y cuáles no. Abajo encontrará una lista de las preferencias y las recomendaciones de estos catadores, al igual que la grasa y las calorías encontradas en las bebidas que los cafés suelen vender, incluyendo los ingredientes que suelen acompañarlas, como la leche, el almíbar y la crema batida. La lista va desde la que más engorda hasta la que menos. (La información sobre las bebidas fue proporcionada por *Starbucks*, una de las cadenas de cafés que mayor presencia tiene en los Estados Unidos. La información nutritiva se basa en una ración "grande" de 12 onzas/360 ml).

Café

Moca

Descripción: una medida *shot* de café exprés mezclada con 1½ onzas (45 ml) de chocolate, leche tibia y crema batida.

Crema batida y...

Leche entera: 340 calorías, 21 gramos de grasa
Leche semidescremada al 2 por ciento: 300 calorías, 16 gramos de grasa
Leche descremada: 260 calorías, 12 gramos de grasa
Leche de soya: normalmente no se sirve con la crema batida, porque las personas que optan por la soya por lo general no consumen bebidas lácteas.

Sin crema batida y con...

Leche entera: 260 calorías, 12 gramos de grasa
Leche semidescremada al 2 por ciento: 220 calorías, 7 gramos de grasa

(continúa)

Las calorías del café (continuado)

Leche descremada: 180 calorías, 3 gramos de grasa
Leche de soya: 170 calorías, 8 gramos de grasa

Algunos de los catadores extrañaron muchísimo la crema batida, que normalmente le da a esta bebida su rico sabor y consistencia dulce y sustanciosa, como de postre. Cuando el moca se servía con crema batida, pocos catadores notaron mucha diferencia entre si se preparaba con leche entera o descremada. Hicieron dos sugerencias: si decide omitir la crema batida, por lo menos pida su moca con leche entera. También puede optar por un poco de crema batida con leche descremada.

Café latte

Descripción: una medida de café exprés mezclada con leche tibia y ½ pulgada (1.3 cm) de leche espumosa
Leche entera: 210 calorías, 11 gramos de grasa
Leche semidescremada al 2 por ciento: 170 calorías, 6 gramos de grasa
Leche descremada: 120 calorías, menos de 1 gramo de grasa
Leche de soya: 110 calorías, 6 gramos de grasa

Después de mucho probar y pensar, los catadores llegaron a la conclusión de que el café *latte* con leche entera tiene una consistencia ligeramente más cremosa y pesada, mientras que la leche descremada resulta en un sabor más fuerte a café. La espuma dura un poco más cuando el *latte* se prepara con leche entera. No obstante, fácilmente puede servirse con leche descremada sin que se note mucho la diferencia.

Cappuccino

Descripción: una medida de café exprés, leche adicionada con vapor y leche espumosa
Leche entera: 140 calorías, 7 gramos de grasa
Leche semidescremada al 2 por ciento: 110 calorías, 4 gramos de grasa
Leche descremada: 80 calorías, menos de 1 gramo de grasa
Leche de soya: 70 calorías, 4 gramos de grasa

En opinión de los catadores, la diferencia entre la leche entera y la descremada se nota aún menos en el caso del *cappuccino* que en el del café *latte*. Al igual que en este último, la espuma dura menos con leche descremada que con la entera. Esta produce una consistencia más cremosa, mientras que al usarse leche descremada resalta más el sabor del café.

Frappuccino

Descripción: una bebida de café baja en grasa disponible en tres presentaciones: café, moca y exprés
Sabor café: 200 calorías, 3 gramos de grasa
Otros sabores: 205 a 240 calorías, 3 gramos de grasa

Americano

Descripción: agua caliente mezclada con entre una y cuatro medidas de 1 onza (30 ml) de café exprés, según el tamaño que se pida
Calorías: 10
Gramos de grasa: ninguno

Café en infusión o de filtro

Descripción: café normal simple
Calorías: 5 to 15
Gramos de grasa: ninguno

Los extras

Crema batida

Cantidad: 1 cucharada
Calorías: 52
Gramos de grasa: 5

Half and Half (media crema)

Cantidad: 1 cucharada
Calorías: 20
Gramos de grasa: 1.7

Sustituto líquido de crema Coffee-mate

Cantidad: 1 cucharada
Calorías: 20
Gramos de grasa: 1

Sustituto de crema Coffee-mate en polvo

Cantidad: 1 cucharadita
Calorías: 10
Gramos de grasa: 0.5

(continúa)

Las calorías del café (continuado)

Almíbar (sirope) _____
Cantidad: Las bebidas grandes de 12 onzas se preparan
con ¾ onza (22.5 ml) ó 1½ cucharadas.
Calorías: 50 a 60
Gramos de grasa: ninguno

Especias y saborizantes _____
Sabores: canela, nuez moscada, vainilla
Cantidad: cualquier cantidad
Calorías: muy pocas; ni siquiera existe la obligación de
mencionarlas en la etiqueta
Gramos de grasa: ninguno

---

página 181). No obstante, a veces pensamos que podemos compensar las calorías adicionales comiendo menos, saltándonos la cena, por ejemplo, cuando vamos a asistir a la "hora feliz". Desafortunadamente, por lo general nos equivocamos. Los estudios demuestran que son pocas las mujeres que realmente reducen el consumo de alimentos al beber alcohol, según revela Angelo Tremblay, Ph.D., profesor de Fisiología y Nutrición en la Universidad Laval de Ste. Foy, Quebec. En cambio, indica, simplemente sumamos las calorías bebidas al número de calorías que por lo general consumimos.

Y los alimentos servidos en los bares —cacahuates (maníes), nachos, alones de pollo— no son precisamente bajos en grasa o sodio. Por ejemplo, un puñado de cacahuates suma un impresionante total de 300 calorías. ¿Y quién se va a comer sólo un puñado?

El Programa "Cada día más delgada" no recomienda que se convierta en abstemia. Tampoco debe empezar a beber si no lo hace actualmente. Pero si ya lo hace, debe tomar decisiones inteligentes para que luego pueda brindar por su salud y el peso perdido. Las siguientes sugerencias le ayudarán a lograr precisamente eso.

Limítese. No tome más de una copa de tamaño estándar al día, recomienda el Dr. Ayoob.

Empiece con calma. Tendemos a beber más rápido la primera copa. Por lo tanto, comience con una bebida que no sea alcohólica, sugiere Natalie Payne, una dietista del Instituto Washington para el Cáncer y del Centro de Hospitales Washington ubicado en Washington,

Cócteles: sabor a muchas calorías

Los cócteles saben ricos, pero ese sabor —que frecuentemente se logra con jugo de frutas y una buena cantidad de azúcar— se traduce en muchas calorías. Antes de pedir su siguiente cóctel, revise el contenido de calorías de algunas de las bebidas más populares.

Cóctel	Tamaño de la bebida (onzas/ml)	Calorías
Piña colada (jugo de piña, ron, azúcar, crema de coco)	4.5/135	262
Tequila sunrise (jugo de naranja, tequila, jugo de limón verde/lima, granadina)	5.5/165	189
Desarmador (jugo de naranja, vodka)	7/210	174
Ginebra con agua tónica (agua tónica, ginebra, jugo de limón verde)	7.5/225	171
Martini (ginebra, vermut)	2.5/75	156
Manhattan (güisqui, vermut)	2/60	128
Whisky sour (jugo de limón, güisqui, azúcar)	3/90	123
Tom Collins (agua tónica, ginebra, jugo de limón, azúcar)	7.5	121
Bloody Mary (jugo de tomate, vodka, jugo de limón)	5/150	116
Daiquirí (ron, jugo de limón verde, azúcar)	2	111

D.C. Luego, una vez que se haya llenado el estómago con el líquido bajo en calorías, tome su bebida alcohólica.

Escoja una graduación alcohólica más baja. Entre más alta la graduación alcohólica de una bebida, más calorías contiene. Por consiguiente, si le gusta un tipo de bebida en particular

—*brandy*, *whisky* o vodka— pida la marca que tenga la graduación más baja.

Pida un vaso más grande. Al pedir un cóctel, indíquele al barman (cantinero) que se lo ponga en un vaso alto y que agregue una mayor cantidad del refresco (soda), el jugo o lo que sea con que se prepara. Para preparar este tipo de copa, el barman tendrá que diluirla con agua tónica o *ginger ale* de dieta, lo cual reducirá las calorías un poco. Además, usted tardará más en beber la cantidad mayor, así que habrá menos probabilidad de que pida otra copa. Asimismo, de ser posible agregue un chorrito de agua carbonatada (con gas) o tónica a su vino para reducir su contenido de calorías, indica Weihofen.

Pida la mitad. Muchos cócteles se preparan con una medida (*shot*) de alcohol y agua tónica o agua de Seltz (*seltzer*). Si piensa tomar vodka, *whisky* escocés o *brandy* con agua tónica, así como otras bebidas semejantes, pída la mitad de una medida de alcohol y más agua tónica para reducir las calorías, dice Payne. Sólo asegúrese de que el cantinero no vaya a cambiar el agua tónica por *7-Up* o *Sprite*, los cuales tienen muchas calorías.

Quítele la crema. Cuando vaya a tomar bebidas preparadas con leche o crema, como un Kahlúa con crema, una "almendra tostada" o un ruso blanco, pida leche descremada en lugar de la entera, sugiere Payne.

Déjese seducir por lo seco. Los vinos secos contienen menos azúcar que los dulces, lo cual reduce su contenido de calorías, dice Payne. Usted ahorrará más o menos 15 calorías por copa al tomar vinos secos como *Cabernet*, *Merlot* y *Chardonnay* en lugar de dulces como *Niagara* y *Ravat*.

Celebre con cerveza. Muchas mujeres piden un vino seco en lugar de cerveza porque el vino tiene menos calorías. Sin embargo, también llena menos, dice Weihofen, y tal vez termine tomando más de una copa (y consumiendo muchas más calorías) que si se hubiera tomado sólo un vaso de cerveza, el cual la hubiera dejado más satisfecha. Si le gusta la cerveza, pruebe una ligera o sin alcohol en lugar del vino. (Por cierto, el vino dulce contiene el mismo número de calorías que la cerveza ligera).

Llegue tarde. Al ir a una fiesta donde habrá alcohol y comida, llegue tarde para evitar la hora en que más se come y bebe, sugiere Payne. Y no se le ocurra nunca pararse junto a la comida.

Nota: Si no reconoce algún término usado en este capítulo, vea el glosario en la página 523.

Capítulo 12

Las minicomidas: un "minimilagro"

Imagínese poder despedirse del hambre y las comilonas. Imagínese con un metabolismo acelerado que acaba con las calorías. Estos son sólo tres de los beneficios adelgazadores de esta nueva y poderosa manera de comer.

La cocina de Darla Dever siempre estaba llena de tentaciones. Los pays (tartas, pasteles, *pies*) le hacían ojitos desde el refrigerador y las galletitas la llamaban desde los estantes de la alacena. Y por lo general les hacía caso. Comía y comía hasta hartarse.

Actualmente la cocina de Darla es eso, nada más: una cocina. Darla puede mirar un pay y decir: "no, gracias". O bien prueba uno o dos bocados y guarda el resto para otra ocasión. Las comilonas compulsivas son cosa del pasado para ella. "La comida ya no me controla", dice Darla, una mujer casada de 40 años con dos hijos, que vive en Katy, Texas. "Ahora yo controlo la comida".

¿Qué le permitió a Darla lograr un cambio de tal magnitud? La respuesta es tan sencilla que tal vez la sorprenda: las minicomidas.

Así es. Lo único que Darla cambió es que ahora come pequeñas cantidades de alimentos cada vez que le da hambre y deja de comer en cuanto se siente satisfecha. Ya no se salta las comidas ni se aguanta hasta que ya no soporta el hambre. Las minicomidas le han dado una tranquilidad nueva y desconocida para ella, más un nuevo cuerpo que pesa 20 libras (9 kg) menos.

Cómo se puede comer y comer y aún perder

Parece mentira que algo tan insignificante influya a tal grado en la pérdida de peso, ¿verdad?

Bueno, en realidad las minicomidas aprovechan un reflejo biológico primitivo muy fuerte que heredamos de los tiempos en que los seres humanos se organizaban en grupos de cazadores y recolectores. No tenían menús ni cubiertos ni buenos restaurantes. Y frecuentemente la comida llegaba a escasear. Por consiguiente, el cuerpo aprendió a conservar calorías durante las vacas flacas. Entonces cuando el estómago permanece vacío durante un largo período de tiempo (por ejemplo, cuando se ingiere una sola comida al día), este reflejo le ordena al metabolismo que queme menos calorías para conservarlas. Es como si le dijera al metabolismo: "Contrólate con esa quema de calorías, mi amigo, porque tal vez nos quedemos sin comer un par de días". Por el contrario, cuando el estómago recibe algo de comida, el mismo reflejo le indica al metabolismo que se acelere, como si le dijera: "Oye, consíguete unas calorías mientras se pueda". Pues cuando usted consume pequeñas cantidades de comida cada 3 ó 4 horas, su metabolismo sigue quemando calorías adicionales. Por lo tanto, según explica Anne Dubner, R.D., asesora en nutrición en Houston, Texas, usted puede comer la misma cantidad de comida todos los días pero perder más peso.

Otros expertos especulan que las minicomidas afectan nuestros estómagos de otra manera: mantienen su tamaño. Al devorar una comida muy abundante rebasamos la capacidad natural de nuestro estómago, que es de 3 tazas. De hecho lo estiramos, y un estómago más grande requiere una mayor cantidad de alimento para sentirse satisfecho, por lo que comemos más la siguiente vez. Las minicomidas le ayudan a evitar todo esto.

Otra cosa que le ayudan a evitar es comer en exceso, afirma Dubner. Cuando usted se limita a tres comidas (o menos) al día, le da hambre entre comidas, explica la nutrióloga. Empieza a pensar mucho en la comida. Y cuando finalmente se sienta a comer tiende a hacerlo en exceso. Por el contrario, cuando con frecuencia ingiere comidas pequeñas queda satisfecha antes de sentir las punzadas duras del hambre. Nunca tiene un gran antojo de comida y está satisfecha todo el tiempo, indica Dubner. Pues sea cual sea cómo funcionan, lo importante es que las minicomidas sí dan resultados. A continuación le explicaremos cómo usarlas.

La clave está en la variedad

Muy bien, ya está lista para probar las minicomidas. Lo más importante es cuidar la variedad de lo que come. Tiene que seguir seleccionando alimentos de todos los grupos a lo largo del día: cereales, frutas, verduras, productos lácteos y proteínas. Sin embargo, no es necesario balancear su consumo de los diferentes grupos alimenticios en cada comida, como lo hacía cuando sólo comía tres veces al día. En cambio, debe balancearlos a lo largo de todo el día, lo cual equivale a seis raciones de cereales, dos de frutas, tres de verduras, dos de productos lácteos y dos o tres de productos de carne o de proteínas al día. (Acuérdese de también tomar un suplemento de calcio para tener los huesos fuertes).

La fórmula no es rígida, explica Donna Weihofen, R.D., una nutrióloga del Hospital de la Universidad de Wisconsin en Madison. Según la experta, usted puede aumentar o disminuir el número de raciones de cualquier categoría, siempre y cuando termine comiendo una mayor cantidad de cereales, frutas y verduras, y menos productos lácteos y carne. (Encontrará un ejemplo de una semana de minicomidas balanceadas en la página 189).

¿Cuántas comidas se deben comer? Eso depende de usted. Pueden ser cuatro, seis u ocho. Siga las indicaciones de su cuerpo: coma cuando tenga hambre y deje de hacerlo en cuanto esté satisfecha, sugiere Weihofen.

Desde luego es posible que su estómago le esté enviando señales de hambre, pero que usted ignore estos mensajes al reemplazarlos con sus pensamientos y emociones (sobre todo si está acostumbrada a ponerse a dieta y negar su hambre). Por lo tanto, tal vez le haga falta un poco de práctica para aprender a hacer caso de su hambre así como para saber detenerse cuando está satisfecha. Los expertos le tienen muchos consejos buenos para que logre adaptarse a las minicomidas de manera rápida y fácil.

Lleve un diario. Un diario alimenticio le ayuda a identificar las emociones que la impulsan a comer aunque no tenga hambre, afirma Keith Ayoob, R.D., Ed.D., un nutriólogo del Colegio de Medicina Albert Einstein de la Universidad de Yeshiva en la ciudad de Nueva York. Cada

Las dos minicomidas más importantes

Imagínese que está concursando en el programa *El Super Blablazo*. Supongamos que en vez de tratarse de artistas, la categoría que le tocó es "Alimentos" y es por $500. Omar, el presentador, dice: "Nombra las comidas más importantes del día". Su pulgar se tensa sobre el timbre, resbaladizo por el sudor. El artista que la está ayudando parece que no sabe mucho de alimentos, pues de usted depende. Su mente da vueltas a las distintas posibilidades:

a. ¿El desayuno, el almuerzo y la cena?
b. ¿El almuerzo y la cena?
c. ¿Las meriendas (botanas, refrigerios, tentempiés) entre comidas?
d. ¿El desayuno y una merienda después de cenar?

La tonadita de siempre le indica que su tiempo se está agotando.

Su pulgar oprime el timbre y usted dice: "El desayuno y una merienda después de cenar".

Omar dice: "Felicidades, has sumado $500 más". Y si se pone de suerte, quizás Pepe Locuaz le da un besito.

¿Por qué son tan importantes estas dos comidas?

La principal finalidad de las minicomidas es mantener su metabolismo acelerado para que constantemente esté quemando un mayor número de calorías. No obstante, cada día incluye una parte durante la cual es imposible comer: mientras está durmiendo. Por lo tanto, necesita una minicomida entre la cena y la hora de acostarse que les sirva de combustible a sus quemadores de calorías, según explica Natalie Payne, R.D., una dietista del Instituto Washington para el Cáncer en Washington, D.C. Y también necesita la minicomida del desayuno a primera hora de la mañana.

¿Qué sería bueno comer? Payne sugiere que 1 ó 2 horas antes de acostarse se coma un plátano amarillo (guineo, banana), unas palomitas (rositas) de maíz o una rebanada de pan integral. Por la mañana puede desayunar cereal, un *bagel* o medio sándwich (emparedado).

vez que coma algo, apunte qué fue, a qué horas lo comió, qué estaba haciendo al comérselo y cómo se sintió.

Haga un plan. No espere hasta tener hambre para decidir qué va a comer. Cuando se tiene hambre, un pastel (bizcocho, torta, *cake*) de chocolate lleva la cara de una minicomida balanceada. Planee las comidas del día desde la noche anterior o a primera hora de la mañana, recomienda el Dr. Ayoob, y llévese sus alimentos si va a salir. De esta manera tendrá comida baja en grasa y en calorías a la mano cuando le llegue el hambre.

Escoja una sola ración. Trate de comer más de los alimentos que ya vienen en raciones individuales, como una papa al horno, un recipiente de yogur o un *bagel*. Las raciones fijas garantizan que dejará de comer al estar satisfecha (o casi satisfecha) porque se le acabará la comida, indica Michele Harvey, R.D., una asesora en nutrición con consulta privada en Boca Ratón, Florida.

Disfrútelo despacio. Es cierto que su estómago le avisa a su cerebro cuando se siente satisfecho, pero su cerebro tarda 20 minutos en registrar el mensaje. Si usted come despacio tiene más probabilidades de darse cuenta de que está satisfecha antes de comer en exceso, señala Frances Oppenheimer, R.D., una dietista del Centro Médico de la Universidad de Loyola en Maywood, Illinois.

Para comer más despacio, lo mejor es conversar con alguien. Y lo peor es ver la televisión. La gente que come mientras ve la televisión suele hacerlo como un robot, dice Oppenheimer: sin pensar, rápido y en cantidades excesivas.

Escoja alimentos "seguros". Durante el proceso de adaptación, Dubner sugiere elegir alimentos bajos en calorías como palomitas (rositas) de maíz o verduras crudas. De esta forma, si come en exceso sólo agregará unas cuantas calorías.

Pruébelas en pedacitos. Las minicomidas resultarán más satisfactorias si las come por bocados pequeños, afirma Dubner. Por lo tanto, en lugar de una torta de arroz grande, coma varias pequeñas. En lugar de un *pretzel* grande, coma los pequeños. Incluso al comer una galletita, córtela en pedazos y cómaselos uno por uno.

Termine con las tentaciones. Si usted sabe que no se resiste al chicharrón o al chocolate, evítelo. Probablemente comería mucho más de lo necesario para quedar satisfecha. Al planear sus minicomidas, elija alimentos que esté segura de poder controlar, advierte Weihofen.

Preste atención a los alimentos sin grasa. Los alimentos sin grasa (*fat free*) no la llenarán por mucho tiempo. Además, a un gran número de alimentos sin grasa se les agrega azúcar y muchas calorías para compensar la falta de grasa, dice Weihofen.

Prepare su programa. Si le cuesta trabajo acostumbrarse a las minicomidas, siga un programa de seis comidas al día con 3 horas de diferencia entre cada una, sugiere Harvey. Una vez que esté siguiendo un programa ordenado le resultará más fácil reconocer las señales de hambre de su cuerpo. Por ejemplo, si desayuna todos los días a las 7:00 A.M., su cuerpo tendrá hambre a esa hora.

Ahora hay seis horas de comer

A veces cuando apenas ha cambiado al sistema de las minicomidas parece faltar tiempo para preparárselas, y ni hablar de comérselas. Sin embargo, las minicomidas no requieren mucho tiempo, opina Natalie Payne, una dietista del Instituto Washington para el Cáncer en Washington, D.C. Existen varias estrategias que le permitirán ahorrar tiempo.

Divida y vencerá. Divida sus tres comidas a la mitad para convertirlas en seis, sugiere Dubner. Si acostumbra desayunar un *bagel*, por ejemplo, coma la mitad al levantarse y la otra mitad más tarde. Si tiene pensado comerse un sándwich (emparedado) a la hora del almuerzo, cómalo por mitades a diferentes horas. De esta manera, la preparación de la comida no le llevará más tiempo que lo normal.

Cambie de comidas. Piense en comidas fáciles de preparar y de comer (pero que también sean fuera de lo común), indica Payne. Por ejemplo, prepare un sándwich de pavo (chompipe) por la noche, sáquelo del refrigerador por la mañana cuando vaya a salir a trabajar y desayúnelo al llegar a la oficina.

Enfríela. Si no dispone de un refrigerador en su oficina, ponga una caja de jugo a congelar toda la noche y acomódela hasta abajo en su bolsa del almuerzo al día siguiente. El jugo congelado le servirá para mantener fríos diversos alimentos fáciles de comer como el yogur y el queso, afirma Payne.

Asegure sus alimentos. En el trabajo, llene un cajón de su escritorio de fruta de lata (empacada en agua o jugo de fruta), fruta seca, galletas bajas en grasa y otros alimentos imperecederos que no requieran preparación, recomienda Payne. (No vaya a olvidar el abrelatas).

Pique por la noche. A la hora de picar zanahorias y otras verduras crudas para cenar, no se le olvide picar unas adicionales para comer el día siguiente en el trabajo, sugiere Payne.

La cena: el desafío mayor

La minicomida a la hora de cenar suele ser la más difícil de todas. Si sale a un restaurante le sirven demasiado. Si cena en casa, tal vez se

(continúa en la página 192)

Una semana de minicomidas

A veces cuesta un poco de trabajo decidir qué comer cuando se acaba de cambiar al sistema de las minicomidas. Por lo tanto, le pedimos a Anne Dubner, R.D., asesora en nutrición en Houston, Texas, que nos armara los menús para toda una semana de minicomidas. Este plan incluye tamaños de ración, pero Dubner pone énfasis en que usted debe hacerle caso a su estómago al decidir cuánto va a comer: empiece a comer cuando le dé hambre y deje de hacerlo en cuanto se sienta satisfecha. Esta tabla también se refiere a varias recetas incluidas entre las páginas 506 y 522; cada receta equivale a dos raciones. Si acaso no reconoce algunos de los alimentos, vea el glosario en la página 523.

Lunes

Desayuno
• Medio *bagel* con pasta de pimiento rojo asado (vea la página 507), un vaso de 8 onzas (240 ml) de leche descremada y ½ taza de arándanos azules

Merienda de media mañana
• La otra mitad del *bagel* con pasta de pimiento rojo asado

Almuerzo
• Medio sándwich de pavo (vea la página 511) y una ensalada verde mixta con 1 cucharada de aliño estilo ruso de grasa reducida

Merienda de media tarde
• La otra mitad del sándwich de pavo

Cena
• Pasta primavera (vea la página 517) y una rebanada de pan italiano con una cucharadita de margarina de dieta mezclada con 1 cucharadita de ajo fresco triturado y 1 cucharadita de queso parmesano rallado

Merienda nocturna
• Una galletita de avena con pasas

Martes

Desayuno
• 1 taza de Ensalada facilita de frutas (vea la página 509) y un vaso de 8 onzas de leche descremada

Merienda de media mañana
• Una barra de *granola* baja en grasa

Almuerzo
• Un Taco de pavo ahumado (vea la página 513) y ½ taza de brócoli al vapor

Merienda de media tarde
• Un puñado de palitos *pretzel* delgados (de 20 a 25)

Cena
• Una Pizza mexicana de tortilla (vea la página 519) y

(continúa) ▶

Una semana de minicomidas (continuado)

una ensalada verde mixta con
1 cucharada de aliño estilo italiano de grasa reducida
Merienda nocturna
• 1 taza de verduras crudas picadas (como zanahorias cambray, brócoli y coliflor) acompañada por un *dip* de 2 cucharadas de aliño estilo *ranch*

Miércoles
Desayuno
• 1 taza de cereal frío con 4 onzas (120 ml) de leche descremada, acompañado de un vaso de 4 onzas de jugo de naranja
Merienda de media mañana
• Una fruta del tamaño de una pelota de tenis
Almuerzo
• Endibia belga rellena (vea la página 515) con un panecillo francés crujiente untado con 1 cucharadita de margarina de dieta
Merienda de media tarde
• Un yogur de sabor sin grasa
Cena
• Pasta con salsa rápida de verduras (vea la página 516) y una ración de 1 taza de pepino y zanahoria picados en rodajas y mezclados con entre 1 y 2 cucharaditas de aliño estilo italiano bajo en grasa.
Merienda nocturna
• 3 tazas de palomitas de maíz

Jueves
Desayuno
• Una rebanada de pan con pasas untado con 1 cucharada de crema de cacahuate (maní)
Merienda de media mañana
• Una barra de higo de grasa reducida y un vaso de 8 onzas de leche descremada
Almuerzo
• Medio Sándwich de ensalada de pollo (vea la página 510) con 1 taza de verduras crudas picadas
Merienda de media tarde
• La otra mitad del Sándwich de ensalada de pollo
Cena
• Sincronizadas de queso (vea la página 520) con ½ taza de arroz con 2 cucharadas de salsa
Merienda nocturna
• Un yogur de sabor sin grasa y tres galletas integrales *graham*

Viernes
Desayuno
• Un sándwich de pan tostado con una rebanada de queso bajo en grasa y un vaso de 4 onzas de jugo de naranja
Merienda de media mañana
• 1 taza de yogur sin grasa mezclado con ½ taza de arándanos
Almuerzo
• Papas al horno al estilo italiano (vea la página 512) con ½ taza de brócoli al vapor como guarnición

Merienda de media tarde
- 10 totopos con 2 cucharadas de salsa como *dip*

Cena
- Arroz frito con verduras (vea la página 518) con una guarnición de huevos revueltos preparados con una ración de sustituto de huevo

Merienda nocturna
- Una tortita de arroz de sabor untada con 1 cucharadita de crema de cacahuate

Sábado _____
Desayuno
- Un *muffin* inglés, huevo revuelto preparado con sustituto de huevo y un gajo de naranja, más un vaso de 8 onzas de leche

Merienda de media mañana
- Un sándwich preparado con una rebanada de pan, medio plátano amarillo y 1 cucharada de crema de cacahuate

Almuerzo
- Ensalada griega (vea la página 513) con una rebanada de pan italiano

Merienda de media tarde
- Seis galletas acompañadas de atún mezclado con 1 cucharada de mayonesa de grasa reducida y un chorrito de limón

Cena
- Cáscaras de papa con queso *Cheddar* (vea la página 521) y ½ taza de brócoli al vapor

Merienda nocturna
- 3 tazas de palomitas de maíz espolvoreadas con 2 cucharaditas de queso parmesano

Domingo _____
Desayuno
- Un *waffle* congelado con 1 cucharada de mantequilla de frutas, una mermelada de frutas con especias, sin azúcar, acompañado de un vaso de leche

Merienda de media mañana
- Una fruta del tamaño de una pelota de tenis

Almuerzo
- Ensalada de maíz (elote, choclo) (vea la página 514) rematada con seis galletas y dos rebanadas de queso bajo en grasa

Merienda a media tarde
- Ocho zanahorias cambray acompañadas por un *dip* de 1 taza de yogur natural sin grasa mezclado con 1 cucharadita de mostaza *Dijon*

Cena
- 1 onza (28 g) de pan francés integral; 1 taza de ensalada verde mixta y 1 taza de pasta de coditos, mezclada con ¼ taza de garbanzos y ¼ taza de tomate cocido espolvoreado con 1 cucharada de queso parmesano

Merienda nocturna
- ½ taza de yogur congelado con 1 cucharada de almíbar de chocolate

entretenga en la mesa con su familia y termine comiendo más de lo que tenía pensado. De todas formas, hay maneras de reducir la cantidad de comida a la hora de la cena.

Entreténgase con un entremés. Tenga lista una merienda (botana, refrigerio, tentempié) en el refrigerador cuando llegue a casa después de trabajar, indica Dubner. Después de tomársela, póngase ropa cómoda, báñese o haga todo lo que acostumbra hacer antes de sentarse a cenar con su familia. Luego pase todo el tiempo que quiera en la mesa. No comerá de más porque no tendrá tanta hambre.

Olvídese del orden. En lugar de respetar el orden de los platillos, cómaselos al mismo tiempo, alternando cada bocado del plato principal (digamos, pollo o pasta) con uno de la ensalada. Si lo hace así, dice Dubner, su comida le durará lo mismo que a su familia.

Llene el tanque. Antes de pedir de cenar en un restaurante, tome un vaso grande de agua para calmar su apetito, sugiere Dubner. Luego tome un sorbo de agua entre bocado y bocado para comer más despacio.

No se pase con el pan. Pídale al mesero que no ponga pan en su mesa. O tome un solo panecillo y dígale que se lleve la canasta, indica Harvey.

Cuidado con los cócteles. Las bebidas alcohólicas tienden a despertar el apetito y a acabar con el autocontrol. No tome nada antes de comer en un restaurante (o su casa), sugiere el Dr. Ralph W. Cygan, profesor clínico de medicina de la Universidad de California en Irvine.

Reduzca las raciones. Pídale una ración más pequeña al mesero, dice Harvey. Por ejemplo, puede pedir que le sirva la mitad de la cantidad normal.

Agarre un aperitivo. Con esto no nos referimos a un plato alto en grasa como queso fundido o chicharrón. En cambio, al comer en un restaurante, pida una ensalada pequeña o un pequeño tazón (recipiente) de una sopa que no sea de crema, como minestrón, antes de seleccionar su plato fuerte, recomienda Dubner. De esta manera no tendrá tanta hambre cuando esté lista para escogerlo.

También puede olvidarse del plato fuerte. En lugar de un plato fuerte puede pedir un entremés nada más, indica Harvey.

Empiece desde abajo. Primero coma las verduras, luego las féculas como la papa y el pan, y deje al último los alimentos con el mayor número de calorías y la mayor cantidad de grasa, como la carne, sugiere Dubner. De esta manera se llenará con los alimentos de menos calorías y estará demasiado satisfecha para acabarse los que tienen muchas.

Las minicomidas no son para todas

El plan de alimentación de las minicomidas definitivamente es bueno para las mujeres que están tratando de bajar de peso.

Sin embargo, no nos funciona a todas. Algunas mujeres tienen el apetito desmedido, por ejemplo. Una vez que empiezan a comer no paran hasta quedar atiborradas, indica Donna Weihofen, R.D., una nutrióloga del Hospital de la Universidad de Wisconsin en Madison. Según Weihofen, para estas mujeres es mejor comer menos veces al día.

También es posible que por su estilo de vida le resulte demasiado difícil seguir el sistema de las minicomidas. Si tiene un empleo (como una cadena de montaje) que no le permite comer en su escritorio y dispone de un solo descanso para almorzar, por ejemplo, las minicomidas probablemente no sean la mejor opción para usted, opina Frances Oppenheimer, R.D., una dietista del Centro Médico de la Universidad de Loyola en Maywood, Illinois.

Pruebe las minicomidas a ver cómo le va. Pero acuérdese de que no es una fracasada aunque no logre el cambio. Tenga presente que las minicomidas son sólo una de las muchas opciones que el Programa "Cada día más delgada" le ofrece.

Despreocúpese de las desviaciones. De vez en cuando —el Día de Acción de Gracias, por ejemplo—, va a ser inevitable que coma hasta hartarse. No se sienta culpable por ello. No se perderá en su camino hacia la delgadez por haberse desviado una vez, siempre y cuando no insista en hacerse sentir mal. No obstante, sí perderá el rumbo si se reprocha continuamente porque entonces se sentirá tan mal por lo que hizo que seguirá comiendo.

Nota: Si no reconoce algún término usado en este capítulo, vea el glosario en la página 523.

Capítulo 13

Cómo comer fuera bien rico mientras cuida su pesito

Los restaurantes nos confrontan con obstáculos como la grasa oculta y las raciones gigantescas, pero es posible frecuentarlos y perder peso (además de pasarla bien).

Sue Dole es capaz de sacarle tanto sabor como salud al menú de cualquier restaurante. "Como fuera todo el tiempo", indica Sue, una mujer de 49 años de St. Joseph, Illinois, cuyo trabajo con una fundación privada la obliga a viajar mucho.

"Pienso muy bien lo que voy a pedir y vale la pena: estoy bajando de peso", agrega.

Lo primero que hace es revisar la carta con atención. "Busco verduras al vapor, platos de frutas y salsas sencillas para pasta, las cuales normalmente son bajas en grasa", dice Sue.

Luego interroga al mesero. "Pregunto cómo se prepara la comida, si usan mantequilla, aceite o queso. Siempre hago muchas preguntas", afirma Sue.

Por último pide lo que quiere, quizá un entremés como plato fuerte y fruta de postre, o bien palitos de pan sin el barnizado de mantequilla. Y al pedir la ensalada indica que quiere el aliño (aderezo) en un platito aparte. "Me digo a mí misma que soy la clienta. El restaurante está ahí para servirme", declara. "De esta forma, consigo comidas que puedo disfrutar realmente sin subir de peso ni sentirme culpable".

Difícil de evitar pero fácil de manejar

Tal como Sue lo descubrió, es posible comer en restaurantes con frecuencia —ya sea por razones de trabajo, por placer o simplemente para reponer energías después de un día agitado— y bajar de peso o mantener un peso sano, explica Hope Warshaw, R.D., una asesora en nutrición de Washington, D.C.

"Una vez que se entiende de menús, comer en restaurantes puede ser saludable y también disfrutarse", afirma Warshaw.

No obstante, es muy común que al salir a comer aumentamos de peso, nos sentimos culpables y terminamos con esa sensación desagradable de estar realmente retacados de comida. "El aumento del sobrepeso en los Estados Unidos se debe, en parte, a todo lo que comemos fuera de casa", señala Paul Lachance, Ph.D., profesor de Nutrición en la Universidad de Rutgers en New Brunswick, Nueva Jersey. "Los restaurantes muchas veces nos sirven unas comidas gigantescas y llenas de calorías como un indicio del valor que obtenemos a cambio del dinero que gastamos".

Sin embargo, sería imposible volver a la época en que la comida casera dominaba la alimentación. La falta general de tiempo o de deseos de cocinar, o bien el simple hecho de preferir el ambiente y la cocina de los restaurantes, nos llevan a gastar fuera de casa unos 44 centavos de cada dólar destinado a la comida, a diferencia de los 25 centavos que se gastaban en este concepto en 1955. En otras palabras, cualquier día del año, el 41 por ciento de las mujeres radicadas en los Estados Unidos comen en un restaurante.

Afortunadamente la costumbre de empezar el día desayunando en una cafetería clásica, de comprar el almuerzo en un autoexprés (*drivethrough*) de comida rápida o de relajarse en un *bistro* al estilo estadounidense a la hora de cenar no tiene por qué engordarnos ni ser poco saludable, afirma Warshaw. El Programa "Cada día más delgada" le revelará maneras infalibles de descubrir los obstáculos ocultos que amenazan la alimentación saludable y muchas estrategias para ayudarle a superarlos. Dentro de poco una comida de restaurante significará para usted un placer puro sin riesgo de aumentar de peso.

Obstáculo Nº 1: Diez ocasiones especiales a la semana

Hubo una vez en que sólo se salía a comer a un restaurante en los aniversarios, los cumpleaños o las cenas románticas. Nos arreglábamos y pedíamos platos muy elaborados sin pensarlo dos veces, porque sabíamos muy bien que al día siguiente volveríamos a platillos comunes como arroz con gandules o quesadillas.

Hoy en día, sólo el 5 por ciento de las comidas de restaurante se deben a festejos, según una encuesta realizada entre clientes de restaurantes financiada en parte por el Directorio Thomas de la Industria del Alimento. "No obstante, la emoción de comer fuera de casa nunca se pierde por completo, aunque se coma fuera de casa todo el tiempo", señala Janet Bukovinsky Teacher, una antigua reseñadora culinaria para la revista *Philadelphia Magazine*.

Esta circunstancia encierra el primer obstáculo para alimentarse de forma saludable y sin engordar en un restaurante. Una buena comida puede relajarnos, animarnos o hacer renacer la atracción entre esposos, pero con demasiada frecuencia seguimos escogiendo los platos —y tragando— como si cada comida fuera una ocasión especial, advierte Donna Erickson, R.D., instructora en temas de salud para el Centro de Control del Peso de la Asociación de Clínicas Carle en Champaign, Illinois. Echamos la precaución por la borda. "Si usted toma en cuenta cuántas veces come fuera de casa a lo largo de una semana, tal vez se dé cuenta de que no se trata de una ocasión especial", indica la nutrióloga. "Es una forma de vivir".

Obstáculo Nº 2: la grasa

La comida de restaurante está llena de grasa, desde la mantequilla que untamos en el pan hasta el postre, indica Jane Freiman, una antigua reseñadora culinaria para el periódico *New York Newsday*. "Hay crema, queso, cosas crujientes como panqueques (*pancakes*) de papa y hojuelas de chirivía, aliño (aderezo) para la ensalada, salsa de mantequilla con el atún, y eso sólo en cuanto a los entremeses".

Si se tuviera que precisar lo que los restaurantes más elegantes de Manhattan tienen en común con las hamburgueserías, los restaurantes familiares y los *bistros* en todo el país, sería la grasa. Quizá usted nunca haya probado una hojuela de chirivía frita en freidora, pero ¿sabía que un sándwich (emparedado) de pollo empanado (empanizado) y frito llega a sumar 710 calorías, de las que 390 provienen de la grasa? ¿O que esa ensalada en su envoltura para taco tal vez tenga 840 calorías, de las cuales 470 provienen de la grasa? "Una vez que está consciente de que la grasa la acecha furtivamente, hay muchas cosas que puede hacer para reducirla y así limitar la cantidad que come", apunta Erickson. Ahora le diremos cómo.

Inicie un interrogatorio amable al mesero (camarero, mozo). Averigüe todo lo que pueda acerca de la comida antes de pedirla. "Pregunte por los ingredientes y la forma de preparación", sugiere Erickson. "Yo pregunto si el alimento viene adobado (remojado), si se le pone aceite o mantequilla, si se le agrega una salsa después de cocido". Y no se preocupe. Al preguntar con cortesía y firmeza, no hará pasar vergüenzas a sus compañeros de mesa. "Al principio mi esposo se sorprendió con todas mis preguntas, pero ahora ya está acostumbrado", indica la nutrióloga. "Los meseros y los *chefs* quieren complacer a sus clientes, pero están pensando en el sabor. La que tiene que pensar en la grasa y las calorías es usted".

Si va a pedir algo especial tendrá menos problemas si solicita cambios sencillos, como la salsa en un plato aparte o que el pescado se ase al horno con vino en lugar de mantequilla.

Haga valer su voluntad. Si le sirven la comida preparada de otra manera que usted la pidió, haga valer su voluntad, agrega Erickson. "Simplemente diga: 'Lo siento, esto no es lo que pedí. ¿Me lo cambia, por favor?'"

Familiarícese con estas formas de preparación. Erickson sugiere que busque las siguientes palabras en la carta. Todas corresponden a técnicas de preparación bajas en grasa y en calorías: al horno (*baked*); asado al horno (*broiled* o *roasted*) o a la parrilla sin grasa adicional (*grilled without added fat*); cocido a fuego lento (*poached*); al vapor (*steamed*) o con salsa de tomate.

Menosprecie estas maneras de preparación. De acuerdo con Erickson, las siguientes descripciones de platos indican que se trata de alimentos altos en grasa y en calorías que deben evitarse o comerse sólo en cantidades reducidas: gratinado (*au gratin*); rociado con su jugo o con mantequilla (*basted*); en su jugo (*braised*); con mantequilla (*buttered*); con salsa de queso; cremoso (*creamy*); crujiente (*crispy*); frito (*fried*); *gravy*; picado y frito (*hash*); con salsa holandesa (*hollandaise*); con queso derretido (*with melted cheese*); frito en la sartén (*pan-fried*); con parmesano; de calidad (*prime*; se trata de la

(continúa en la página 200) ►

La guía "Cada día más delgada" de la comida rápida

"¿Qué desea?", pregunta una voz áspera por el intercomunicador del autoexprés (*drive-through*) mientras usted revisa las opciones que le ofrece su cadena favorita de comida rápida. Usted tiene antojo de una hamburguesa o un batido (licuado), pero teme rebasar los límites de calorías y grasa de su plan sano para bajar de peso.

No necesariamente tiene que ser así, afirma Colleen Pierre, R.D., una nutrióloga de Baltimore, Maryland. "Si hace su selección con cuidado puede pedir esa hamburguesa o batido", indica la experta. "De hecho, un pequeño batido de chocolate y una ensalada de

Selección engordadora

Alimento	Calorías	Calorías de grasa
Hamburguesa		
Una hamburguesa grande (como una *Big Mac*, *Quarter Pounder* o *Whopper*)	430–640	190–350
Una orden grande de papas a la francesa	450	200
—	—	—
Un refresco (soda) de cola normal (mediano)	240	0
TOTAL	1,120–1,330	390–550
Pollo		
Un sándwich de pollo empanado (empanizado) y frito	440–710	160–390
—	—	—
Una orden grande de papas a la francesa	450	200
Un batido de chocolate (pequeño)	320–360	50–60
TOTAL	1,210–1,520	410–650
Comida rápida mexicana		
Ensalada para tacos con envoltura comestible	840	470
Media orden de nachos	155	80
Un refresco de cola normal (mediano)	240	0
TOTAL	1,235	550

pollo a la parrilla con aliño bajo en grasa es una excelente comida baja en grasa, llena de montones de calcio para unos huesos fuertes, pero sin muchas calorías. Y usted puede satisfacer su antojo de chocolate por el día".

Es posible convertir la comida rápida engordadora en selecciones adelgazadoras. Sin embargo, antes de escoger revise la tabla de nutrición del restaurante, porque el contenido de calorías y grasa de platos semejantes puede variar entre las distintas cadenas de comida rápida e incluso entre distintos establecimientos de la misma cadena.

Selección adelgazadora

Alimento	Calorías	Calorías de grasa
Hamburguesa		
Una hamburguesa pequeña*	260–270	80–90
Una ensalada como guarnición	35–60	0–25
Aliño sin grasa	30–50	0
Leche baja en grasa	100–130	20–45
TOTAL	**425–510**	**100–160**
Pollo		
Pollo a la parrilla sin mayonesa (pida lechuga y tomate adicional)	310	70
Salsa *barbecue*	45–50	0
Una orden pequeña de papas a la francesa	210–260	90–120
Un refresco de cola de dieta (mediano)	0	0
TOTAL	**565–620**	**160–190**
Comida rápida mexicana		
1 taco suave de pollo con poca grasa	180	45
1 orden de frijoles pintos con queso	190	80
Un refresco de cola de dieta (mediano)	0	0
TOTAL	**370**	**125**

*No confunda una hamburguesa pequeña con lo que algunas cadenas de comida rápida llaman una hamburguesa *junior*, las cuales tienen muchas más calorías.

carne que más grasa contiene); sofrito o salteado (*sautéed*) y cubierto con pan rallado y horneado en salsa (*scalloped*).

Éntrele a las entradas. Los entremeses, las sopas y las ensaladas con frecuencia incluyen deliciosos platos bajos en grasa, indica Warshaw. Puede armar su comida con éstos, en lugar de pedir un plato fuerte más alto en grasa del que automáticamente se le servirá una ración más grande. "Sea creativa al armar su menú", aconseja la nutrióloga. "Coma una ensalada con aliño (aderezo) bajo en grasa y pídale al mesero que le lleve un entremés como plato fuerte. O coma dos entremeses. Las posibilidades son infinitas".

Encuentre los nutrientes. Busque frutas, verduras y cereales integrales que le den nutrientes y fortalezcan su cuerpo, sugiere Colleen Pierre, R.D., una nutrióloga de Baltimore, Maryland. Con frecuencia estos platos también son bajos en grasa. "Necesitamos vitaminas y minerales para fortalecer el sistema inmunológico y llevar a cabo cientos de funciones corporales", indica la experta. "Su cuerpo se está regenerando todo el tiempo. Para eso necesita nutrientes".

Encuentre y frecuente los convenientes. Busque y vaya a los restaurantes en los que pueda pedir una sabrosa comida baja en grasa y evite aquellos donde esto es imposible, como por ejemplo uno especializado en pescado y papas fritas o en pollo frito, recomienda Erickson.

Coma sus propias creaciones más bajas en grasa. Si usted acostumbra pasar rápido a comprar alimentos altos en grasa, busque alternativas más bajas en grasa que pueda conseguir con anticipación en el supermercado, sugiere Warshaw. Súrtase de *bagels* el fin de semana, por ejemplo, y luego disfrute uno untado ligeramente con queso crema bajo en grasa en el camino a trabajar, en lugar de desayunar un *croissant* alto en grasa.

Obstáculo N.º 3: Raciones gigantescas

Jonathan Parry, director de diseño de la Compañía de Loza Homer Laughlin de Newell, Virginia Occidental, uno de los más grandes proveedores de loza para restaurantes de los Estados Unidos, ha observado una tendencia asombrosa en años recientes. "Los restaurantes están usando platos para postre más grandes que los platos para cenar". Y los platos para cenar no son nada chicos. "He visto platos para cenar ovalados de 18 pulgadas (46 cm) de largo", dice Parry. "No sé cómo la gente puede comer tanto".

Comida internacional para adelgazar

Aunque es sabrosa, la cocina de otros países puede ser peligrosa. Por eso hay que ser cuidadosa y evitar ciertas cosas. A continuación dejaremos de rimar y le enseñaremos a adelgazar mientras pone a gozar a su paladar con comida internacional. *Nota a nuestras amigas mexicanas:* sabemos que para ustedes su cocina no es nada internacional, pero para muchas hispanas, sí lo es, y por eso la incluimos aquí. (Si no reconoce algún alimento aquí, vea el glosario en la página 523).

Comida mexicana

La pregunta para perder: "¿Me da unas tortillas suaves de harina para comer con la salsa, en lugar de totopos fritos y guacamole?"

Pida lo siguiente: frijoles negros, salsa roja y verde, salsa para enchiladas, mole, tortillas suaves de maíz o de harina, burritos, fajitas, tacos suaves y pollo preparado a la parrilla.

Evite estos: chimichangas y tacos preparados con tortillas fritas y normalmente también con queso; totopos; platos preparados con crema agria, guacamole, queso o la salchicha mexicana llamada chorizo.

Comida china

La pregunta para perder: "Por favor prepare mi orden sin aceite o con la menor cantidad posible de aceite".

Pida lo siguiente: bolas de masa al vapor, sopa *wonton*, carne de cerdo asado con verduras, *lo mein*, platos al vapor y verduras sofritas al estilo asiático.

Evite estos: alimentos fritos en freidora; platos que contengan pato, nuez de la India y cacahuate; cualquier tipo de arroz frito.

Comida italiana

La pregunta para perder: ¿Me trae una salsa de tomate para remojar el pan, en lugar de aceite de oliva o mantequilla?"

Pida lo siguiente: almejas al vapor en vino blanco, verduras adobadas, sopa de frijoles y pasta, pasta con salsa de tomate, salsa blanca de almejas, *cacciatore* de ternera, pollo en salsa de vino, camarón en salsa de tomate, y salsa de vino de Marsala.

Evite estos: pasta rellena de queso, carnes preparadas al estilo *saltimbocca* (sofritas con mantequilla) y cualquier cosa a la *parmigiana* (frito y cubierto de queso).

Cuando les sirven raciones gigantescas, los comensales tienen la impresión de que realmente están recibiendo algo que vale la pena a cambio de su dinero, señala Gordon Sinclair, dueño del elegante Restaurante Gordon de Chicago, que va contra la corriente al vender medias raciones de todos sus platos, "para que los clientes puedan crear su propio 'menú de degustación'".

Una megarración también contiene un meganúmero de calorías, apunta Warshaw. En vista de que la mayoría de los restaurantes no ofrecen medias raciones, tendrá que recurrir a otras estrategias para reducir la cantidad de comida sobre su plato. "Si tiene menos comida en frente también comerá menos", indica la experta. "Yo a eso le digo 'ojos que no ven, boca que no come'". Ahora le diremos cómo resolver esta situación.

Comparta la calorías. Comparta un plato fuerte con un amigo y pida verduras adicionales, arroz, una papa al horno o ensalada como guarnición, sugiere Constance Geiger, R.D., Ph.D., profesora de Nutrición de la Universidad de Utah en Salt Lake City. "Algunos restaurantes tal vez le cobren un poco por el plato adicional, pero vale la pena si así evita comerse completo un plato fuerte abundante y alto en calorías".

Llévese la mitad a casa. Pida una caja para llevar (las bolsitas ya no se usan) en cuanto le sirvan su comida, recomienda Erickson. Guarde la mitad en la caja y ya está: evitará comer de más y de paso obtendrá el almuerzo para el día siguiente. "Ponga la comida en la caja de inmediato", indica la nutrióloga. "De otro modo, fácilmente seguirá comiendo poco a poco lo que queda en su plato".

Si la ocasión es muy formal, quizá prefiera pasar la mitad de su comida discretamente al plato del pan y pedirle al mesero, en un momento oportuno, que se la guarde para llevar, en lugar de echar usted misma la comida a la caja.

Páseles el plato. Entre todos los que forman parte de su grupo, pidan menos platos fuertes que el número de personas y compartan la comida. Completen el menú con órdenes adicionales de ensalada y verduras, sugiere Warshaw. "La gente lo hace todo el tiempo en los restaurantes chinos", indica la nutrióloga. "Pero en realidad es posible en cualquier parte".

Adelántese a los hechos. Haga un poco más de ejercicio desde varios días antes de una comida abundante de restaurante para "ahorrar" unas cuantas calorías, recomienda Erickson. "Si camina una milla (1.6 km) más todos los días durante cinco días, quemará entre

Sugerencias de cinco estrellas: ella critica pero se mantiene flaquita

Su trabajo es un sueño hecho realidad, pero también puede ser un infierno de la gordura. Janet Bukovinsky Teacher, que fue reseñadora culinaria para la revista *Philadelphia Magazine*, come en restaurantes por lo menos tres veces a la semana. Siempre prueba "todo lo que piden mis compañeros: entremeses, sopas y ensaladas, platos fuertes y postres".

Teacher ha diseñado una estrategia que le permite saborear cada comida sin poner en peligro su peso sano de 130 libras (58 kg). Ahora le diremos cómo le hace.

■ Come alimentos bajos en grasa el resto del tiempo. "Me encantan los cereales simples, así que en un día en que debo hacer una reseña tal vez desayune avena o almuerce arroz integral con verduras", explica. "Hoy me comí una ensalada con un poco de vinagreta balsámica".

■ Desdeña la comida mala. "Si al reseñar algún restaurante pruebo algo que no es bueno, no desperdicio mis calorías comiendo más", indica.

■ Deja de comer pronto. "Dejo mucha comida en mi plato", señala Teacher. "Normalmente me como las verduras, pero a veces no termino la carne".

■ Pide los alimentos más bajos en grasa que pueda encontrar en la carta. "Trato de escoger algo como pescado y pedirles a los otros que ordenen las carnes más pesadas y los alimentos más altos en grasa", indica.

■ Omite el cóctel. "Las bebidas como el *martini* son muy populares actualmente, pero ya no las pido", afirma. "Agregan más calorías".

■ Hace excepciones con sus alimentos preferidos. "Me encantan los quesos. Me encanta el paté. Cuando los hay en el menú, me vuelvo golosa y los pido", dice. "No me privo de nada que realmente me encanta".

■ Hace ejercicios. "Voy al gimnasio dos veces a la semana para quemar calorías", señala.

400 y 500 calorías adicionales, de modo que podrá comer un poco más o pedir un postre sin necesidad de ajustarse", señala la experta.

Otras seis maneras de salirse con la suya sanamente

Los expertos le tienen más consejos todavía para que disfrute una comida de restaurante al máximo y al mismo tiempo se mantenga fiel a un plan saludable de alimentación.

Evite el hambre. Si deja de comer antes de ir al restaurante, prácticamente se estará programando para comer de más cuando esté ahí, advierte Erickson. Desayune y tome su almuerzo e incluso una pequeña merienda (botana, refrigerio, tentempié) antes de salir a cenar. Las verduras, las frutas y los cereales integrales son buenas opciones, ya que estos alimentos bajos en grasa y muy nutritivos muchas veces escasean en las cartas de los restaurantes.

Prescinda del pan. Para evitar la tentación de la canasta del pan mientras espera su plato fuerte, pida agua mineral, una ensalada acompañada por un aliño (aderezo) bajo en grasa en un plato aparte o un consomé, sugiere Warshaw. También puede tomar un pedazo de pan y luego solicitar que se lleven la canasta otra vez, con todo y la mantequilla o el aceite de oliva.

Vigile el vino. Las bebidas alcohólicas incitan a comer de más, apunta la Dra. Geiger. Pida una copa de vino junto con la comida, en lugar de empezar a tomar desde antes de que lleguen los alimentos.

"Además, asegúrese de tener una bebida sin alcohol ni calorías al lado del vino y utilícela para saciar su sed", indica Warshaw.

Deléitese. "Disfrute todo el acontecimiento, no sólo la comida", sugiere Warshaw. Empápese del ambiente. Observe a los otros comensales. Converse con sus compañeros de mesa.

Pida guarniciones de verduras a la carta. Esta es una excelente manera de combinar las verduras para convertirlas en una parte más abundante —pero con menor contenido de calorías— de su comida, recomienda Erickson.

Disfrute la fruta. Muchos restaurantes adornan sus platos con frutas. Por lo tanto, aunque no encuentre fresas frescas o rodajas de naranja en la carta, pregunte si le pudieran preparar un plato. Algunos restaurantes la complacerán con gusto, afirma Erickson.

Nota: Si no reconoce algún término usado en este capítulo, vea el glosario en la página 523.

Capítulo 14

Despídase del hambre para siempre

**Bienvenida al plan de alimentación
"Cada día más delgada", que incluye
la mejor nutrición, comidas divertidas,
nada de hambre y la satisfacción de por
fin lograr (y mantener) el peso que desea.**

Annie Schneider ha vuelto a enamorarse de la comida. Nunca antes estuvo tan lleno su refrigerador. Al abrir la puerta se encuentra con una profusión de espléndidos colores y sabores, desde jugos de fruta ácidos hasta verduras crujientes, suaves quesos bajos en grasa y yogures cremosos. Su alacena desborda de pasta y palomitas (rositas) de maíz, hojuelas de *bagel* y panes integrales. Siempre está experimentando con nuevos alimentos. "Es increíble encontrar algo nuevo que enloquece a tu paladar", dice. "Pero de vez en cuando aún me consiento con mis alimentos favoritos de antes, como pizza, un poco de chocolate o una chuleta de cordero".

Después de seis meses de festines saludables (y de practicar una actividad física ligera con regularidad), Annie ha perdido 40 libras (18 kg). "Mi nuevo plan de alimentación es un estilo de vida", afirma la gerente de mercadotecnia de 34 años de una cadena de televisión por cable con sede en Chicago. "Esta actitud es muy distinta de cuando hacía dietas. Si me salgo de lo propuesto, no me siento como una fracasada. Simplemente vuelvo al plan y tomo las cosas bocado por bocado".

En el plan de alimentación del Programa "Cada día más delgada", usted encontrará los mismos elementos que determinaron el éxito de Annie: comidas y meriendas (botanas, refrigerios, tentempiés) regulares, con suficiente margen para darse gustitos como galletitas, langosta, postres congelados e incluso *filet mignon*. Los menús saludables sacian el hambre y nos proporcionan a las mujeres los nutrientes que necesitamos, como calcio para unos huesos fuertes y hierro para desarrollar las células de la sangre. Incluyen suficiente variedad para que el paladar "enloquezca" y nadie se sienta privada. Además, no obliga a comer nada que no nos guste.

"Una mujer nunca debería comer alimentos que no le gusten. Y con este plan no tiene que hacerlo", indica Carla Wolper, R.D., la nutrióloga experta del Centro St. Luke's/Hospital Roosevelt en la ciudad de Nueva York que desarrolló este plan de alimentación para el Programa "Cada día más delgada". "Las bases del plan son el equilibrio y la libertad. Usted tiene la libertad de comer lo que quiera. Y mientras controle sus raciones, equilibrando los alimentos más altos en grasa con los de menos grasa, no subirá de peso".

Bocado por bocado: cómo funciona el plan

El plan de alimentación del Programa "Cada día más delgada" le permitirá bajar de peso de forma lenta y constante, indica Wolper. Para mantener su peso una vez que alcance su meta, simplemente debe seguir disfrutando los mismos alimentos saludables bajos en grasa con el tamaño de ración correspondiente a su rango de peso final. "No se trata de una dieta", dice la nutrióloga. "Es un plan nutritivo que una mujer puede seguir durante años". El plan de alimentación del Programa "Cada día más delgada" satisface tres necesidades fundamentales de las mujeres: la de nutrición, la emocional y la de bajar de peso de manera saludable. Ahora le diremos cómo.

Comidas regulares y tres meriendas. Usted va a comer cada 3 ó 4 horas, así que de una vez olvídese del hambre y las privaciones impuestas por todas esas dietas que no conducen a ninguna parte. En cierta forma se trata de un seguro físico y emocional contra las comilonas. "Cuando nos quedamos sin comer durante mucho tiempo, psicológicamente se vuelve muy difícil no comer demasiado al tomar el siguiente alimento", opina Joni Johnston, Psy.D., una psicóloga clínica de Del Mar, California. "Comer con regularidad es reconfortante".

Variedad. Usted tendrá la oportunidad de sustituir los alimentos demasiado familiares que ya la cansaron por otros nuevos, lo cual le ofrecerá a su cuerpo una amplia gama de nutrientes importantes y al mismo tiempo mantendrá interesado a su paladar. "Las frutas, las verduras y los cereales contienen cientos de sustancias benéficas; ningún alimento podría proporcionar todos esos nutrientes por sí solo", explica Carol Boushey, R.D., Ph.D., profesora de Nutrición de la Universidad del Sur de Illinois en Carbondale. "También creo que llenarse el plato con una variedad de alimentos puede ayudar a perder peso".

O sea, como dice el refrán: "En la variedad está el gusto". Pues si los alimentos "saludables" que ya conoce le producen un gran antojo de algo poco saludable como el chocolate, pruebe un mango tropical dulce picado en cubitos y mezclado con frambuesas frescas. O, aprovechando una costumbre muy caribeña, puede probar un licuado (batido) rico de fresa, mamey, o de yogur, piña (ananá) y plátano amarillo (guineo, banana). Otra opción sería melocotón (durazno) con un cremoso y dulce yogur congelado. ¿Ya se le está haciendo agua la boca?

Libertad. "Este plan le permite comer *filet mignon*, salsa para espaguetis con aceite de oliva o un postre sin subir de peso, si equilibra los alimentos que elige a lo largo del día", afirma Wolper. "Yo misma lo hago. A veces llego a tomar tres meriendas de fruta después de cenar, por no haber merendado durante el día. O bien, la otra noche cené salsa para espaguetis con aceite de oliva, así que para equilibrar las calorías reduje la cantidad de pechuga de pollo que me serví. Y realmente disfruté mi comida".

Hechos a la medida. Los menús del plan de alimentación del Programa "Cada día más delgada" están hechos a la medida del peso saludable que usted desea alcanzar, trátese de 110 libras (49 kg), 140 libras (63 kg), 160 libras (72 kg) o más, así como de cualquier peso intermedio. Además, el plan incluye sugerencias para una amplia gama de comidas, desde sándwiches (emparedados) tradicionales para el almuerzo y cenas sencillas de carne con papas, hasta ensaladas elegantes y comidas sin carne.

Elementos para armar en lugar de un menú rígido. Los ejemplos de menús y las ideas para la sustitución de alimentos presentadas en las siguientes páginas están pensados para servirle de guía. Se basan en un plan sencillo que le evita tener que contar calorías o gramos de grasa.

Procure comer todos los días entre seis y 11 raciones de pan y cereales; por lo menos dos raciones de frutas; tres o más de verduras; tres raciones de productos lácteos bajos en grasa y dos de carne magra, huevo, pescado o frijoles; además, limite su uso de grasa y aceites, indica Wolper. Utilice el rango de peso apropiado para usted para determinar cuál es el tamaño —y el número— de raciones que usted necesita.

Cómo utilizar el plan

Para bajar de peso con el plan de alimentación del Programa "Cada día más delgada", lo mejor es fijarse metas pequeñas, sugiere Wolper. Si usted pesa 180 libras (81 kg) y el peso saludable que desea alcanzar son 145 libras (65 kg), empiece con una meta de 170 libras (76 kg) y siga el plan de alimentación que corresponde a ese peso.

En cada categoría de peso y para cada comida, el plan sugiere una gama de tamaños de raciones para muchos alimentos. Por ejemplo, en la categoría de 141 a 160 libras (63 a 72 kg) de peso, dentro de "La opción baja en carne", el desayuno indica que se tome entre 1¼ y 1½ tazas de hojuelas de salvado con ½ a 1 taza de leche descremada y una naranja o media toronja. Si el peso que usted desea alcanzar se sitúa en el extremo más alto de la categoría, coma la ración más grande. Si se ubica en el extremo más bajo, coma la ración más pequeña. Si está en medio, simplemente coma una ración de tamaño intermedio, explica Wolper.

Cuando llegue a 170, póngase una meta de 160 libras (72 kg) y siga el plan que corresponde al rango de 141 a 160, comiendo las raciones más altas en el plan. "Luego tal vez quiera quedarse en 160 libras durante unas cuantas semanas antes de tratar de perder más peso", indica la nutrióloga.

"Esto le dará la oportunidad de practicar las técnicas para mantener su nuevo peso, además de permitirle descansar de la pérdida de peso. Tal vez vuelva a subir entre 2 y 3 libras (1–1.5 kg). No se sorprenda ni se sienta mal por ello; es completamente normal. De hecho, por lo general sólo se trata de agua. Una vez que su peso se haya estabilizado, apúntele a otra meta pequeña de pérdida de peso".

Si usted hace ejercicio o se dedica a algún deporte cinco o más veces por semana, realizando mucha actividad física, también puede optar por el tamaño de ración más grande, agrega Wolper. Si su estilo de vida es sedentario o tiene más de 60 años, trate de acercarse más al extremo más bajo de su categoría de peso, aconseja la experta.

Otra cosa de la cual usted debe fijarse con respecto a este plan es que, como señalamos anteriormente, no es una dieta. Le estamos dando algunas ideas para empezar. Ahora bien, puede ser muchas de las opciones que encuentre en el plan no le agraden. Quizás no le gustan las espinacas o la *arugula* o el pavo. O bien puede ser que no puede soportar las hojuelas de salvado o el pavo le parece que es muy caro. Otra posibilidad es que a sus familiares no les gusten estos alimentos.

En estos casos, le toca ser creativa. La razón por la cual las dietas no funcionan es porque no se pueden seguir por mucho tiempo. Son muy estrictas y la gente se cansa después de un rato. Por ejemplo, hay una muy popular hoy en día basada en ingerir muchas proteínas. Una come un montón de carne y otros alimentos muy altos en proteínas y baja de peso debido a un proceso llamado ketosis. Muy bien, pero aparte de los efectos secundarios de esta dieta como mal aliento (comer mucha carne provoca esto), el estreñimiento (por consumir muy poca fibra), colesterol alto y posibles problemas cardíacos (por la alta cantidad de grasa saturada en la carne) y depresión (los carbohidratos son necesarios para producir la serotonina, una sustancia química cerebral que afecta el ánimo), mucha gente simplemente se cansa de comer lo mismo. Por lo tanto, ofrecemos tres opciones distintas. Si está siguiendo la opción carnívora en un rango de peso dado y se está aburriendo, pruebe la de langosta y pasta de ese mismo rango. Luego puede probar la opción semivegetariana a ver si le viene bien. Así, alternando entre las opciones, hay menos posibilidades de que se aburra. Además, puede ajustar lo que usted le sirve a su familia usando esas opciones y así evitar que ellos se cansen. Tampoco es necesario que ellos siguen el plan suyo. Muchas de las sugerencias de nuestro plan se preparan rápidamente; o sea, si usted es la que cocina en casa, bien podría preparar algo para ellos y algo para usted sin que se le complique la vida. Por ejemplo, supongamos que a sus niños les encante un cereal de caja de chocolate. Nuestro plan no incluye esa opción. En cambio, recomienda un cereal alto en fibra de hojuelas. Pues usted se sirve el cereal suyo y a ellos les da su cereal de chocolate. Si le parece que esto le saldrá muy caro, experimente con varios cereales hasta que encuentre el que agrade a sus niños y que sea alto en fibra como indica el plan. No es una tarea imposible. Por ejemplo, la marca *Raisin Bran*, que consta de hojas de salvado y pasas, es muy alta en fibra y muchos niños la comen. Otra marca que quizás les gustaría tanto a usted como a sus niños es *Frosted Mini Wheats*. De nuevo, se trata de ser creativa. Si no le gusta pavo, pruebe pollo. Si no le gusta jugo de naranja, pruebe jugo de toronja (pomelo). Si no le gustan las verduras asadas que recomendamos, pruebe asar las verduras que le vienen bien.

(continúa en la página 226) ►

El plan de alimentación "Cada día más delgada"

La opción
semivegetariana

100 a 120 libras (45 a 54 kg) —
Desayuno
- ½ a ¾ taza de hojuelas de salvado (o de otro cereal integral o alto en fibra) con ½ taza de leche descremada, una naranja o media toronja (pomelo) y café o té con 2 cucharadas de leche semidescremada al 1% y 1 cucharada de azúcar

Merienda de media mañana
- ½ taza de yogur natural sin grasa con ½ taza de moras

Almuerzo
- De 3 a 4 onzas (84–112 g) de pechuga de pavo en dos rebanadas de pan integral con 1 cucharada de mostaza, dos rodajas de tomate, unas hojas de *arugula* o espinaca y una rodaja de cebolla morada; 1 taza de leche descremada

Merienda de media tarde
- Una manzana mediana

Cena
- 3 tazas de verduras crudas (como calabacín, berenjena, pimiento, champiñones y cebolla), picadas en rodajas de ¼ a ½ pulgada (6–13 mm), rociadas o untadas con entre 1 y 2 cucharadas de aceite de oliva y espolvoreadas con ajo, sal y pimienta, 2 cucharadas de vinagre balsámico y de 1 a 2 cucharadas de queso parmesano rallado, y luego asadas a la parrilla o al horno y servidas con ½ taza de arroz integral cocido; dos galletitas de avena y una bebida sin calorías

Merienda nocturna
- 1 taza de yogur sin grasa con sabor a frutas

121 a 140 libras (54 a 63 kg) —
Desayuno
- ¾ a 1¼ tazas de hojuelas de salvado (o de otro cereal integral o alto en fibra) con ½ taza de leche descremada, una naranja o media toronja y café o té con 2 cucharadas de leche semidescremada al 1% y 1 cucharada de azúcar

Merienda de media mañana
- ½ taza de yogur natural sin grasa con ½ taza de moras

Almuerzo
- De 3 a 4 onzas (84–112 g) de pechuga de pavo en dos rebanadas de pan integral con 1 cucharada de mostaza, dos rodajas de tomate, unas hojas de *arugula* o espinaca y una rodaja de cebolla morada; 1 taza de leche descremada

Merienda de media tarde
- Una manzana mediana

Cena
- 3 tazas de verduras crudas (como calabacín, berenjena, pimiento, champiñones y ce-

bolla), picadas en rodajas de ¼ a ½ pulgada, rociadas o untadas con entre 2 y 3 cucharadas de aceite de oliva y espolvoreadas con ajo, sal y pimienta, 2 cucharadas de vinagre balsámico y de 1 a 2 cucharadas de queso parmesano rallado, y luego asadas a la parrilla o al horno y servidas con ½ taza de arroz integral cocido; dos galletitas de avena y una bebida sin calorías

Merienda nocturna
• 1 taza de yogur sin grasa con sabor a frutas

141 a 160 libras (63 a 72 kg)
Desayuno
• 1¼ a 1½ tazas de hojuelas de salvado (o de otro cereal integral o alto en fibra) con ½ a 1 taza de leche descremada, una naranja o media toronja y café o té con 2 cucharadas de leche semidescremada al 1% y 1 cucharada de azúcar

Merienda de media mañana
• Un *muffin* inglés tostado, con 1 cucharada de mantequilla o margarina o 2 cucharadas de mermelada

Almuerzo
• De 4 a 6 onzas (112–168 g) de pechuga de pavo en dos rebanadas de pan integral con 1 cucharada de mostaza, dos rodajas de tomate, unas hojas de

arugula o espinaca y una rodaja de cebolla morada; 1 taza de leche descremada

Merienda de media tarde
• Una manzana mediana

Cena
• De 3 a 4 tazas de verduras crudas (como calabacín, berenjena, pimiento, champiñones y cebolla), picadas en rodajas de ¼ a ½ pulgada, rociadas o untadas con entre 3 y 4 cucharadas de aceite de oliva y espolvoreadas con ajo, sal y pimienta, 2 cucharadas de vinagre balsámico y 2 cucharadas de queso parmesano rallado, y luego asadas a la parrilla o al horno y servidas con ½ taza de arroz integral cocido; dos galletitas de avena y una bebida sin calorías

Merienda nocturna
• 1 taza de yogur sin grasa con sabor a frutas

161 a 180 libras (72 a 81 kg)
Desayuno
• 1½ a 2 tazas de hojuelas de salvado (o de otro cereal integral o alto en fibra) con 1 taza de leche descremada, una naranja o media toronja y café o té con 2 cucharadas de leche semidescremada al 1% y 1 cucharada de azúcar

Merienda de media mañana
• Un *muffin* inglés tostado, con 1 cucharada de mantequilla o

(continúa) ►

El plan de alimentación (continuado)

margarina o 2 cucharadas de mermelada

Almuerzo

- 6 onzas (168 g) de pechuga de pavo en dos rebanadas de pan integral con 1 cucharada de mostaza, dos rodajas de tomate, unas hojas de *arugula* o espinaca y una rodaja de cebolla morada; ½ taza de frambuesas frescas; 1 taza de leche descremada

Merienda de media tarde

- Una manzana grande

Cena

- De 3 a 4 tazas de verduras crudas (como calabacín, berenjena, pimiento, champiñones y cebolla), picadas en rodajas de ¼ a ½ pulgada, rociadas o untadas con entre 3 y 4 cucharadas de aceite de oliva y espolvoreadas con ajo, sal y pimienta, 2 cucharadas de vinagre balsámico y 3 cucharadas de queso parmesano rallado, y luego asadas a la parrilla o al horno y servidas con 1 taza de arroz integral cocido; tres galletitas de avena y una bebida sin calorías

Merienda nocturna

- 1 taza de yogur sin grasa con sabor a frutas

181 a 200 libras (81 a 90 kg)

Desayuno

- 1½ a 2 tazas de hojuelas de salvado (o de otro cereal integral o alto en fibra) con 1 taza de leche descremada, una naranja o media toronja y café o té con 2 cucharadas de leche semidescremada al 1% y 1 cucharada de azúcar

Merienda de media mañana

- Un *muffin* inglés tostado, con 1 cucharada de mantequilla o margarina o 2 cucharadas de mermelada

Almuerzo

- 6 onzas de pechuga de pavo en dos rebanadas de pan integral con 1 cucharada de mostaza, dos rodajas de tomate, unas hojas de *arugula* o espinaca y una rodaja de cebolla morada; 1 taza de pimiento verde y rojo picado en tiras; ½ taza de frambuesas frescas; 1 taza de leche descremada

Merienda de media tarde

- Una manzana grande, picada en rodajas y acompañada de 1 cucharada de crema de cacahuate como *dip*

Cena

- De 3 a 4 tazas de verduras crudas (como calabacín, berenjena, pimiento, champiñones y cebolla), picadas en rodajas de ¼ a ½ pulgada, rociadas o untadas con entre 3 y 4 cucharadas de aceite de oliva y espolvoreadas con ajo, sal y pimienta, 2 cucharadas de vinagre balsámico y 3 cucharadas de queso parmesano rallado, y luego asadas a la parrilla o al horno y servidas con 1 taza de arroz integral cocido; un panecillo pequeño; tres galletitas de avena y una bebida sin calorías

Merienda nocturna

- 1 taza de yogur sin grasa con sabor a frutas

200 a 220 libras (90 a 99 kg) ——

Desayuno

- De 1½ a 2 tazas de hojuelas de salvado (o de otro cereal integral o alto en fibra) con 1 taza de leche descremada, 1 naranja o ½ toronja y café o té con 2 cucharadas de leche semidescremada al 1% y 1 cucharada de azúcar

Merienda de media mañana

- 1 *muffin* inglés tostado, con 1 cucharada de mantequilla o 2 cucharadas de mermelada

Almuerzo

- 6 onzas (168 g) de pechuga de pavo en 2 rebanadas de pan integral con 1 cucharada de mostaza, 2 rodajas de tomate, unas hojas de *arugula* o espinaca y 1 rodaja de cebolla morada; 1 taza de pimiento rojo y verde picado en tiras; ½ taza de frambuesas frescas y 1 taza de leche descremada

Merienda de media tarde

- 1 manzana grande y de ½ a 1 plátano mediano, picados en rodajas y acompañados de 1 cucharada rasa de crema de cacahuate a manera de *dip*

Cena

- De 3 a 4 tazas de verduras crudas (como zucchini, berenjena,

pimiento, champiñones y cebolla), picadas en rodajas de ¼ a ½ pulgada (6–13 mm), rociadas o untadas con entre 3 y 4 cucharadas de aceite de oliva y espolvoreadas con ajo, sal y pimienta, 2 cucharadas de vinagre balsámico y 3 cucharadas de queso parmesano rallado, y luego asadas a la parrilla o al horno y servidas con 1 taza de arroz integral cocido; 1 panecillo pequeño; 3 galletitas de avena y una bebida sin calorías

Merienda nocturna

- 1 taza de yogur sin grasa con sabor a frutas

220 a 240 libras (99 a 108 kg) ——

Desayuno

- De 1½ a 2 tazas de hojuelas de salvado (o de otro cereal integral o alto en fibra) con 1 taza de leche descremada, 1 naranja o ½ toronja, 1 rebanada de pan integral tostado con 1 cucharada de mantequilla y café o té con 2 cucharadas de leche semidescremada al 1% y 1 cucharada de azúcar

Merienda de media mañana

- 1 *muffin* inglés tostado, con 1 cucharada de mantequilla o 2 cucharadas de mermelada

Almuerzo

- 6 onzas de pechuga de pavo en 2 rebanadas de pan integral con 1 cucharada de mostaza, 2 rodajas de tomate, unas hojas de

(continúa) ▶

El plan de alimentación (continuado)

arugula o espinaca y 1 rodaja de cebolla morada; 1 taza de pimiento rojo y verde picado en tiras; ½ taza de frambuesas frescas y 1 taza de leche descremada

Merienda de media tarde

• 1 manzana grande y de ½ a 1 plátano mediano, picados en rodajas y acompañados de 1 cucharada rasa de crema de cacahuate a manera de *dip*

Cena

• De 3 a 4 tazas de verduras crudas (como zucchini, berenjena, pimiento, champiñones y cebolla), picadas en rodajas de ¼ a ½ pulgada, rociadas o untadas con entre 3 y 4 cucharadas de aceite de oliva y espolvoreadas con ajo, sal y pimienta, 2 cucharadas de vinagre balsámico y 3 cucharadas de queso parmesano rallado, y luego asadas a la parrilla o al horno y servidas con 1 taza de arroz integral cocido; 1 panecillo pequeño; 3 galletitas de avena y una bebida sin calorías

Merienda nocturna

• 1 taza de yogur sin grasa con sabor a frutas

240 a 260 libras (108 a 117 kg)

Desayuno

• De 1½ a 2 tazas de hojuelas de salvado (o de otro cereal integral o alto en fibra) con 1 taza de leche descremada, 1 naranja o ½ toronja, 1 ó 2 rebanadas de pan integral tostado con 1 cucharada de mantequilla cada una y café o té con 2 cucharadas de leche semidescremada al 1% y 1 cucharada de azúcar

Merienda de media mañana

• 1 *muffin* inglés tostado, con 1 cucharada de mantequilla o 2 cucharadas de mermelada

Almuerzo

• 6 onzas de pechuga de pavo en 2 rebanadas de pan integral con 1 cucharada de mostaza, 2 rodajas de tomate, unas hojas de *arugula* o espinaca y 1 rodaja de cebolla morada; 1 taza de pimiento rojo y verde picado en tiras; ½ taza de frambuesas frescas y 1 taza de leche descremada

Merienda de media tarde

• 1 manzana grande y 1 plátano mediano, picados en rodajas y acompañados de 1 cucharada rasa de crema de cacahuate a manera de *dip*

Cena

• De 3 a 4 tazas de verduras crudas (como zucchini, berenjena, pimiento, champiñones y cebolla), picadas en rodajas de ¼ a ½ pulgada, rociadas o untadas con entre 3 y 4 cucharadas de aceite de oliva y espolvoreadas con ajo, sal y pimienta, 2 cucharadas de vinagre balsámico y 3 cucharadas de queso parmesano rallado, y luego asadas a la parrilla o al horno y servidas con 1 taza de arroz integral cocido; 1 panecillo pequeño; 3 galletitas de avena y una bebida sin calorías

Merienda nocturna

• 1 taza de yogur sin grasa con sabor a frutas

260 a 280 libras (117 a 125 kg)
Desayuno

• De 1½ a 2 tazas de hojuelas de salvado (o de otro cereal integral o alto en fibra) con 1 taza de leche descremada, 1 naranja o ½ toronja, 2 rebanadas de pan integral tostado con 1 cucharada de mantequilla cada una y café o té con 2 cucharadas de leche semidescremada al 1% y 1 cucharada de azúcar

Merienda de media mañana

• 1 *muffin* inglés tostado, con 1 cucharada de mantequilla o 2 cucharadas de mermelada y entre ½ y 1 taza de yogur bajo en grasa con sabor a frutas

Almuerzo

• 6 onzas de pechuga de pavo en 2 rebanadas de pan integral con 1 cucharada de mostaza, 2 rodajas de tomate, unas hojas de *arugula* o espinaca y 1 rodaja de cebolla morada; 1 taza de pimiento rojo y verde picado en tiras; ½ taza de frambuesas frescas y 1 taza de leche descremada

Merienda de media tarde

• 1 manzana grande y 1 plátano mediano, picados en rodajas y

acompañados de entre 1 y 2 cucharadas rasas de crema de cacahuate a manera de *dip*

Cena

• De 3 a 4 tazas de verduras crudas (como zucchini, berenjena, pimiento, champiñones y cebolla), picadas en rodajas de ¼ a ½ pulgada, rociadas o untadas con entre 3 y 4 cucharadas de aceite de oliva y espolvoreadas con ajo, sal y pimienta, 2 cucharadas de vinagre balsámico y 3 cucharadas de queso parmesano rallado, y luego asadas a la parrilla o al horno y servidas con 1 taza de arroz integral cocido; 1 panecillo pequeño; 3 galletitas de avena y una bebida sin calorías

Merienda nocturna

• 1 taza de yogur sin grasa con sabor a frutas

La opción carnívora

110 a 120 libras
Desayuno

• Uno o dos huevos pequeños (escalfados o revueltos en una sartén antiadherente) con una rebanada de pan integral tostado, 6 onzas (180 ml) de jugo de naranja o una naranja y café o té con 2 cucharadas de leche semidescremada al 1% y 1 cucharada de azúcar

Merienda de media mañana

• ½ a 1 taza de yogur natural sin grasa con ¼ taza de fruta

(continúa)

El plan de alimentación (continuado)

Almuerzo

- 2 tazas de ensalada de verdura de hoja verde con entre 8 y 10 camarones medianos cocidos, aderezados con 1 cucharadita de aceite de oliva y 2 cucharadas de vinagre balsámico mezclado con 1 cucharadita de mostaza y pimienta recién molida; una rebanada de pan o un panecillo pequeño; 1 taza de leche descremada

Merienda de media tarde

- 1 taza de zanahoria cambray con ½ taza de yogur sin grasa con pimienta medio molida, jugo de limón y hierbas

Cena

- De 4 a 5 onzas (112–140 g) de *filet mignon* asado a la parrilla, una papa mediana al horno con ½ cucharada de mantequilla o margarina, ½ taza de habichuelas verdes, una manzana al horno y agua, café, té, refresco de dieta o alguna otra bebida sin calorías

Merienda nocturna

- Una o dos galletitas pequeñas y una taza de leche descremada

121 a 140 libras

Desayuno

- Uno o dos huevos medianos (escalfados o revueltos en una sartén antiadherente) con una o dos rebanadas de pan integral tostado, 6 onzas de jugo de naranja o una naranja y café o té con 2 cucharadas de leche semidescremada al 1% y 1 cucharada de azúcar

Merienda de media mañana

- ½ a 1 taza de yogur natural sin grasa con ¼ taza de fruta

Almuerzo

- 2 tazas de ensalada de verdura de hoja verde con entre 8 y 10 camarones medianos cocidos, aderezados con 1 cucharadita de aceite de oliva y 2 cucharadas de vinagre balsámico mezclado con 1 cucharadita de mostaza y pimienta recién molida; una rebanada de pan o un panecillo pequeño; 1 taza de leche descremada

Merienda de media tarde

- 1 taza de zanahoria cambray con ½ taza de yogur sin grasa con pimienta medio molida, jugo de limón y hierbas

Cena

- De 5 a 7 onzas (140–196 g) de *filet mignon* asado a la parrilla, una papa mediana al horno con ½ cucharada de mantequilla o margarina, ½ taza de habichuelas verdes, una manzana al horno y agua, café, té, refresco de dieta o alguna otra bebida sin calorías

Merienda nocturna

- Dos o tres galletitas pequeñas y una taza de leche descremada

141 a 160 libras

Desayuno

- Uno o dos huevos medianos (escalfados o revueltos en una

sartén antiadherente) con una o dos rebanadas de pan integral tostado, 1 cucharada de mermelada, 6 onzas de jugo de naranja o una naranja y café o té con 2 cucharadas de leche semidescremada al 1% y 1 cucharada de azúcar

Merienda de media mañana

• 1 taza de yogur natural sin grasa con 1 taza de fruta

Almuerzo

• 2 tazas de ensalada de verdura de hoja verde con entre 8 y 10 camarones medianos cocidos, aderezados con 1 cucharada de aceite de oliva y 2 cucharadas de vinagre balsámico mezclado con 1 cucharadita de mostaza y pimienta recién molida; una rebanada de pan o un panecillo pequeño; 1 taza de leche descremada

Merienda de media tarde

• 1 taza de zanahoria cambray con ½ taza de yogur sin grasa con pimienta medio molida, jugo de limón y hierbas

Cena

• De 5 a 6 onzas (140–168 g) de *filet mignon* asado a la parrilla, una papa grande al horno con 1 cucharada de mantequilla o margarina, ½ taza de habichuelas verdes, una manzana al horno con 2 cucharadas de yogur de vainilla normal o congelado y agua, café, té, refresco de dieta o alguna otra bebida sin calorías

Merienda nocturna

• Tres o cuatro galletitas pequeñas y una taza de leche descremada

161 a 180 libras

Desayuno

• Uno o dos huevos medianos (escalfados o revueltos en una sartén antiadherente) con una o dos rebanadas de pan integral tostado, 1 cucharada de mermelada, 6 onzas de jugo de naranja o una naranja y café o té con 2 cucharadas de leche semidescremada al 1% y 1 cucharada de azúcar

Merienda de media mañana

• 1 taza de yogur natural sin grasa con 1 taza de fruta

Almuerzo

• 2 tazas de ensalada de verdura de hoja verde con entre 8 y 10 camarones medianos cocidos, aderezados con entre 1 y 2 cucharadas de aceite de oliva y 2 cucharadas de vinagre balsámico mezclado con 1 cucharadita de mostaza y pimienta recién molida; dos rebanadas de pan o un panecillo mediano; 1 taza de leche descremada

Merienda de media tarde

• 1 taza de zanahoria cambray con ½ taza de yogur sin grasa con pimienta medio molida, jugo de limón y hierbas

Cena

• De 5 a 6 onzas de *filet mignon* asado a la parrilla, una papa grande al horno con 1 cucharadita de

(continúa)

El plan de alimentación (continuado)

mantequilla o margarina, ½ taza de repollo colorado en escabeche, ½ taza de habichuelas verdes, una manzana al horno con 2 cucharadas de yogur de vainilla normal o congelado y una bebida sin calorías

Merienda nocturna

• Tres o cuatro galletitas pequeñas y una taza de leche descremada

181 a 200 libras

Desayuno

• 1 ó 2 huevos medianos (escalfados o revueltos en una sartén antiadherente) con una o dos rebanadas de pan integral tostado, 1 cucharada de mermelada, 6 onzas de jugo de naranja o una naranja y café o té con 2 cucharadas de leche semidescremada al 1% y 1 cucharada de azúcar

Merienda de media mañana

• 1 taza de yogur natural sin grasa con 1 taza de fruta

Almuerzo

• 2 tazas de ensalada de verdura de hoja verde con entre 8 y 10 camarones medianos cocidos, aderezados con entre 1 y 2 cucharadas de aceite de oliva y 2 cucharadas de vinagre balsámico mezclado con 1 cucharadita de mostaza y pimienta recién molida; dos rebanadas de pan o un panecillo mediano; 1 taza de leche descremada

Merienda de media tarde

• 1 taza de zanahoria cambray con ½ taza de yogur sin grasa con pimienta medio molida, jugo de limón y hierbas

Cena

• De 5 a 6 onzas de *filet mignon* asado a la parrilla, una papa grande al horno con 1 cucharadita de mantequilla o margarina, ½ taza de repollo colorado en escabeche, ½ taza de habichuelas verdes, una manzana al horno con 2 cucharadas de yogur de vainilla normal o congelado y una bebida sin calorías

Merienda nocturna

• Una rebanada de pay de cereza (de 3 pulgadas de ancho) y 1 taza de leche descremada

200 a 220 libras

Desayuno

• 1 ó 2 huevos medianos (escalfados o revueltos en una sartén antiadherente) con 1 ó 2 rebanadas de pan integral tostado, ½ taza de jamón picado en cubitos, 1 cucharada de mermelada, 6 onzas (180 ml) de jugo de naranja o 1 naranja y café o té con 2 cucharadas de leche semidescremada y 1 cucharada de azúcar

Merienda de media mañana

• 1 taza de yogur natural sin grasa con 1 taza de fruta y 10 *pretzels* tradicionales

Almuerzo
- 2 tazas de ensalada de verdura de hoja verde con entre 8 y 10 camarones medianos cocidos, aderezados con de 1 a 2 cucharadas de aceite de oliva y 2 cucharadas de vinagre balsámico mezclado con 1 cucharadita de mostaza y pimienta recién molida; 2 rebanadas de pan o 1 panecillo mediano y 1 taza de leche descremada

Merienda de media tarde
- 1 taza de zanahoria cambray con ½ taza de yogur sin grasa con pimienta medio molida, jugo de limón y hierbas y 1 manzana mediana

Cena
- De 5 a 6 onzas (140–168 g) de *filet mignon* asado a la parrilla, 1 papa grande al horno con 1 cucharadita de mantequilla o margarina, ½ taza de repollo colorado en escabeche, ½ taza de habichuelas verdes, 1 manzana al horno con 2 cucharadas de yogur de vainilla normal o congelado y una bebida sin calorías

Merienda nocturna
- 1 rebanada de pastel de cereza (de 3 pulgadas/8 cm de ancho en la orilla exterior) con ½ taza de yogur congelado de vainilla y 1 taza de leche descremada

220 a 240 libras
Desayuno
- 1 ó 2 huevos medianos (escalfados o revueltos en una sartén antiadherente) con 2 rebanadas de pan integral tostado, de ½ a 1 taza de jamón picado en cubitos, 1 cucharada de mermelada, 6 onzas de jugo de naranja o 1 naranja y café o té con 2 cucharadas de leche semidescremada y 1 cucharada de azúcar

Merienda de media mañana
- 1 taza de yogur natural sin grasa con 1 taza de fruta y 10 *pretzels* tradicionales

Almuerzo
- 2 tazas de ensalada de verdura de hoja verde con 10 camarones medianos cocidos, aderezados con 2 cucharadas de aceite de oliva y 2 cucharadas de vinagre balsámico mezclado con 1 cucharadita de mostaza y pimienta recién molida; 2 rebanadas de pan o 1 panecillo mediano y 1 taza de leche descremada

Merienda de media tarde
- 1 taza de zanahoria cambray con ½ taza de yogur sin grasa con pimienta medio molida, jugo de limón y hierbas y 1 manzana mediana

Cena
- 6 onzas (168 g) de *filet mignon* asado a la parrilla, una papa grande al horno con

(continúa)

El plan de alimentación (continuado)

1 cucharadita de mantequilla o margarina, ½ taza de repollo colorado en escabeche, ½ taza de habichuelas verdes, 1 manzana al horno con 2 cucharadas de yogur de vainilla normal o congelado y una bebida sin calorías

Merienda nocturna

• 1 rebanada de pastel de cereza (de 3 pulgadas de ancho en la orilla exterior) con ½ taza de yogur congelado de vainilla y 1 taza de leche descremada

240 a 260 libras

Desayuno

• 2 huevos medianos (escalfados o revueltos en una sartén antiadherente) con 2 rebanadas de pan integral tostado, de ½ a 1 taza de jamón picado en cubitos, 1 cucharada de mermelada, 6 onzas de jugo de naranja o 1 naranja y café o té con 2 cucharadas de leche semidescremada y 1 cucharada de azúcar

Merienda de media mañana

• 1 taza de yogur natural sin grasa con 1 taza de fruta y 10 *pretzels* tradicionales

Almuerzo

• 2 tazas de ensalada de verdura de hoja verde con 10 camarones medianos cocidos, aderezados con 2 cucharadas de aceite de oliva y 2 cucharadas de vinagre balsámico mezclado con 1 cucharadita de mostaza y pimienta

recién molida; 2 rebanadas de pan o 1 panecillo mediano y 1 taza de leche descremada

Merienda de media tarde

• 1 taza de zanahoria cambray con ½ taza de yogur sin grasa con pimienta medio molida, jugo de limón y hierbas, 1 manzana mediana y 10 galletas integrales

Cena

• 6 onzas de *filet mignon* asado a la parrilla, 1 papa grande al horno con 1 cucharadita de mantequilla o margarina, ½ taza de repollo colorado en escabeche, ½ taza de habichuelas verdes, 1 manzana al horno con 2 cucharadas de yogur de vainilla normal o congelado y una bebida sin calorías

Merienda nocturna

• 1 rebanada de pastel de cereza (de 3 pulgadas de ancho en la orilla exterior) con ½ taza de yogur congelado de vainilla y 1 taza de leche descremada

260 a 280 libras

Desayuno

• 2 huevos medianos (escalfados o revueltos en una sartén antiadherente) con 2 rebanadas de pan integral tostado, de ½ a 1 taza de jamón picado en cubitos, 1 cucharada de mermelada, 6 onzas de jugo de naranja o 1 naranja y café o té con 2 cucharadas de leche semidescremada y 1 cucharada de azúcar

Merienda de media mañana

- 1 taza de yogur natural sin grasa con 1 taza de fruta y 10 *pretzels* tradicionales

Almuerzo

- 2 tazas de ensalada de verdura de hoja verde con 10 camarones medianos cocidos, aderezados con 2 cucharadas de aceite de oliva y 2 cucharadas de vinagre balsámico mezclado con 1 cucharadita de mostaza y pimienta recién molida; 2 rebanadas de pan o 1 panecillo mediano y 1 taza de leche descremada

Merienda de media tarde

- 1 taza de zanahoria cambray con ½ taza de yogur sin grasa con pimienta medio molida, jugo de limón y hierbas, 1 manzana mediana y 10 galletas integrales

Cena

- 6 onzas de *filet mignon* asado a la parrilla, 1 papa grande al horno con 1 cucharadita de mantequilla o margarina, ½ taza de repollo colorado en escabeche, ½ taza de habichuelas verdes, 1 manzana al horno con 2 cucharadas de yogur de vainilla normal o congelado, 3 galletas tipo *sándwich* de chocolate y una bebida sin calorías

Merienda nocturna

- 1 rebanada de pastel de cereza (de 3 pulgadas de ancho en la

orilla exterior) con ½ taza de yogur congelado de vainilla y 1 taza de leche descremada

> **La opción de langosta y pasta**

121 a 140 libras

Desayuno

- ½ taza de ensalada de frutas con entre ½ y 1 taza de yogur sin grasa con sabor a frutas y 1 cucharada de cereal integral; café o té con 2 cucharadas de leche semidescremada al 1% y 1 cucharada de azúcar

Merienda de media mañana

- Una rebanada de pan tostado con 1 cucharada de mermelada o ½ cucharada de mantequilla o margarina, o cuatro galletas integrales *graham* pequeñas con 1 onza (28 g) de queso crema ligero

Almuerzo

- De ¾ a 1 taza de pasta con ½ taza de salsa de tomate; 1 taza de ensalada de verdura de hoja verde con ½ cucharada de aceite de oliva y 2 cucharadas de vinagre balsámico, mezclados con 1 cucharadita de mostaza y pimienta recién molida; agua, refresco de dieta o alguna otra bebida sin calorías

Merienda de media tarde

- 1 taza de consomé sin grasa con ½ taza de verduras

(continúa)

El plan de alimentación (continuado)

congeladas y 1 taza de leche descremada

Cena

- Langosta al vapor (6 onzas/ 168 g de carne de langosta) con 1 cucharada de mantequilla derretida; 1 taza de arroz preparado con consomé sin grasa; ½ taza de maíz (elote, choclo) y ½ taza de espinaca cocida; 1 taza de fruta picada; agua, café, té, refresco de dieta o alguna otra bebida sin calorías

Merienda nocturna

- 1 taza de yogur sin grasa congelado

121 a 140 libras _____

Desayuno

- ½ taza de ensalada de frutas con 1 taza de yogur sin grasa con sabor a frutas y 1 cucharada de cereal integral; café o té con 2 cucharadas de leche semidescremada al 1% y 1 cucharada de azúcar

Merienda de media mañana

- Una rebanada de pan tostado con 1 cucharada de mermelada o ½ cucharada de mantequilla o margarina, o cuatro galletas integrales *graham* pequeñas con 1 onza de queso crema ligero

Almuerzo

- De 1 a 1½ tazas de pasta con ½ taza de salsa de tomate; 1 taza de ensalada de verdura de hoja verde con 1 cucharada de acei-

te de oliva y 2 cucharadas de vinagre balsámico, mezclados con 1 cucharadita de mostaza y pimienta recién molida; agua, refresco de dieta o alguna otra bebida sin calorías

Merienda de media tarde

- 1 taza de consomé sin grasa con ½ taza de verduras congeladas y 1 taza de leche descremada

Cena

- Langosta al vapor (6 onzas de carne de langosta) con 1 cucharada de mantequilla derretida; 1 taza de arroz preparado con consomé sin grasa; ½ taza de maíz y ½ taza de espinaca cocida; 1 taza de fruta picada; agua, café, té, refresco de dieta o alguna otra bebida sin calorías

Merienda nocturna

- 1 taza de yogur sin grasa congelado

141 a 160 libras _____

Desayuno

- 1 taza de ensalada de frutas con 1 taza de yogur sin grasa con sabor a frutas y de 3 a 4 cucharadas de cereal integral; café o té con 2 cucharadas de leche semidescremada al 1% y 1 cucharada de azúcar

Merienda de media mañana

- Dos rebanadas de pan tostado con de 1 a 2 cucharadas de mermelada o de ½ a 1 cucharada de mantequilla o margarina, u ocho galletas integrales *graham* pequeñas con 1 onza de queso crema ligero

Almuerzo

- De 1½ a 2 tazas de pasta con ½ taza de salsa de tomate; 1 taza de ensalada de verdura de hoja verde con 1 cucharada de aceite de oliva y 2 cucharadas de vinagre balsámico, mezclados con 1 cucharadita de mostaza y pimienta recién molida; una bebida sin calorías

Merienda de media tarde

- 1 taza de consomé sin grasa con ½ taza de verduras congeladas y 1 taza de leche descremada

Cena

- Langosta al vapor (6 onzas de carne de langosta) con 1 cucharada de mantequilla derretida; de 1 a 1½ tazas de arroz preparado con consomé sin grasa; ½ taza de maíz y ½ taza de espinaca cocida; 1 taza de fruta picada; agua, café, té, refresco de dieta o alguna otra bebida sin calorías

Merienda nocturna

- 1 taza de yogur sin grasa congelado

161 a 180 libras

Desayuno

- 1 taza de ensalada de frutas con 1 taza de yogur sin grasa con sabor a frutas y de 4 a 6 cucharadas de cereal integral; café o

té con 2 cucharadas de leche semidescremada al 1% y 1 cucharada de azúcar

Merienda de media mañana

- Dos rebanadas de pan tostado con de 1 a 2 cucharadas de mermelada o de ½ a 1 cucharada de mantequilla o margarina, u ocho galletas integrales *graham* pequeñas con 1 onza de queso crema ligero

Almuerzo

- De 1½ a 2 tazas de pasta con ½ taza de salsa de tomate; 1 taza de ensalada de verdura de hoja verde con 1 cucharada de aceite de oliva y 2 cucharadas de vinagre balsámico, mezclados con 1 cucharadita de mostaza y pimienta recién molida; una rebanada de pan o un panecillo pequeño; una bebida sin calorías

Merienda de media tarde

- 1 taza de consomé sin grasa con ½ taza de verduras congeladas y 1 taza de leche descremada

Cena

- Langosta al vapor (de 8 a 10 onzas/224–280 g de carne de langosta) con 1 cucharada de mantequilla derretida; de 1 a 1½ tazas de arroz preparado con consomé sin grasa; ½ taza de maíz y ½ taza de espinaca cocida; 1 taza de fruta picada; una bebida sin calorías

(continúa) ▶

El plan de alimentación (continuado)

Merienda nocturna
• 1 taza de yogur sin grasa congelado y dos galletitas pequeñas

181 a 200 libras _____
Desayuno
• 1 taza de ensalada de frutas con 1 taza de yogur sin grasa con sabor a frutas y de 4 a 6 cucharadas de cereal integral; café o té con 2 cucharadas de leche semidescremada al 1% y 1 cucharada de azúcar

Merienda de media mañana
• Dos rebanadas de pan tostado con de 1 a 2 cucharadas de mermelada o de ½ a 1 cucharada de mantequilla o margarina, u ocho galletas integrales *graham* pequeñas con 1 onza de queso crema ligero

Almuerzo
• De 2 a 2½ tazas de pasta con ¾ taza de salsa de tomate; 1 taza de ensalada de verdura de hoja verde con 1 cucharada de aceite de oliva y 2 cucharadas de vinagre balsámico, mezclados con 1 cucharadita de mostaza y pimienta recién molida; una rebanada de pan o un panecillo pequeño; una bebida sin calorías

Merienda de media tarde
• 1 taza de consomé sin grasa con ½ taza de verduras congeladas y 1 taza de leche descremada

Cena
• Langosta al vapor (10 onzas/ 280 g de carne de langosta) con 1 cucharada de mantequilla derretida; de 1 a 1½ tazas de arroz preparado con consomé sin grasa; ½ taza de maíz y ½ taza de espinaca cocida; 1 taza de fruta picada; una bebida sin calorías

Merienda nocturna
• 1 taza de yogur sin grasa congelado y dos galletitas pequeñas

200 a 220 libras _____
Desayuno
• 1 taza de ensalada de frutas con 1 taza de yogur sin grasa con sabor a frutas y de 4 a 6 cucharadas de cereal integral y café o té con 2 cucharadas de leche semidescremada al 1% y 1 cucharada de azúcar

Merienda de media mañana
• 2 rebanadas de pan tostado con de 1 a 2 cucharadas de mermelada o de ½ a 1 cucharada de mantequilla o margarina, u 8 galletas integrales *graham* con 1 onza (28 g) de queso crema ligero

Almuerzo
• De 2 a 2½ tazas de pasta con ¾ taza de salsa de tomate sin grasa; 1 taza de ensalada de verdura de hoja verde con 1 cucharada de aceite de oliva y

2 cucharadas de vinagre balsámico mezclado con 1 cucharadita de mostaza y pimienta recién molida; 1 rebanada de pan o 1 panecillo pequeño y una bebida sin calorías

Merienda de media tarde

- 1 taza de consomé sin grasa con $\frac{1}{2}$ taza de verduras congeladas y 1 taza de leche descremada

Cena

- Langosta al vapor (10 onzas/ 280 g de carne de langosta) con 1 cucharada de mantequilla derretida; de 1 a $1\frac{1}{2}$ tazas de arroz preparado con consomé sin grasa; $\frac{1}{2}$ taza de maíz (elote, choclo) y $\frac{1}{2}$ taza de espinaca cocida; 1 taza de fruta picada y una bebida sin calorías

Merienda nocturna

- 1 taza de yogur congelado sin grasa y 2 galletitas

220 a 240 libras

Desayuno

- 1 taza de ensalada de frutas con 1 taza de yogur sin grasa con sabor a frutas y de 4 a 6 cucharadas de cereal integral, 1 rebanada de pan integral tostado con 1 cucharada de mantequilla y café o té con 2 cucharadas de leche semidescremada al 1% y 1 cucharada de azúcar

Merienda de media mañana

- 2 rebanadas de pan tostado con de 1 a 2 cucharadas de merme-

lada o de $\frac{1}{2}$ a 1 cucharada de mantequilla o margarina, u 8 galletas integrales *graham* con 1 onza de queso crema ligero

Almuerzo

- De 2 a $2\frac{1}{2}$ tazas de pasta con $\frac{3}{4}$ taza de salsa de tomate sin grasa; 1 taza de ensalada de verdura de hoja verde con 1 cucharada de aceite de oliva y 2 cucharadas de vinagre balsámico mezclado con 1 cucharadita de mostaza y pimienta recién molida; 1 rebanada de pan o 1 panecillo pequeño y una bebida sin calorías

Merienda de media tarde

- 1 taza de consomé sin grasa con $\frac{1}{2}$ taza de verduras congeladas y 1 taza de leche descremada

Cena

- Langosta al vapor (10 onzas de carne de langosta) con 1 cucharada de mantequilla derretida; de 1 a $1\frac{1}{2}$ tazas de arroz preparado con consomé sin grasa; $\frac{1}{2}$ taza de maíz y $\frac{1}{2}$ taza de espinaca cocida; 1 taza de fruta picada y una bebida sin calorías

Merienda nocturna

- 1 taza de yogur congelado sin grasa y 2 galletitas

240 a 260 libras

Desayuno

- 1 taza de ensalada de frutas con 1 taza de yogur sin grasa con sabor a frutas y de 4 a 6

(continúa)

El plan de alimentación (continuado)

cucharadas de cereal integral, 1 rebanada de pan integral tostado con 1 cucharada de mantequilla y café o té con 2 cucharadas de leche semi-descremada al 1% y 1 cucha-rada de azúcar

Merienda de media mañana

• 2 rebanadas de pan tostado con de 1 a 2 cucharadas de merme-lada o de ½ a 1 cucharada de mantequilla o margarina, u 8 galletas integrales *graham* con 1 onza de queso crema ligero

Almuerzo

• De 2 a 2½ tazas de pasta con ¾ taza de salsa de tomate sin grasa; 1 taza de ensalada de verdura de hoja verde con 1 cucharada de aceite de oliva y 2 cucharadas de vinagre balsá-mico mezclado con 1 cuchara-dita de mostaza y pimienta recién molida; 1 rebanada de pan o 1 panecillo pequeño; de ½ a 1 plátano (guineo, banana)

mediano y una bebida sin calorías

Merienda de media tarde

• 1 taza de consomé sin grasa con ½ taza de verduras congeladas y 1 taza de leche descremada

Cena

• Langosta al vapor (10 onzas de carne de langosta) con 1 cucha-rada de mantequilla derretida; de 1 a 1½ tazas de arroz prepa-rado con consomé sin grasa; ½ taza de maíz y ½ taza de es-pinaca cocida; 1 taza de fruta picada y una bebida sin calorías

Merienda nocturna

• 1 taza de yogur congelado sin grasa, 2 galletitas y 1 sobre de preparado comercial de chocolate

260 a 280 libras
Desayuno

• 1 taza de ensalada de frutas con 1 taza de yogur sin grasa con sabor a frutas y de 4 a 6 cucha-

O compre una comida dietética de verduras de paquete que abundan en los supermercados. Lo fundamental es que elija alimentos sanos pare-cidos a los del plan que le sean sabrosos. ¿Cómo estará segura de que son parecidos? Sustituya lo similar. El pavo y el pollo son parecidos. Tanto el calabacín como el maíz son verduras. Si se compra una comida die-tética congelada, fíjese de lo que dice la etiqueta para asegurarse de que no contenga demasiada grasa o calorías. Así podrá adaptar nuestro plan tanto a su figura como a sus gustos individuales.

Una nota final sobre el plan: por razones de espacio, no pudimos

radas de cereal integral, 1 rebanada de pan integral tostado con 1 cucharada de mantequilla y café o té con 2 cucharadas de leche semidescremada al 1% y 1 cucharada de azúcar

Merienda de media mañana

• 2 rebanadas de pan tostado con de 1 a 2 cucharadas de mermelada o de ½ a 1 cucharada de mantequilla o margarina, u 8 galletas integrales *graham* con 1 onza de queso crema ligero

Almuerzo

• De 2 a 2½ tazas de pasta con ¾ taza de salsa de tomate sin grasa; 1 taza de ensalada de verdura de hoja verde con 1 cucharada de aceite de oliva y 2 cucharadas de vinagre balsámico mezclado con 1 cucharadita de mostaza y pimienta recién molida; 1 rebanada de pan o 1 panecillo pequeño; de ½ to 1 plátano mediano y una bebida sin calorías

Merienda de media tarde

• 1 taza de consomé sin grasa con ½ taza de verduras congeladas, 1 manzana grande y 1 taza de leche descremada

Cena

• Langosta al vapor (10 onzas de carne de langosta) con 1 cucharada de mantequilla derretida; de 1 a 1½ tazas de arroz preparado con consomé sin grasa; ½ taza de maíz y ½ taza de espinaca cocida; 1 taza de fruta picada; 3 galletas tipo *sándwich* de chocolate y una bebida sin calorías

Merienda nocturna

• 1 taza de yogur congelado sin grasa, 2 galletitas y 1 sobre de preparado comercial de chocolate

Nota: Si usted pesa más de 280 libras (125 kg) y está tratando de bajar de peso, consulte a su médico.

incluir sinónimos de todos los alimentos y sabemos que hay variaciones entre los hispanohablantes. Por lo tanto, si ve un término que no conoce, consulte el glosario en la página 523.

El desayuno: una prioridad de este plan

El desayuno tiene la capacidad de darle un impulso especial a su intención de adelgazar porque le evita comer en exceso más tarde.

"Cuando se obliga al cuerpo a funcionar con muy poco combustible por la mañana, es posible que le entre un hambre voraz que justifique comer lo que sea", advierte Catherine Champagne, R.D., Ph.D., una profesora del Centro Pennington para la Investigación Biomédica ubicado en Baton Rouge, Louisiana.

Esta costumbre resulta en un ciclo muy peligroso: se salta el desayuno, come en exceso más tarde y luego se siente culpable o no tiene mucha hambre a la mañana siguiente, así que vuelve a saltarse el desayuno, explica Wolper.

"En los estudios de investigación, la comida que con más frecuencia se relaciona con estar delgado es el desayuno", indica Wolper. "Hay pruebas de que la gente que come un desayuno bajo en grasa más abundante está más delgada que las personas que comen un desayuno bajo en grasa pequeño. Es algo que se repite constantemente. Las mujeres más corpulentas que vienen al tratamiento son las que se saltan el desayuno".

Saltarse el desayuno también puede enseñarle a su cuerpo a economizar y a guardar en forma de grasa un mayor número de calorías de las comidas posteriores, añade la Dra. Champagne. Si usted lleva años evitando la mesa del desayuno, regrese poco a poco, sugiere la experta. "No se torture tratando de comer un desayuno completo. Pero coma algo: pan tostado, fruta o yogur sin grasa. Y utilice su merienda (botana, refrigerio, tentempié) de media mañana para ponerse al tanto del resto de sus necesidades matutinas de nutrición y energía". Pruebe las siguientes estrategias para aprovechar esta importante comida al máximo.

Apruebe las proteínas. Utilice las proteínas de los productos lácteos, las claras de huevo bajas en grasa e incluso las carnes magras (bajas en grasa) para que su desayuno le dure más, recomienda Diane Grabowski-Nepa, R.D., una nutrióloga del Centro Pritikin para la Longevidad ubicado en Santa Mónica, California. Usted se sentirá más satisfecha por más tiempo, lo cual es una buena forma de evitar comer de más a media mañana o a la hora del almuerzo.

"El requesón (*cottage cheese*) sin grasa, un *omelette* de clara de huevo, unas claras de huevo revueltas, los sustitutos de huevo sin grasa como *Egg Beaters*, el queso crema bajo en grasa o sin grasa e incluso el yogur sin grasa la dejarán más satisfecha que sólo pan tostado o un *muffin* inglés y alguna fruta", indica la experta. "Personalmente quedo mucho más satisfecha cuando incluyo proteínas".

Otra opción proteínica sería agregar pechuga de pollo o de pavo (chompipe) picada en cubitos a un *omelette* de claras de huevo como el plato fuerte del desayuno. También es posible obtener proteínas de los frijoles (habichuelas) o los productos de soya (tofu y *tempeh*). O bien pruebe una combinación de frijoles, tortillas de maíz y sustituto de huevo sin grasa revuelto, sugiere Grabowski-Nepa.

Si usted tiene poco riesgo de sufrir una enfermedad cardíaca, puede comer tres huevos a la semana sin ningún problema, señala Cathy Kapica, R.D., Ph.D., profesora de Nutrición de la Universidad Finch de Chicago, Illinois.

Los investigadores no están seguros del motivo por el que las proteínas nos dejan satisfechas por más tiempo. Quizá se deba a que los alimentos proteínicos permanecen más tiempo en el estómago, por lo que uno se siente más lleno. También puede ser que las proteínas mantengan la concentración de azúcar en la sangre a un nivel más estable que los carbohidratos. "Cuando usted come carbohidratos solos, el azúcar en la sangre puede aumentar rápido y luego bajar al almacenarse en sus células", explica Grabowski-Nepa. "Cuando baja a usted le da hambre". Los investigadores a cargo de un estudio realizado en Australia descubrieron que los alimentos proteínicos eran muy buenos para tener satisfecho al estómago tanto de inmediato como a largo plazo.

Refuerce sus huesos. Los desayunos con productos lácteos bajos en grasa o sin grasa le ofrecen otro beneficio más en lo que a nutrición se refiere: el calcio. Para desarrollar y mantener fuertes nuestros huesos, las mujeres necesitamos entre 1,000 y 1,500 miligramos de calcio al día (más o menos la cantidad contenida en entre tres y cinco vasos de leche descremada), pero la mayoría nos quedamos cortas. Aunque usted esté tomando un suplemento de calcio, trate de incluir lácteos en su alimentación todos los días, dice Wolper.

Favorezca la fibra. Aproveche el creciente número de cereales y panes altos en fibra que están llenando los estantes de los supermercados y empiece el día con un buen adelanto hacia el cumplimiento de su cuota diaria de fibra, sugiere la Dra. Champagne. ¿En qué favorece esto su intención de bajar de peso? La fibra llena el estómago —y lo mantiene así— por más tiempo que alimentos refinados como el pan blanco, los *donuts* (donas) o los *croissants*. Al mismo tiempo brinda importantes beneficios a su salud.

"Los alimentos de cereales integrales para desayunar no sólo llenan más, sino que también suministran una mayor parte de la nutrición que necesitamos las mujeres", afirma la Dra. Champagne. Entre estos nutrientes vitales se encuentran las vitaminas B, la vitamina E, el hierro y el cinc. La fibra también resulta esencial para prevenir el estreñimiento y reducir los altos índices de colesterol en la sangre.

Maneje las mezclas. Si no está acostumbrada a los cereales

(continúa en la página 232) ▶

Nutrición máxima al estilo "Cada día más delgada"

¿Quién dice que las mujeres no podemos tenerlo todo? El plan de alimentación "Cada día más delgada" le permite bajar de peso y al mismo tiempo estar segura de obtener las vitaminas, los minerales y los demás nutrientes esenciales para combatir la fatiga, fortalecer los huesos, reforzar el sistema inmunológico y prevenir las enfermedades, explica Cathy Kapica, R.D., Ph.D., profesora de Nutrición de la Universidad Finch de Chicago, Illinois.

Para averiguar cómo se consigue esto, consulte la guía incluida en esta tabla. Y no se preocupe si sus selecciones diarias de alimentos no reflejan las señaladas en la guía con exactitud. "Es posible que no cumpla diariamente con el número perfecto de raciones de cada categoría de alimentos, y eso no importa", indica la Dra. Kapica. "Nuestros cuerpos son buenos para almacenar los nutrientes. Mientras lo logre en el curso de la semana, va bien". (Si no reconoce algún alimento aquí, vea el glosario en la página 523).

Panes y cereales

Nutrientes: Vitaminas B para la salud de los nervios. Hierro para la de la sangre. Vitamina E para defenderse contra los daños celulares causados por los radicales libres (unos compuestos generados por la oxidación que pueden provocar cáncer, enfermedades cardíacas, trastornos de la vista y artritis y debilitar el sistema inmunológico). Cinc para mantener el sistema inmunológico, curar las heridas y ayudar al cuerpo a regular la presión arterial y los niveles de energía.

Los cereales integrales también proporcionan fibra, la cual es importante para prevenir el estreñimiento y reducir el riesgo de enfermedades cardíacas y cáncer del colon.

Número de raciones al día: De 6 a 11, incluyendo cuatro de cereales integrales. Una ración equivale a 1 rebanada de pan o un panecillo pequeño, medio *muffin* inglés, ¾ taza de cereal seco, ½ taza de *granola* o cereal cocido, ½ taza de pasta o arroz cocido o ¼ taza de germen de trigo.

Las mejores opciones: Pan y panecillos de trigo integral; arroz integral y otros cereales integrales como sémola (*kasha*) y cebada; cereales de caja altos en fibra; cereales enriquecidos; germen de trigo como fuente de vitamina E.

Multiplique sus nutrientes: Para aprovechar mejor el valor nutritivo de los cereales, espolvoree su yogur e incluso el pudín con un crujiente cereal alto en fibra o germen de trigo.

Productos lácteos

Nutrientes: Calcio para desarrollar huesos fuertes y mantenerlos así.

Número de raciones al día: Tres. Una ración equivale a 8 onzas (240 ml) de leche o yogur; ⅓ taza de queso rallado o entre una y dos rebanadas de queso; 1½ tazas de sopa de crema (preparada con leche semidescremada o descremada) o 1 taza de pudín bajo en grasa.

Las mejores opciones: Leche semidescremada o descremada o yogur, requesón y queso en rebanadas bajo en grasa o sin grasa.

Multiplique sus nutrientes: Agregue ¼ taza de leche sin grasa en polvo a 1 taza de leche descremada para obtener un sabor más cremoso y elevar su contenido de calcio de 302 miligramos a 525 miligramos por taza.

Frutas

Nutrientes: Vitamina C para prevenir las infecciones, acelerar la curación y mejorar la absorción del hierro. Vitamina A para conservar la visión nocturna y fortalecer el sistema inmunológico. Además, cientos de fitoquímicos, sustancias como el betacaroteno, el limoneno y el polifenol, que al parecer reducen el riesgo de sufrir enfermedades cardíacas y cáncer. La fruta entera contiene mucha fibra también.

Número de raciones al día: Por lo menos dos. Una ración equivale a ½ taza de fruta picada, 6 onzas (180 ml) de jugo o una fruta entera de tamaño mediano.

Las mejores opciones: Cítricos, fresa, mango y papaya para la vitamina C. Albaricoque (chabacano, damasco) y cantaloup para la vitamina A.

Multiplique sus nutrientes: Para comer más fruta, agregue unas pasas a su cereal a la hora de desayunar, ponga medio melocotón picado en rodajas a su pudín y adorne su plato con gajos de naranja a la hora de cenar.

(continúa) ▶

Nutrición máxima (continuado)

Verduras

Nutrientes: Vitaminas A y C. Vitamina K para huesos sanos. Folato para mantener los glóbulos rojos, proteger contra el cáncer cervical y prevenir los defectos de los tubos neurales en los niños. Unas sustancias naturales llamadas fitoquímicos, como el sulforafano, que tal vez proteja las células contra el cáncer. Betacaroteno, que tal vez cuide contra diversos tipos de cáncer, como los del colon, del pulmón y posiblemente también de la vejiga, páncreas y garganta. Las verduras también proporcionan fibra.

Número de raciones al día: Por lo menos tres. Una ración corresponde a ½ taza de verduras cocidas o 1 taza de verduras crudas.

Las mejores opciones: Tomates, pimiento rojo, repollo (col) y tirabeque para la vitamina C; zanahorias, calabaza, batata dulce (camote) y *winter squash* para la vitamina A; verduras de hoja verde como la espinaca y las berzas para el folato, la vitamina K y los carotenoides; brócoli, coliflor, nabos y col rizada para los sulforafanos, unas sustancias que combaten el cáncer.

Multiplique sus nutrientes: Coma más verduras sin darse cuenta siquiera agregándolas congeladas a la salsa de tomate, las sopas y las cacerolas (guisos).

Carne magra, pescado, carne magra de ave, frijoles y nueces

Nutrientes: Proteínas, hierro, cinc y vitaminas B para la reconstrucción constante de los músculos, los huesos, la sangre y el tejido nervioso del cuerpo. Los frijoles también proporcionan fibra. Y algunas variedades de pescado, como las anchoas, el atún albacora de lata, el salmón (excepto el ahumado) y el pez espada, también son ricas en ácidos grasos omega-3, los cuales posiblemente mitiguen los

---

altos en fibra, puede mezclar una variedad más alta en fibra con alguno de sus favoritos, para luego ir aumentando poco a poco la proporción del cereal alto en fibra, sugiere Wolper.

Algunas combinaciones sabrosas que le darán dulzor, una textura crujiente y fibra son las siguientes: *Corn Chex* con *Raisin Bran*; *cornflakes* con *Frosted Mini-Wheats*; y *Nut and Honey Crunch* con *Cheerios*.

síntomas de la artritis, reduzcan el riesgo de problemas cardíacos e incluso mejoren su estado de ánimo.

Número de raciones al día: Trate de comer dos. Una ración equivale a entre 2 y 3 onzas (56–84 g) de carne, pescado o carne de ave; ½ taza de frijoles de lata o cocidos; un huevo o 2 cucharadas de crema de cacahuate.

Las mejores opciones: Algunas opciones bajas en grasa y en calorías son la pechuga de pollo y de pavo sin pellejo; los pescados de carne blanca como la platija y el anón; los siguientes cortes de carne de res: *round*, *chuck*, sirloin o *tenderloin*.

Multiplique sus nutrientes: Al sustituir por frijoles una parte o toda la carne de la sopa, el guiso o la salsa, usted estará bajando el contenido de grasa de su plato y al mismo tiempo conservando las proteínas. Pruebe los frijoles rojos o negros en lugar de la carne de res, las habas blancas o los frijoles de caritas en lugar del pollo o los garbanzos en lugar de la carne de res molida en salsa de tomate.

Grasas y aceites

Nutrientes: Vitamina E para proteger los tejidos.

Número de raciones al día: Muy limitadas. Una ración corresponde a 1 cucharadita de mayonesa, margarina o aceite vegetal.

Las mejores opciones: Todas las grasas y los aceites son altos en calorías. No obstante, los aceites ricos en grasa monoinsaturada, como los de oliva, *canola* y otros, son mejores para promover la salud del corazón (cuando se consumen en cantidades reducidas) que las grasas saturadas como la mantequilla o la manteca.

Multiplique sus nutrientes: Tenga varios aceites a la mano, para aprovechar sus sabores distintos y las pequeñas diferencias en su valor nutritivo. El aceite de *canola* contiene ácidos grasos omega-3, por ejemplo, que son muy buenos para la salud del corazón.

Mastique, no beba. No se pierda el poder de la fruta fresca para ayudarla a bajar de peso, el cual está escondido en las fresas picadas en rodajas que agrega a su cereal, en el dulce trozo de cantaloup (melón chino) acompañado de requesón sin grasa o en la manzana que se lleva para comer en los ratos en que está detenida en los semáforos al ir a trabajar.

Tanto la cáscara como la pulpa contienen mucha fibra, señala la Dra. Champagne. "La fibra siempre es una gran ayuda si está tratando de bajar de peso o de mantener un peso sano. Cualquier cosa que la llene sin costar muchas calorías —como la fibra— nos da una gran ventaja".

Al mismo tiempo, la fruta contiene grandes cantidades de nutrientes muy poderosos como las vitaminas A y C y el betacaroteno, mientras que la fibra soluble puede ayudar a controlar el índice de colesterol en la sangre.

Coma corriendo. ¿No le alcanza el tiempo para desayunar con toda calma? Las siguientes sugerencias de la Dra. Boushey, que ha tenido que desayunar en su coche muchas veces, le permitirán obtener de cualquier forma los beneficios de un desayuno de acuerdo con el plan de alimentación del Programa "Cada día más delgada". "Uno de mis favoritos es el licuado (batido) de fruta", indica. "Se echa un plátano amarillo (guineo, banana), un poco de yogur natural sin grasa, alguna otra fruta que le guste y unos cubitos de hielo a una licuadora (batidora). Se muele muy bien, se vierte en un vaso con tapa y listo. Queda espeso, sabroso y llena bastante. Otro desayuno sencillo y rápido es pan tostado con mermelada de fruta. Llévese también alguna fruta para un desayuno más llenador".

La merienda de media mañana: una pausa para seguir perdiendo

Si a media mañana experimenta unas punzadas de hambre, se siente un poco débil o tiene problemas para concentrarse, ha llegado la hora para el estímulo perfecto: una merienda que la llene sin rellenar su figura, opina Wolper.

¿De qué manera se aprovechan las meriendas para ayudarla a bajar de peso o a mantener un peso sano de acuerdo con el plan de alimentación del Programa "Cada día más delgada"? "Las meriendas de hecho sirven para mantenerla comiendo bien porque evitan que se desarrolle un hambre feroz y se exagere después con los alimentos equivocados", apunta la Dra. Boushey.

Sin embargo, esto es sólo el principio. "Las meriendas son tan importantes como las comidas", afirma la Dra. Boushey. "Por lo tanto, vale la pena pensar en ellas y planearlas". Una merienda saludable puede proporcionarle energía constante de larga duración y evitarle la montaña rusa de recurrir a algún alimento azucarado que tal vez le dé un breve estallido de energía y la ponga alerta por unos momentos, pero que luego le haga sufrir un bajón y sólo le despierte el antojo de otro dulce.

Eso no significa que las meriendas incluidas en el plan de alimentación del Programa "Cada día más delgada" sean monótonas y aburridas. Para que sirva, una merienda debe satisfacer la necesidad muy normal de la mujer de comer cosas que le gusten, de que sea divertido comer. "Al escoger una merienda saludable con un sabor o una textura maravillosa, usted satisface su necesidad de placer y no se sentirá privada", apunta la experta. Ahora le diremos cómo diseñar una estrategia que cumpla con todas sus necesidades en cuanto a meriendas.

Almacene lo adecuado. La diferencia entre saber merendar o sobrecargarse de calorías vacías que agoten su energía puede estar en tener a la mano los alimentos correctos, tanto en el trabajo como en la casa o su coche, indica la Dra. Boushey. "Si tiene meriendas saludables a la mano, puede tomar una rápido. No estará tan expuesta a la tentación de las selecciones altas en grasa y en azúcar de la máquina expendedora o la cafetería de la oficina", agrega.

La nutrióloga recomienda guardar las siguientes meriendas en el cajón de su escritorio, su alacena o incluso en una bolsa en el coche: galletas bajas en grasa; unas cuantas manzanas, naranjas u otra fruta que se conserve por unos días; cajitas de pasas; tortitas de arroz (*rice cakes*) de sabor. "Las tortitas de arroz son una gran ayuda; las variedades de sabor son maravillosas. Las hay dulces o saladas y muy crujientes. Sólo revise la etiqueta para asegurarse de que sean bajas en grasa", sugiere la Dra. Boushey.

Si dispone de un refrigerador en su lugar de trabajo, lleve yogur sin grasa, un trozo de queso crema sin grasa para ponerles a las galletas y frutas como uvas, fresas o arándanos azules.

Complete su desayuno. Aproveche la merienda matutina para tomar los alimentos altos en nutrición y llenadores que tal vez haya omitido de su desayuno, sugiere Wolper. Si comió algo de fruta y yogur al amanecer, compleméntelos con una merienda de pan tostado de trigo integral o un *muffin* inglés untado con un poco de mermelada. Si a primera hora de la mañana se le antojó un plato de cereal con leche, escoja una fruta a la hora de la merienda.

Haga placentero el plan. El éxito de su nuevo hábito de merendar estará asegurado si usted se va haciendo de una selección de delicias saludables que tenga ganas de comer, sugiere Wolper. "Nadie debería comer nada que no le guste", indica. "Tiene que disfrutar un alimento para seguirlo comiendo". O sea, las meriendas siempre deben ser una fuente de placer.

Personalice su estrategia de las meriendas experimentando con alimentos saludables y ricos. Pregúntese a sí misma si prefiere los alimentos crujientes, suaves, dulces o salados. Si no le gusta el yogur bajo en grasa, pruebe un queso bajo en grasa con galletas. Si las manzanas se le hacen aburridas, saboree las joyas de cada temporada del año, como las mandarinas, los melocotones (duraznos) o las moras (bayas). Si las verduras crudas no se le antojan para nada, pruebe una taza de jugo de tomate o un cóctel de jugo de verduras.

El almuerzo: sáciese con sabor

El plan de alimentación del Programa "Cada día más delgada" le permite preparar un almuerzo rápido aprovechando alimentos deliciosos capaces de mantenerla satisfecha durante mucho tiempo, además de proporcionarle nutrientes importantes, explica la Dra. Champagne. "Es cierto que la misma clase de alimentos que componen una alimentación saludable son los que más pueden ayudarla a bajar de peso o a mantener un peso saludable", indica. "Lo bueno es que también saben ricos". Intente las siguientes estrategias para incluirlos a mediodía.

Valore las verduras. Agregue una rodaja de cebolla morada y unas cuantas ricas hojas de espinaca o *arugula* a su sándwich (emparedado). Prepare una ensalada de guarnición con lechuga romana (orejona) fresca, pedazos de tomate y un chorrito de vinagre balsámico. O caliente una taza de caldo de verduras. El almuerzo es la hora indicada para empezar a comer verduras, señala Wolper. Desde un crujiente brócoli hasta una batata dulce (camote, *yam, sweet potato*) suave al horno, las verduras deben valorarse como fuentes sabrosas de la fibra que sirve para llenar su estómago. Además, le aportan una gran riqueza de vitaminas y otros nutrientes imprescindibles para una buena salud y para prevenir las enfermedades.

Si nunca le han gustado las verduras, no se desespere. "Si quiere comer más verduras —o en realidad no le gustan—, hay muchas formas de combinarlas con otros alimentos", indica Wolper. Por ejemplo, añada zanahoria rallada a una ensalada de pollo preparada con mayonesa o yogur sin grasa, o mezcle su ensalada de atún baja en grasa con pimiento (ají, pimiento morrón) rojo picado y cebolla picada.

Pruebe las proteínas magras. Unas rebanadas de pavo (chompipe) asado, un corte magro de carne de res o jamón; camarón al vapor o un filete de pescado asado al horno son excelentes opciones para almorzar, afirma Wolper. Las proteínas magras (bajas en grasa) no sólo tienen el poder único de llenarla y de mantener esta sensación de saciedad, sino que también aumentan su estado de alerta mental. Las proteínas de hecho ayudan a liberar más dopamina y noradrenalina, unas sustancias químicas del cerebro que contribuyen a agudizar y agilizar el pensamiento. Y si se siente alerta, no sentirá la misma necesidad de ingerir algún estimulante alto en grasa y en azúcar, apunta Grabowski-Nepa.

Los nutriólogos recomiendan que la mayoría de las mujeres limiten su consumo de proteínas a entre 5 y 7 onzas (140–196 g) al día, lo cual corresponde a una ración más o menos del tamaño de dos barajas.

Fortifíquese con frijoles. Un burrito de frijoles (habichuelas), un tazón (recipiente) de chile con carne (*chili*), moros y cristianos o un poco de arroz con habichuelas todos son excelentes formas de enriquecer su alimentación con proteínas magras que también son altas en fibra, dice Wolper.

Tome los cereales en serio. Para meter variedad a su consumo de cereales, prepare su sándwich con pan de *pita* (pan árabe) o un panecillo integral, sugiere Wolper. Sirva su chile con carne o pechuga de pollo sobre un lecho de arroz. O almuerce un plato de pasta con una sabrosa salsa de tomate y una incitante cucharada de queso parmesano, acompañado por una ensalada de guarnición.

Quédese fascinadas por las frutas. Agregue más fruta a su alimentación y disfrute nuevas experiencias de sabor al combinarlas en pequeñas cantidades con los rellenos de sus sándwiches y con sus platos fuertes de ensalada, sugiere Wolper. Puede agregar uvas a la ensalada de pollo, trocitos de manzana a la de atún y rodajas de pera a las ensaladas verdes. Aunque sea en pequeñas cantidades, están llenitas de valiosos nutrientes y fibra para mantener su salud y saciar su estómago.

Ponga a gozar a su paladar sin grasa. Para reducir las calorías sin sentir hambre, limite el uso que haga de las grasas como condimento, sugiere la Dra. Boushey. "Esto significa cambiar a pastas untables sin grasa para el pan, consumir aliños (aderezos) sin grasa para ensaladas, cambiar a una crema agria sin grasa para las papas al horno", explica. "Esta estrategia es muy eficaz para bajar de peso, porque con el tiempo se pierde el gusto por la grasa. Por lo tanto, se consumen muchas menos

(continúa en la página 240)

Una guía sencilla de los suplementos

Nadie es perfecto. Aunque la alimentación saludable baja en grasa sea una de sus prioridades, habrá momentos en que trabaje a la hora del almuerzo, coma una hamburguesa en el centro comercial o se dé el gusto de servirse un helado de chocolate a la hora de cenar.

Por eso tal vez quiera tomar un suplemento vitamínico. "Es una 'póliza de seguros'", apunta Cathy Kapica, R.D., Ph.D., profesora de Nutrición de la Universidad Finch de Chicago, Illinois. "Un suplemento vitamínico no puede reemplazar las frutas, las verduras y los cereales; los alimentos de verdad contienen sustancias benéficas que todavía ni hemos descubierto, y están presentes en la comida en las proporciones que su cuerpo necesita. Los suplementos simplemente ayudan a llenar los 'huecos' en la alimentación".

La Dra. Kapica le tiene varios consejos para que encuentre el suplemento perfecto que le dará las vitaminas y los minerales que las mujeres necesitamos.

Seleccione el 100 por ciento. Olvide las fórmulas superpotentes. "Al comprar un multivitamínico, voltee el frasco y busque uno que le dé el 100 por ciento de la Cantidad Diaria Recomendada de los nutrientes básicos", sugiere la experta. Busque lo siguiente:

- Vitamina A/betacaroteno: 5,000 unidades internacionales
- Vitamina D: 400 unidades internacionales
- Vitamina B_6: 2 miligramos
- Ácido fólico (folato): 400 microgramos
- Magnesio: 400 miligramos
- Cinc: 15 miligramos
- Cobre: 2 miligramos
- Cromo: 120 microgramos

Lléguele al hierro (si lo necesita). Su edad determina la cantidad de hierro que usted necesita. Si aún no ha llegado a la menopausia, busque un preparado multivitamínico que no tenga más de 18 miligramos. Le ayudará a reemplazar el hierro que pierde cada mes por su menstruación. Si ya pasó de la menopausia o no está menstruando, busque un suplemento con muy poco o nada de hierro, indica la Dra. Kapica.

Tome el calcio solo. Hay dos razones por las que la Dra. Kapica recomienda tomar por separado su suplemento de calcio: resulta casi imposible encontrar un preparado multivitamínico con los niveles de calcio que usted necesita (de 1,000 a 1,500 miligramos al día) y es mejor tomar el calcio a otra hora que su multivitamínico, porque esto aumenta su absorción. "Si no está tomando de dos a tres vasos de leche descremada o su equivalente en yogur o queso bajo en grasa todos los días, necesita un suplemento de calcio para mantener la fuerza de sus huesos", dice la nutrióloga.

Elija la E. Cuando se sigue un plan de alimentación bajo en grasa es difícil obtener diariamente la cantidad de vitamina E (de 100 a 400 unidades internacionales) que en opinión de los investigadores hace falta para reducir el riesgo de sufrir enfermedades del corazón, diabetes y algunos tipos de cáncer, señala la Dra. Kapica. "Si usted está limitando su consumo de grasa, aceites y nueces, tal vez le falte vitamina E, así que considere tomar un suplemento aparte", aconseja la experta.

Analice su desayuno. Los días en que desayuna un plato de cereal de hojuelas enriquecidas, tal vez ni tenga necesidad de un suplemento multivitamínico, comenta la Dra. Kapica. "Lea la etiqueta. Muchos cereales contienen el mismo tipo y la misma cantidad de nutrientes que un suplemento multivitamínico, incluyendo el hierro".

Ahorre con la marca de su tienda. No se deje seducir por marcas caras o por etiquetas que indiquen "fórmula antiestrés" o "ingredientes totalmente naturales", advierte la Dra. Kapica. "Sin importar la fuente de las vitaminas, todas funcionan de la misma forma en el cuerpo", explica la nutrióloga. "No haga caso de lo que le prometa la etiqueta y lea lo que realmente contiene la pastilla. Si la marca económica de una tienda tiene lo que usted necesita, compre ese producto".

Una excepción: la vitamina E natural es más bioactiva en el cuerpo que la versión sintética. No obstante, las unidades internacionales (con las que se miden algunas vitaminas) toman en cuenta esta diferencia de fuerza. Cien unidades de vitamina E sintética tienen la misma potencia que 100 unidades de vitamina E natural.

calorías, pero en realidad se está comiendo la misma cantidad de comida; se queda igual de llena con un sándwich preparado con mayonesa sin grasa como con uno que utiliza la variedad que sí tiene grasa".

Cambie las calorías de la grasa por más comida. Al cambiar los alimentos altos en grasa por opciones saludables bajas en grasa, es posible ahorrar un número suficiente de calorías para agregar más comida al almuerzo, señala la Dra. Champagne. Por lo tanto, en lugar de un sándwich de pavo y queso lleno de grasa preparado con una gran cantidad de mayonesa, coma un panecillo integral con pechuga de pavo asada, mayonesa sin grasa y verduras de hojas verdes y agregue una naranja o ensalada, o incluso un pequeño postre. "Definitivamente puede comer más al seguir un plan de alimentación bajo en grasa", indica la experta. "Sólo tenga cuidado con los alimentos bajos en grasa envasados, como las galletitas y los pasteles (bizcochos, tortas, *cakes*). Con frecuencia no son más bajos en calorías que las versiones originales que sí tienen grasa. La forma más llenadora y baja en calorías de agregar más comida es con frutas y verduras muy nutritivas".

Descanse para darse sus gustos. Puede almorzar en su escritorio o en el coche. No obstante, sentarse realmente a comer, por muy breve que sea el momento, de hecho puede beneficiar su intención de bajar de peso, apunta la Dra. Johnston. "Cuando come y trabaja o come y hace cualquier otra cosa, todo está dispuesto para que coma de más", indica. "No se da cuenta de lo que come. O tal vez ingiera más comida porque de alguna forma trata de hacerse sentir mejor por el hecho de no poder parar realmente y tomar un descanso".

La merienda de media tarde: una "conquistacomilonas"

En el plan de alimentación del Programa "Cada día más delgada", una merienda prudente a media tarde le permite superar dos obstáculos para bajar de peso: el bajón de la tarde y la comilona de la cena. Ahora le diremos cómo.

Mejore sus meriendas. Luche contra el bajón de energía que ocurre a media tarde y las tentaciones de la máquina de dulces con opciones inteligentes preparadas de antemano, sugiere la Dra. Boushey. ¿Que cómo le va a hacer? Prepare paquetes de verduras prepicadas y prelavadas, como zanahorias cambray (*baby carrots*) o bolsas de una mezcla ya lista de brócoli y coliflor, para comerse con un *dip* de yogur sin grasa. Pruebe un yogur sin grasa con fruta, un queso bajo en grasa o sin grasa con galletas integrales o una o dos lonjas (lascas) de carnes frías tipo fiambre bajas en grasa con mostaza en una rebanada de pan. Tenga a la mano un surtido de meriendas saludables, recomienda la Dra. Boushey.

"Tal vez la preocupe el precio de las verduras precortadas o la fruta bonita, pero si lo compara con el de otros alimentos no esenciales, como las papitas, los dulces y el helado, no es mucho", apunta la Dra. Boushey. "Yo lo pienso de esta manera: prefiero gastar dinero en mantener un peso saludable que en acumular sobrepeso".

Si usted tiene acceso a un horno de microondas, extienda los horizontes de sus meriendas con sopas instantáneas saludables llenas de fibra o palomitas (rositas) de maíz sin grasa.

Merende a buena hora. Si la hora a la que más hambre le da no es a media tarde sino poco antes o después de cenar, guarde sus meriendas para cuando más las necesite, recomiendan tanto Wolper como la Dra. Boushey.

"A mí me da hambre justo antes de cenar, así que tiendo a comer una merienda de cereal, como tortitas de arroz, a esa hora", señala la Dra. Boushey. "Eso calma el hambre un poco".

"Si usted es la clase de persona que pierde el control de lo que come cuando tiene demasiada hambre, asegúrese de no llegar a sentir tanta", dice Wolper. "Acomode la hora de sus meriendas para satisfacer sus necesidades". Si le da hambre en el camino a casa después de trabajar, guarde su merienda de a media tarde para entonces. "Llévese *pretzels* o galletas en una bolsa de plástico, una fruta o una onza (28 g) de queso crema bajo en grasa".

Sáciese y sorpréndase. Sorprenda su paladar con meriendas poco tradicionales como unas crujientes tiras de pimiento (ají, pimiento morrón) rojo, unos dulces chícharos (guisantes, arvejas) del tipo *sugar snap* o una sopa rápida y reconfortante preparada en el microondas con consomé y ½ taza de verduras congeladas, sugiere Wolper. Las verduras la llenarán y le proporcionarán nutrientes adicionales, mientras que el delicioso sabor evitará que su paladar le exija algo más engordador.

Cuide su calcio. Si no ha tomado por lo menos una ración de algún producto lácteo bajo en grasa durante el día, hágalo a la hora de la merienda, sugiere Wolper. "Las mujeres necesitamos por lo menos tres vasos de leche descremada al día, o su equivalente en otros alimentos lácteos, para cubrir nuestra necesidad de calcio".

La cena: rápida o elaborada, como usted prefiera

Trátese de una comida rápida entre el trabajo y la ida al cine, de un banquete el sábado por la noche o de una cena familiar de entre semana, el alimento nocturno siempre ha sido un momento destinado a relajarse frente a comida llenadora, deliciosa y reconfortante. Este plan de alimentación respeta la tradición. Pruebe las siguientes estrategias para mejorar el sabor de su cena, quedar satisfecha y reducir la cantidad de grasa que come.

Agilice el asunto del plato fuerte. Haga compras estratégicas para que al abrir su refrigerador encuentre platos fuertes magros (bajos en grasa) y rápidos de preparar, como pechugas de pollo sin pellejo, hamburguesas vegetarianas, cortes magros de carne de res como bistec sirloin o filete de solomillo (*tenderloin*) o filete de pescado, sugiere la Dra. Kapica. Luego ase su selección a la parrilla o al horno o cocínela al vapor. Además de que las proteínas magras (bajas en grasa) garantizan que quede satisfecha, también son ricas en hierro, vitaminas B, cinc y mucho más.

Empiece con una ensalada. Tal vez los europeos guarden la ensalada para el final de la comida, pero a las mujeres que vivimos en los Estados Unidos nos sirve más como herramienta para bajar de peso al principio de la cena, según indica la nutrióloga Grabowski-Nepa. "Bien mezclada con vinagre de sabor o un aliño (aderezo) bajo en calorías y sin grasa, es perfecta para bajar de peso. Usted se llenará y obtendrá mucha fibra. Si guarda la ensalada para el último, tal vez se llene antes con alimentos más altos en calorías".

Combine los colores. Incluya dos verduras con la cena, sugiere Wolper, y trate de elegirlas de colores diferentes. De esta manera obtendrá placer para sus ojos, placer para su paladar, satisfacción para su estómago y la nutrición variada que su cuerpo necesita. Puede servir un puré de batata dulce (camote, *yam, sweet potato*) acompañado de brócoli al vapor, ambos ricos en vitamina A y betacaroteno, dos sustancias que luchan contra el cáncer, o bien coles (repollitos) de Bruselas, que contienen calcio y hierro, y zanahorias, ricas en vitamina A.

Deje espacio para la elegancia. El plan de alimentación del Programa "Cada día más delgada" incluso le permite disfrutar un *filet mignon*, porque usted dispone de la libertad necesaria para equilibrar los alimentos que selecciona a lo largo del día, dejando espacio para comidas especiales. "Si usted sabe que va a comer un alimento más alto

Apuntar para bajar

Ya sea que apunte las comidas del día en una tarjetita de 3 por 5 pulgadas (8 por 13 cm) o que se mantenga al tanto de su consumo de nutrientes con un sofisticado programa de computadora, el diario de alimentos es una de las cosas que más ayudan a largo plazo a seguir un programa para bajar de peso, opina Catherine Champagne, R.D., Ph.D., una profesora del Centro Pennington para la Investigación Biomédica ubicado en Baton Rouge, Louisiana.

"Una se vuelve muy consciente de lo que está comiendo", indica la Dra. Champagne. "Se llega a comprender bien cuáles son las selecciones saludables de alimentos y cuáles tal vez se quieran cambiar".

La columna de consejos de un periódico le proporcionó a la Dra. Champagne el testimonio más espectacular del poder que tiene un diario de alimentos. "Una mujer escribió para comentar que nunca entendió por qué tenía problemas de peso, porque estaba realmente convencida de que no comía nada. Un día decidió apuntar todo lo que se metía a la boca y descubrió que, si bien no comía a la hora de las comidas, lo hacía constantemente el resto del tiempo: probaba la comida al prepararla, se acababa los restos de chícharos (guisantes, arvejas), pollo, pastel (bizcocho, torta, *cake*) y demás sobras al recoger los platos", recuerda la experta. "Todos estos poquitos se transformaron en sobrepeso, hasta que se dio cuenta de lo que estaba pasando gracias a una pluma y unas hojas de papel".

Para llevar su propio diario de alimentos, guarde siempre en su cartera, billetera o bolsa una pluma y un cuadernito de espiral o unas simples tarjetas de 3 por 5 pulgadas. Empiece con una nueva página o tarjeta todos los días. Apunte el alimento y la cantidad aproximada que comió. Le resultará más fácil y rápido anotar su selección de alimentos poco tiempo después de cada comida o merienda, sugiere la Dra. Champagne. Incluya los "alimentos extracurriculares" como las galletitas que le ofreció una compañera de trabajo, el pedazo de queso que comió mientras preparaba una cacerola (guiso), el segundo vaso de jugo de naranja a la hora del desayuno. "Es más tardado sentarse al final del día para tratar de recordar", indica la Dra. Champagne. "Y es posible que omita las cositas que en total están sumando calorías y peso adicionales".

en grasa a la hora del almuerzo o de la cena", indica Wolper, "equilíbrelo comiendo alimentos más bajos en grasa pertenecientes a otros grupos alimenticios en las demás comidas". Wolper equilibra las proteínas y grasa de una cena de langosta mediante un almuerzo de pasta con ensalada, por ejemplo.

Saboree una sopa sustanciosa. Agregue trozos grandes de verduras a una sopa casera o de lata para obtener un plato fuerte rápido y llenador que se completa con pan y una ensalada, sugiere Wolper. "Las pruebas indican que las sopas con trozos grandes de verduras tal vez dejen más satisfecho que las molidas o incluso las que contienen verduras picadas en trocitos", señala la nutrióloga.

Racione sus raciones. Para superar la tendencia a comer de más a la hora de la cena, sírvase un poco menos que de costumbre, diciéndose al mismo tiempo que podrá servirse más si realmente tiene hambre, recomienda Wolper. "Y no ponga las fuentes de servir (bandejas, platones) en la mesa. Deje la comida en la estufa o fuera de su alcance para evitar comer de manera impulsiva. De esta forma, si quiere más tendrá que tomar la decisión de levantarse por la comida".

Después, resista la tentación de comerse las sobras. "Este es un problema especial para las mamás. Les parece importante que no se desperdicie la comida que sus hijos dejan en sus platos", apunta Wolper. "En lugar de comérsela, tápela y guárdela en el refrigerador. Cuando la vea más tarde, lo más probable es que ya no la quiera".

Saboree un surtido de sabores. Descubra el mundo de sabores que existe en los cereales, las frutas y las verduras, las proteínas e incluso los aceites, sugiere la Dra. Boushey. "Cuando un plan de alimentación saludable incluye una gran variedad de sabores, no extrañará los alimentos que antes comía".

Más allá del arroz, pruebe los cereales de cocción rápida como la pasta *Bulgur*, el cuscús de trigo integral o la quinua, que es un cereal peruano. Esta noche, en lugar de servir unas habichuelas verdes (ejotes, *green beans*), experimente con la verdura llamada brócoli *rabe*, la cual semeja tallos de brócoli con muchas hojas y tiene un saborcito ácido. Cocine una chirivía picada en cubos con papas para obtener un sabor distinto pero rico. Escoja un pescado desconocido en la pescadería de su supermercado. "Por regla general, los pescados bajos en grasa tienen la piel blanca y lisa y no huelen mucho cuando se cocinan, como el anón (abadejo, eglefino), la platija y el bacalao", explica Wolper.

Tenga varios aceites a la mano, sugiere la Dra. Boushey, y aproveche sus sabores en pequeñas cantidades. Por ejemplo, el aceite de oliva sabe riquísimo en una ensalada, mientras que el delicado aceite de *canola* es ideal para hornear.

Progrese poco a poco. Pruebe un solo alimento nuevo a la vez, recomienda la Dra. Boushey. "Experimentar con alimentos nuevos debe ser divertido, no estresante. Así que compre un solo alimento nuevo cuando vaya al supermercado. Y sírvase sólo un alimento nuevo por comida a usted misma y también a su familia".

Introduzca los alimentos nuevos poco a poco mezclándolos con otros conocidos, sugiere la experta. "Si está probando un nuevo cereal, mézclelo por partes iguales con arroz para irse acostumbrando", indica. "Cuando primero les preparamos arroz integral a nuestros hijos, lo mezclamos por partes iguales con arroz blanco y luego, a lo largo de varias comidas, fuimos aumentando la cantidad de arroz integral. Les encanta. Hemos hecho lo mismo con las verduras: al introducir uno nuevo le ponemos un poco de queso bajo en grasa y con el tiempo ya lo comemos solo".

Cambie la carne. Seduzca su paladar con unas verduras asadas a la parrilla y espolvoreadas con queso parmesano, sopa de habas (frijoles, habichuelas, alubias) blancas con espinacas, frijoles negros con arroz o una lasaña de verduras preparada con queso *ricotta* bajo en grasa. "No depender de la carne encierra muchos beneficios", dice la Dra. Champagne. "Al concentrar una comida en las verduras, los cereales y los frijoles, usted obtiene mucha fibra y nutrición. Y si la prepara baja en grasa puede llenar su plato". Por consiguiente, podrá llenarse y no tendrá hambre.

Finalice con fruta refrescante. Pruebe unos gajos de naranja rociados con puré de frambuesa o una pera en el momento perfecto de su madurez. Al concluir la cena con una fruta, tanto su antojo de dulce como su estómago quedan satisfechos, señala Wolper.

Permítase un postre especial. Si ya ha comido suficiente fruta a lo largo del día, disfrute una o dos galletitas. "Nadie puede seguir un plan de alimentación si no incluye algún gusto especial", afirma Wolper. "Son importantes".

O déle nueva vida a algún postre de antaño, como un pudín (budín) preparado con leche descremada o un pastel blanco esponjoso (*angel food cake*); este dulce bajo en grasa se vuelve aún más delicioso si lo cubre de fruta fresca.

La merienda nocturna: el momento para mimarse un poco

Ya sea que quiera disfrutar la lectura de algún libro, ver una película en la televisión o simplemente relajarse antes de ir a la cama, ha llegado la hora de la merienda (botana, refrigerio, tentempié) nocturna perfecta.

Consienta sus huesos. Wolper sugiere comer una última ración de algún producto lácteo para que sus huesos pasen una buena noche y como ayuda para prevenir la pérdida de masa ósea. Algunas buenas opciones son una paleta (*ice pop*) de yogur, una taza de leche descremada con una galletita o media taza de rico yogur sin grasa congelado.

Mídase antes para tener una gran merienda. Las mujeres a las que les gusta comer por la noche pueden renunciar a una o dos meriendas durante el día para economizar sus calorías y poderse dar un gusto más grande por la noche, recomienda Wolper. "Esto es lo que hacen las mujeres a las que asesoro", indica. "A veces comen tres frutas después de cenar. Funciona porque lo equilibran con lo que comieron antes. De esta manera obtienen lo que necesitan, pero no suben de peso".

Tercera Parte

La ecuación del ejercicio

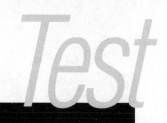

Test

¿Está usted motivada para hacer ejercicio?

La siguiente situación probablemente le suene muy conocida: empieza un programa de ejercicios con sus tenis nuevecitos, la membresía del gimnasio pagada y la visión de un cuerpo más firme bien grabada en su mente. Y luego lo abandona. ¿Por qué? Los expertos en ejercicio dicen que la *motivación* —no sólo el deseo de hacerlo, sino la decisión de actuar— es el elemento que con mayor frecuencia falta cuando la gente comienza un nuevo programa de ejercicios, y la razón por la que la mayoría de la gente lo abandona. La motivación consiste en muchos factores: su propia confianza en su capacidad para salir adelante, el apoyo que recibe de sus familiares y amigos, su capacidad para pensar de manera positiva en su programa, su disposición para encontrar más de un lugar para hacer ejercicio (para que no se convierta en una tarea tan difícil cada vez que lo haga) y sus técnicas especiales (como tener siempre una bolsa de ropa para ejercicio en su coche).

El siguiente *test* fue desarrollado para el Programa "Cada día más delgada" por Andrea L. Dunn, Ph.D., una fisióloga especializada en ejercicios del Instituto Cooper para la Investigación de los Aeróbicos en Dallas, Texas.

Lea las siguientes afirmaciones y califique sus hábitos de ejercicio de acuerdo con esta escala:

1 = Nunca
2 = Rara vez
3 = A veces
4 = Con frecuencia
5 = Siempre

_____ **1.** Puedo hacer ejercicio aunque haga mal tiempo.

_____ **2.** Encuentro tiempo entre todas mis quehaceres para hacer ejercicio.

_____ **3.** Si me pierdo una sesión de ejercicios, no me siento culpable porque sé que volveré al programa o que encontraré una alternativa.

_____ **4.** Puedo encontrar a familiares o amigos con quienes hablar de mi deseo de hacer ejercicio.

_____ **5.** Algún familiar o amigo siempre está dispuesto a hacer ejercicio conmigo.

_____ **6.** Cuando tengo preguntas acerca de los ejercicios, siempre puedo encontrar fuentes de información confiables y precisas.

_____ **7.** Apunto con regularidad el tipo de ejercicio que hago, a qué hora y cuánto.

_____ **8.** Acostumbro ponerme metas realistas de corto y largo plazo para ayudarme a seguir una rutina de ejercicios con regularidad.

_____ **9.** Trato de instruirme acerca de los beneficios de la actividad física y los ejercicios.

_____ **10.** Si me pierdo una sesión de ejercicios, busco maneras de incluir ratos más breves de actividad física (por ejemplo, de 10 minutos) en mi día.

_____ **11.** Después de una enfermedad o lesión, planeo cómo reanudar mi rutina de ejercicios poco a poco.

_____ **12.** Puedo enumerar más razones para hacer ejercicio que para no hacerlo.

_____ **13.** Sé dónde se encuentran la mayoría de los centros de recreación, gimnasios y senderos para caminar dentro de un radio de 5 millas (8 km) de mi casa.

_____ **14.** Leo el periódico con regularidad para encontrar una actividad física que pueda gustarme.

_____ **15.** Pienso en mi barrio o en el centro comercial cercano como un lugar para hacer ejercicio.

El *test* de su motivación para hacer ejercicios que usted acaba de realizar evalúa cinco factores que intervienen en la motivación: la confianza, el apoyo del entorno social, las técnicas de comportamiento, la actitud positiva y la conciencia del medio. Tómese unos minutos para sacar la cuenta de cada uno de estos factores de acuerdo con las siguientes indicaciones:

(continúa) ▶

Está usted motivada para hacer ejercicio? (continuado)

1. Sume el valor de sus respuestas a las preguntas 1, 2 y 3 y llene el siguiente espacio en blanco. Esta es su evaluación de la confianza: ____.

2. Sume el valor de sus respuestas a las preguntas 4, 5 y 6 y llene el siguiente espacio en blanco. Esta es su evaluación del apoyo de su entorno social: ____.

3. Sume el valor de sus respuestas a las preguntas 7, 8 y 9 y llene el siguiente espacio en blanco. Esta es su evaluación de sus técnicas de comportamiento: ____.

4. Sume el valor de sus respuestas a las preguntas 10, 11 y 12 y llene el siguiente espacio en blanco. Esta es su evaluación de la actitud positiva: ____.

5. Sume el valor de sus respuestas a las preguntas 13, 14 y 15 y llene el siguiente espacio en blanco. Esta es su evaluación de la conciencia del medio: ____.

6. Ahora sume todos los números que acaba de apuntar en los cinco espacios en blanco. Esta es la evaluación final de su motivación para hacer ejercicio: ____.

El resultado: Después de sumar sus resultados, lea lo que sigue para entender mejor su nivel de motivación.

Si usted obtuvo entre 50 y 75 puntos, está muy motivada para salir adelante. Tiene la capacidad de planear, llevar a cabo y mantener un programa regular de ejercicios y actividad física. Si lo hace, estará bien encaminada hacia el logro de sus metas.

Si usted obtuvo entre 25 y 49 puntos, probablemente le resulte algo difícil llevar a cabo un programa de ejercicios con regularidad y aún se encuentra en el proceso de mejorar sus habilidades. Para motivarse más, ponga atención sobre todo a los factores en los que sumó menos de 12 puntos y piense en cómo subir esta evaluación.

Si usted obtuvo menos de 25 puntos tiene las mejores intenciones, pero tal vez no esté lista para una rutina regular. Piense en incluir breves ratos de actividad a lo largo del día. Para motivarse más, revise los factores en los que sumó menos de 12 puntos.

En los siguientes capítulos encontrará las sugerencias y estrategias que tanto los expertos como otras mujeres recomiendan para mejorar la motivación.

Capítulo 15

Los beneficios inesperados de ponerse en forma

Desde una menopausia más fácil hasta huesos más fuertes, hay muchas razones aparte de perder peso para que una mujer empiece a hacer ejercicio.

Era de mañana en la ciudad de Nueva York y Fran Kramer se levantó, tomó dos tazas de café y se subió a su bicicleta fija. Era el primer día de su nueva rutina de ejercicios y estaba decidida a perder peso.

Varios años después —y pesando 15 libras (7 kg) menos—, Fran aún se levanta, toma dos tazas de café y pasa ½ hora en su bicicleta casi todas las mañanas. Sin embargo, ahora ya no lo hace para bajar de peso. Fran hace ejercicios porque sabe que esta costumbre le ayuda a prevenir las enfermedades cardíacas y otros graves problemas de salud, porque se ve y se siente más joven y porque la pone de buen humor.

Fran tiene muchas razones positivas para hacer ejercicio. Y este tipo de incentivos es el secreto de las personas que llevan a cabo el plan de ejercicios del Programa "Cada día más delgada".

Los motivadores ocultos

En los capítulos siguientes aprenderá todo lo necesario para empezar a hacer ejercicio con la intención de perder peso o mantenerlo.

No obstante, antes que nada lo que necesita es la motivación para empezar, y también para seguir. Y de esto se hablará en el presente capítulo.

Es muy posible que en este momento su principal motivación para hacer ejercicio sea la de ayudarse a perder unas libras. Esto fue lo que impulsó a Fran al principio.

De hecho, las encuestas demuestran que la mayoría de las mujeres mencionan la pérdida de peso como la principal razón por la que empiezan a hacer ejercicio. No obstante, cuando la pérdida de peso es la única razón por la que las mujeres hacen ejercicio están destinadas a fracasar, afirma Peggy Norwood, una fisióloga especializada en ejercicios y gerente de Avalon Fitness, una compañía dedicada a la buena forma física, en Durham, Carolina del Norte.

Al realizar un programa moderado de ejercicios y seguir un plan de alimentación saludable, las mujeres bajan de peso lentamente, es decir, no pierden más que 1 ó 2 libras (0.5 ó 1 kg) por semana. Muchas se sienten frustradas y abandonan el ejercicio mucho antes de que realmente pueda surtir efecto, explica Norwood. Para seguir motivadas, recomienda la experta, las mujeres también debemos pensar en otras razones para hacer ejercicio.

Tales razones no son difíciles de encontrar. Conforme su forma física mejoraba, Amy Durham de 39 años, de Ely, Minnesota, se animó tanto que ahora duerme menos: sólo necesita 6 horas por noche en lugar de 10. Desde que se puso en forma, Amy ya no se siente agotada por la tarde y tiene más energía durante todo el día.

Por su parte, el ejercicio le dio a Regina Pascucci de West Trenton, Nueva Jersey, de 37 años, toda la resistencia física que necesita. Ya no se cansa cuando se va de compras al centro comercial y tiene que caminar mucho.

A Donna Gettings de 42 años, de Williamsburg, Virginia, el ejercicio le ayudó a fortalecer sus articulaciones y a disminuir su presión arterial. De hecho, su médico terminó por decirle que ya no necesitaba su medicamento para la presión. "Fui a mi revisión de costumbre y por primera vez en mi vida mi médico me dijo que mi salud es excelente", indica Donna, que va a nadar regularmente.

Dormir mejor, tener más energía y bajar la presión arterial: Estos son sólo unos cuantos de los múltiples e inesperados beneficios de estar en forma. A continuación explicaremos cómo el ejercicio nos ayuda. Y no se trata solamente de tener un cuerpo más bonito. Como ya verá, el ejercicio nos cuida en cuerpo y alma.

El ejercicio: la medicina multiuso para sentirse mejor

Cuando usted empiece con el plan de ejercicios del Programa "Cada día más delgada", su vida mejorará de muchas maneras. Lo más importante es que bajará de peso y se verá y se sentirá mejor. No obstante, como ya lo mencionamos, tal vez tenga que esperar un poco para empezar a notar estos cambios, sobre todo si tiene que perder una gran cantidad de peso. Pero hay otros beneficios que se ponen de manifiesto mucho más pronto. Por lo tanto, cuando tenga la impresión de estar avanzando muy lentamente, concéntrese en las siguientes ventajas del ejercicio.

El ejercicio aumenta la energía. Hace poco Donna estaba caminando por Washington, D.C., con un grupo de amigas. De repente se dio cuenta de que por primera vez no la preocupaba su capacidad para seguir el ritmo de las otras mujeres. Por primera vez no dio vueltas por las calles como un buitre, en busca de un lugar para estacionarse cerca del sitio donde se reuniría con sus amigas.

Donna descubrió que no se agotaba tanto como antes al caminar. Comprendió que por primera vez en su vida estaba en buena forma.

"Me gusta poder moverme", dice Donna, que perdió 111 libras (50 kg) una vez que agregó los ejercicios a su programa para bajar de peso. "Esa debe ser mi principal motivación para seguir adelante, más que verme bien".

Al igual que muchas mujeres que comienzan con un programa de ejercicios después de años de evitar cualquier actividad física, a Donna la preocupaba la idea de que no lo aguantaría. Sin embargo, descubrió que gracias al ejercicio tenía más energía que antes. "El ciclo funciona así: si no haces ejercicio, te sientes pésimo. Si te sientes pésimo, no quieres hacer ejercicio", dice Donna. "Si haces ejercicio, te sientes bien. Y quieres volver a hacer ejercicio. Fundamentalmente, si no hago ejercicio empiezo a aletargarme".

Donna no es la única. De las mujeres que entrevistamos para este libro y que utilizan el ejercicio para perder peso, una tras otra dijo que gracias a sus sesiones de ejercicios tiene más energía que nunca. "Puedo hacer más cosas ahora que hace 20 años. No me canso tan rápido", indica Marilyn Knight de 42 años de Lewisburg, Kentucky, que camina regularmente.

Su experiencia tiene sentido desde el punto de vista médico. El ejercicio mejora nuestra manera de respirar, lo cual evita que nos quedemos sin aliento. Fortalece los músculos, por lo cual se vuelve más fácil

(continúa en la página 256)

No hay pretextos para no hacer ejercicio

Usted sabe que hacer ejercicio es bueno para su salud, pero de todas maneras no lo hace.

Tal vez se lo impida:

a. la falta de tiempo.

b. un exceso de responsabilidades familiares.

c. la falta de ganas.

Si usted está de acuerdo con alguna de estas posibilidades (o con todas), una cosa es segura: no es la única. Se trata de las principales razones señaladas por las personas que no hacen ejercicio interrogadas por la Asociación de Fabricantes de Artículos Deportivos, que deseaba averiguar quién hace ejercicio, quién no y por qué. Puede haber muchos pretextos, pero no deberían frustrar su programa de ejercicios. Las siguientes indicaciones tal vez le ayuden a superar esos obstáculos a la actividad física.

¿Le falta tiempo?

Ponga el ejercicio en primer lugar. El tiempo sólo es un problema si usted lo convierte en tal, afirma Susan W. Butterworth, Ph.D., directora de servicios de bienestar en el programa de salud ocupacional de la Universidad de Ciencias de la Salud de Oregon en Portland. "Todos tenemos cosas que debemos terminar. Finalmente hacemos lo que tiene importancia para nosotros. Si usted le da importancia a su arreglo personal, tarda media hora", señala la experta. "Si le gusta que le arreglen las uñas, se toma su tiempo para eso. Lo mismo sucede con el ejercicio".

Para ayudarse a hacer del ejercicio una prioridad, hable con su familia, sus amigos y su médico acerca de por qué los ejercicios son importantes. Haga una lista de las ventajas del ejercicio. "A veces ayuda apuntar los beneficios. Para encontrar tiempo, usted tiene que tomar la decisión de hacerlo", afirma la Dra. Butterworth.

Practique lo que pueda. El programa de ejercicios "Cada día más delgada" requiere entre 40 y 50 minutos tres veces a la semana. Sin embargo, no es necesario cumplir con él a la perfección. Empiece dedicándole el tiempo de que disponga, sugiere la Dra. Butterworth. "Hasta 10 minutos al día son buenos", indica la experta. Una vez que el ejercicio se convierta en un hábito para usted, es probable que encuentre más tiempo para hacerlo.

Comprométase consigo misma. Apunte su sesión de ejercicios en su agenda. "No le tiene que decir a su secretaria o a sus compañeros de trabajo de qué se trata la cita. Es sólo una cita más. Y trátela de la misma forma en que lo haría con un compromiso de trabajo", recomienda la Dra. Butterworth.

Sáqueles provecho sabiamente a sus fines de semana. Lo que quiere es hacer ejercicio por lo menos tres días a la semana, y los fines de semana por lo común disponemos de más tiempo que los días hábiles. Así que programe sus ejercicios para sábado, domingo y un día de entre semana. Ese día llegue a trabajar un poco antes, descanse un poco más de lo normal a la hora del almuerzo y aprovéchela para hacer ejercicio, sugiere la Dra. Butterworth.

¿Su familia echa a perder su rutina de buena forma física?

Háblelo. Siéntese con los miembros de su familia y explíqueles que los ejercicios son importantes. Luego pídales que le ayuden a encontrar tiempo para hacerlos. Solicite sugerencias acerca de cómo superar los obstáculos, indica la Dra. Butterworth. Por ejemplo, tal vez su marido o hijos puedan preparar la cena las noches que a usted le toca hacer ejercicio.

Involucre a su familia. No necesita ponerle tenis a su hijo de cinco años y obligarlo a correr un par de millas o kilómetros junto con usted. Lo que sí puede hacer es decirle que la acompañe en su bicicleta mientras usted corre. O puede meterlo a una actividad de gimnasio como el karate mientras usted toma su clase de aeróbicos, aconseja la Dra. Butterworth. Trate de programar sesiones familiares de buena forma física para que toda la familia realice alguna actividad física, como caminar en el zoológico o lanzar un *Frisbee*, recomienda la experta.

¿Ha perdido su motivación?

Divídalos. Los investigadores han descubierto que la capacidad del sistema cardiovascular aumenta de igual manera si hace ejercicio varias veces al día durante 10 minutos que en una sola sesión de 30 minutos. La buena forma física mejora su metabolismo de la grasa, lo cual le ayuda a bajar de peso, y esta técnica tal vez disminuya su

(continúa) ▶

No hay pretextos para no hacer ejercicios (continuado)

aburrimiento. "Algunas personas aguantan 10 minutos en una bici-cleta fija, pero después de 10 minutos se aburren. Por lo tanto, están dispuestas a hacer ejercicios 10 minutos varias veces al día. Es tole-rable", explica John M. Jakicic, Ph.D., profesor de Psiquiatría de la Universidad de Pittsburgh, Pensilvania.

Haga un pacto consigo misma. Eliana Escalanti de 35 años, de Orlando, Florida, utilizaba todos los pretextos habidos y por haber: "Hace demasiado frío"; "no tengo tiempo"; "estoy muy cansada"; "tengo que prepararles la cena a los niños". No obstante, todo se reducía a una razón básica: en parte realmente deseaba salir a correr, pero en parte la idea le daba horror.

Por lo tanto, llegó a un acuerdo consigo misma. Los días en que realmente no tenía ganas de correr, caminaba. "Con el tiempo, una vez que salía a caminar un poco, me sentía mejor. Entonces corría un poco. Eso me animaba", comenta Eliana.

Distráigase. Los estudios demuestran que la música rápida y animada ayuda a motivar a las personas para empezar a hacer ejer-cicio y continuar por más tiempo. Y no es necesario dedicar horas a buscar las cintas adecuadas y hacer su selección. La música indicada es la que usted disfrute, explica Hy Levasseur, un fisiólogo especiali-zado en ejercicio del Departamento de Transporte de los Estados Unidos en Washington, D.C. "La música que le guste es la que debe escuchar. Hace más divertida una sesión de ejercicios".

Aparte de escuchar música, otra posibilidad es que vea la tele-visión o lea mientras hace ejercicio en un equipo fijo. "Ligar el ejer-cicio a otra actividad ayuda a las personas a dejar de pensar en lo que

cargar las bolsas de comestibles, abrir los frascos y cargar a los bebés. Es más fácil caminar. Se vuelve más fácil subir una escalera. Incluso se facilita empujar una aspiradora.

Cuando no se hace ejercicio el cuerpo se va deteriorando poco a poco. Con el tiempo las tareas cotidianas se vuelven difíciles y uno se cansa más. "Nos llega gente que queda exhausta sólo por hacer las tareas domésticas. Ni siquiera pueden terminar de aspirar una sola habitación", indica Norwood. Todo esto cambia una vez que empiezan a hacer ejercicio.

El ejercicio convierte el mal humor en buen humor. Cuan-

están haciendo. Distrae su mente de la parte laboriosa del ejercicio", explica Levasseur.

Consígase un compañero. Dos son mejores que uno. "Siempre parece más fácil cuando se comparte el esfuerzo. Cuando se hace ejercicio junto con un compañero, ambos perseveran los días en que podrían rajarse. El uno motiva al otro", indica Levasseur.

Dé pasitos pequeñitos. Donna J. Kinoshita de 48 años, de Lafayette, Colorado, no se imaginaba cómo podría hacerle para obligar a su cuerpo a moverse. "Le dije a mi médico: 'Estoy muy gorda. Sé que todo sería más fácil y no me faltaría tanto el aire si no fuera tan terriblemente obesa.' Él contestó: 'Muy bien, vamos a perder una libra (450 g).' Le dije: 'Necesito perder 50 (22 kg).' Él indicó: 'Concéntrese en perder 1 libra.' Fueron pasitos pequeñitos. Cuando dices: 'Dios mío, tengo que perder 50 libras', no empiezas nunca, porque es una tarea tan tremenda", comenta Donna.

Fíjese pequeñas metas intermedias. Plantéese pequeños desafíos. Por ejemplo, si empieza por caminar 5 minutos diarios, fíjese la meta de aumentar este tiempo a 10 minutos a corto plazo. Y cuando lo logre entréguese un premio. Compre un vestido nuevo. Regálese un par de medias (calcetines) deportivas. Lo que sea. Sólo asegúrese de tener un incentivo para continuar, recomienda Roseanne Welsh Strull de 48 años, una entrenadora personal en Beaverton, Oregon. Luego fíjese la siguiente meta. Trate de ponerse como meta cosas que pueda lograr en un par de semanas. De esta manera tendrá la experiencia de una serie constante de pequeños triunfos, explica la experta.

do la psicoterapeuta Darlene Pearson de Seattle, Washington, de 59 años, dejó de fumar hace muchos años, no tardó en darse cuenta de que el ejercicio era un antídoto eficaz contra el síndrome de abstinencia de la nicotina. Salía a caminar cada vez que se le antojaba fumar. De esta manera sentía menos ansiedad.

Actualmente camina con frecuencia en compañía de las mujeres que acuden a ella en busca de ayuda para resolver sus depresiones y otros problemas psicológicos. Caminar sirve para levantarles el ánimo, indica Darlene, que también es instructora de esta forma de ejercicio.

Darlene y las mujeres a las que orienta no han sido las únicas en descubrir los beneficios emocionales del ejercicio. De acuerdo con una encuesta, el ejercicio es una de las diez técnicas más populares para curar el mal humor; de hecho se trata de la más eficaz. Otra investigación reveló que los estudiantes universitarios que hacen ejercicio tienden a ser menos tímidos y a sentirse menos solos que quienes no lo hacen.

Otra cosa que descubrirá al empezar a hacer ejercicio es que ayuda a aliviar el estrés. Si usted acaba de tener una discusión con su jefe, por ejemplo, una caminata a paso ligero le permitirá recuperarse de este enfrentamiento estresante. Hecho con regularidad, el ejercicio ayuda a evitar una gran fluctuación en el estado de ánimo cuando ocurre algún acontecimiento estresante, dice Norwood. "A corto plazo, usted puede quemar un poco de su estrés. A la larga notará que ya no cae tan fácilmente en el estrés", indica.

Las investigaciones indican que el ejercicio regula el estado de ánimo de diversas maneras. Por ejemplo, aparentemente estimula la liberación de endorfinas, unas sustancias químicas producidas por el cerebro que se parecen a los opiados, las cuales mejoran el humor de manera natural y hacen que uno se sienta bien en todos los sentidos.

El ejercicio alivia las molestias premenstruales. Si alguien quisiera poner una rata hembra a criar, le quitaría su rueda para correr, la encerraría en una jaula tan pequeña que no pudiera moverse y le daría de comer en exceso. En estas condiciones se dispararían las hormonas sexuales de la rata y su nivel de estrógeno se elevaría más de lo normal.

Y si esa rata pudiera hablar se quejaría de síntomas muy desagradables, como abotagamiento, senos adoloridos y mal humor. ¿Le suena?

"El comer en exceso y la falta de actividad sobrestimulan el sistema reproductor. La vida sedentaria no es saludable", dice la Dra. Jerilynn C. Prior, profesora de Medicina y Endocrinología en la Universidad de la Columbia Británica en Vancouver.

El ejercicio reduce ese aumento de las hormonas, sobre todo del estrógeno, y alivia las molestias que ocasionan, como dolor en los senos, abotagamiento y ansiedad, indica la Dra. Prior. Además, a pesar de que los médicos no han presentado pruebas científicas de que el ejercicio también ayude contra los dolores (cólicos) menstruales, hay muchas referencias anecdóticas de que sí es así, agrega la experta.

Le hará falta más que una sesión de ejercicios para aliviar los síntomas premenstruales. Se requieren más o menos tres meses de ejercicios aeróbicos hechos con regularidad (como un programa para caminar o un programa moderado para correr) para que ceda el abotagamiento y el dolor de los senos. La ansiedad y la depresión disminuirán a los seis meses de haber empezado con el programa, indica la Dra. Prior.

¡Solucióne lo!

Para estas mujeres, los ejercicios solitarios son la clave

Amy Durham de 39 años, de Ely, Minnesota, se cohibía a la menor señal de acaloramiento en sus mejillas. Sabía que el ejercicio era la clave para perder peso y mantenerlo. Sin embargo, le resultaba imposible imaginarse a sí misma en una clase de aeróbicos con el sudor goteándole de la nariz. Por lo tanto, decidió hacer ejercicio en una máquina de esquiar en su dormitorio (recámara, pieza) donde nadie podría verla. Una vez que empezó, averiguó que una buena sudada no tiene nada de malo.

La misma solución le sirvió a Fran Kramer de la ciudad de Nueva York. Al principio desertaba constantemente de las clases de aeróbicos. Asistía a clases durante unas cuantas semanas y luego renunciaba. Un año después lo volvía a intentar y de nuevo lo dejaba. Se sentía intimidada. Tenía la impresión de que las demás mujeres contaban con mejores leotardos (mallas), más equipo y mejores cuerpos. Y cuando se veía en los espejos que cubrían las paredes se sentía fuera de lugar.

"A veces en Manhattan no se ve a nadie con sobrepeso. Sólo hay fanáticos de los ejercicios", indica Fran. Su solución fue comprar una bicicleta fija y empezar a hacer ejercicio en casa. Ahí podía ponerse lo que quisiera, no había necesidad de verse en un espejo y no había nadie con quien compararse.

Por el contrario, un exceso de ejercicio combinado con estrés y pérdida de peso puede hacer descender demasiado los índices hormonales y resultar en ovulaciones inconstantes e irregularidad o ausencia de las reglas. El Programa "Cada día más delgada" recomienda ejercicios entre ligeros y moderados. Si usted mejora su forma física poco a poco, no debería tener problemas como ovulaciones o menstruaciones esporádicas, afirma la Dra. Prior.

El ejercicio facilita la menopausia. Los expertos no saben con certeza por qué el ejercicio hace que "el cambio" no lo sea tanto. Pero saben que funciona.

Cuando Christina Lee, Ph.D., y sus colegas de la Universidad de Newcastle en Australia estudiaron a un grupo de mujeres menopáusicas, descubrieron que las que hacían ejercicio moderado de forma regular

Soluciones personales para problemas comunes

Hay días en que simplemente no se tienen ganas de hacer ejercicio. ¿Cómo puede convencerse de todas maneras? El truco está en hallar el incentivo correcto para ponerse en movimiento. A continuación algunas mujeres le platicarán qué les funciona.

Sáquese una foto cada mes. Es imposible que Donna Gettings de 42 años, de Williamsburg, Virginia, olvide lo que el ejercicio hizo por ella. Cuenta con fotografías para recordárselo. Mientras bajaba de peso se sacaba una fotografía cada mes. Luego la comparaba con la del mes anterior y los ojos le brillaban al observar la diferencia. "Ahora las miro y pienso: '¡Caramba! No puedo creer que alguna vez haya estado así'", comenta Donna.

Piense cosas positivas. Cuando meta la pata y se salte los ejercicios un día, no se torture por ello, sugiere Roseanne Welsh Strull de 48 años, de Beaverton, Oregon, que perdió 140 libras (63 kg) y se convirtió en entrenadora personal. "Me concentro en lo positivo. Sé que suena como un cliché. Pero si piensa cosas negativas, tendrá una actitud negativa", opina Roseanne.

"Si su mejor amiga le hablara por teléfono y le dijera 'hoy me comí 12 *bagels*', ¿acaso usted le diría '¡Qué cerda eres! ¿Por qué no te levantas y haces algo al respecto?'", pregunta Roseanne. "Nunca le diríamos algo así a una amiga. Pero nos lo decimos a nosotras mismas. Nos decimos que somos horribles y que no tenemos voluntad. Debemos empezar a tratarnos como si fuéramos nuestras mejores amigas".

Convierta los aparatos de ejercicio en un mueble más. Amy Durham de 39 años, de Ely, Minnesota, puso su máquina de esquiar en su dormitorio (recámara, pieza). "Es lo primero que veo al levantarme de la cama por la mañana. Tuve que facilitarme el ejercicio lo más posible. Si tuviera que ir a una habitación aparte en la planta baja, sería una cosa más para dificultar el asunto un poco", comenta Amy.

---

tenían más energía. Asimismo experimentaban menos ratos de mal humor, ansiedad, depresión, dificultades para dormir, dificultades sexuales, sudores nocturnos y sofocos (calentones) que las que no hacían ejercicio. Una sola sesión de ejercicios bastaba para que las

Percátese de los pretextos. Antes de comenzar con su programa de ejercicios, Amy se puso a pensar en los pretextos que podría poner para sabotearlo. Se dio cuenta de que si trabajaba en un gimnasio podría convencerse de no ir los días en que disponía de poco tiempo.

Y que si hacía ejercicio al aire libre podría rajarse los días en que no tenía a nadie para cuidarle a sus hijos. Por lo tanto, decidió hacer ejercicio en casa, bajo techo.

Fije las reglas. Fran Kramer de la ciudad de Nueva York se da varias opciones, excepto la de no hacer ejercicio. Normalmente lo hace por la mañana después de sus dos tazas de café. No obstante, si tiene una cita temprano se permite cambiar la rutina y el ejercicio a la tarde.

Por otra parte, sabe que no lo hará después de las 6:30 P.M. Por lo tanto, si no cree poder llegar a casa tan temprano, prefiere levantarse antes y respetar la sesión matutina. "Si eso significa levantarme antes de las 6:00 A.M. un solo día para hacerlo, eso es lo que hago", indica Fran.

Acuérdese siempre de cómo la hacen sentirse. Cuando Donna no está para nadar su milla (1.6 km), se dice a sí misma que la hará sentirse bien. "Un par de veces tuve que dejar de nadar por una cirugía y me sentí pésimo", comenta Donna.

Encuentre un símbolo de su progreso. Cuando Donna perdió 100 libras (45 kg), se premió a sí misma con un tatuaje de un azulejo volando en la cara interior de su tobillo izquierdo. "Si tengo alguna duda acerca de lo que estoy haciendo, sólo lo miro y sonrío. Es el regalito que me hice por haber perdido las 100 libras", explica Donna. Si no le gustan los tatuajes, encuentre algún otro premio —tal vez un collar, un adorno para la oficina o incluso un imán para el refrigerador— que simbolice su logro.

mujeres se sintieran mejor que hasta ese momento, indica la Dra. Lee, una profesora de Psicología.

Hace falta un mayor número de estudios para definir con precisión la forma en que el ejercicio alivia las molestias de la menopausia.

(continúa en la página 264)

La anatomía del programa de ejercicios "Cada día más delgada"

De acuerdo con los expertos, empezará a notar resultados durante los primeros seis meses del Programa "Cada día más delgada". El diagrama de este recuadro le muestra qué es lo que le pasará a su cuerpo y cuándo. La información reproducida en la ilustración se basa en los resultados que una mujer común de entre 35 y 45 años de edad puede esperar. Es posible que usted obtenga resultados más pronto, o también que tarde más.

2 semanas. Está emocionada y piensa: "Vaya, lo estoy haciendo. Realmente lo estoy haciendo".

4 semanas: Ni modo, la emoción se está perdiendo. Se trata del momento en que usted estará más susceptible de rendirse ante los pretextos. Está luchando por hacer del ejercicio un hábito.

8 semanas:

- La medida de su cintura disminuye una pulgada (2.5 cm).
- Pierde 3½ libras (1.6 kg) de grasa y sube 2 libras (0.9 kg) de músculos.
- Quema aproximadamente 70 calorías más al día mientras descansa.
- Hace ejercicio regularmente, con pocas excepciones.
- Empieza a agregar tiempo e intensidad a sus sesiones de ejercicios.

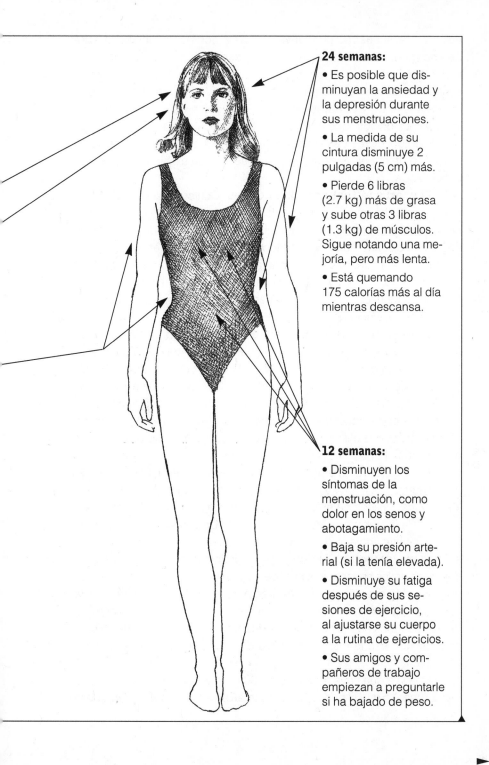

24 semanas:

• Es posible que disminuyan la ansiedad y la depresión durante sus menstruaciones.

• La medida de su cintura disminuye 2 pulgadas (5 cm) más.

• Pierde 6 libras (2.7 kg) más de grasa y sube otras 3 libras (1.3 kg) de músculos. Sigue notando una mejoría, pero más lenta.

• Está quemando 175 calorías más al día mientras descansa.

12 semanas:

• Disminuyen los síntomas de la menstruación, como dolor en los senos y abotagamiento.

• Baja su presión arterial (si la tenía elevada).

• Disminuye su fatiga después de sus sesiones de ejercicio, al ajustarse su cuerpo a la rutina de ejercicios.

• Sus amigos y compañeros de trabajo empiezan a preguntarle si ha bajado de peso.

La Dra. Lee sospecha que tal vez ayude a compensar las fluctuaciones hormonales que ocurren durante este período en la vida de la mujer. No obstante, existen muchas posibles explicaciones. Quizá se estimule la liberación de endorfinas, las cuales tapan el dolor, aplacan la ansiedad y contribuyen a una sensación de mayor bienestar. También es posible que el ejercicio simplemente nos proporcione un descanso del estrés de la vida cotidiana, además de brindarnos la satisfacción de haber logrado algo y una sensación de bienestar, explica la psicóloga.

El ejercicio fortalece los huesos. Conforme nuestros huesos envejecen, empiezan a perder calcio y otros minerales en un proceso conocido como osteoporosis. La disminución en la producción de estrógeno que ocurre durante la menopausia puede acelerar este proceso. La pérdida de minerales aumenta la porosidad de los huesos. Y los huesos porosos se fracturan con mayor facilidad. Las fracturas de la cadera y la muñeca son características de la osteoporosis, al igual que la deformación de columna.

El ejercicio ayuda a mantener y a estimular el desarrollo y el crecimiento de los huesos, lo cual posiblemente prevenga o impida la aparición de la osteoporosis, indica Michael Pollock, Ph.D., profesor de Medicina de la Universidad de Florida en Gainesville. "Caminar y ejercicios con pesas son dos actividades basadas en el peso que ayudan a estimular el crecimiento de los huesos", señala. "En los jugadores de tenis, el brazo que utilizan para manejar la raqueta tiene los huesos más densos que el otro".

Entre más pronto empiece a hacer ejercicio, mejor. El crecimiento de los huesos alcanza su nivel más alto durante la adolescencia y entre los 20 y los 30 años de edad. Los estudios realizados por Dorothy Teegarden, Ph.D., profesora de Alimentos en la Universidad de Purdue de West Lafayette, Indiana, y sus colegas, muestran que las estudiantes de secundaria (preparatoria) que hacen ejercicio pueden incrementar la densidad de los huesos de sus caderas y columna, los cuales se ubican entre los más expuestos a fracturarse posteriormente. "Si usted puede aumentar al máximo su cantidad de hueso cuando es joven, en esencia dispone de más hueso para perder después", indica la experta. "Es de esperar que eso la mantenga fuera del margen de fractura cuando envejezca".

Una vez que haya rebasado los 30 años ya no puede aumentar su masa ósea. Lo que sí puede hacer es retardar su disminución, agrega la

Dra. Teegarden. Si tiene más de 20 años y nunca ha hecho ejercicio, no es demasiado tarde para empezar. El ejercicio todavía puede ayudarla a conservar la masa ósea que sí posee, indica.

El ejercicio protege contra la enfermedad. Si usted desea proteger su salud y vivir más tiempo, el ejercicio forma parte de la receta ideal. Puede ayudarla a prevenir algunas enfermedades comunes relacionadas con la muerte prematura entre las mujeres. Estas son algunas de ellas.

- Cáncer de mama. De acuerdo con un estudio, uno de cada tres casos de este tipo de cáncer podría prevenirse si las mujeres hiciéramos más ejercicio. El cáncer de mama (al igual que el de ovarios y de la mucosa uterina) al parecer se debe en parte a que durante toda la vida se ha mantenido un nivel de estrógeno superior al promedio. El ejercicio controla el estrógeno, por lo que reduce el riesgo de estos tipos de cáncer.

- Enfermedades cardíacas. El ejercicio disminuye el riesgo de enfermedades cardíacas al fortalecer el corazón, aumentar la cantidad de lipoproteínas de alta densidad (las cuales protegen las arterias) y bajar la presión arterial.

- Diabetes. El ejercicio mejora la capacidad del cuerpo para utilizar la insulina, la hormona que ayuda a controlar la concentración de azúcar en la sangre. Cuando el azúcar en la sangre no se controla debidamente, puede haber otras consecuencias aparte de la diabetes: daños a los riñones y un alto nivel de colesterol.

El ejercicio también ayuda a prevenir contra otras muchas enfermedades, como la artritis. No sólo permite que las mujeres vivamos más tiempo sino también que vivamos mejor, pues mejora nuestra calidad de vida. Es más probable que una persona sedentaria tenga problemas para desplazarse o necesite atención constante durante los últimos 10 ó 15 años de su vida que alguien que se mantiene físicamente activa, de acuerdo con el Dr. William Joel Wilkinson, director médico del departamento de epidemiología en el Instituto Cooper para la Investigación de los Aeróbicos en Dallas, Texas.

"No quiero que nadie tenga que lavarme el cabello, vestirme y llevarme al baño durante los últimos diez años de mi vida", afirma Norwood. "Hago ejercicios porque quiero que el resto de mi vida sea bueno. Quiero divertirme. Quiero disfrutar la vida".

Capítulo 16

Los músculos contra la grasa

Los músculos queman muchas calorías, la grasa quema pocas. ¿Y cómo se consiguen más músculos? Siga leyendo.

Vamos a fantasear por un momento. Imagínese a dos mujeres de 150 libras (67 kg) acostadas en un sofá durante 24 horas. Una de ellas está hecha enteramente de grasa, mientras que la otra es puro músculo.

La mujer hecha de grasa quemaría unas 300 calorías durante ese largo y perezoso día. La de puro músculo quemaría unas 5,250 calorías.

En lo que se refiere a perder peso, la grasa obviamente no es amiga nuestra.

Muy bien, todas sabemos que nadie está hecha enteramente de grasa o de músculos. Hay que tomar en cuenta los huesos así como otras partes del cuerpo, como el cerebro y el hígado. Y mucha agua. El ejemplo imaginario de las dos mujeres sólo sirve para aclarar un punto: los músculos queman muchas más calorías que la grasa. Una libra (0.5 kg) de músculos quema por lo menos 35 calorías al día; una libra de grasa quema más o menos 2 calorías.

"Entre más músculos tenga, más calorías va a quemar", afirma Robert Girandola, Ed.D., profesor de Ciencia de los Ejercicios en la Universidad del Sur de California en Los Ángeles.

Los músculos: comelones de calorías

Los músculos queman muchas calorías porque trabajan muy duro. Los usamos al hacer cualquier movimiento. Mueven nuestro esqueleto y nos permiten caminar. Abren y cierran nuestra mandíbula y nos permiten masticar. Hacen que nuestra garganta se contraiga y se expanda y nos permiten tragar. Incluso hacen latir nuestro corazón y estrecharse y expandirse nuestros vasos sanguíneos. A cualquier hora del día utilizamos muchos músculos. Hasta en las vencidas de pulgares, por ejemplo, usamos por lo menos nueve músculos tan sólo del pulgar.

Incluso mientras dormimos, nuestros músculos siguen haciendo cosas. Se están reconstruyendo continuamente mediante la sustitución y la síntesis de proteínas, indica Wayne Westcott, Ph.D., asesor en fortalecimiento de Quincy, Massachusetts, para la YMCA de los Estados Unidos.

La grasa, por su parte, quema muy pocas calorías porque hace muy poco. No se mueve. Simplemente se queda plantada como un hombre en el sofá viendo deportes en la tele. Pero en lugar del sofá, la grasa prefiere plantarse en la parte posterior de nuestros brazos, en nuestras asentaderas, en nuestros vientres, incluso alrededor de nuestros tobillos. Entonces se queda allí de lo más tranquila hasta que algún músculo empiece a quejarse, diciendo "Tengo hambre. ¡Dame de comer!" Entonces muy amablemente la grasa se sacrifica. Se descompone en forma de ácidos grasos y viaja a través de la sangre hasta el músculo u órgano que tiene hambre. Esencialmente, la grasa es dinero depositado en el banco de nuestro cuerpo, el cual es muy tacaño (codo) y gasta sólo cuando no le queda de otra.

¿Enemiga o amiga? ¿O quizás los dos?

Ahora bien, aunque demasiada no nos agrada, la grasa no es necesariamente la mala de la telenovela que debemos odiar. De hecho, sí necesitamos algo de grasa. Nuestro cuerpo la utiliza para fabricar las membranas celulares, mantenernos calientes, transportar vitaminas y asegurar el funcionamiento del sistema nervioso, el ciclo menstrual y el sistema reproductor. De hecho, por lo menos el 15 por ciento de nuestro cuerpo debería consistir en grasa.

El problema está en que muchas mujeres tienen demasiada grasa: un 30 por ciento o más. Para mantener nuestra salud y peso, lo ideal es que las mujeres apuntemos a mantener un nivel constante de grasa de entre el 20 y el 25 por ciento, señala Katherine T. Thomas, Ph.D., profesora de Ciencia de los Ejercicios y Educación Física en la Universidad Estatal de Arizona en Tempe. El otro 70 por ciento o un poco más del cuerpo estaría compuesto por lo que los expertos llaman "masa corporal no adiposa": músculos, huesos, órganos y agua.

A menos que hagamos ejercicio, la mayoría de nosotras perdemos la batalla de mantener el nivel de grasa entre el 20 y el 25 por ciento. El proceso natural de envejecimiento y la falta de actividad nos hacen perder un promedio aproximado de 5 libras (2 kg) de músculos por década. Por lo tanto, quemamos 175 calorías menos al día por cada década que pasa de nuestra vida adulta. Quizá no suene a mucho, pero termina por sumarse. A los 40 años quemamos 350 calorías menos al día que cuando teníamos 20 años. Y al alcanzar los 60 utilizamos 700 calorías menos.

Perder músculos significa que la grasa aumenta. Al disminuir la masa muscular, el metabolismo se hace más lento, por lo que la mujer común sube unas 10 libras (5 kg) de grasa por década. Diez libras de grasa ocupan más espacio que 10 libras de músculos. Compare una libra (0.5 kg) de manteca vegetal (grasa pura) con una libra de filete de res (músculo puro), por ejemplo. La libra de manteca es más grande. Al perder músculos y acumular grasa, el cuerpo se hace cada vez más voluminoso, afirma la Dra. Thomas.

Más músculos, menos grasa

El Programa "Cada día más delgada" afortunadamente revierte la tendencia que las mujeres tenemos de perder músculos y acumular grasa. Tres tipos de actividad intervienen en el programa: ejercicios aeróbicos, ejercicios con pesas y cambios en el estilo de vida.

Para resolver la ecuación de los ejercicios del Programa "Cada día más delgada", usted hará lo siguiente:

- Dedicar un tiempo mínimo de más o menos ½ hora, tres días a la semana, a algún tipo de actividad aeróbica. Esto le servirá para quemar unas 10 calorías por minuto, es decir, 300 calorías por cada sesión de ejercicios de ½ hora.
- Usar los ejercicios con pesas para desarrollar sus músculos, lo cual acelerará su metabolismo y le ayudará a quemar grasa.
- Empezar a planear actividades de "buena forma física funcional" para la mayoría de los días de la semana, las cuales le permi-

tirán quemar más calorías al convertir actividades cotidianas como cuidar a sus hijos y hablar por teléfono en minisesiones de ejercicios.

Los tres aspectos de la ecuación de los ejercicios son importantes para bajar de peso. El programa de ejercicios con pesas le permitirá desarrollar más o menos una libra de músculos al mes, indica el Dr. Westcott. Después de dos meses, su cuerpo estará quemando 70 calorías más al día, agrega. Esto equivale a 490 calorías más a la semana. Los ejercicios aeróbicos queman 300 calorías al día, lo cual equivale aproximadamente a 900 calorías más a la semana si los hace tres veces por semana. Y el tiempo que dedique a la buena forma física funcional le permitirá quemar unas 750 calorías a la semana, afirma el especialista. Por lo tanto, estará quemando más o menos 2,140 calorías adicionales a la semana después de dos meses con el programa. Además, cualquier cambio en su estilo de vida aumentará el total de calorías quemadas. Por ejemplo, estos cambios pueden incluir actividades como trabajar en el jardín, quitar la nieve, estacionar el coche más lejos de la entrada al centro comercial o subir por las escaleras en lugar del elevador. Y al continuar con el programa estará quemando un número cada vez mayor de calorías conforme su cuerpo desarrolle más músculos.

La ecuación de los ejercicios del Programa "Cada día más delgada" efectivamente ayuda a perder peso, pero su importancia aumenta cuando se trata de mantenerlo. Le evita subir esa libra de grasa que la mujer común agrega a su peso cada año conforme va perdiendo músculos. Y una vez que ha perdido el exceso de libras éstas no regresan, porque el programa exige un cambio permanente. Los estudios han demostrado que son pocas las mujeres que sólo por medio de dietas logran mantener su nuevo peso después de haber adelgazado. En cambio, usted tiene mayores probabilidades de no volver a subir de peso si adelgaza con la ayuda de un programa que incluya los ejercicios, según afirma el Dr. William Joel Wilkinson, director médico del departamento de epidemiología y aplicaciones clínicas en el Instituto Cooper para la Investigación de los Aeróbicos en Dallas, Texas.

Los ejercicios aeróbicos: nos adelgazan a largo plazo

Si alguna vez se ha detenido a sumar el número de calorías que se queman al hacer ejercicios aeróbicos, quizá llegó a la conclusión errónea de que no le ayudan mucho para bajar de peso. Media hora de ejercicios aeróbicos de intensidad moderada probablemente quemen unas 300 calorías, lo cual puede parecer muy poco. Hay que quemar 3,500 calorías para deshacerse de una libra (0.5 kg) de grasa.

Si hace ejercicios tres veces a la semana, quemará 900 calorías. A este ritmo tendría que hacer ejercicios durante 3½ semanas para quemar 1 sola libra.

En comparación, parece más rápido y fácil reducir la comida para eliminar casi 1,000 calorías diarias que tratar de quemar el mismo número a través del ejercicio. Al reducir mucho las calorías que consumimos, es posible bajar 2 libras (1 kg) o más en una semana, en lugar de siete. De hecho, según el Dr. Wilkinson muchas mujeres tratan de hacer precisamente eso.

No obstante, los regímenes drásticos no funcionan a la larga. Cuando se pierden más de 2 libras por semana, también desaparecen músculos y no sólo grasa. Por lo tanto, el metabolismo se vuelve más lento, lo cual con el tiempo resulta en un estancamiento: se deja de perder peso por mucho esfuerzo que se haga, explica el Dr. Wilkinson. Y no es posible matarse de hambre para siempre. Al reanudarse el consumo de alimentos, el cuerpo se ajusta y las libras se vuelven a acumular.

Al bajar de peso lentamente, por el contrario, los músculos se conservan. Y si esto se combina con ejercicios aeróbicos, la actividad física estimula el desarrollo y el crecimiento de los músculos. De esta manera, el metabolismo se mantiene.

Aunque no hiciera ningún otro cambio en su estilo de vida, las tres sesiones semanales de ejercicios aeróbicos llevarían a una pérdida permanente de por lo menos 15 libras (7 kg) en un año. Esto es más de lo que la mayoría de las mujeres suben en un año: 1 libra.

Además de conservar los músculos y quemar calorías, el plan de ejercicios aeróbicos del Programa "Cada día más delgada" le ayuda a bajar de peso de tres maneras más.

 • Los ejercicios aeróbicos le ayudan a seguir con el plan de alimentación del Programa "Cada día más delgada". Al analizar el número de calorías quemadas por las personas que hacen ejercicios aeróbicos, diversos estudios científicos llegaron al mismo resultado curioso: las personas que hacen ejercicios pierden más libras de las que corresponden a las calorías quemadas.

Resulta que las personas que hacen ejercicios aeróbicos comen menos que quienes no los hacen. ¿Por qué? Una teoría supone que el ejercicio disminuye la ansiedad y la depresión, las cuales impulsan a algunas mujeres a comer en exceso. (Los detalles completos de nutrición del Programa "Cada día más delgada" se encuentran en la segunda parte de este libro, a partir de la página 94).

■ Los expertos aún no han logrado precisar el número exacto de calorías que se queman por medio de los ejercicios aeróbicos. No obstante, lo que sí saben es que éstos aceleran el metabolismo durante varias horas después de hacerlos, lo cual le ayuda a quemar más calorías al llevar a cabo sus actividades cotidianas, indica el Dr. Wilkinson.

■ Los ejercicios aeróbicos ayudan a poner en forma su corazón, pulmones y otras partes de su cuerpo, lo cual le da más energía para cumplir con el tercer elemento de la ecuación de los ejercicios: un estilo de vida más activo.

"Todos los estudios buenos en torno a la pérdida de peso a largo plazo han observado que las personas que bajan de peso y no vuelven a subirlo tienen una cosa en común: un programa constante de ejercicios aeróbicos", explica Robert McMurray, Ph.D., profesor de Ciencia de los Deportes y Nutrición en la Universidad de Carolina del Norte en Chapel Hill.

El ejercicio correcto al ritmo apropiado

En el Programa "Cada día más delgada", la parte aeróbica de la ecuación de los ejercicios incluye opciones como caminar, nadar y andar en bicicleta, entre otras. (Vea los detalles en los capítulos 17 y 18). Los expertos le ofrecen las siguientes indicaciones para que el ejercicio aeróbico realmente le funcione.

Ganancia sin dolor. En los Estados Unidos, muchas mujeres cometen el error de pensar que los ejercicios aeróbicos tienen que ser intensos, dice el Dr. Wilkinson. Al fin y al cabo, en inglés se habla de *workout*, o sea, de trabajar el cuerpo. Esta idea falsa viene de los años 70, cuando en los E.E.U.U. se popularizó la frase "no hay ganancia sin dolor". En aquel entonces, los expertos pensaban que los programas de ejercicios debían ser estrictos y extenuantes para producir buenos resultados. No obstante, en la actualidad afirman que incluso una actividad física ligera o moderada puede lograr importantes beneficios para la salud. Además, los ejercicios moderados provocan menos lesiones que los

Dos mitos sobre quemar grasa

Existen dos mitos persistentes en torno a los ejercicios aeróbicos y la quema de la grasa.

MITO Nº 1: Hay que hacer ejercicio durante por lo menos 20 minutos seguidos para quemar grasa.

MITO Nº 2: Los ejercicios agotadores no queman grasa.

Ambos mitos están basados en la misma verdad a medias, afirma Mildred Cody, R.D., Ph.D., profesora de Nutrición en la Universidad Estatal de Georgia en Atlanta. Nuestros cuerpos obtienen su energía al quemar una combinación de carbohidratos y grasa. (Cierto.) Durante los primeros 20 minutos de hacer ejercicio, nuestros cuerpos queman principalmente carbohidratos. (Cierto). Después de 20 minutos empiezan a quemar grasa. (Cierto). Cuando hacemos ejercicios ligeros, nuestros cuerpos prefieren quemar la grasa y conservar los carbohidratos. Cuando hacemos ejercicios vigorosos, nuestros cuerpos prefieren quemar los carbohidratos y conservar la grasa. (También cierto). Entonces, ¿se trata de un mito o no?

El mito está en la creencia de que quemar grasa hace perder más peso que quemar carbohidratos, explica la Dra. Cody. Para bajar de peso lo que usted tiene que quemar son *calorías*. No importa que éstas provengan de los carbohidratos o de la grasa. En algún momento nuestros cuerpos tienen que reemplazar las calorías que quemamos al hacer ejercicio. Y para ello normalmente utilizan la grasa acumulada, lo cual indica que a fin de cuentas terminaremos quemando grasa de toda forma.

Lo que sí es cierto es que los ejercicios vigorosos tienden a desarrollar los músculos más rápido que los ejercicios moderados. Por lo tanto, un programa de ejercicios entre ligeros y moderados logrará una pérdida de peso más acelerada al principio, mientras que un programa vigoroso resultará en una pérdida mayor de peso más adelante, cuando la cantidad mayor de masa muscular acelere el metabolismo.

vigorosos y un gran número de personas los considera mucho más agradables, indica el epidemiólogo. Las nuevas recomendaciones no deben sustituir las pautas anteriores sino complementarlas. No se trata de dejar de correr o de ir al gimnasio si usted ya lo está haciendo. De lo que se trata es de estar consciente de que cualquier nivel de actividad es bueno para su salud. Por lo tanto, salga y muévase.

Muévase despacio para perder rápido. Cuando se quema el mismo número de calorías, los ejercicios de baja intensidad parecen reducir las medidas del cuerpo más pronto que los de intensidad más alta. Unos investigadores estudiaron a un grupo de mujeres que hacían ejercicios vigorosos por menos tiempo, en comparación con otras mujeres que hacían ejercicios moderados pero por más tiempo. Observaron que después de seguir el programa durante 12 semanas, la medida de la cintura de las que hacían ejercicios ligeros bajó 1.2 pulgadas (3 cm), mientras que en el caso de las del ejercicio vigoroso sólo disminuyó una fracción de pulgada. Ambos grupos perdieron la misma cantidad de grasa, afirma Mildred Cody, R.D., Ph.D., profesora de Nutrición y Dietética en la Universidad Estatal de Georgia en Atlanta. No obstante, las que hacían ejercicios vigorosos adquirieron más músculos. Tal vez sea por eso que pesaban más y sus medidas no se redujeron tanto, indica.

A pesar de que una mayor masa muscular probablemente lleve a perder más peso a la larga, la Dra. Cody recomienda empezar con ejercicios moderados. "Al principio pondría a alguien a hacer ejercicio de menor intensidad por un período mayor de tiempo, porque creo que eso ayuda a cambiar el comportamiento", señala. "Muchas personas empiezan con los ejercicios porque desean verse mejor, y considerarán las pulgadas que pierdan como un indicador bastante bueno de lo que están haciendo". Además, con los ejercicios ligeros hay mayores posibilidades de bajar de peso, porque es más probable que los haga. Según la experta, los principiantes o las personas que han llevado una vida sedentaria suelen disfrutar más los ejercicios ligeros.

Sea selectiva. Antes de empezar con su programa de ejercicios aeróbicos, elija su actividad aeróbica con cuidado. ¿Qué es lo mejor para usted? "Cualquier cosa con la que pueda seguir adelante le va a funcionar", dice Peggy Norwood, una fisióloga especializada en ejercicio y gerente de Avalon Fitness, una compañía dedicada a la buena forma física, en Durham, Carolina del Norte.

Escoja algo que pueda disfrutar, sugiere el Dr. Wilkinson. No importa que salga en patines de navaja, a esquiar, correr o a jugar al tejo (al avión, a la rayuela). Lo importante es que se trate de algo que pueda hacer durante por lo menos 30 minutos de tres a cinco veces por semana. (Vea el capítulo 18 para encontrar más consejos acerca de cómo elegir su actividad aeróbica).

Empiece con 5 minutos. No se preocupe por cumplir desde el principio con el tiempo recomendado de 30 minutos, sobre todo si realmente está fuera de forma. Empiece con un lapso de tiempo cómodo para usted, como 5 minutos. Luego vaya aumentando la cantidad de tiempo poco a poco hasta llegar a los 30 minutos. De esta forma evitará lesiones, dolor y otros contratiempos, afirma Norwood.

Las pesas "potenciadoras"

Los ejercicios con pesas desarrollan los músculos de manera muy parecida a cómo la vida desarrolla la sabiduría. En la vida, empezamos siendo inocentes. Luego varias cosas nos sorprenden: las amigas cuentan chismes acerca de nosotras, la compañía de electricidad sube sus tarifas, a nuestros maridos se les olvidan los aniversarios. No obstante, con el tiempo nos acostumbramos a estos acontecimientos y ya no nos causan la misma impresión.

El desarrollo muscular se lleva a cabo de manera muy parecida. Al principio levantamos una pesa moderada siete u ocho veces (lo que se llama una serie) hasta que ya no conseguimos levantarla. Nuestro músculo se rinde bajo la presión.

No obstante, si el músculo se abruma suficientes veces, termina por acostumbrarse a la actividad mediante el desarrollo de proteínas y la expansión de las fibras musculares. Hace frente a la exigencia y la pesa empieza a sentirse más ligera.

Al seguir el Programa "Cada día más delgada", es de esperar que usted desarrolle un promedio de 2 libras (1 kg) de músculos cada ocho semanas durante los primeros cuatro meses del programa. Luego su desarrollo muscular se hará más lento. En algún momento sus hormonas le impedirán desarrollar más músculos. No obstante, de acuerdo con el Dr. Westcott, usted podrá mantener los que tenga durante toda su vida si continúa con el programa de pesas.

Las mujeres que participaron en cierto estudio muy amplio perdieron 3½ libras (1.6 kg) de grasa por cada 2 libras (0.9 kg) de músculos que desarrollaban. En la pesa (báscula), esto sólo corresponde a una diferencia de 1½ libras (0.7 kg). No obstante, el cambio se notará mucho más en su cuerpo. Los músculos son más compactos que la grasa. Por lo tanto, aunque cada libra (0.5 kg) de grasa fuera reemplazada por una libra exacta de músculos —por lo cual usted no bajaría de peso—, de todas formas se reduciría el tamaño de su cuerpo. Al seguir el Programa

Cualquier hora es buena

¿Cuál es la mejor hora para hacer ejercicio?

- Algunas personas le dirán que haga ejercicio por la tarde para darle a su cuerpo la oportunidad de calentarse a lo largo del día. A esa hora puede hacer ejercicio más fácilmente que por la mañana, cuando su cuerpo está aletargado.

- Algunas personas le dirán que en temporada de calor haga ejercicio por la mañana, porque el aire está más fresco. Su cuerpo no tendrá que trabajar tan duro para mantenerse fresco, así que podrá hacer ejercicios más vigorosos.

- Algunas personas le dirán que evite los ejercicios nocturnos porque revolucionan el cuerpo, dificultándole dormir.

- Algunas personas le dirán que haga ejercicio temprano por la mañana para evitar los ratos de mayor contaminación atmosférica. De esta manera evitará los niveles altos de ozono y monóxido de carbono que afectan el funcionamiento de sus pulmones, produciéndole una respiración superficial.

- Algunas personas le dirán que haga ejercicio por la mañana para acelerar su metabolismo y quemar más calorías durante el día.

"Es posible hallar una buena razón para hacer ejercicio a cualquier hora del día", indica Susan W. Butterworth, Ph.D., directora de servicios de bienestar en el programa de salud ocupacional de la Universidad de Ciencias de la Salud de Oregon en Portland. "La mejor hora para hacer ejercicios es la que mejor se acomode a sus actividades". Por lo tanto, de acuerdo con la Dra. Butterworth la hora más conveniente para usted realmente es la mejor, porque aumenta la probabilidad de que persista en su hábito de hacer ejercicio.

Por lo tanto, si usted disfruta levantarse ½ hora antes de lo acostumbrado, introducir un video de aeróbicos en su videocasetera, hacer ejercicio, ducharse e ir a trabajar, las mañanas son la mejor hora para sus ejercicios. Si cuenta con un hueco de ½ hora entre el momento en que llega a casa de trabajar y la hora en que tiene que ponerse a preparar la cena, la mejor hora para usted es avanzada la tarde. Si se siente con más energía a la hora del almuerzo, el mediodía es la mejor hora para usted, explica la Dra. Butterworth.

La mejor hora es *su* hora.

"Cada día más delgada", es de esperar que la medida de su cintura baje más o menos 1 pulgada (2.5 cm) al mes, señala el Dr. Westcott.

Existe otra razón más por la que el levantamiento de pesas forma una parte esencial del Programa "Cada día más delgada", aparte de que nos ayuda a quemar más calorías y nos da un mejor aspecto. De la misma forma en que los ejercicios con pesas someten los músculos a presión para estimular su desarrollo, también exponen los huesos a cierto estrés y de esta manera los fortalecen, sobre todo las articulaciones. Esto la protegerá de lesiones durante la parte aeróbica del programa. "No hay como una lesión de la rodilla o del tobillo para echar a perder el programa de pérdida de peso", señala el Dr. McMurray. "Este tipo de lesiones realmente sabotea la pérdida de peso: no se puede caminar, correr ni estar activa en el trabajo o la casa. Así, es posible que se termine subiendo de peso".

Más fáciles de lo que parecen

Un metabolismo más acelerado, una figura más esbelta y un esqueleto más fuerte son cosas que suenan bastante bien. No obstante, es posible que usted evite los ejercicios con pesas por creer que no se trata de una actividad apropiada para usted. Quizá no sepa distinguir entre tríceps y oblicuos, mancuernas y barras, sentadillas (cuclillas) y levantamientos, serie y repetición o pesas libres y *Nautilus*.

La verdad es que tal vez nunca se preocupó por investigar nada de eso. Además, no tiene la intención de convertirse en la versión femenina de Arnold Schwarzenegger.

Lo sentimos mucho. Ninguna de estas razones para evitar el levantamiento de pesas —también conocido como ejercicios con pesas— es buena. En primer lugar, no necesita saber cómo se llaman sus músculos para entender el plan de ejercicios con pesas del Programa "Cada día más delgada". Sólo tiene que concentrarse en su pecho, espalda, hombros, abdomen, brazos, piernas y asentaderas. En segundo lugar, no necesita saber cómo se llama el equipo ni las posiciones. Los ejercicios ilustrados de los capítulos 19 y 20 le mostrarán qué hacer.

Además, el Programa "Cada día más delgada" no la obligará a meterse a un gimnasio (a menos que desee hacerlo). Puede hacer sus sesiones de pesas en privado en su casa. Por último, no hay ningún peligro de que algún día llegue a parecerse a Arnold Schwarzenegger, aunque siga el plan de ejercicios con pesas del Programa "Cada día más delgada" durante cien años. Para desarrollar músculos de ese tamaño hace falta una hormona llamada testosterona. Y las mujeres no la tenemos en cantidades suficientes, a menos que tomemos esteroides sintéticos.

"Las mujeres no están genéticamente dispuestas para desarrollar músculos grandes, así que esto no pasará a menos que tomen esteroides", dice el Dr. McMurray. "Una mujer que combina los ejercicios con pesas con aeróbicos terminará con un cuerpo más firme y bien tonificado. No se pondrá grandota ni demasiado musculosa".

Conforme usted avance, tenga en mente las siguientes indicaciones generales.

Haga una serie. Anteriormente, la mayor parte de los consejos referentes a los ejercicios con pesas se dirigían a hombres que querían desarrollar una enorme cantidad de músculos. Era bastante común que los entrenadores recomendaran levantar la pesa entre ocho y 15 veces, descansar, hacerlo otra vez, descansar y repetir. Con un programa así, los ejercicios con pesas tardaban horas.

Actualmente los expertos han comenzado a estudiar los efectos que tienen las pesas en las mujeres que quieren dar firmeza a sus cuerpos, pero a las que no les interesa desarrollar unos músculos enormes. Y han descubierto que tanto las mujeres como los hombres sólo tienen que realizar una serie —entre ocho y 15 repeticiones hechas todas de corrido— para lograr un avance apreciable en este sentido.

Despreocúpese del tiempo. Se requieren aproximadamente diez ejercicios diferentes para trabajar todo el cuerpo: brazos, hombros, espalda, panza, pecho, piernas y asentaderas. Para realizar el plan de ejercicios con pesas del Programa "Cada día más delgada" se necesitan unos 20 minutos al día, tres días a la semana. Puede agregar la rutina con pesas a sus 30 minutos de ejercicios aeróbicos o levantar pesas los días en que no hace aeróbicos.

Agregue acción a su día, todos los días

Lavar los platos. Jugar *twister*. Lanzar un *Frisbee*. Amasar pan.

Lo más probable es que al pensar en hacer ejercicio no se le ocurre ponerse a limpiar su casa, jugar con sus hijos u hornear, pero la verdad es que todas estas actividades queman más calorías que si estuviera sentada en su sillón reclinable. Ayudan a crear un estilo de vida activo, lo cual resulta sumamente importante cuando se trata de controlar el peso.

No le crea a la pesa

Al parecer las mujeres tenemos una relación interdependiente con la pesa (báscula). Le tenemos la confianza suficiente a este aparato mecánico para subirnos en él con mucha más frecuencia de la que en realidad hace falta. Y luego dedicamos el resto del tiempo a buscar razones para no tener que creer lo que la pesa nos indica.

A lo largo de los años hemos descubierto muchas formas de pelearnos con nuestras pesas.

El pretexto de que está rota: "¿Dónde estará la garantía de esta cosa? Es imposible que pese tanto".

El método del redondeo por defecto: "La pesa dice 143 libras (64 kg). En realidad peso 140 (63 kg)".

El pretexto de la fluctuación natural del peso: "Seguramente estoy abotagada".

El argumento de los accesorios: "Mi reloj (zapatos, dona/gomita de pelo, ropa interior) debe pesar por lo menos 3 libras (1.5 kg)".

La disculpa del pelo mojado: "Me acabo de bañar. Estoy empapada, así que peso más".

Bueno, prepárese para uno de los mejores pretextos para no hacerle caso a la pesa. En el proceso de adelgazar, la pesa probablemente es la medida menos precisa de sus avances. "Las mujeres que hacen ejercicio posiblemente no pierdan mucho peso en la pesa. Pero eso no significa que no estén logrando progresos importantes. Notarán que la ropa les queda más floja porque han reemplazado la grasa con músculos", explica Katherine T. Thomas, Ph.D., profesora de Ciencia de los Ejercicios en la Universidad Estatal de Arizona en Tempe.

Los músculos pesan más que la grasa, pero al mismo tiempo son más compactos. Por lo tanto, si cambia una libra de músculos exactamente por una libra de grasa, es obvio que su peso no cambiará, pero se verá más delgada, indica Wayne Westcott, Ph.D.,

---

"Actualmente hay más personas con sobrepeso que en cualquier momento anterior de la historia. Sin embargo, no estamos comiendo más de lo que se comía en los años 50", indica el Dr. Girandola. "El problema es que rara vez nos vamos caminando a alguna parte. La mayoría

asesor en fortalecimiento de Quincy, Massachusetts, para la YMCA de los Estados Unidos.

En cuestiones de salud, los expertos se fijan menos en el peso del cuerpo y más en la gordura. La gordura se mide por el porcentaje de grasa que el cuerpo contiene en relación con la masa corporal no adiposa (músculos, huesos, órganos, etcétera). De acuerdo con este criterio, alguien que pesa 120 libras (54 kg) pero tiene un 35 por ciento de grasa podría considerarse gorda. Y una mujer de la misma estatura que pesa 140 libras (63 kg) y sólo tiene entre un 15 y 18 por ciento de grasa podría considerarse delgada, señala Peggy Norwood, una fisióloga especializada en ejercicios y gerente de Avalon Fitness, una compañía dedicada a la buena forma física, en Durham, Carolina del Norte.

"Algunas mujeres no tienen sobrepeso, pero se ven fuera de forma y delicadas porque tienen barriga y los hombros caídos. Más que perder peso, lo que les hace falta es mejorar su forma física. Tienen que hacer ejercicio", comenta Alan Weismantel, un fisioterapeuta para la empresa Health South en Hanover, Pensilvania.

Para determinar su proporción de grasa, puede mandar medir la composición de su cuerpo. Las mujeres deberían tratar de mantener su porcentaje de grasa debajo del 30 por ciento, recomienda la Dra. Thomas. La mayoría de los gimnasios, consultorios médicos y departamentos universitarios de medicina de los deportes pueden medir la composición de su cuerpo.

También puede usar una cinta métrica. Conforme vaya consiguiendo adelantos con el Programa "Cada día más delgada", reemplazará cada $3\frac{1}{2}$ libras (1.6 kg) de grasa por 2 libras (0.9 kg) de músculos. Por lo tanto, de acuerdo con el Dr. Westcott, por cada $1\frac{1}{2}$ libras (0.7 kg) que pierda según su pesa, la medida de su cintura debería disminuir más o menos una pulgada (2.5 cm), por la simple razón de que los músculos son más compactos que la grasa.

de nuestras actividades recreativas implican mirar una pantalla y disponemos de todos los aparatos concebibles para ahorrar trabajo, los cuales reducen nuestra actividad al mínimo tanto en la casa como en el trabajo".

Una de las maneras más fáciles de llevar una vida más activa es la de eliminar poco a poco nuestra dependencia de los aparatos que ahorran trabajo, opina el Dr. Girandola.

Tal vez pueda prescindir de las siguientes cosas. Piénselo.

- Abrelatas eléctricos
- Ventanillas eléctricas en el coche
- Elevadores
- Escaleras eléctricas
- Dirección hidráulica o asistida (*power steering*)
- Máquina para podar el pasto (césped) en la que va sentada

Esto no significa que tenga que vivir como en el siglo pasado y comenzar a preparar su propia mantequilla, indica el Dr. Girandola. Más bien tiene que tratar de llevar una vida más activa de manera consciente.

"Las mujeres que se ganan la vida limpiando casas tienden a estar relativamente sanas porque la limpieza doméstica es un trabajo duro", comenta la Dra. Thomas. "Definitivamente no es lo que la mayoría de la gente se imagina como ejercicio. Pero la actividad física tiene una importancia crítica".

La Dra. Thomas recomienda los siguientes cambios para volverse más activa.

- Acostúmbrese a estacionar su coche a cierta distancia de la entrada a los edificios, en lugar de esperar a que se desocupe un lugar más próximo.
- Suba por la escalera.
- Camine durante sus descansos en el trabajo.
- Siempre que sea posible, use su bicicleta, sus patines de navaja o sus propios pies como medio de transporte, en lugar del coche.

Trate de incluir un total de 30 minutos de alguna actividad de este tipo la mayoría de los días de la semana, sugiere Elizabeth Howze, Sc.D., directora de promoción de la salud en los Centros para el Control y la Prevención de Enfermedades de Atlanta, Georgia. Por ejemplo, suba escaleras 5 minutos, camine 15 minutos en el supermercado y pase la aspiradora 10 minutos. Incluso los días en que realice media hora de alguna actividad continua como danza aeróbica, siga buscando oportunidades de introducir más actividad a su día. Acuérdese de que entre más cosas haga, mayores beneficios obtendrá, le recuerda la experta.

Con el tiempo, llevar una vida activa se convertirá en algo natural para usted y no tendrá que esforzarse para conseguirlo. Al principio tendrá que organizarse un poco, advierte Susan W. Butterworth, Ph.D., directora de servicios de bienestar en el programa de salud ocupacional de la Universidad de Ciencias de la Salud de Oregon en Portland. La Dra. Butterworth recomienda sentarse con algún miembro de la familia, amigo, vecino o compañero de trabajo para hacer una larga lista de las cosas divertidas que usted puede hacer sin que intervenga su sofá ni su cama. "La actividad puede ser de tipo educativo o social. No tiene que tratarse de una sesión formal de ejercicios", indica la experta. Por ejemplo, su lista puede incluir actividades como las siguientes:

- Ir con su familia o una amiga a un jardín botánico o arboreto
- Ir al zoológico
- Jugar *Frisbee* con sus hijos, un amigo o su mascota
- Jugar a la pelota con su perro
- Ir de compras

La lista puede abarcar su vida familiar, laboral y social. Una vez que la tenga completa, realice por lo menos una actividad de éstas a la semana, aconseja la Dra. Butterworth.

El número de calorías que queme dependerá de la intensidad y el tiempo que dedique a su actividad. No obstante, de acuerdo con la Dra. Howze, al agregar ½ hora de actividad aeróbica la mayoría de los días de la semana quemará 150 calorías diarias, es decir, unas 750 más a la semana. (Encontrará más formas de aumentar sus actividades cotidianas en el capítulo 22).

Capítulo 17

Caminar: un paso gigantesco hacia una figura delgada

Fácil, práctico, económico y a prueba de lesiones, caminar es el ejercicio al que las mujeres le pueden ser fieles.

Llegó la hora. Roseanne Welsh Strull había decidido que ese día saldría a caminar por primera vez. Levantó las 272 libras (122 kg) de su cuerpo del sillón de su sala, fue a la puerta de su casa, la abrió, salió a la entrada para los coches, caminó sin ninguna prisa hasta su buzón, se dio la vuelta, regresó tranquilamente por la entrada para coches, entró a la casa, cerró la puerta y volvió a su sillón de la sala.

"Ya está", se dijo a sí misma. "Lo hice. Ahora lo único que tengo que hacer es repetirlo mañana".

Actualmente Roseanne pesa 135 libras (61 kg). Ir al buzón no significa ningún esfuerzo para ella. Ni tampoco la clase de aeróbicos, una vuelta en bicicleta, un partido de bádminton o una noche en la pista de baile. De hecho, Roseanne ha tenido tanto éxito en perder peso que ahora, ocho años después de llegar a su meta y convertida en una entrenadora personal y asesora en cuestiones de estilo de vida en Beaverton, Oregon, se dedica a enseñar a otras mujeres cómo aprovechar el ejercicio para lograr lo mismo.

Roseanne eligió caminar como su primer ejercicio (desde entonces ha agregado otros) porque era la única actividad aeróbica que sabía hacer. Además, lo único que necesitaba para empezar era un buen par de zapatos. Una vez que comenzó, esta actividad nunca la decepcionó.

¿Por qué caminar?

Roseanne empezó a caminar por las mismas razones por las que un gran número de mujeres lo escogen como actividad aeróbica, razones que lo han convertido en una parte importante del Programa "Cada día más delgada".

Caminar es popular. Quizá fue por imitación que caminar se convirtió en la actividad aeróbica más popular entre las mujeres que hacen ejercicios, según lo indican las encuestas.

Caminar se hace costumbre. Los estudios han demostrado que de cinco mujeres que caminan como forma de ejercicio, cuatro lo siguen haciendo. Por el contrario, la mitad de las mujeres que intentan otros tipos de ejercicio, como nadar, subir escaleras o correr, abandonan el esfuerzo durante los primeros meses.

Caminar es algo leve. Muchas mujeres con sobrepeso simplemente no pueden realizar actividades como correr o danza aeróbica porque sus articulaciones no soportan el golpeteo constante. En cambio, la mayoría de las mujeres con sobrepeso pueden caminar, según lo indica el Dr. William Joel Wilkinson, director médico del departamento de epidemiología en el Instituto Cooper para la Investigación de los Aeróbicos en Dallas, Texas.

El número de calorías que usted quema depende de su peso, masa muscular y metabolismo. Sin embargo, una mujer de 130 libras (58 kg) quemará unas 70 calorías por cada 15 minutos que camina (más o menos 1 milla/1.6 km), lo cual equivale aproximadamente al número de calorías quemadas durante 15 minutos de aeróbicos de bajo impacto.

Caminar es fácil de acomodar. Caminar es una de las actividades más fáciles de acomodar en un día ajetreado, apunta John M. Jakicic, Ph.D., profesor de Psiquiatría de la Universidad de Pittsburgh, Pensilvania. Si divide el tiempo total destinado a sus ejercicios en pequeñas partes, puede caminar un poco antes de desayunar o durante los descansos para almorzar o para tomar café en el trabajo. No es necesario cambiarse de ropa ni bañarse. Y lo puede hacer a cualquier hora y en cualquier parte. Es tan fácil como dar unas vueltas al jardín de atrás de su casa o a la mesita de centro de su sala.

Escoja el calzado que le convenga

Es muy posible que ya tenga el clóset lleno de zapatos: zapatos de tacón y sin tacón, botas y sandalias (chancletas) para todo conjunto y ocasión. Tal vez hasta cuente con un par de zapatillas de ballet o de zapatos para los bolos (boliche) de años atrás. No obstante, a menos que ya tenga un buen par de zapatos para caminar tendrá que salir de compras.

No le caerá muy bien a su cuerpo obligarlo a caminar una milla (1.6 km) con un par de zapatos inadecuados, afirma Howard J. Dananberg, D.P.M., director médico de la Clínica para Caminar en Bedford, Nueva Hampshire. Un buen par de zapatos para caminar son un ingrediente imprescindible del programa para caminar "Cada día más delgada".

Los expertos le tienen varias recomendaciones.

Prepárese a gastar. Las mujeres con sobrepeso necesitan zapatos que ofrezcan un soporte adicional, los cuales tienden a ser más caros, indica Suki Munsell, Ph.D., directora del Instituto de Salud Dinámica y Buena Forma Física en Corte Madera, California. Y tendrá que reemplazarlos más o menos cada tres meses. En primer lugar, se le achicarán los pies conforme baje de peso. Además, entre más pesa usted, más peso tendrá que soportar el zapato y se gastará más pronto.

Que se los ajusten bien. Para empezar, acuda a una tienda renombrada de zapatos deportivos donde un vendedor capacitado pueda medirle los pies, responder a sus preguntas y ayudarla a escoger y medirse los zapatos, indica la Dra. Munsell. Para ahorrar dinero en los zapatos que compre después del primer par, puede ir luego a una tienda de descuento y conseguir los mismos zapatos más baratos.

Consiga el acolchado correcto. Necesita un zapato acolchado para absorber los impactos y aumentar la estabilidad. Pero no lo quiere tan acolchado que no pueda sentir dónde termina su zapato y dónde empieza el suelo. Es importante que pueda percibir los cambios en la superficie debajo de sus pies, para que su cuerpo tenga la oportunidad de ajustarse a los cambios en el terreno. Si pisa una rama pero no la puede sentir, por ejemplo, hay más probabilidad de que se tropiece. "Los reflejos normales nos permiten absorber los impactos al caminar y nos indican cuando hay un problema", explica el Dr. Dananberg. "Si usted no percibe este impacto, para cuando se dé cuenta de que hay un problema muchas veces ya es demasiado tarde".

Caminar le ahorra dinero. Lo único que tiene que comprar es un buen par de zapatos.

¿Qué distancia, qué velocidad, qué tan pronto?

¿Convencida? Espérese un poco antes de salir por la puerta. Para realmente poder integrar sus caminatas al Programa "Cada día más delgada", primero tome este curso intensivo en el que aprenderá cómo hacerlo: con qué velocidad, qué distancia, durante cuánto tiempo. Aprenda dónde caminar. Entérese de cómo asegurar su comodidad, sobre todo si sus articulaciones no son tan ágiles como alguna vez lo fueron. Y descubra, por supuesto, cómo quemar el mayor número de calorías y deshacerse de ese peso que ya no quiere.

Ahora le diremos cómo empezar con su programa de caminar "Cada día más delgada".

Ponga a prueba su resistencia. Para muchas de las mujeres que siguen el Programa "Cada día más delgada", caminar comienza como el primer día de Roseanne. Si no llega más lejos que el buzón, con eso basta como primera sesión de ejercicios. Y no se atormente por ello. Muchas mujeres con sobrepeso tienen ese límite, indica Peggy Norwood, una fisióloga especializada en ejercicios y gerente de Avalon Fitness, una compañía dedicada a la buena forma física, en Durham, Carolina del Norte.

Si caminar hasta su buzón ya es un reto para usted, aumente su resistencia poco a poco. "Les pregunto a mis mujeres con sobrepeso hasta dónde llegan antes de quedarse sin aliento o de que les empiecen a doler las articulaciones", dice Norwood. "Entonces trabajamos con eso. Si son 5 minutos, caminan por su casa durante 5 minutos. Más tarde, cuando se han recuperado, lo vuelven a hacer".

Multiplique sus minicaminatas. Como lo señala el Dr. Jakicic, puede ser más conveniente caminar por ratos breves. Así habrá mayor probabilidad de que realmente lo haga. Además, según los expertos las sesiones múltiples le permiten ir aumentando su resistencia poco a poco sin lastimarse.

Incremente su tiempo un 10 por ciento a la semana. Si usted empieza caminando 10 minutos diarios la primera semana, camine 11 minutos diarios la semana siguiente, sugiere Suki Munsell, Ph.D., directora del Instituto de Salud Dinámica y Buena Forma Física en Corte Madera, California. Así debe ser posible que con el tiempo llegue a por lo menos 30 minutos diarios, que es a lo que aspira el programa para caminar "Cada día más delgada".

Procure caminar mucho y despacio. Fíjese más en el tiempo que camina que en su velocidad, recomienda la Dra. Munsell. "No llegue a su límite, para que no vaya a lastimarse ni quedar exhausta. No se busque una razón para dejar de caminar".

Aspire a lo agradable. Es posible que usted esté pensando: "Bueno, pero si camino más rápido puedo quemar más calorías en menos tiempo". Es cierto, pero no es lo que recomienda el Programa "Cada día más delgada". Según el Dr. Wilkinson, debe ajustar la intensidad de su caminata para no cansarse demasiado.

Caminar no debe ser tan duro para usted que con el tiempo se vuelva tan desagradable que ya no lo quiera hacer. "Si quiere continuar haciéndolo, debe ser lo más agradable posible", comenta Mildred Cody, R.D., Ph.D., profesora de Nutrición y Dietética en la Universidad Estatal de Georgia en Atlanta.

Converse consigo misma. Camine lo bastante lento para que pueda platicar de los invitados que Cristina presentó anoche en la tele, pero no tan despacio como para silbar su canción favorita. "Sabemos que al alcanzar un nivel que les permite recorrer una milla (1.6 km) en entre 15 y 20 minutos, las personas obtienen de este ejercicio muchos de los beneficios para la salud que necesitan", afirma el Dr. Wilkinson. "Sólo tienen que salir y moverse. Si lo hacen, estarán quemando calorías a la vez que mejoran su salud y forma física".

Consejos para el camino

Probablemente aprendió a caminar alrededor de su primer cumpleaños. Por lo tanto, debe parecerle tonto leer indicaciones acerca de cómo caminar. Pero son importantes. Es bastante común que los principiantes caminen mal. Y si no camina bien, lo resentirá, afirma Howard J. Dananberg, D.P.M., director médico de la Clínica para Caminar en Bedford, Nueva Hampshire. Además, según el experto sus rodillas pueden resentir el sobrepeso. Y el dolor que eso produce es capaz de acabar con cualquier programa para caminar.

Las cosas raras que usted note le permitirán descubrir sus errores antes de que se produzca un dolor, señala el Dr. Dananberg. Si un tirante del sostén (brasier) se le cae repetidas veces por un hombro, por ejemplo, es señal de que está caminando con un hombro más arriba que el otro, explica.

20 lugares diferentes para caminar

Recorrer la misma ruta una y otra vez es como comer sobras noche tras noche. Son fáciles de meter al microondas, pero en algún momento incluso la cocinera más perezosa opta por otro plato. Lo bueno es que no es difícil encontrar nuevos lugares para caminar.

Ya sea que usted viva en la pedregosa costa del estado de Maine o en el centro de San Diego (o en algún lugar intermedio), lo único que tiene que hacer para encontrar una excelente ruta para caminar en las cercanías de su casa es escribir a la Asociación de Deporte Popular de los Estados Unidos en la siguiente dirección: American Volkssport Association, 1001 Pat Booker Road, Suite 101, Universal City, TX 78148-4147.

La asociación le mandará información acerca de lugares para caminar en su región o en una parte del país que tenga pensado visitar, indica Sandra Ward, directora de asuntos gubernamentales para la Asociación de Deporte Popular de los Estados Unidos.

Los siguientes ejemplos pueden servirle de inspiración.

Visitas a mansiones
Las zonas históricas de las ciudades
Huertos
Viñedos
Jardines botánicos
Las orillas de lagos
Zonas portuarias
Malecones (*boardwalks*)
Senderos para andar en bicicleta
Caminos de sirga a la orilla de canales
Cañones de ríos
Reservas naturales
Zoológicos
Campus universitarios
Juegos infantiles y pistas de atletismo de escuelas (cuando no
    hay clases o es temporada de vacaciones)
Campos de golf (sólo las orillas y donde sea permitido)
Zonas peatonales en el centro de las ciudades
Grandes centros comerciales
Centros de convenciones
Pantanos donde crecen arándanos agrios (*cranberries*)

Entonces antes de salir a caminar por primera vez, trate de grabarse las siguientes indicaciones.

Párese derecha. Mantenga la postura que su mamá le pedía de niña y por la que tanta lata le daba. Para aprender a caminar más derecha, dice la Dra. Munsell, extienda sus brazos hacia el cielo. Bájelos, exhale y mantenga los hombros y la cabeza relajados en la posición en que quedaron.

Pise parejo. Nadie tiene el cuerpo perfectamente alineado. De todas maneras, según el Dr. Dananberg es importante que evite moverse de forma diferente con un lado del cuerpo que con el otro. Por lo tanto, fíjese en si abre un pie un poco mientras el otro apunta al frente o si lleva un hombro más arriba que el otro, sugiere el experto.

También debe cuidarse de dar pasos desiguales o de balancear los brazos de manera diferente, advierte la Dra. Munsell.

Desde luego es difícil verse caminar a sí misma. Por lo tanto, el Dr. Dananberg sugiere pedirle a una amiga que la observe para ver si camina de manera más o menos simétrica.

Enderece la cabeza. De acuerdo con la Dra. Munsell, al mantener la cabeza alineada con los hombros —y no inclinarla al frente ni hacerla muy para atrás— le resulta más fácil al cuello sostenerla. Si lleva la barbilla por delante, agrega, probablemente le terminará doliendo el cuello.

Contrólese las caderas. Algunas personas adelantan mucho las caderas, como si alguien acabara de engancharles el cuello con un bastón para jalar su torso hacia atrás. Esta forma de caminar resulta cansada para la baja espalda, explica la Dra. Munsell. Trate de mantener las caderas alineadas con los hombros, no salidas al frente.

No pasee como patita. Si usted tiene sobrepeso, es posible que sus muslos se froten entre sí al caminar, lo cual puede provocar rozaduras. Sin darse cuenta, tal vez arquee las piernas y termine caminando como pato. En cambio, la Dra. Munsell sugiere girar su cuerpo, como si estuviera bailando el *twist*. Párese derecha y concéntrese en mover las caderas en lugar de separar las piernas.

Estrategias para la estera

Ni sus células de grasa ni su tejido muscular saben distinguir entre caminar al aire libre o bajo techo sobre una estera mecánica (*treadmill*). Por lo tanto, el ejercicio que se hace con una estera mecánica en teoría debería quemar el mismo número de calorías que cuando se camina sobre otro tipo de superficies, comenta Ed Burke, Ph.D., profesor de Biología en la Universidad de Colorado en Colorado Springs.

No obstante, de acuerdo con el Dr. Burke, en realidad la mayoría de las personas queman más calorías en una estera mecánica que al caminar en otra parte. Las esteras mecánicas obligan a caminar a un paso constante, por lo que muchas personas tienden a caminar un poco más rápido bajo techo y queman más calorías que al aire libre. "Las esteras mecánicas mantienen un ritmo constante. No es posible aflojar. No hay forma de detenerse a oler las flores", dice el biólogo. "Desde el punto de vista de las calorías eso es bueno, porque el trabajo se hace más constante".

Las esteras mecánicas también ofrecen otras ventajas.

- No puede tropezarse con una ramita.

- No tiene por qué preocuparse por caminar demasiado lejos y no tener suficientes fuerzas para regresar.

- Debido a sus rodillos acolchados, algunas esteras mecánicas les dan un mejor trato a sus articulaciones, al absorber más o menos el 40 por ciento del impacto que éstas recibirían al caminar en la calle.

- La estera mecánica se utiliza bajo techo, por lo cual no hay que preocuparse de que el clima vaya a echar a perder sus planes para caminar.

- Lo más importante es que muchas esteras mecánicas cuentan con un aparato para monitorear su ritmo cardíaco mientras camina, lo cual garantiza que no vaya a someter su corazón a un estrés excesivo al empezar con el programa, señala la Dra. Munsell.

Es fácil entender por qué las esteras mecánicas para uso casero se venden como pan caliente. No obstante, también tienen su inconveniente. Realmente no se comparan con caminar al aire libre, donde es posible mirar el paisaje y gozar de la naturaleza. "Es más sano estar al aire libre", explica Hy Levasseur, un fisiólogo de ejercicios del Departamento de Transporte de los Estados Unidos en Washington, D.C. "Las estadísticas indican que las depresiones son mucho más comunes entre las personas que tienen que quedarse bajo techo debido al clima".

Sin embargo, esta razón no basta para renunciar a la estera mecánica. "Creo que las esteras mecánicas le hacen falta a la gente para asegurar su comodidad", opina el Dr. Burke. "Si está lloviendo, hace frío o aire o está mojado, no tienen pretexto para no caminar".

Camine en sus vacaciones

Caminar en las vacaciones es una excelente manera de visitar los lugares interesantes sobre los que ha leído y hacer ejercicio al mismo tiempo. Aquí incluimos las rutas que año tras año han ocupado los primeros lugares del concurso organizado por la Asociación de Deporte Popular de los Estados Unidos. (Para obtener mayores datos e indicaciones acerca de cualquiera de estos recorridos, póngase en contacto con la asociación en la siguiente dirección: American Volkssport Association, 1001 Pat Booker Road, Suite 101, Universal City, TX 78148-4147).

West Point, Nueva York: El camino empieza en la tienda de regalos del Hotel Thayer en la carretera Route 218, serpentea por el campus de la Academia Militar de West Point, pasa por monumentos históricos y ofrece hermosas vistas del río Hudson. Ocupó el primer lugar dos años seguidos.

South Portland, Maine: Empezando desde la tienda Shop 'n Save de la calle Cottage, el camino recorre las aceras (banquetas) de la localidad, sus senderos y playas, permitiéndole apreciar muchos de los famosos faros de la región y el bello panorama de los cabos.

San Antonio, Texas: Este camino arranca desde el Four Points Sheraton de la avenida Lexington y recorre el Riverwalk para atravesar el barrio King William de la ciudad, el parque Hemisfair y el histórico Álamo.

Devils Tower, Wyoming: Empezando desde la fábrica de Devils Tower, este sendero conduce por los alrededores y a través del monte apodado "Torre del Diablo", el primer sitio que fuera declarado un monumento nacional en los Estados Unidos.

Cataratas del Niágara, Nueva York: Este camino, que em-

Las siguientes indicaciones le servirán para integrar la estera mecánica a su programa para caminar.

Amortigüe sus pasos. Casi todos los fabricantes ofrecen una línea de esteras mecánicas que consiente las articulaciones, afirma el Dr. Burke. Este tipo de estera se diseñó para absorber más los impactos. También cuesta más que los otros modelos. No obstante, según el biólogo vale la pena el gasto para una mujer con sobrepeso que tiene problemas con sus articulaciones.

pieza en el Museo de Geología Schoellkopf sobre la carretera Robert Moses Parkway North, brinda una excelente vista de las cataratas desde Prospect Point y la isla Goat.

Guernsey, Wyoming: Desde el Motel Bunkhouse de la carretera número 26, el sendero recorre un tramo del famoso camino a Oregon, en el que aún se aprecian los surcos dejados por las carretas de los primeros colonizadores.

Washington, D.C.: Empezando desde la farmacia de Columbia Plaza en la calle 23, este popular camino recorre las calles de la ciudad y pasa por algunos monumentos históricos. Tendrá oportunidad de ver los monumentos a Lincoln y a Washington, el edificio del Capitolio, la Casa Blanca y el monumento a Vietnam.

Alexandria, Virginia: Este camino arranca desde la tienda de comestibles preparados King Henry Corner Deli de la calle King para atravesar el Pueblo Viejo histórico de Alexandria, diversas calles de la ciudad y algunos parques a orillas del río Potomac. Las construcciones datan de los siglos XVII y XVIII.

Virginia City, Montana: Empezando desde la pensión Stonehouse Inn Bed and Breakfast de la calle West Wallace, el sendero no tarda en convertirse en un verdadero desafío al recorrer el terreno montañoso a una altura de 6,000 pies (1,828 m).

Parque Estatal Silver Falls, Oregon: Debido a sus hermosos paisajes, el estado de Oregon es el más popular en los Estados Unidos cuando se trata de ir a caminar. Uno de los mejores recorridos es el del Parque Estatal Silver Falls, que le permite admirar nueve cataratas, incluyendo una de 150 pies (46 m) de altura. El camino empieza desde la tienda de comestibles Roth's IGA en la calle North First.

Acostúmbrese. La primera vez que usan una estera mecánica, algunas personas temen que les vaya a pasar lo mismo que a Súper Sónico (George Jetson), señala el Dr. Burke. Se acuerdan cuando este personaje del muñequito (caricatura) exclamaba a su mujer: "Ultra, para esta máquina loca", mientras la cinta transportadora lo jalaba hacia abajo. Probablemente tendrá que usar la estera mecánica varias veces para acostumbrarse al movimiento de la cinta bajo sus pies. Empiece a una velocidad lenta hasta que se sienta a gusto, sugiere el experto.

Haga estiramientos primero

Los estiramientos forman parte del programa para caminar "Cada día más delgada" para evitar el exceso de fatiga, indica Howard J. Dananberg, D.P.M., director médico de la Clínica para Caminar en Bedford, Nueva Hampshire. El experto sugiere hacer los siguientes estiramientos antes y después de cada caminata.

A

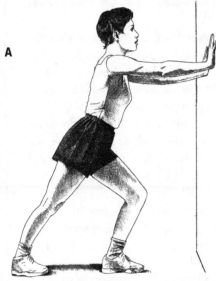

Estiramiento de la pantorrilla

A. Párese de cara hacia una pared a unos 2 ó 3 pies (61–91 cm) de ésta. Coloque el pie derecho unos 2 pies detrás del izquierdo y doble la pierna izquierda, manteniendo extendida la derecha. Sus dos talones deben permanecer en contacto con el piso. Inclínese hacia la pared y haga presión contra ella con las manos, manteniendo recta la espalda. Sostenga durante unos 25 segundos.

B

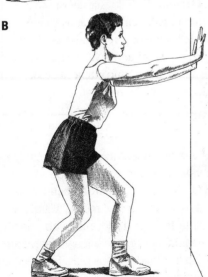

B. Para estirar la parte inferior de la pantorrilla, guarde la misma posición y doble la rodilla de atrás sin despegar su talón del piso. Sostenga durante unos 25 segundos. Si algún múscu-lo está particularmente tenso, sostenga el estiramiento du-rante 90 segundos; para en-tonces debe de sentir un relajamiento considerable. Posteriormente puede hacer un segundo estiramiento, ahora suave. Repita del otro lado.

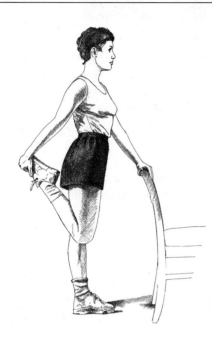

Estiramiento del muslo

Ayúdese a mantener el equilibrio con la mano izquierda apoyada en el respaldo de una silla o en la pared. Doble la pierna derecha y sujete su pie derecho con la mano derecha. Jálese el pie hacia sus asentaderas, manteniendo la pierna y el pie detrás de usted y las rodillas juntas. Sostenga durante 25 segundos. Si algún músculo está particularmente tenso, sostenga el estiramiento durante 90 segundos; para entonces debe de sentir un relajamiento considerable. Posteriormente puede hacer un segundo estiramiento, ahora suave. Cambie de pierna.

Estiramiento de los ligamentos de la corva

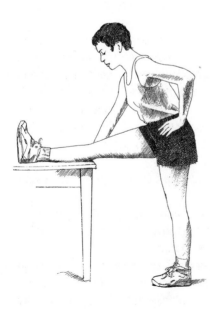

Coloque su pantorrilla derecha sobre una mesa a la altura de su cintura o a una altura cómoda que le permita mantener extendida la pierna derecha. Su pierna de apoyo debe estar ligeramente doblada con el pie apuntando al frente, en posición de caminar. Inclínese lentamente al frente hacia su pierna derecha. Sostenga durante 25 segundos, sintiendo el estiramiento en la parte posterior de la pierna. Si algún músculo está particularmente tenso, sostenga el estiramiento durante 90 segundos; para entonces debe de sentir un relajamiento considerable. Posteriormente puede hacer un segundo estiramiento, ahora suave. Repita con la otra pierna.

El camino de la comodidad

Cuando Donna J. Kinoshita de 48 años, de Lafayette, Colorado, empezó a caminar regularmente, iba pensando lo siguiente: "Una cuadra. Dos cuadras. Tres cuadras. Ahí está el poste de la luz. Tengo que regresar. Ahora faltan tres cuadras. Dos. Puedo ver el remolque (trailer) desde aquí". Todos los días recorría las mismas tres cuadras. Todos los días las contaba al caminar. Y con cada día que pasaba se aburría más.

Entonces Donna se dio cuenta de que podría dejar de contar las cuadras y empezar a contemplar el paisaje si se llevaba un reloj, caminaba a donde quisiera y simplemente regresaba después de cierto tiempo.

"Si sólo cuenta las cuadras al caminar y no se pone a ver las flores, los árboles y el cielo, algo anda mal", comenta Donna.

Evitar el aburrimiento sólo es una de las razones por las que se recomienda no recorrer el mismo camino todos los días. Evitar las lesiones es otra, según el Dr. Dananberg. Por ejemplo, si su salida la lleva una y otra vez por el mismo camino a desnivel, sus piernas lo van a compensar con pasos desiguales. Una pierna se dobla más que la otra porque tiene al suelo más cerca. Y muchas veces todo su cuerpo se inclina hacia un lado. Todas estas cosas pueden provocar dolor con el tiempo, indica el experto.

Aunque camine en una superficie perfectamente plana todos los días —como el centro comercial—, puede tener problemas, advierte el Dr. Dananberg. Una vez más, la causa es la falta de simetría. La mayoría de las mujeres no tenemos los pies exactamente del mismo tamaño, así como tampoco las manos o las piernas. Es algo normal, pero puede causar problemas. "Cuando camina todos los días sobre una superficie plana, su cuerpo se ajusta inclinándose a la izquierda o la derecha", explica el Dr. Dananberg.

Los expertos le ofrecen las siguientes sugerencias para evitar estos problemas.

Cambie de camino. Opte por caminos que le ofrezcan varias superficies diferentes: tierra, grava, arena, pavimento, etcétera. También le ayuda cambiar de ruta, opina la Dra. Munsell.

Camine en la piscina. Las personas que tienen problemas con las articulaciones tal vez no logren evitar las lesiones aunque caminen en esteras mecánicas y senderos y cambien de ruta. Sin embargo, hay opciones. Una de ellas es caminar en la piscina (alberca), indica la

Dra. Munsell. Y si usted tiene muchísimo sobrepeso, agrega, tal vez sea mejor empezar en la piscina que en la tierra. El agua amortigua los movimientos del cuerpo y elimina los impactos estresantes en las articulaciones. "Si usted tiene más de 60 libras (27 kg) de sobrepeso, debería compensar el tiempo que camina en la tierra con el mismo tiempo en la piscina", recomienda la especialista.

Quizás le baste con un bastón. Otra forma de evitar que le duelan las articulaciones es caminar con bastones (como se usan en el excursionismo), señala la Dra. Munsell. Estos palos le ayudan a alargar la columna, distribuir el peso de su cuerpo de manera más uniforme y reducir el estrés en sus rodillas, tobillos y caderas. La ventaja adicional es que su torso también trabaja y usted quema más calorías, añade la Dra. Munsell.

Intensifique sus esfuerzos

Al principio, lo más importante es concentrarse en hacer de la actividad de caminar una parte usual de su vida, indica Norwood. Una vez que pueda caminar sin cansarse durante por lo menos media hora al día, utilice las siguientes estrategias para aumentar el número de calorías que quema cada vez que sale a caminar.

Balancee los brazos. Entre más balancee los brazos, más calorías va a quemar. "Si mueve todo su cuerpo, arriba y abajo, utiliza más oxígeno y quema más calorías", comenta Hermann J. Engels, Ph.D., profesor de Ciencia del Ejercicio en la Universidad Estatal de Wayne en Detroit, Michigan.

Trabaje con el terreno. Es más fácil caminar en unas superficies que en otras. Y entre más fácil resulta moverse, menos calorías va a quemar. Por lo tanto, si quiere aumentar el número de calorías que está quemando, eleve la inclinación de la estera mecánica o busque superficies que ofrezcan cierta dificultad para caminar, como la arena, sugiere el Dr. Engels. Al caminar en una playa de arena suave se quema casi el doble de calorías que al caminar sobre pavimento. En términos generales, entre más suave la superficie sobre la que se camina, más esfuerzo se tiene que hacer con cada paso y más calorías se queman.

Pise el acelerador. También puede aumentar la intensidad de sus ejercicios incrementando su velocidad durante breves ratos, sugiere Norwood. Empiece por caminar más rápido de lo acostumbrado durante

(continúa en la página 298)

Las entusiastas de la caminata comparten sus secretos

Muchas mujeres empiezan con programas de ejercicios. Esa es la parte más fácil. Lo difícil es perseverar. Por eso les preguntamos a los expertos en cuestiones de ejercicio y a mujeres que tienen mucho tiempo de estar caminando qué consejos podían darnos acerca de cómo seguir con el programa para caminar "Cada día más delgada". Nos dijeron lo siguiente.

No se estacione cerca. Cuando Donna J. Kinoshita de 48 años, de Lafayette, Colorado, se dio cuenta de que constantemente se le olvidaba salir a caminar, decidió estacionar el coche a varias cuadras de su casa, lo cual la obligaba a hacerlo. Conforme fue mejorando su forma física, empezó a dejar el coche cada vez más lejos de su casa, hasta que finalmente se deshizo de él y optó por caminar a todas partes. Eso fue en junio de 1992. Donna tiene la suerte de vivir en una población donde puede caminar a muchas tiendas de comestibles, restaurantes y comercios. Además, de ser necesario tiene la opción de usar el transporte público. Cuando se le hace tarde, toma el autobús (guagua, camión). "Desde 1992 no tengo coche y me encanta", dice Donna.

Haga una apuesta. Encuentre a una persona con quién caminar y haga una apuesta. "Al principio contribuya con una cantidad tan grande que no pueda permitirse perderla, como $50 o $100. Deposítela en un recipiente y cada vez que falte a una de sus citas para caminar, la otra persona podrá tomar $10 del recipiente", sugiere Suki Munsell, Ph.D., directora del Instituto de Salud Dinámica y Buena Forma Física en Corte Madera, California.

Cuente cosas. Haga un juego de la caminata en el centro comercial. Memorice el orden en que están dispuestas las tiendas. Averigüe qué está de moda y qué no lo está revisando los escaparates de las tiendas de discos y de ropa. Si va en grupo, juegue a buscar el tesoro: una persona ubica unos artículos en los escaparates que los demás tienen que tratar de descubrir, sugiere Thomas Cabot, presidente de la Organización Nacional de Caminantes de Centros Comerciales en Hermann, Missouri.

Consiga un perro. A Marilyn Knight de 42 años, de Lewisburg, Kentucky, nunca le habían interesado mucho los perros. No obstante, cuando empezó a caminar con la intención de bajar de peso, sabía que le haría falta un poco de ayuda. Por lo tanto, fue a la perrera y compró un *golden retriever*. Ahora, cuando está con la depre y preferiría dejar su rutina de caminar para otro día, ve a Dusty con la mirada fija en la puerta de la entrada, indicándole que es hora de caminar. Los ojos anhelantes del perro conmueven a Marilyn a ir por la correa y salir con él.

Aproveche las pausas de los comerciales. Cada hora de televisión incluye unos 10 minutos de comerciales. Por lo tanto, si le resulta imposible despegarse de su telenovela favorita a la hora en que debería salir a caminar, por lo menos acostúmbrese a dar vueltas a la mesita de centro durante los comerciales, recomienda Peggy Norwood, una fisióloga especializada en ejercicios y gerente de Avalon Fitness, una compañía dedicada a la buena forma física, en Durham, Carolina del Norte. En el curso de una noche de televisión terminará caminando bastante.

Haga los mandados a pie. Una regla que Norwood les pide seguir a las mujeres es la de la tiendita. Ubique una tiendita a la que pueda llegar caminando. Luego, cuando necesite alguna cosa (cuando se le acabe la leche, por ejemplo), no vaya en coche. Tampoco pídasela a su vecina. En cambio, camine a la tiendita para comprar lo que le hace falta.

Conviértase en una enciclopedia sobre el tema de las caminatas. Llene su vida con la práctica de caminar. Lea al respecto. Hábleles a sus amigas. Compre cintas de instrucción sobre caminar. Únase a organizaciones y grupos dedicados a caminar. Convierta el caminar en una parte tan importante de su vida que le resultaría imposible dejarla, sugiere la Dra. Munsell, que realiza talleres sobre las caminatas en todo el territorio de los Estados Unidos.

Póngase audífonos. Cuando la estera mecánica (*treadmill*) se volvió tediosa para Kathy O'Connor de 54 años, de Peekskill, Nueva York, compró una reproductora de casetes que cabe en un estuche sujeto a su cinturón. Luego puso unos casetes que tenía tiempo de no oír y la diferencia la dejó pasmada. "Casi te lleva a esforzarte demasiado. Uno realmente se puede perder en la música", comenta Kathy. También sugiere intentarlo con libros grabados.

Sólo acuérdese de no reventarse los tímpanos. Para proteger su oído, asegúrese de que todavía pueda oír hablar a alguien con el tono de voz de una conversación normal mientras escucha la música, advierte Kathleen Hutchinson, Ph.D., una audióloga en la Universidad de Miami en Oxford, Ohio.

¡Soluciónelo!

La soledad le funciona

Caminar fue el secreto que le permitió perder 50 libras (22 kg) a Mindy Kane de 38 años, de Houston, Texas.

Qué hizo: "Como tenía sobrepeso, no me sentía a gusto ni tenía la coordinación necesaria para empezar un programa de buena forma física que implicara tomar clases", comenta Mindy. "Pero me gustaba caminar porque podía estar sola y caminar a mi propio ritmo. Al poco tiempo yo misma me desafiaba a caminar más rápido y por más tiempo".

Por qué funciona: El avance lento y constante le permite ganar la carrera cuando se trata de lograr una buena forma física, explica Larry T. Wier, Ed.D., director del programa de buena forma física y salud en el Centro Espacial Johnson de la NASA en Houston, Texas. Empiece cualquier programa nuevo a un paso cómodo y con una actividad que disfrute. "Tal vez tenga que acostumbrarse, pero al poco tiempo le encantará", afirma el experto. "Lo importante es adquirir un hábito para toda la vida".

5 minutos de su sesión de caminar al aire libre o en la estera mecánica (*treadmill*). Una o dos semanas después, trate de acelerar el ritmo durante 8 minutos. Siga aumentando el tiempo que camina más rápido hasta que sea capaz de sostener la velocidad más alta durante media hora.

Olvide las pesas. Teóricamente el uso de pesas en las manos o los tobillos debería aumentar el número de calorías quemadas, porque se tiene que trabajar más duro al dar cada paso o al balancear los brazos. Al menos eso es lo que sucede en los estudios de laboratorio, comenta el Dr. Engels. No obstante, cuando este experto les dio pesas a unos caminantes y les pidió que las usaran al caminar, descubrió que al usar pesas en las manos no se balancean los brazos con la misma fuerza como cuando se camina sin pesas. Según el experto, esta diferencia eliminó cualquier aumento en las calorías quemadas que hubiera podido darse por el uso de las pesas.

Los médicos advierten que no es recomendable caminar con pesas amarradas a las muñecas o los tobillos, porque pueden provocar dolor en la parte inferior de la pierna o el antebrazo y aumentar la presión arterial a niveles elevados. Es más seguro llevarlas en el torso. El problema es que las pesas en esta parte del cuerpo no incrementan en mucho el número de calorías quemadas, señala el Dr. Engels, porque quedan muy cerca de su centro de gravedad. El cuerpo humano está diseñado para cargar peso de la manera más eficiente a lo largo de su centro de gravedad, es decir, en la cabeza, los hombros, el pecho y la espalda. Por eso las mujeres de algunas culturas africanas son capaces de sostener cargas tan pesadas en sus cabezas, explica.

Capítulo 18

Más armas del arsenal aeróbico

Cuando se trata de ejercicios aeróbicos, la clave para bajar de peso, lograr un cuerpo más firme y mejorar su salud puede encontrarse en el viejo dicho "con calma y nos amanecemos". Las siguientes indicaciones le permitirán escoger el mejor ejercicio para usted.

Olvídese de esos videos de ejercicios que prometen hacerla adelgazar rápidamente, en los que una mujer animada vestida de leotardo (malla) la obliga a brincar y brincar mientras grita: "¿Siente cómo le arden los músculos? ¡Trabájelos! ¡Trabájelos!"

Olvídese de ese personaje de comedia de televisión al que vemos medio correr y medio cojear por todas partes vestido de ropa deportiva gruesa, todo con el fin de bajar de peso. Olvídese de las imágenes de esfuerzo, sudor y dolor que llenan su mente al escuchar la palabra *aeróbicos*.

"Aeróbicos" no es sinónimo de sufrimiento.

"No, no tiene por qué doler", afirma Peggy Norwood, una fisióloga especializada en ejercicio y gerente de Avalon Fitness, una compañía dedicada a la buena forma física, en Durham, Carolina del Norte.

La moderación es la meta

Si aeróbicos no es lo mismo que sufrimiento, entonces ¿de qué se trata? En términos técnicos, un ejercicio aeróbico es cualquier tipo de

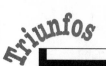

Pierda peso poco a poco

Los expertos afirman que el secreto que nos permite bajar de peso sin volver a subirlo es empezar poco a poco con una rutina de ejercicios que le guste y perseverar en ella. También las mujeres que han logrado bajar de peso de manera permanente aconsejan esto. Tres de ellas compartirán sus secretos adelgazadores con nosotras.

Donna Gettings de 42 años, de Williamsburg, Virginia: "Cuando me di cuenta de que era incapaz de desplazar mis 278 libras (125 kg) al otro lado de una cancha de fútbol para ver el partido de mi hija, supe que tenía que empezar a hacer ejercicio. De niña participé en competencias de natación. Por lo tanto, empecé a nadar 10 vueltas al día, cinco días a la semana. Después de un mes le subí a 15 vueltas. Después de otro mes, a 20. Luego a 50, lo cual equivale a un poco menos que ¾ milla (1.2 km). Un día logré la milla (1.6 km). Y luego volví a nadar una milla. Tardé mucho tiempo en llegar a la milla, mucho tiempo. Y perdí 111 libras (50 kg) en el proceso".

Regina Pascucci de 37 años, de West Trenton, Nueva Jersey: "Cuando empecé a bajar de peso en 1993, estaba tan fuera de forma que apenas alcanzaba a caminar una milla con mi marido a orillas del río Delaware cerca de nuestra casa. Empecé a hacer ejercicio cada dos días con un video de aeróbicos con banco (*step*) para principiantes. Luego avancé a tres días sí, un día no. Luego mi esposo me compró un banco. En algún momento el video resultó demasiado fácil. Compré uno más avanzado. Para abril de 1994 había bajado 35 libras (16 kg) y cambiado mi ropa talla 18 por talla 10".

Donna J. Kinoshita de 48, de Lafayette, Colorado: "La primera vez que salí a caminar tuve que detenerme para recobrar el aliento. Sólo recuerdo que pensé: 'Tengo 42 años. Acabo de caminar 4½ cuadras. No es posible que esté tan sofocada. Si no me pongo en forma no podré levantarme de una silla para cuando cumpla 50'. Al principio caminaba seis cuadras cada dos días. Luego empecé a caminar diariamente. Comencé a aumentar la distancia. Caminaba a la tienda en lugar de ir en coche. Caminaba 15 minutos aquí, 10 minutos allá, 20 minutos acullá. Llegó el momento en que caminaba tanto que me deshice de mi coche; ya no me hacía falta y era un dolor de cabeza, así que simplifiqué mi vida. Caminaba unas 10 millas (16 km) diarias cuatro días a la semana".

movimiento físico repetido que la obliga a respirar más fuerte que lo usual e incrementa la fuerza de su corazón y pulmones. No obstante, lo que se considera un ejercicio aeróbico ha cambiado a lo largo de los años. Antes los expertos pensaban que debíamos hacer ejercicios de 20 a 60 minutos por lo menos tres veces a la semana, a una intensidad entre moderada y vigorosa. Para lograr los mayores beneficios para la salud y perder más peso, recomendaban ejercicios que involucraban mucho sudar y resoplar.

Actualmente, los expertos en ejercicios han modificado sus recomendaciones. Ahora afirman que sólo tenemos que hacer ejercicios a un ritmo entre ligero y moderado de 30 a 60 minutos tres veces a la semana para estar más sanos y bajar de peso. ¿A qué se refieren con "moderado"? Esta intensidad de ejercicios equivale a tardar entre 15 y 20 minutos para caminar 1 milla (1.6 km), en comparación con un ritmo vigoroso de 10 a 12 minutos, que requiere caminar más rápido o correr, explica el Dr. William Joel Wilkinson, director médico del departamento de epidemiología en el Instituto Cooper para la Investigación de los Aeróbicos en Dallas, Texas. Andar sin prisas en bicicleta, nadar y el canotaje son otras actividades de intensidad moderada.

"La gente no necesita hacer ejercicios de forma tan intensa que tengan que respirar fuerte, sudar y esforzarse mucho para mantener el ritmo", opina el Dr. Wilkinson. "Hay que sentirse a gusto con los ejercicios. Se debe sentir que se está haciendo un poco más esfuerzo que el normal. Se debe respirar un poco más fuerte o más rápido. Pero el ejercicio no debe parecer difícil".

¿Por qué los expertos en ejercicios cambiaron su manera de pensar? Tuvieron que enfrentar la siguiente realidad: la gente que hace ejercicios a un ritmo entre ligero y moderado tienen más probabilidad de seguir con su programa de ejercicios, mientras que la gente que los hace de manera intensa tienden a dejarlos en algún momento. "Imagínese a una mujer que quiere bajar de peso y nunca ha hecho ejercicios", indica el Dr. Wilkinson. "De repente empieza a hacer ejercicios intensos, y también empieza de repente a sentirse más cansada que de costumbre. Esta mujer no seguirá haciendo ejercicios. Por eso recomendamos particularmente la actividad entre ligera y moderada, ya que ayuda a las personas a continuar sus programas de ejercicios".

Mantener la movida por vida

Muy bien, pues ya sabemos que no es necesario ser una atleta para tener el cuerpo firme y mantener la salud. Lo único que tiene que

Fíjese una meta y rompa un récord

La gente que logra entrar al *Libro Guinness de récords* ha hecho cosas extraordinarias. Usted puede conseguir lo mismo.

Seguramente no se imaginaba capaz de lo siguiente:

Si usted esquiara en su aparato de *NordicTrack* a un paso moderado una hora diaria y cinco días a la semana, tardaría siete semanas en rebasar el récord Guinness obtenido por Sisko Kainulaisen, por ser la mujer que ha recorrido la mayor distancia en 24 horas de esquiar a campo traviesa (de fondo). De hecho le ganaría por 26 millas (41.6 km). En 1985 ella recorrió 205.05 millas (328.08 km) al entregarse a la aventura de esquiar 24 horas sin parar.

Si usted corriera 3 millas (4.8 km) diarias cinco días a la semana, tardaría 39 semanas en superar el megarrecorrido realizado por Hilary Walker en 1991. Ella tardó 14 días en correr las 590 millas (944 km) de la Autopista de la Amistad del Tíbet a Nepal.

Si usted utilizara una bicicleta fija a velocidad moderada por una hora diaria cinco días a la semana durante un año, rebasaría en 149 millas (238 km) el récord Guinness de Bill Narasnek. En 1991 recorrió todo el ancho de Canadá en bicicleta, desde Vancouver, Columbia Británica, hasta Halifax, Nueva Escocia, para un total de 3,751 millas (6,002 km).

hacer es encontrar alguna forma fácil y agradable de ejercicio aeróbico (o quizás varias) que con toda probabilidad estará dispuesta a hacer hoy, la semana que entra, el mes próximo, el año entrante... y por el resto de su vida. "Escoja algo que en su opinión pueda seguir haciendo", sugiere el Dr. Wilkinson. "En realidad no creo que exista un ejercicio específico que sea el mejor. Lo que importa es el compromiso a largo plazo. Da igual que se trate de caminar, nadar o usar la bicicleta fija. Sólo tiene que ser algo que pueda hacer a largo plazo".

El primer paso es encontrar un ejercicio que disfrute. Pero hay que tener en cuenta otros factores. ¿Es económico o demasiado caro? ¿Es fácil o implica muchas complicaciones? ¿Es cómodo o causa molestias y dolor?

Para ayudarla a escoger el ejercicio indicado, les pedimos a destacados expertos en ejercicios y pérdida de peso que comentaran las ventajas y desventajas de diez formas diferentes de ejercicio aeróbico. Primero van a hablar de los ejercicios "perfectos" para las mujeres que no han hecho ejercicio en algún tiempo, que deben perder por lo menos 20 libras (9 kg) y que tal vez sufran de dolores en las articulaciones o la espalda. A continuación evaluarán algunos ejercicios de intensidad más alta, como correr; éstos están pensados para las mujeres cuya forma física ya es más o menos buena y que tienen pocos problemas médicos.

Una última aclaración antes de que siga leyendo: los expertos evaluaron el costo y la conveniencia de los diferentes ejercicios como "bajo", "mediano" o "alto", utilizando como puntos de comparación caminar (el costo más bajo y la conveniencia más alta) y esquiar cuesta abajo (el costo más alto y la conveniencia más baja).

Aeróbicos en el agua

Calorías quemadas: hasta 155 calorías en 15 minutos
Conveniencia: mediana
Costo: mediano

Si usted está convencida de que ningún ejercicio es el indicado para usted, entonces los aeróbicos en el agua tal vez sean su mejor opción. El suave apoyo brindado por el agua casi garantiza que no sufrirá molestias ni lesiones, afirma Luye Lui, instructora de actividades acuáticas en la ciudad de Nueva York. Además, los aeróbicos en el agua cumplen con tres de las metas del ejercicio al mismo tiempo: queman calorías, incrementan la fuerza muscular (debido a la resistencia del agua) y aumentan la flexibilidad (debido al apoyo fluido natural del agua).

Algunas mujeres aprenden a hacer aeróbicos en el agua con un libro o un video. No obstante, por lo general se necesita recibir instrucciones de un profesional. De una u otra forma hace falta una piscina (alberca), lo cual puede ser un problema. Otra posible dificultad es que tendrá que mostrarse en traje de baño, lo cual no hace muy felices a algunas mujeres. Si le da pena, Luye Lui sugiere ponerse una camiseta encima del traje de baño.

También puede seguir el ejemplo de Donna Gettings de 42 años, de Williamsburg, Virginia, que utilizó la natación para bajar 111 libras (50 kg). "Al principio me preocupaba la opinión de las personas que me verían en mi traje de baño talla 24 demasiado apretado", indica. "Mis reflexiones vacilaron entre que me vieran como una persona ridícula o una persona resuelta. Decidí que me vieran como una persona resuelta y me puse a nadar".

También le servirán las siguientes indicaciones si decide hacer aeróbicos en el agua.

Hable con el instructor. Si tiene un problema médico como dolor de espalda, le da miedo el agua o no sabe nadar, dígaselo al instructor. Las personas que no saben nadar pueden ponerse hasta adelante durante las clases para que el instructor los vea mejor. Y según Luye Lui es posible adaptar los ejercicios en caso de algún problema ortopédico.

Infórmese acerca de la clase. Busque una clase en la que el maestro le permita trabajar a su propio ritmo. Esta es una de las ventajas de los aeróbicos acuáticos, indica Luye Lui: no debe tener que moverse a la misma velocidad que la persona a su lado.

Nadar

Calorías quemadas: hasta 200 calorías en 15 minutos
Conveniencia: mediana
Costo: mediano

Al igual que los aeróbicos acuáticos, la natación también les da buen trato a sus articulaciones. No obstante, de acuerdo con Luye Lui una ejecución incorrecta puede ejercer cierta presión sobre su baja espalda.

Tal vez haya escuchado decir que la natación en realidad no ayuda a las mujeres a perder peso. Un estudio científico —que nunca se ha repetido— observó que las mujeres dedicadas a la natación no bajaban de peso. Para probar este resultado, Laurie Grubbs, Ph.D., profesora de Enfermería en la Universidad Estatal de Florida en Tallahassee, midió la grasa quemada por mujeres que nadaban y mujeres que caminaban. Su conclusión fue que ambos grupos quemaban la misma cantidad de grasa.

"En realidad no estoy segura de la razón por la cual las mujeres que participaron en ese estudio no bajaron de peso", indica la Dra. Grubbs. "Quizá no nadaban vueltas continuas. Tal vez las personas que nadan comen más que las personas que hacen otros tipos de ejercicio". De acuerdo con la Dra. Grubbs, los ejercicios realizados fuera del agua, como correr y andar en bicicleta, aumentan la temperatura interna del cuerpo, lo cual tiende a disminuir el apetito. Nadar no acalora, por lo cual tal vez no reduzca el apetito de la misma forma que los otros ejercicios. De hecho, afirma la experta, quizá tenga el efecto contrario: si el agua está fría, es posible que su cuerpo pida calorías adicionales para mantenerse caliente.

Para incrementar al máximo los beneficios de la natación en cuanto a la pérdida de peso, la Dra. Grubbs sugiere que nade en una piscina cuya agua esté a una temperatura de por lo menos 80°F (26.7°C) y que nade vueltas continuas. Las siguientes indicaciones también la ayudarán a integrar la natación a su Programa "Cada día más delgada".

Varíe el estilo. "Muchas personas se echan a la piscina y dan 30, 40 ó 50 vueltas de crol una y otra y otra vez a la misma velocidad", indica Luye Lui. Para que siga siendo divertido nadar, la experta sugiere alternar entre los estilos espalda (al revés, dorso), de costado, pecho (a braza) y libre. También recomienda variar la velocidad, que puede ser rápida, moderada o lenta.

Aísle un grupo de músculos. Para aumentar la intensidad un poco, aísle los distintos grupos de músculos. Use una tabla para aislar los músculos de sus piernas. Para aislar los brazos puede sostener un aparato de flotación entre las piernas, lo cual le impide patalear y la obliga a utilizar los brazos para hacer avanzar su cuerpo por la piscina. También puede tratar de correr en un solo lugar donde el agua le llegue a la cintura o el pecho, indica Luye Lui, o pedalear para mantenerse a flote en el agua profunda.

Andar en bicicleta

Calorías quemadas: hasta 119 calorías en 15 minutos
Conveniencia: alta
Costo: alto

Andar en bicicleta es una excelente actividad aeróbica para las mujeres con sobrepeso, porque casi no hay golpeteo: sus piernas dan vueltas en círculo y sus articulaciones reciben poco impacto.

La bicicleta también es muy práctica. Puede usarla sólo para hacer ejercicios o también para salir en compañía de su esposo o hijos, ir a trabajar o a la tienda. Si opta por una bicicleta fija, puede leer o ver la televisión mientras pedalea.

No obstante, para andar en bicicleta se necesita un equipo relativamente caro. Tendrá que comprar una bicicleta para exteriores o fija o adquirir una membresía en un gimnasio.

La bicicleta también implica ciertas desventajas físicas. Algunas bicicletas para exteriores obligan al ciclista a encorvarse, lo cual llega a ser duro para la espalda, según indica Hy Levasseur, un fisiólogo especializado en ejercicio del Departamento de Transporte de los Estados Unidos en Washington, D.C. Esto se convierte en un problema sobre todo para las mujeres con mucho sobrepeso, agrega Levasseur, y recomienda que tales mujeres compren una bicicleta reclinada, la cual les permite inclinar la espalda hacia atrás.

Si usted elige la bicicleta como ejercicio aeróbico para el Programa "Cada día más delgada", las siguientes indicaciones la ayudarán a empezar.

Medidas moderadas para nuevas mamás

No pueden reprimir los bostezos.

Por eso se distingue a una nueva mamá. La reciente llegada de su bebé significa que se está levantando varias veces durante la noche. Tiene sueño.

Además de dormir, otra cosa que la nueva mamá seguramente quiere es deshacerse de sus libras de más. Pero hacer ejercicio durante horas y horas no le servirá de nada. De hecho, un exceso de ejercicio hasta puede resultar contraproducente cuando se trata de bajar de peso, porque es posible que la nueva mamá se canse más todavía.

Un estudio científico observó a unas mujeres que habían dado a luz recientemente y estaban amamantando a sus hijos. Las que hacían ejercicio 45 minutos diarios cinco días a la semana no perdieron más peso que el grupo que no hizo nada de ejercicio. En cambio, otra investigación demostró que un grupo de mujeres que hicieron ejercicios aeróbicos de $\frac{1}{2}$ a 1 hora sólo tres veces a la semana sí bajaron de peso después del parto.

¿Cómo se explican estos resultados aparentemente contradictorios? Diane Habash, Ph.D., directora de investigación en nutrición en el Centro de Investigación de la Clínica General de la Universidad Estatal de Ohio en Columbus, que encabezó el segundo estudio, está de acuerdo con los resultados obtenidos por los autores del primer estudio. "Desafortunadamente las mujeres no dormían mucho, porque acababan de tener a sus bebés. Tenían que levantarse varias veces durante la noche. Y hacer ejercicio cinco días a la semana sólo las agotaba. Regresaban a casa, se sentaban, comían demasiado y ya no hacían nada el resto del día", explica la Dra. Habash. "Probablemente es más realista que después del parto una mujer haga ejercicio tres veces a la semana que cinco".

Póngase a girar. Al usar una bicicleta fija, no le ponga una resistencia tan alta que apenas pueda pedalear. "Muchas personas no hacen girar las piernas lo suficiente, y en eso consiste el ejercicio aeróbico", afirma Nancy C. Karabaic, una entrenadora personal de Wheaton, Maryland. Si usted es principiante, apunte a 80 revoluciones por minuto. Una vez que mejore su forma física, trate de llegar a entre 90 y 100 revoluciones por minuto, sugiere Karabaic.

Por qué es mejor combinar los ejercicios

Van 15 días que Gisela sale a correr diariamente.

Y hoy su cuerpo decidió exclamar: "¡No es posible! Se acabó. Me niego a que me sigan tratando de esta manera". El cuerpo de Gisela está harto. Y de repente a ella le da un dolor tremendo en la pantorrilla. No podrá hacer ejercicio durante dos semanas.

Aunque Gisela sea un personaje ficticio, su problema es real, señalan los expertos. Cuando el mismo movimiento se realiza una y otra vez aumenta la probabilidad de sufrir lo que los médicos llaman una lesión por uso excesivo. Este tipo de lesión se conoce en todos los deportes. Los corredores padecen inflamaciones de la tibia. Los jugadores de tenis sufren el codo de tenista.

Lo bueno es que este tipo de lesiones son fáciles de evitar por medio del entrenamiento múltiple (*cross-training*), o sea, combinando diferentes formas de ejercicio. "El entrenamiento múltiple disminuye la probabilidad de lesionarse", indica el Dr. William Joel Wilkinson, director médico del departamento de epidemiología y aplicaciones clínicas en el Instituto Cooper para la Investigación de los Aeróbicos en Dallas, Texas. También contará con otras opciones de ejercicio si llega a lastimarse. Si se le inflama la tibia al correr, por ejemplo, puede dejar de correr pero seguir con otras actividades —como la natación— que no sometan las espinillas a mucha tensión. El entrenamiento múltiple también le ayuda mentalmente, comenta el experto, al evitar el aburrimiento que puede darse cuando el mismo ejercicio se repite todos los días.

El Dr. Wilkinson sugiere alternar entre por lo menos tres actividades al hacer su entrenamiento múltiple. Trate de mezclar actividades que someten las articulaciones a presión, como la danza aeróbica o correr, y otras que no lo hacen, como la natación o andar en bicicleta.

Proteja sus rodillas. Al ajustar el asiento en una bicicleta fija o para exteriores, asegúrese de que sus rodillas estén siempre ligeramente dobladas. Si tiene las piernas demasiado estiradas, se lastimará las rodillas. Si tiene las rodillas demasiado dobladas, no podrá impulsar la bicicleta muy bien, señala Karabaic.

Bailar
Calorías quemadas: hasta 150 calorías en 15 minutos
Conveniencia: alta

Costo: bajo

Tres veces a la semana, Kathy O'Connor de 54 años, de Peekskill, Nueva York, se va en coche al gimnasio, donde utiliza la estera mecánica (*treadmill*) y la máquina escaladora (*stair climber*) durante 30 minutos. Sabe que le hace bien, pero a veces tiene que obligarse a ir.

Los lunes por la noche, por el contrario, no le falta motivación para hacer ejercicios, porque es cuando ella y su esposo toman una clase de baile folklórico irlandés.

¿Bailar como ejercicio?

Claro que sí. Bailar califica como una actividad entre ligera y moderada, además de divertida. Cualquier tipo de baile es aeróbico: la cuadrilla (*square dancing*), *rock and roll*, disco, cumbia, salsa, merengue y *swing*. Simplemente escoja su música preferida y empiece a moverse. No se necesita equipo, aparte de un radio o una reproductora de casetes o de *CD*. Además, no hay reglas. Mientras se esté moviendo estará haciendo ejercicio, afirma Levasseur, quien sugiere que empiece con sesiones de 10 minutos y vaya aumentando el tiempo a 30 minutos o más.

Danza aeróbica en casa

Calorías quemadas: hasta 125 calorías en 15 minutos

Conveniencia: alta

Costo: bajo

A Regina Pascucci de 37 años, de West Trenton, Nueva Jersey, le gusta levantarse temprano. Qué bueno, porque cuando empezó a hacer aeróbicos con banco (*step areobics*) tenía que salir de su casa a las 6:30 A.M. para ir a trabajar, lo cual significaba —porque sólo tenía tiempo para hacer ejercicios por la mañana— que tenía que levantarse a las 4:45 A.M. para hacerlos. No había gimnasios abiertos a esa hora y estaba demasiado oscuro para hacer ejercicios al aire libre.

Por lo tanto prendía la videocasetera, metía un video de aeróbicos con banco y hacía ejercicios de 30 a 45 minutos. "No sé de dónde saqué la motivación para hacer ejercicios a esa hora del día", indica Regina. "Pero los videos de aeróbicos con banco fueron la solución para mí. Bajé de talla 18 a talla 10 y perdí 35 libras (16 kg)".

El término *danza aeróbica* abarca muchas formas diferentes de ejercicio: desde los movimientos "de bajo impacto" en los que no se brinca hasta los ejercicios "con banco", para los cuales se utiliza un banco bajo (*step*), y las "sesiones con pesas" basadas en movimientos rápidos y mancuernas ligeras, además de todo lo que una profesora creativa de aeróbicos pueda inventar. Todos estos tipos de aeróbicos queman muchas calorías: de 300 a 500 por hora.

Los videos de ejercicios aeróbicos les funcionan a muchas mujeres porque son muy fáciles de usar, señala la entrenadora personal Roseanne Welsh Strull de 48 años, de Beaverton, Oregon, que bajó 137 libras (61 kg) y ahora ayuda a otras mujeres a lograr lo mismo. "Los videos de aeróbicos pueden usarse en casa. Pueden utilizarse a medianoche o a las 6:00 A.M. Se pueden usar con audífonos para que su familia no la escuche. Y usted puede vestirse como quiera".

Desde luego es posible hacer cualquier cosa en su casa, lo cual también incluye olvidarse de los ejercicios cuando no tenga ganas de hacerlos. "El ejercicio en casa siempre corre el peligro de ser abandonado", indica Diane Habash, Ph.D., directora de investigación en nutrición en el Centro de Investigación de la Clínica General de la Universidad Estatal de Ohio en Columbus. Si ya se aburrió de hacer ejercicios en casa, busque otros videos que realmente le gusten.

Roseanne sugiere intercambiar videos con sus amigas o sacarlos de la biblioteca. Además, la empresa Collage Video le mandará una guía gratuita de videos para hacer ejercicios en casa que incluye descripciones detalladas de éstos. Para obtener su catálogo, escriba a Collage Video, 5390 Main Street, N.E., Minneapolis, MN 55421-1128.

Una última advertencia de Roseanne: las mujeres que apenas estén empezando a hacer ejercicios deben buscar videos de aeróbicos de bajo impacto para principiantes.

Clases de danza aeróbica (incluyendo aeróbicos con banco o con *slide*)

Calorías quemadas: hasta 125 calorías en 15 minutos
Conveniencia: mediana
Costo: mediano

La Dra. Habash le pidió a un grupo de mujeres que acababan de dar a luz que tomaran clases de ejercicios de flexibilidad, tonificación, abdominales y aeróbicos con un instructor y a otro grupo de mujeres que acababan de dar a luz, que hicieran ejercicios de flexibilidad, tonificación y abdominales en casa con un video, pero omitiendo los aeróbicos. Todas sabemos que muchas cosas pueden suceder en el hogar, pero en este caso el ejercicio no fue una de ellas. "La mayoría de las mujeres que debían hacer ejercicio en casa finalmente no hicieron nada", indica la nutrióloga. "De vez en cuando hacían muchos abdominales (*sit-ups*). Y de repente dejaron de hacer ejercicio por completo".

En una clase de aeróbicos se queman aproximadamente las mismas 500 calorías por hora como cuando se hace ejercicio en casa con un video de aeróbicos. Por lo tanto, es una manera maravillosa de adoptar una verdadera "rutina de ejercicios". Además, este tipo de clases es muy bueno en lo que se refiere al trato social y la inspiración, ya que tanto en la clase como en el vestuario se pasa mucho tiempo con otras mujeres que quieren estar sanas y delgadas.

El problema con las clases de aeróbicos es que se debe mantener el mismo ritmo que la instructora. Toda mujer que alguna vez haya asistido a una clase de aeróbicos podrá contar una anécdota de la maestra de aeróbicos superanimada que no se detiene hasta que todas sus alumnas salen en camilla. Estas clases son particularmente duras para las principiantes, las cuales siempre se atrasan un movimiento mientras el resto de la clase sigue adelante.

Luye Lui, que también es instructora de aeróbicos, sugiere empezar con una clase de bajo impacto diseñada para principiantes. Y si le resulta muy difícil coordinar los movimientos de sus brazos y piernas (una frustración común para las principiantes), recomienda concentrarse sólo en sus pies hasta que se acostumbre a los movimientos.

No se preocupe por qué tipo de aeróbicos escoger: con banco (*step*), con *slide* o la forma tradicional. Todos funcionan. Lo importante es que empiece con aeróbicos de bajo impacto —esto significa que no habrá brincos— hasta que pierda las libras que le sobran, indica Luye Lui. De otro modo, la presión ejercida por el peso de su cuerpo puede lastimarle los tobillos, las rodillas o las caderas.

Esquí a campo traviesa

Calorías quemadas: hasta 150 calorías en 15 minutos

Conveniencia: mediana

Costo: alto

Hubo una época en que los científicos de los ejercicios opinaban que el esquí a campo traviesa, ya sea en la nieve o en una máquina, era el rey de los aeróbicos. Pensaban esto porque quemaba más calorías por hora que cualquier otro tipo de ejercicio. Bueno, resulta que ya no es así: ya se ha confirmado que la estera mecánica (*treadmill*) y la máquina escaladora (*stair climber*) le ganan.

Unos investigadores del Colegio Médico de Wisconsin y del Centro Médico de la Administración de Veteranos, ambos ubicados en Milwaukee, enseñaron a un grupo de personas a utilizar la estera mecánica, la máquina escaladora, la máquina para esquí a campo traviesa, la bicicleta fija y la máquina de remos. Luego midieron las calorías quemadas en cada una de estas máquinas de simulación con un esfuerzo percibido como idéntico. Los primeros dos lugares correspondieron a correr en la estera mecánica, con 705 calorías por hora, y a la máquina escaladora, con 627 calorías por hora. El esquí a campo traviesa simulado quemaba 597 calorías. De acuerdo con los investigadores, estos resultados se obtuvieron a una intensidad percibida como "algo difícil".

Ahora bien, esto no significa que no deba hacer el esquí a campo traviesa simulado. Es un excelente ejercicio para todo el cuerpo y afecta sus articulaciones menos que correr. Sin embargo, no debe esperar que sea el mejor en lo que a quemar calorías se refiere. Tampoco debe esperar que pueda dominar la máquina desde el primer día, ya que hace falta coordinar los movimientos de los brazos y las piernas.

"Empiece con las piernas y acostúmbrese a ese movimiento, y luego agregue los brazos. Tome las cosas con calma. No se suba a la máquina con la idea de convertirse en un experto automáticamente", indica Mike Smith, portavoz de la empresa NordicTrack, uno de los principales fabricantes de máquinas para el esquí a campo traviesa. Insista y en algún momento le agarrará la onda, afirma Smith.

Remos

Calorías quemadas: hasta 150 calorías en 15 minutos
Conveniencia: mediana
Costo: alto

En un estudio de varias máquinas para ejercicio que se hizo en Wisconsin, los científicos encontraron que las máquinas de remos queman más o menos 600 calorías por hora con un esfuerzo apreciado como "algo difícil". También trabajan todo el cuerpo y no golpean las articulaciones.

La clave para utilizar una máquina de remos es incluir la espalda en el movimiento, afirma Karabaic. Hay que empezar con las rodillas dobladas y los brazos hacia delante. Luego empuje hacia atrás con las piernas, manteniendo estirados los brazos y recta la espalda. Una vez que haya extendido las piernas, inclínese hacia atrás desde la cadera y acerque los brazos a su pecho. A continuación siéntese derecha, empuje los brazos al frente y doble las rodillas hasta recuperar la posición inicial.

Correr

Calorías quemadas: hasta 149 calorías en15 minutos
Conveniencia: alta
Costo: bajo

"Si usted me preguntara qué es lo mejor que puede hacer para ayudarse a sí misma a adelgazar y bajar de peso, diría que correr, siempre y cuando sus caderas, rodillas y tobillos soporten el estrés que implica", indica Levasseur.

Al correr se utilizan los músculos de todo el cuerpo: las piernas para impulsarse y los brazos y el torso para equilibrarse. El trabajo de todos estos músculos significa que se queman muchas calorías, más o menos 600 por hora. Y esto nos lleva a la razón por la cual correr no es el ejercicio número uno del Programa "Cada día más delgada": el dolor. Correr somete las articulaciones a tanta presión que usted literalmente corre riesgo de lesionarse los tobillos, las rodillas y las caderas. Casi todos los expertos a los que consultamos opinaron que las personas con sobrepeso no deben correr.

¿Hay alguna manera de evitar las lesiones? Sí, afirma Alberto Salazar, un maratonista de talla mundial y entrenador de Mary Decker Slaney, quien también ha ganado campeonatos (y es propensa a lesionarse). Salazar recomienda los siguientes pasos (lentos) para principiantes.

1. Empiece alternando 1 minuto de caminar con 1 minuto de correr hasta llegar a un total de 10 minutos. Hágalo así durante dos semanas.
2. Para continuar, corra 2 minutos por cada minuto que camine y aumente el tiempo total a 15 minutos.
3. Poco a poco avance hasta que esté corriendo 20 minutos de forma continua, seguidos por 10 minutos de caminar.
4. Luego intente correr la media hora completa.
5. Quédese en media hora durante unos meses, aunque se le haga fácil, indica Salazar. Esto les dará a sus articulaciones la oportunidad de acostumbrarse.

Escalar

Calorías quemadas: hasta 150 calorías en 15 minutos

Conveniencia: mediana

Costo: de bajo a alto

Hace algunos años a nadie se le hubiera ocurrido que subir escaleras pudiera ponerse de moda, pero así fue. En los gimnasios empezaron a aparecer máquinas escaladoras (*stair climbers*). Este tipo de ejercicio es excelente para las asentaderas, los muslos, las caderas y las pantorrillas. Y como no hay que brincar, trata las articulaciones con relativa ternura.

No obstante, algunos expertos piensan que tal vez resulte contraproducente hasta cierto punto, porque es un ejercicio sumamente eficaz para desarrollar los músculos de las asentaderas, las caderas y los muslos y la mayoría de las mujeres precisamente desean adelgazar estas partes de su cuerpo. "Sus muslos y caderas se pondrán más firmes, pero quizá no se reduzcan sus medidas", explica Levasseur. Para adelgazar con la máquina escaladora, el fisiólogo sugiere ponerla en intensidades bajas.

Otra forma de evitar unas caderas demasiado voluminosas es convertir la máquina escaladora en una sola parte de su mezcla de ejercicios del Programa "Cada día más delgada", recomienda Karabaic. De esta manera evitará desarrollar en exceso los músculos grandes de las piernas, cuyas medidas quiere reducir.

Al utilizar una máquina escaladora, lo importante es la forma de ejecución, no la velocidad, explica Cedric Bryant, Ph.D., director de medicina deportiva con la empresa StairMaster, L.P. ubicada en Kirkland, Washington. Muchas personas ponen la máquina en la velocidad máxima con la idea de que van a quemar el número máximo de calorías. No obstante, para compensar la velocidad acelerada que se produce a esta intensidad, la mayoría de las personas se apoyan en la consola, sujetan el barandal con fuerza y extienden los codos por completo. Todo esto reduce el número de calorías quemadas entre un 20 y un 25 por ciento, sin importar lo que afirme el indicador de la máquina.

Para usar la máquina correctamente, póngala a una intensidad que le permita pararse derecha y sujetar el barandal sólo suavemente para equilibrarse.

El Dr. Bryant también aconseja lo siguiente.

Suba el pie. En lugar de empujar los pedales hacia abajo, trate de subir el pie. Los pedales están diseñados para descender a una velocidad controlada. Según el Dr. Bryant, el movimiento de subir el pie es el que les impide bajar al piso y lo que pone a trabajar sus músculos.

Encuentre la altura justa. Entre más alto escale, más calorías va a quemar. No obstante, el Dr. Bryant advierte que no es bueno subir el escalón demasiado. Necesita encontrar la altura exacta y justa para usted. Quizá la persona a su lado se sienta a gusto con una altura de 9 pulgadas (23 cm) y usted sólo se acomode con 5 (13 cm), pero eso está perfecto.

De hecho, las últimas palabras del Dr. Bryant acerca de las máquinas escaladoras pueden aplicarse a todos los ejercicios aeróbicos descritos en este capítulo. "Lo más importante de cualquier rutina de ejercicios que apunta a controlar el peso es encontrar el nivel con el que usted se sienta a gusto. De esta forma, podrá hacer el ejercicio durante más tiempo y de manera más constante, lo cual le permitirá mantener su peso o bajar de peso".

Capítulo 19

Pesas: el poder para perder

Ahora conocerá la mejor forma de dar firmeza a su cuerpo, bajar de peso más rápido, retardar el envejecimiento y lucir su ropa muy bien.

A los 44 años, el cuerpo de Joyce Stoner comenzaba a revelar su edad. A pesar de que cuidaba meticulosamente lo que comía, las libras empezaban a acumularse en sus caderas poco a poco. Regularmente sudaba haciendo aeróbicos con banco (*step*), pero tenía grasa fofa en los muslos y una pancita abultada.

Joyce sabía que sería imposible detener el reloj del envejecimiento, pero por lo menos quería atrasarlo. Por lo tanto, contrató a una entrenadora personal para acompañarla dos días a la semana en una rutina de pesas y aeróbicos.

Seis meses después, Joyce se fijó en el espejo y le gustó lo que veía. Era como si hubiera cambiado su cuerpo por un modelo más reciente.

"La gente siempre me decía que tenía las piernas muy bonitas, pero yo no veía por qué", afirma Joyce, una asistente administrativa de New Carrolton, Maryland. "Ahora me estoy dando cuenta de que tengo las piernas muy bonitas. Mis asentaderas están firmes. Y me encantan mis brazos. Antes me negaba a ponerme una camiseta sin mangas. Ahora uso ropa sin mangas sin pensarlo dos veces. Y antes mis senos parecían pequeños. Ahora, con los ejercicios con pesas, se ven más grandes".

Triunfos

Cuerpos firmes pero femeninos

Los obstáculos más grandes que le impiden a una mujer llevar a cabo un programa de levantamiento de pesas son el miedo y no saber cómo empezar. El miedo a desarrollar demasiados músculos. El miedo a entrar a un gimnasio lleno de gente que ya está musculosa. Lea los comentarios de las siguientes mujeres que le dirán cómo se sobrepusieron a estos miedos e integraron las pesas a su programa para bajar de peso.

Shiela Ward de 38 años, de Washington, D.C.: "Tengo los hombros anchos y quería estar segura de que las pesas no fueran a hacérmelos excesivamente anchos, como de hombre. Mi entrenadora mi aseguró que no sucedería así. Decidí confiar en ella. Y no se me han hecho más anchos los hombros. Las pesas me ayudaron a reducir el tamaño de mi cuerpo hasta que me entró un vestido de bodas que una amiga me dio. Me siento como si mi figura se estuviera tensando. Y ya no me da pena que mi esposo me vea desnuda".

Julie Nava de 49 años, de San Marino, California: "En un año y medio subí de talla 0 a talla 14. Un día me miré detenidamente y descubrí que tenía triple papada. Ya no cabía en mi ropa talla 14. Ni tampoco podía ocultar mi peso. Cambié mi alimentación y contraté a una entrenadora personal para ayudarme a levantar pesas y hacer ejercicios aeróbicos cinco días a la semana.

"Al principio estaba preocupada. Nunca había entrado a un gimnasio. Pensé que todo mundo tendría un cuerpo perfecto y que yo sería la única gordita. Sin embargo, me inspiraron el éxito de Oprah Winfrey y la amenaza de algunos problemas de salud.

"Al empezar sólo aguantaba 15 segundos en la estera mecánica (*treadmill*) y apenas lograba pedalear en la bicicleta fija. Mi entre-

"Mi esposo nunca me dijo que me hiciera falta bajar de peso", agrega Joyce. "Pero se ha dado cuenta de los cambios".

Por qué las pesas funcionan

Conforme envejecemos, nuestro metabolismo se hace más lento. Por lo tanto, al igual que Joyce empezamos a subir de peso aun

▶

nadora probablemente creía que no duraría ni dos días. Ahora puedo andar en bicicleta y correr durante una hora. Empujo 200 libras (90 kg) al hacer el pres de pierna. Mi grasa corporal ha bajado del 36 al 18 por ciento. La medida de mi cintura ha disminuido de 31 a 25 pulgadas (79 a 64 cm). Mido 4 pies con 11 pulgadas (1.5 m) y peso 97 libras (44 kg)".

Crystal Thompson de 37 años, de Fort Washington, Maryland: "Empecé a levantar pesas, pero no quería unos brazos como los de Arnold Schwarzenegger. Al empezar a levantar pesas, me di cuenta de que mis brazos se veían hinchados. Me pareció que se veían más gordos, no mejor definidos. Pensé en dejarlo, pero mi entrenadora me dijo que tuviera paciencia, así que seguí. Dos meses más tarde mis brazos estaban definidos. Ahora compro blusas que hagan lucir mis brazos".

Joyce Stoner de 44 años, de New Carrolton, Maryland: "Pensé que no me hacía falta levantar pesas, que sólo tenía que tonificarme y perder unas cuantas libras. Cuando una amiga me preguntó si quería empezar un programa de pesas con ella, pensé que desarrollaría músculos abultados, como una fisiculturista de concurso. No quería verme como una de esas personas llenas de músculos. Pero después de hablar con una entrenadora comprendí que el levantamiento de pesas ofrece más que sólo desarrollar grandes músculos.

"Después de seis meses de levantar pesas realmente me da gusto lo que veo. Me he tonificado mucho. No me molesta usar ropa sin mangas. Creo que para variar me veo bien. Ha aumentado mi confianza. Me siento mejor acerca de mí misma en el trabajo, la casa y todas partes".

sin comer más. En algunos casos, tal vez hasta comamos menos y de todas maneras subimos de peso. La lentitud del metabolismo se debe en parte a la pérdida de músculos ocasionada por el envejecimiento. Los ejercicios con pesas (o el entrenamiento de fortalecimiento, como también se les llama) invierten este proceso. Desarrollan los músculos y aceleran el metabolismo, según lo explica Wayne Westcott, Ph.D., asesor en fortalecimiento de Quincy,

Massachusetts, para la YMCA de los Estados Unidos. El resultado es que se queman más calorías incluso mientras se duerme. Y se baja de peso o se evita subir.

Por eso los ejercicios con pesas son un ingrediente tan importante de la ecuación de ejercicios del Programa "Cada día más delgada": ayudan a acelerar el metabolismo. Desde luego existen otras formas de quemar calorías: ejercicios aeróbicos o cambios en el estilo de vida como subir por las escaleras en lugar de tomar el elevador. No obstante, sólo los ejercicios con pesas desarrollan los músculos que nos hacen falta para echar a andar a nuestro metabolismo aletargado y mantenerlo acelerado.

¿Por qué los ejercicios con pesas son tan buenos para desarrollar los músculos? ¿Y por qué los ejercicios aeróbicos no tienen el mismo efecto?

Al hacer ejercicios aeróbicos, lo que los músculos desarrollan principalmente es su resistencia, no su fuerza. Al caminar o andar en bicicleta, usted aumenta la capacidad de su cuerpo para llevar más sangre a sus músculos, de manera que éstos son capaces de trabajar más tiempo sin fatigarse, indica el Dr. Morris B. Mellion, profesor en la Universidad de Nebraska en Omaha. Por el contrario, al hacer ejercicios con pesas las células de sus músculos realmente crecen. Cuando usted le pide a un músculo que mueva más peso que el normal y luego le permite descansar para recuperarse, las células musculares se hacen más gruesas. El músculo se vuelve más grande y más firme.

Desarrollar los músculos también moldea el cuerpo. Una libra de músculos ocupa menos espacio y es más firme y torneada que una libra de grasa. Por lo tanto, conforme usted reemplace la grasa con músculos, su cuerpo se pondrá más firme. Haga la siguiente prueba: oprima la parte superior de su antebrazo con un dedo. Su antebrazo consiste principalmente en músculos, así que debe sentirse bastante duro. Ahora apriete su abdomen, que tiende a acumular grasa. Lo más probable es que lo encuentre muy blando. Mientras la grasa se mueve, el músculo permanece en su lugar. Y mientras la grasa cuelga nada más, los músculos se pegan a su cuerpo y le dan una forma definida.

Los ejercicios con pesas, además de hacer que se vea mejor, también la harán más fuerte. Conforme vaya adelgazando le resultará más fácil cargar las bolsas de comestibles, subir escaleras y mover cajas.

Escultura corporal para mujeres

Si usted le preguntara a un hombre por qué levanta pesas, probablemente le diría que quiere tener más músculos. Diría que quiere un pecho de toro, hombros que parezcan un tanque y bíceps como bolos.

¿Conoce usted a alguna mujer que quiera verse así?

"Las metas que las mujeres perseguimos al hacer ejercicios con pesas son muy diferentes de las de los hombres", comenta Mia Finnegan, campeona nacional del Concurso de Buena Forma Física de los Estados Unidos. "El hombre quiere un pecho voluminoso y fuerte; la mujer quiere un busto bien formado. Un hombre quiere bíceps y tríceps enormes; una mujer quiere brazos torneados. Las mujeres queremos reducir de tamaño la parte inferior de nuestro cuerpo, nuestras caderas, asentaderas y muslos. A la mayoría de los hombres ni siquiera les importan sus piernas. Sólo les interesa la parte superior de su cuerpo".

Los ejercicios con pesas pueden aumentar el tamaño de los músculos de un hombre. Y debido a la imagen del levantador de pesas supermusculoso, muchas mujeres prefieren evitar el cuarto de pesas. Sin embargo, no tienen por qué preocuparse. De acuerdo con el Dr. Westcott, son rarísimos los casos de mujeres con la capacidad natural de desarrollar enormes cantidades de músculos.

Finnegan sirve de ejemplo. Mide 5 pies y 4 pulgadas (1.63 m) de estatura y pesa 125 libras (56 kg). Tiene más o menos un 15 por ciento de grasa corporal y los brazos torneados y tonificados. No le tiemblan las asentaderas. Su abdomen es tan firme que da envidia. Con todo se ve femenina y menuda. Si usted se encontrara con ella en la calle, nunca se imaginaría que se trata de una campeona de buena forma física a la que regularmente se le retrata en las revistas de fisicultura.

Cuando las mujeres le comunican a Finnegan su preocupación de que los ejercicios con pesas desarrollen sus músculos demasiado, ella les pregunta: "¿Le parece que soy demasiado musculosa?" "No", contestan, y dicen que quieren verse exactamente como ella. Así que Finnegan les pone un programa de ejercicios que incluye pesas.

"Nadie llega a decir: 'Quiero ser musculosa. Quiero verme como una de esas mujeres en las revistas de fisicultura.' Las mujeres quieren tener el cuerpo compacto, tonificado y menudo", dice Finnegan. "Creen que esas mujeres exageradamente musculosas de las revistas lo logran por medios naturales. Pero muchas de ellas se hacen implantes en el pecho y realzan su físico con drogas. Pocas mujeres pueden acumular músculos como ésos de forma natural".

Por lo tanto, usted no desarrollará bíceps como Arnold ni se convertirá en Arnolda. Lo que sí conseguirá son músculos más firmes y un metabolismo más acelerado. No obstante, antes de empezar necesita algunas indicaciones para levantar pesas correctamente.

Extienda su espacio. Al empezar a hacer ejercicios con pesas, las mujeres no se dan suficiente espacio, dice Nancy C. Karabaic, una entrenadora personal de Wheaton, Maryland. Tendemos a mantener los brazos pegados al cuerpo y las piernas juntas, como es propio de una dama. Karabaic dice que para trabajar correctamente con pesas hace falta extenderse y ocupar todo el espacio que sea necesario para sentirse a gusto.

Preste atención particularmente al hacer sentadillas (cuclillas) y el movimiento del remo vertical, afirma Karabaic. Para ejecutar correctamente una sentadilla tiene que sacar las asentaderas, indica la experta, lo cual al principio les da pena a muchas mujeres. Y el remo vertical implica sacar los codos hacia los lados, como si quisiera darle un codazo a alguien. Para realizar correctamente el movimiento del remo, necesita acostumbrarse a sacar los codos al doblarlos.

Aligere el arranque. En última instancia, para cada ejercicio con pesas su meta va a ser levantar una pesa tan ligera que la pueda alzar por lo menos ocho veces y lo bastante pesada para que le resulte imposible levantarla más de 15 veces, indica Tereasa Flunker, una fisióloga especializada en ejercicios del centro de terapia física ReQuest en Gainesville, Florida, y ganadora del concurso de belleza *Miss Gainesville* en 1988. No obstante, durante las primeras dos semanas de su programa de ejercicios con pesas, utilice pesas un poco más ligeras que las que acabamos de describir, para asegurarse de la ejecución correcta de los movimientos. Si empieza con pesas demasiado grandes tenderá a hacer trampa. Es decir, se ayudará con la espalda, hará las repeticiones demasiado rápido o se apoyará en el impulso. Por lo tanto, al principio concéntrese más en levantar las pesas correctamente que en levantar pesas grandes.

Agregue más peso. Una vez que pueda hacer entre ocho y 15 repeticiones de un ejercicio sin ningún problema debe aumentar el peso para ese ejercicio, indica Karabaic. Algunas mujeres se sentirán bien con ocho repeticiones y otras tendrán que esperar hasta lograr 15 antes de agregar más peso. Al principio de su programa es probable que pueda aumentar el peso cada mes o cada dos meses. En cambio, una vez que cumpla entre seis meses y un año con el programa, sus músculos ya no crecerán tan rápido, de modo que avanzará más despacio y tardará entre tres y seis meses entre cada aumento de peso.

Imagínese el ejercicio. Para levantar pesas correctamente es necesario que sienta el movimiento de sus músculos. No obstante, algunas mujeres con sobrepeso o que por la razón que sea no se sienten a gusto con sus cuerpos tienden a estar fuera de contacto con lo que hace falta para moverlos, explica Kathy Mangan, una entrenadora personal de Missoula, Montana. Al principio es posible que levantar pesas se sienta raro para ellas.

La imaginación puede ayudarla a superar esta incomodidad y a levantar pesas correctamente, indica Mangan. Antes de empezar a hacer los ejercicios con pesas descritos en las páginas siguientes, imagínese a sí misma realizando los movimientos representados por las ilustraciones. De forma particular, piense en las partes de su cuerpo que utilizará para ejecutar el movimiento correctamente y cómo se va a sentir.

No extienda sus articulaciones por completo. Al realizar cualquier ejercicio, asegúrese de no extender sus codos o rodillas por completo. Según Karabaic, si lo hace terminará apoyando el peso en la articulación en lugar del músculo y posiblemente se provoque un dolor en los codos o las rodillas.

Enderezca las muñecas. No debe extender los codos o las rodillas completamente, pero si mantenga derechas las muñecas, señala Karabaic. De otro modo le puede doler la muñeca o el antebrazo.

Respire. No vaya a olvidarse de respirar al levantar pesas. Exhale al levantar la pesa e inhale al bajarla, indica Karabaic. No contenga el aliento.

Escoja el que más le convenga

El Programa "Cada día más delgada" utiliza una gran variedad de ejercicios con pesas para moldear y al mismo tiempo fortalecer los músculos. La rutina completa tarda unos 20 minutos y debe repetirse tres veces a la semana. A continuación ofrecemos las opciones que tiene en cuanto al equipo estándar para este tipo de ejercicio.

Aparatos de pesas. Los aparatos de pesas se encuentran principalmente en los centros de buena forma física. Estos aparatos utilizan pesas y poleas o algún otro tipo de resistencia para trabajar grupos específicos de músculos de determinada manera. Permiten llevar a cabo una sesión controlada de ejercicios y realizar una gama segura de movimientos manteniendo una resistencia constante durante todo el proceso.

Los aparatos de pesas son un poco más seguros que las pesas sueltas, mancuernas y barras para pesas, porque no le tiene que preocupar la posibilidad de que una pesa grande se le caiga en la cabeza o el cuello. No obstante, muchos aparatos están diseñados para el cuerpo masculino común. Por lo tanto, a menos que usted mida 5 pies con 7 pulgadas (1.7 m) o más, tal vez termine tratando de ajustar el aparato constantemente sin sentirse nunca a gusto. No le eche la culpa a su técnica o falta de experiencia. Lo más probable es que el aparato no sea de su tamaño. Así que para las mujeres bajas de estatura los aparatos de pesas quizá no sean la mejor opción, opina Karabaic.

Ligas de resistencia. Estas grandes ligas elásticas se venden en muchas tiendas de artículos deportivos y equipo médico. Es una forma económica de comenzar un programa de pesas. Para trabajar sus brazos, piernas y otros grupos de músculos, simplemente tiene que estirar las ligas en varias direcciones. Las ligas de resistencia comerciales de marca se venden en juegos de varias ligas con distintas intensidades de tensión. De esta forma, cuando una liga se vuelve demasiado fácil para usted, puede continuar con otra más difícil de estirar.

Las ligas de resistencia son cómodas, fáciles de guardar e incluso se las puede llevar de vacaciones. No obstante, a veces son difíciles de manejar. Al jalarlas en un movimiento circular, como para hacer un *curl* de bíceps, sentirá más tensión en unos puntos que en otros y el movimiento resultará desigual. Además, tiene que hacer más repeticiones con las ligas de resistencia que con mancuernas o una barra para pesas para trabajar los músculos con la misma intensidad, señala Karabaic.

Mancuernas y barras para pesas. Las pesas libres tal vez sean la mejor opción. Las mancuernas y las barras para pesas no son más que unas barras provistas en cada extremo de un peso que puede variar. Se sostienen con las manos y ofrecen más o menos los mismos beneficios que los aparatos de pesas. Las mancuernas (se llaman *dumbbells* en inglés) son más pequeñas y se venden por pares, una para cada mano. Por lo general se venden con las pesas ya montadas y sujetadas en cada lado o a veces son una sola pieza metálica o plástica. Una barra para pesas es más larga, hay que ponerle las pesas y se levanta con las dos manos.

Las mancuernas bastan por sí solas para una buena sesión de ejercicios. Son relativamente baratas y cómodas para el uso casero (cuando no esté haciendo ejercicios puede guardarlas debajo de la cama).

Antes de empezar

Para los ejercicios con pesas del Programa "Cada día más delgada" necesitará mancuernas de varios tamaños y alguna especie de banca. Los expertos le ofrecen los siguientes consejos para equiparse.

Compre juegos de pesas de varios tamaños. Algunos músculos de su cuerpo van a ser más fuertes que otros, así que necesitará más que un par de mancuernas. Compre juegos de mancuernas de 3, 5 y 10 libras (1.3, 2 y 4.5 kg). Después, al desarrollar más fuerza, probablemente necesite mancuernas más pesadas. Según Flunker, la mayoría de las principiantes no requieren pesas de más de 10 libras. No obstante, si usted encuentra que una pesa de 10 libras no es suficiente, no vacile en conseguir pesas más pesadas, indica la experta.

Cómprelas de segunda mano. Para ahorrar al comprar sus mancuernas vaya a una tienda de artículos deportivos de segunda mano, como *Play It Again Sports*, visite las ventas de garaje u ofrezca a levantadores de pesas que hayan avanzado a un peso mayor comprarles sus pesas más ligeras, sugiere Flunker.

Busque la comodidad. A diferencia de las esteras mecánicas (*treadmills*), las máquinas escaladoras (*stair climbers*) y otros aparatos para hacer ejercicios, al comprar pesas sueltas no es necesario investigar mucho ni comparar los productos con detalle. De acuerdo con Mike May, portavoz de la Asociación Nacional de Fabricantes de Artículos Deportivos en North Palm Beach, Florida, las mancuernas no han cambiado mucho desde el día en que se inventaron.

Su principal objetivo es encontrar unas mancuernas que pueda sostener con comodidad, indica Mangan. Las mancuernas vienen de varios largos y anchos. Probablemente se sentirá más cómoda con unas mancuernas más cortas. Según Mangan, entre más larga la mancuerna, más difícil resulta manejarla.

También va a necesitar una banca cómoda. Algunas son más anchas que otras. Cuando vaya a la tienda, acuéstese en la banca para asegurarse que sea lo suficientemente ancha para sostener su cuerpo, sugiere Mangan. No es bueno que sus hombros o costados sobresalgan tanto que le da la impresión de poder caerse. Además, algunas bancas son más altas que otras. Asegúrese de que pueda tocar el piso cómodamente con los pies al estar acostada, dice Mangan.

Arrégleselas con recipientes de agua. Si no está lista para comprar mancuernas, puede usar unos recipientes de leche de plástico de un galón (3.78 l) llenos de agua, dice Molly Foley, una fisióloga especializada en ejercicios y la directora del centro de terapia física ReQuest. Un recipiente de leche de un galón lleno de agua pesa más o menos 8½ libras (3.8 kg). La cantidad de agua que le ponga dependerá del peso que piense levantar. Haga pruebas para determinar qué cantidad de agua es la indicada para usted. De acuerdo con Foley, probablemente tendrá que agregar o tirar un poco de agua conforme pase de un ejercicio al siguiente.

Improvise una banca. Para las principiantes, una banca de piano, una banca acolchada de mesa de picnic o algún otro objeto rectangular puede ser suficiente como banca para hacer ejercicios con pesas, indica Foley. Asegúrese de que su banca le permita bajar los codos abajo del nivel de su cuerpo al hacer el benchprés (pres de banca) y otros ejercicios semejantes, señala la experta. Acostarse en la cama o en el piso no funciona.

Póngase guantes. Puede realizar su sesión de ejercicios sin guantes para levantar pesas, pero se sentirá más cómoda con ellos. Los guantes le permiten sujetar la pesa bien y evitan la formación de callos.

Los ejercicios del Programa "Cada día más delgada"

Los ejercicios del Programa "Cada día más delgada" le servirán para tonificar todo su cuerpo. Fueron sugeridos por Michael Pollock, Ph.D., profesor de Ciencia del Ejercicio de la Universidad de Florida, con la ayuda de las fisiólogas especializadas en ejercicios Tereasa Flunker y Molly Foley, ambas de Gainesville. Los ejercicios que componen este programa trabajan el pecho, los hombros, el cuello, la espalda, los brazos, las piernas y las asentaderas, en este orden. (En el capítulo 21 encontrará ejercicios para trabajar el abdomen. El capítulo 20, por su parte, le permitirá concentrarse de manera más específica en otros puntos problemáticos: los muslos, las caderas, las asentaderas y los tríceps).

Al llevar a cabo el programa observe las siguientes indicaciones.

Siga el orden señalado. Haga los ejercicios en el orden que se indica. Están dispuestos de tal manera que pueda trabajar los músculos más grandes del pecho y la espalda antes de los más pequeños de los brazos. Los músculos más pequeños de los brazos ayudan a los grandes del pecho y de la espalda en ejercicios como el benchprés y el remo vertical. Según explica Flunker, si usted trabajara primero los músculos más pequeños, quedaría demasiado cansada para terminar los del pecho y la espalda.

Trate de fallar. Los músculos se fortalecen más rápido si los trabaja hasta que fallen. Eso significa que los habrá trabajado hasta el punto de no poder hacer una sola repetición más sin descansar. Debe trabajar con una pesa lo bastante pesada para que entre las 8 y las 15 repeticiones no le quede otra opción que desistir del esfuerzo, indica el Dr. Pollock. Esta falla de los músculos los hace más fuertes. Conforme progrese y pueda realizar entre 8 y 15 repeticiones sin problema, agregue otra serie o aumente el peso si está usando barras para pesas, agrega el experto.

Descanse. Después de cada ejercicio, descanse hasta por 2 minutos antes de continuar con el siguiente. Las pausas para descansar les dan a sus músculos la oportunidad de recuperarse y de prepararse para el siguiente esfuerzo. Cuando empiece a hacer los ejercicios, tal vez necesite descansar los 2 minutos completos antes de sentirse capaz

¿Pesas pesadas y pocas repeticiones? ¿O al revés?

Es posible que al empezar a hacer ejercicios con pesas la confundan con un dato erróneo. Tal vez otras mujeres dedicadas a hacer pesas le indiquen que podrá evitar desarrollar músculos demasiado voluminosos haciendo un gran número de repeticiones con una pesa ligera.

En parte tendrán razón. Un gran número de repeticiones con una pesa ligera desarrollan la resistencia de los músculos en lugar de su fuerza, lo cual significa que sus músculos no crecerán en la misma medida. El problema es que un gran número de repeticiones irían en contra de los propósitos de su programa de ejercicios con pesas. Lo que usted quiere es que aumente la fuerza y el tamaño de sus músculos, para que también se incremente el número de calorías que quema diariamente. Le conviene más hacer un menor número de repeticiones con más peso, desarrollar más músculos y quemar más calorías para eliminar más grasa, opina Wayne Westcott, Ph.D., asesor en fortalecimiento de Quincy, Massachusetts, para la YMCA de los Estados Unidos.

Benchprés (pres de banca) con mancuernas

Músculos que tonifica

Desarrolla el músculo del pecho (gran pectoral) alrededor de los senos. La cara posterior del brazo (tríceps) adquiere firmeza. Los hombros (deltoide anterior) adquieren más forma.

Qué hacer

A. Acuéstese boca arriba sobre una banca con las rodillas dobladas y la planta de los pies apoyada sobre la banca. (Si le cuesta trabajo mantener el equilibrio, puede apoyar las plantas de los pies en el piso). Sujete una mancuerna con cada mano con las palmas vueltas al frente, de manera que sus brazos formen un ángulo de 90 grados con su pecho; es decir, extienda los brazos directamente hacia arriba, como lo muestra la ilustración.

B. Baje las mancuernas hasta su pecho. Trate de no permitir que tiemblen al bajarlas lo más posible. Luego regrese a la posición inicial y repita.

En el gimnasio

Use el aparato para pres de pecho.

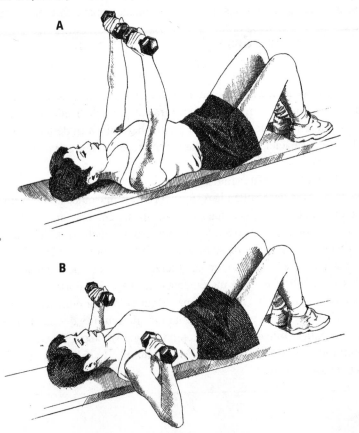

Cristos (vuelos) con mancuernas

Músculos que tonifica
Desarrolla el pecho (gran pectoral), ayudando a acentuar los senos.
Los hombros (deltoide anterior) adquieren más forma.

Qué hacer
A. Acuéstese boca arriba sobre una banca con las rodillas dobladas y las
plantas de los pies apoyadas sobre la banca. Sostenga las mancuernas
arriba de su pecho, con las palmas vueltas la una hacia la otra y los codos
ligeramente doblados.

B. Baje las pesas lo más posible describiendo un gran arco hacia los
costados de su cuerpo. Mantenga las palmas vueltas la una hacia la otra
y los codos ligeramente doblados para reducir el estrés en sus hombros.
Una vez que haya alcanzado el punto de máximo estiramiento, describa el
mismo arco de regreso para devolver las pesas a su posición inicial,
como si quisiera abrazar a alguien. Luego repita.

En el gimnasio
Use el aparato para vuelos/mariposas.

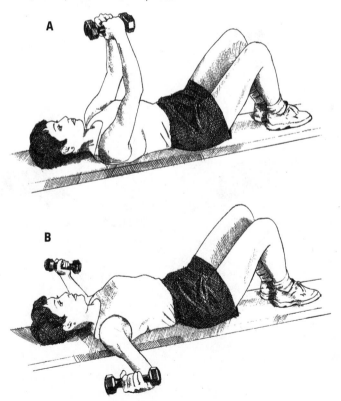

A

B

Pres con mancuernas

Músculos que tonifica

Los hombros (deltoides) adquieren forma, el cuello (trapecio) se desarrolla un poco y la parte posterior del brazo (tríceps) adquiere firmeza.

Qué hacer

A. Siéntese en una banca con la espalda recta. Sostenga una mancuerna con cada mano. Doble los codos para colocar las mancuernas a la altura de sus hombros a un lado de éstos. Debe tener las palmas de las manos vueltas al frente.

B. Levante las mancuernas hacia arriba. Tenga cuidado en mantener las pesas arriba de sus hombros y los codos ligeramente doblados. Regrese a la posición inicial y repita.

En el gimnasio

Use el aparato para pres por encima de la cabeza.

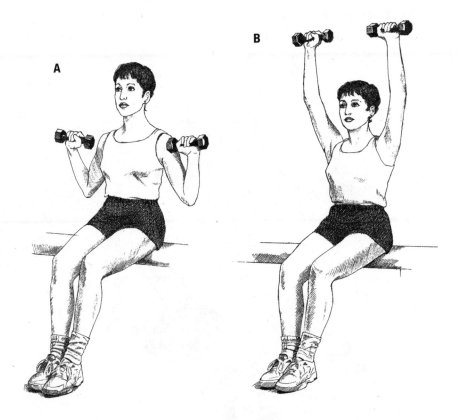

Remos verticales

Músculos que tonifica

Los hombros (deltoides) y el cuello (trapecio) se desarrollan ligeramente y adquieren forma.

Qué hacer

A. Póngase de pie y sostenga una mancuerna con cada mano con los nudillos al frente. Debe tener las mancuernas delante de su cuerpo debajo de la cintura. Deje colgar los brazos con los codos extendidos.

B. Doble y levante los codos para elevar las mancuernas hacia el techo. Trate de mantener las pesas lo más cerca posible de su cuerpo. Una vez que haya subido la pesa a la altura de sus axilas, regrese a la posición inicial y repita.

En el gimnasio

Use el aparato para levantamientos laterales.

A

B

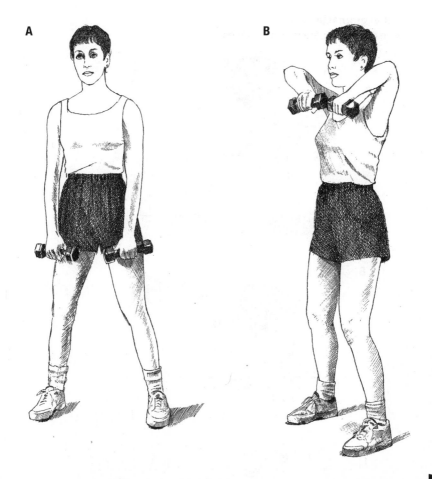

Remos laterales

Músculos que tonifica

Los músculos de la espalda (gran dorsal, romboides) crean un triángulo desde sus hombros hasta su cintura, estrechando su torso hacia abajo.

Qué hacer

A. Apoye la rodilla izquierda en un extremo de una banca acolchada para pesas, manteniendo ligeramente doblada la pierna derecha. Apóyese con el brazo izquierdo y sostenga una mancuerna con la mano derecha. Mantenga la espalda ligeramente arqueada.

B. Levante la mancuerna hasta que su codo derecho quede varias pulgadas arriba de su espalda, como lo muestra la ilustración. Acuérdese de mantener la espalda ligeramente arqueada y la pierna de apoyo extendida. Regrese la mancuerna a la posición inicial y repita. Después de terminar sus repeticiones, repita del otro lado.

En el gimnasio

Use el aparato para remos sentados.

A

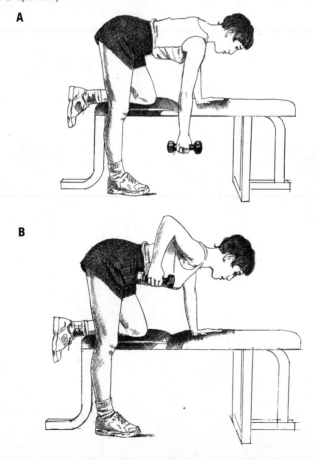

B

Extensión de la espalda

Músculos que tonifica
La baja espalda (músculo de la masa común) y las asentaderas (glúteos) adquieren firmeza, para seguir tonificando su torso, cintura y caderas.

Qué hacer
A. Enrolle dos toallas de modo que cada una quede de unas 2 pulgadas (5 cm) de grueso. Acuéstese boca abajo y coloque una toalla debajo de su abdomen y la otra debajo de su frente. Extienda ambos brazos arriba de su cabeza.

B. Apriete las asentaderas al levantar uno de sus brazos extendidos y la pierna del lado contrario. Mantenga extendido el brazo y los dedos apuntando al frente. También debe hacer punta con el pie. Sostenga de 5 a 10 segundos y repita del otro lado.

En el gimnasio
Use la silla romana o el aparato de hiperextensión.

A

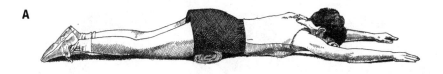

B

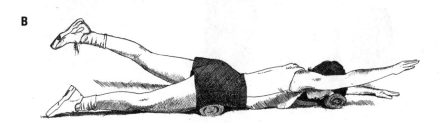

Curl con mancuerna, de pie

Músculos que tonifica

La parte anterior del brazo (bíceps) adquiere forma y tiembla menos cuando usted se mueve.

Qué hacer

A. Párese con las rodillas ligeramente dobladas y los pies separados a la misma distancia que el ancho de sus hombros. Sostenga una mancuerna con cada mano, manteniendo la espalda recta y la cabeza levantada; descanse los brazos a sus costados, con las palmas vueltas hacia la parte exterior de sus muslos.

B. Haga girar un brazo de manera que la palma de su mano quede al frente.

C. Doble ese brazo acercando el antebrazo al bíceps con la palma vuelta hacia arriba. Baje la pesa, haga girar el brazo para volver a la posición inicial y repita del otro lado. Siga cambiando de lado hasta que termine sus repeticiones. Si así lo prefiere, también puede hacer el ejercicio con los dos brazos al mismo tiempo.

En el gimnasio

Use el aparato para *curl* de bíceps.

A   B   C

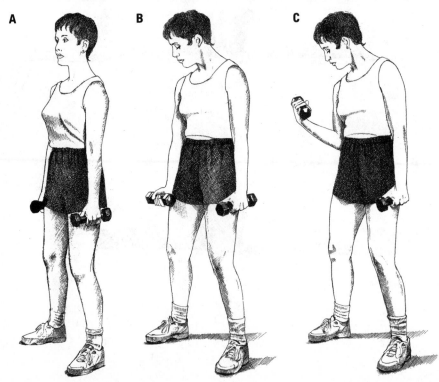

Curl sentado

Músculos que tonifica

La parte anterior del brazo (bíceps) adquiere forma, mejorando su aspecto con blusas sin manga.

Qué hacer

A. Siéntese en el borde de una banca. Coloque los pies en el piso a unos 2 pies (60 cm) de distancia el uno del otro. Sostenga una mancuerna en la mano con la palma vuelta hacia arriba. Inclínese ligeramente al frente y coloque la mano que no está sosteniendo la mancuerna sobre la rodilla del mismo lado. Luego apoye el codo de la mano que sostiene la mancuerna sobre su muslo un poco arriba de la rodilla de ese lado, con el brazo colgado hacia el piso.

B. Acerque la mancuerna a su hombro siguiendo un semicírculo, sin despegar el codo de su muslo. Baje la pesa. Después de terminar sus repeticiones, repita del otro lado.

En el gimnasio

Use el aparato para *curl* de bíceps.

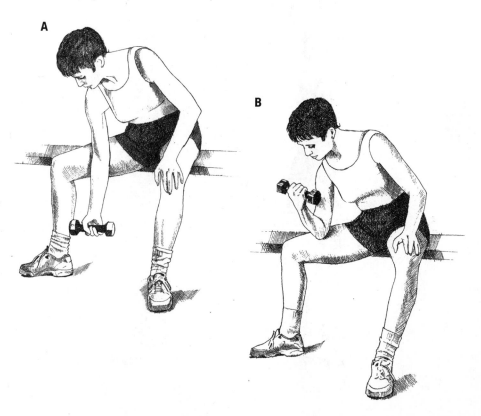

A

B

Pres francés

Músculos que tonifica
Da firmeza a la parte posterior del brazo (tríceps), lo cual evita que le tiemble.

Qué hacer
A. Sostenga una mancuerna con las dos manos justo detrás de la parte superior de su cabeza. Sujete una de las pesas de la mancuerna con las palmas de las manos y los pulgares, extendiendo los brazos. Párese derecha con los pies separados a la misma distancia que el ancho de sus hombros o siéntese en el borde de una banca.

B. Mantenga los antebrazos cerca de su cabeza al bajar la pesa detrás de ésta con un movimiento semicircular, hasta que sus antebrazos casi toquen sus bíceps. Regrese a la posición inicial y repita.

En el gimnasio
Use el aparato para extensión de tríceps.

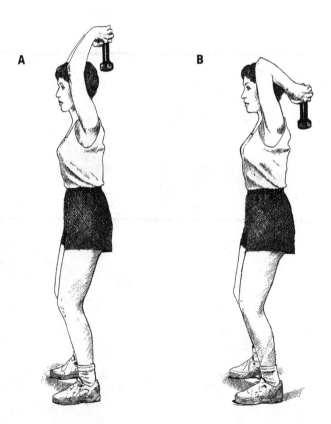

A   B

Extensión con mancuernas

Músculos que tonifica

Da firmeza a la parte posterior del brazo (tríceps), lo cual evita que le tiemble.

Qué hacer

A. Párese con las rodillas ligeramente dobladas y un pie delante del otro a una distancia cómoda. Coloque una mano sobre la banca o sobre la rodilla de su pierna de adelante para equilibrarse. Mantenga la parte superior del torso en posición paralela a la banca. Tome la mancuerna con la otra mano. Doble el brazo de la mancuerna y acerque el codo a su costado hasta que quede a la altura de su hombro. Asegúrese de mantener el brazo a un ángulo de 90 grados con la palma vuelta hacia su costado.

B. Su codo debe permanecer en el mismo lugar mientras lleva a cabo el movimiento. Extienda la pesa hacia atrás hasta que su antebrazo quede en posición paralela al piso. No levante la mancuerna arriba de su cuerpo. Sostenga hasta la cuenta de dos y regrese lentamente a la posición inicial. Después de terminar una serie, repita del otro lado.

En el gimnasio

Use el aparato para extensión de tríceps.

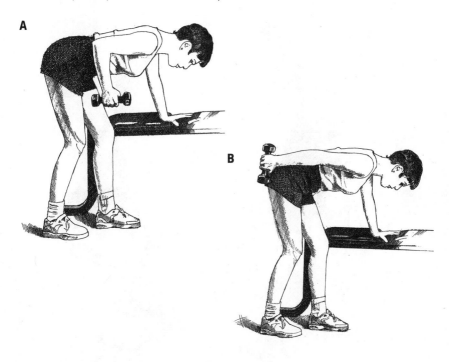

A

B

Sentadillas (cuclillas) con mancuernas

Músculos que tonifica

Tensa, moldea y da firmeza a la cara anterior de los muslos (cuadríceps)
y a las asentaderas (glúteos), dándoles a sus piernas una apariencia más
lisa y firme.

Qué hacer

A. Párese y sostenga una mancuerna con cada mano. Levante las mancuernas a la parte exterior de sus hombros con las palmas vueltas al frente,
como lo muestra la ilustración.

B. Doble las rodillas y baje su cuerpo como si fuera a sentarse en una silla,
manteniendo la cabeza y la espalda en línea recta e inclinándose un poco al
frente. Al hacer la sentadilla, baje hasta donde pueda hacerlo cómodamente,
deteniéndose cuando sus muslos queden en posición casi paralela al piso,
como lo muestra la ilustración. Vuelva a la posición inicial y repita.

En el gimnasio

Use el aparato para pres de pierna.

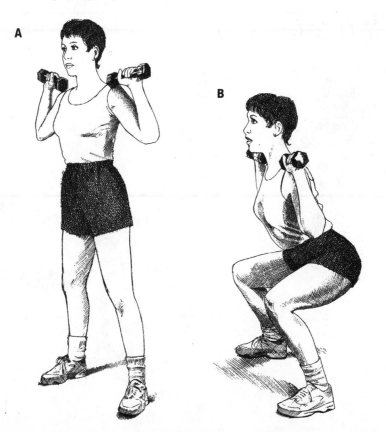

A

B

Arcos con mancuernas

Músculos que tonifica

Tensa, moldea y da firmeza a las asentaderas (glúteo mediano, glúteo mayor) y la cara anterior de los muslos (cuadríceps).

Qué hacer

A. Sostenga una mancuerna con cada mano, con los brazos colgados a sus costados y las palmas vueltas hacia su cuerpo.

B. Dé un gran paso al frente hasta que su muslo quede casi en posición paralela al piso, manteniendo erguida la cabeza y recta la espalda. Doble la rodilla de adelante mientras la de atrás casi toca el piso, como lo muestra la ilustración. Impúlsese de vuelta a la posición inicial y repita con la otra pierna.

En el gimnasio

Use un aparato para pres de pierna que trabaje una pierna a la vez.

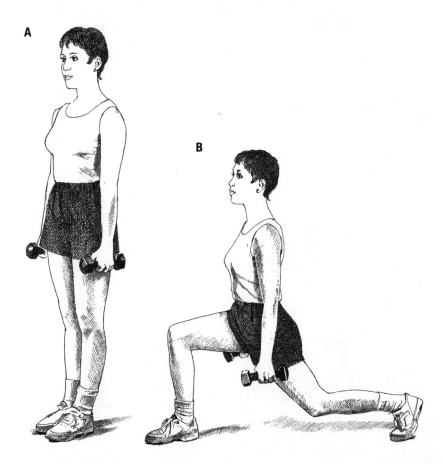

A

B

A

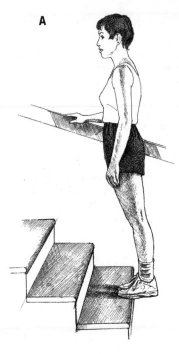

Pantorrillas

Músculos que tonifica

Tensa, moldea y da firmeza a las pantorrillas (gemelos, sóleo).

Qué hacer

A. Párese con los dedos y la parte anterior de la planta de los pies en un escalón, con los talones extendidos delante del mismo.

B. Baje los talones lo más posible hacia el piso o el escalón inferior, manteniendo las rodillas ligeramente dobladas, como lo muestra la ilustración.

C. Elévese de puntillas lo más alto posible. Repita.

En el gimnasio

Use el aparato para hacer pantorrillas de pie o sentada.

B

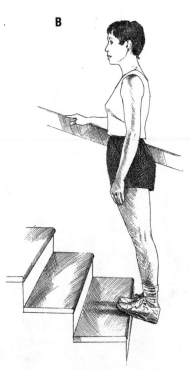

C

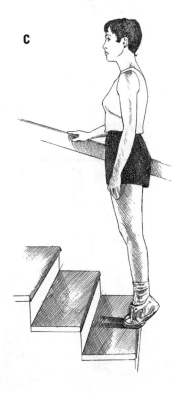

de hacer el siguiente. Conforme pase el tiempo, probablemente podrá reducir su tiempo de descanso, comenta Foley.

Cuide su postura. Una buena postura le ayudará a proteger sus articulaciones y columna contra la presión, indica Flunker. Antes de cada movimiento fíjese que su postura sea buena. Párese con los pies separados a la misma distancia que el ancho de sus hombros y con las rodillas ligeramente dobladas. Deje que los brazos le cuelguen, relajados, a sus costados. Levante el esternón llevando sus hombros hacia atrás y abajo. Incline la pelvis de tal manera que su baja espalda esté recta y no arqueada hacia adentro. Según Flunker, esta es la postura que debe adoptar cuando se encuentre en posición vertical (de pie) u horizontal (acostada en una banca). Cuando se incline, mantenga recta la espalda y el pecho doblándose por las caderas.

Descanse cada dos días. Lo ideal sería que tratara de hacer estos ejercicios tres días a la semana con por lo menos un día de descanso entre sesiones. El descanso les dará a sus músculos la oportunidad de recuperarse, explica el Dr. Pollock.

Haga la prueba en el gimnasio. Los ejercicios descritos a continuación requieren mancuernas, pero usted puede realizar movimientos similares en los aparatos del gimnasio. En cada ejercicio se indica el nombre del aparato que puede utilizar en el gimnasio para trabajar los mismos músculos.

Cómo mantener su flexibilidad

Muchos ejercicios con pesas tienden a acortar los músculos, lo cual les resta flexibilidad, indica Flunker. Al estirar estos músculos con regularidad, disminuirá el dolor que haya, reducirá su riesgo de lesiones y obtendrá un mayor campo de movilidad. Trate de hacer los siguientes ejercicios de flexibilidad en el orden indicado antes y después de cada sesión de pesas; realice cada uno tres veces y sostenga cada estiramiento entre 10 y 20 segundos, sugiere la experta.

Círculos con los hombros. Empiece con los hombros relajados y hágalos girar lentamente hacia atrás, hasta que sienta sueltos los músculos. Luego cambie de dirección y hágalos girar hacia delante.

Apretón de los omóplatos. Párese con las manos entrelazadas detrás de usted. Jale sus manos entrelazadas hacia abajo y levante el esternón para hacer descender sus omóplatos. Luego levante sus manos entrelazadas hacia el techo lo más alto que pueda. Es posible que su cuerpo se incline al frente. Sostenga durante unos 20 segundos y luego relájese.

Estiramiento del pecho. Párese en el marco de una puerta con un pie puesto unas pulgadas delante del otro para equilibrarse. Extienda sus brazos hacia los lados y apoye las palmas de las manos en las paredes al lado de la puerta. Inclínese al frente de manera que sienta el estiramiento. Sostenga durante unos 20 segundos. Luego varíe el estiramiento colocando las manos más arriba y más abajo sobre la pared.

Flexión de la espalda. Acuéstese boca arriba. Utilice los brazos para jalar una de sus rodillas hasta su pecho. Sostenga durante 20 segundos y suelte. Repita del otro lado.

Estiramiento de la espalda. Ponga las rodillas y las manos en el piso, como un bebé que empieza a gatear. Sus pantorrillas y muslos deben formar un ángulo de 90 grados en sus rodillas. Debe tener recta la espalda y los brazos extendidos en línea vertical hacia el piso directamente debajo de sus hombros. Baje las asentaderas hacia sus talones. (No separe las manos de su posición inicial). Se verá como un gato que se estira. Sienta el estiramiento en su columna. Sostenga durante 20 segundos.

Estiramiento del músculo flexor de la cadera. Apóyese con una rodilla en el piso, como una persona que le está haciendo una propuesta de matrimonio a otra. Sus dos rodillas deben formar ángulos de 90 grados. Luego realice una inclinación pélvica: con el pecho erguido, inclínese al frente hasta que sienta un estiramiento en la pierna que tiene la rodilla en el piso. La mayoría de las personas no pueden inclinarse más abajo que su rodilla doblada al mantener una inclinación pélvica. Sostenga durante 20 segundos y repita del otro lado.

Estiramiento de los ligamentos de la corva. Acuéstese boca arriba con la rodilla izquierda doblada y el pie izquierdo apoyado en el piso. Extienda la pierna derecha en posición vertical, formando un ángulo de 90 grados en relación con el piso. Flexione el pie derecho. Con las manos, jale la pierna extendida hacia su pecho. Sostenga durante 20 segundos. Repita con la pierna derecha doblada y la izquierda levantada.

Estiramiento de los muslos. De pie, apoye la mano izquierda en una pared para equilibrarse. Extienda la mano derecha por detrás y sujete el tobillo de su pierna derecha, de manera que su pie se acerque lo más posible a tocarle las asentaderas. No se incline al frente ni permita que se le arquee la espalda. Sostenga durante 20 segundos. Repita del otro lado.

Estiramiento de la pantorrilla. Con una pierna delante de la otra, más o menos a un paso de distancia, haga presión contra una pared como si quisiera derribarla. Mantenga recta la pantorrilla y la rodilla de la pierna que está estirando, mientras su otra rodilla debe estar doblada y empujando al frente delante de usted. Mantenga ambos talones en contacto con el piso y el cuerpo recto, de manera que pueda sentir el estiramiento en la pantorrilla de su pierna de atrás. Sostenga durante 20 segundos. Repita del otro lado.

Estiramiento del cuello hacia delante. Sentada o de pie con el cuerpo erguido, acerque la barbilla a su pecho lo más posible. Sostenga durante 20 segundos.

Estiramiento lateral del cuello. Sentada o de pie con el cuerpo erguido, mantenga la cara volteada al frente mientras inclina una oreja hacia el hombro del mismo lado. Sostenga durante 20 segundos. Repita del otro lado.

Estiramiento lateral. Levante los brazos arriba de su cabeza y entrelace las manos. Inclínese hacia un lado sin desviar el cuerpo hacia delante o atrás. Sostenga durante 20 segundos. Repita del otro lado.

Capítulo 20

Soluciones para zonas problemáticas

Lo más probable es que no podamos vernos todas como supermodelos, dicen los expertos, pero sí podemos vernos como la mejor versión de nosotras mismas.

Muslos mantecosos, caderas de hipopótamo, asentaderas gelatinosas.

Insultamos nuestros cuerpos con palabras muy feas. Usamos calificativos críticos exagerados como éstos para describir los muslos que se extienden para saludarse cada vez que nos sentamos. O las caderas que nos impiden subir nuestros viejos pantalones de mezclilla (mahones, *jeans*) hasta la cintura. O las asentaderas que rebasan los límites fijados por la industria de los trajes de baño. Son cuatro las partes del cuerpo más castigadas por nuestras críticas: los muslos, las caderas, las asentaderas y los brazos (esos que oscilan como péndulos cuando usted cuelga ropa para secarla).

Usamos este tipo de lenguaje porque queremos parecernos a las mujeres que son la excepción, no la regla, en lo que se refiere a la forma del cuerpo femenino. Nos referimos a las mujeres que no parecen tener ni un gramo de grasa en las caderas, los muslos, las asentaderas o los brazos.

Sin embargo, existe una explicación fácil de por qué no somos como esas mujeres, de por qué la mayoría de nosotras somos un poco más robustas en ciertas partes de nuestros cuerpos: nuestros genes nos diseñaron así. Desde el día en que el cromosoma X de nuestro papá se enganchó con el de nuestra mamá, se selló nuestro destino genético de acumular grasa más abajo de la cintura, arriba de las rodillas y en la parte inferior de los brazos.

La grasa tiene un plan

¿Cómo realizan su trabajo sucio los genes? Producen hormonas y enzimas que influyen en la distribución de la grasa, explica Claude Bouchard, Ph.D., profesor de Fisiología de los Ejercicios en la Universidad Laval de Ste. Foy, Quebec. El experto da varios ejemplos. Hay mujeres cuyas enzimas celulares promotoras de la acumulación de la grasa son más activas, y esto en parte es una característica genética. Ellas tienden a acumular volumen en los muslos, las caderas y las asentaderas. También hay mujeres que, gracias en parte a la genética, tienen cantidades más elevadas de hormonas femeninas como estrógeno y progesterona. Esto resulta en que ellas tiendan a ser más robustas de la cintura para abajo. Finalmente, la genética puede llegar a molestar un tercer grupo de mujeres, las que tienen muslos gruesos heredados de sus mamás y abuelas.

Pero ahí no se acaba la historia. Aparte de afectar cómo luce nuestro cuerpo, la genética también juega un papel cuando tratamos de cambiarnos. Resulta que al perder peso, esos kilitos de más no siempre desaparecen como quisiéramos. En cambio, los soltamos de una manera predeterminada por los genes. Por ejemplo, la grasa del pecho suele reducirse primero, lo cual nos achica los senos. Más o menos al mismo tiempo perdemos grasa abdominal. (¡menos mal!). No obstante, la grasa de nuestras piernas, caderas y asentaderas se porta como un grupo de inquilinos tercos que no quieren hacer caso de las órdenes de desalojo y tienen que ser sacados a la fuerza, entre gritos y pataleos, mientras la bola de demolición destruye el apartamento.

Después de lo que le acabamos de explicar, tal vez le parezca difícil de creer que esta jugarreta genética del destino también tiene su aspecto positivo. Cuando la grasa se concentra en las asentaderas, muslos y caderas del cuerpo, a esto se le llama un "cuerpo en forma de pera". Cuando la grasa se concentra alrededor de la panza, a esto se le llama "cuerpo en forma de manzana". Los hombres generalmente son los que tienen cuerpos en forma de manzana, lo cual se ha vinculado con muchas enfermedades, entre ellas diabetes, colesterol alto y enfermedades cardíacas. En cambio, los investigadores dicen que el cuerpo en forma de pera no presenta tales riesgos. Pues algo es algo, ¿no? Ahora bien, aunque las que tenemos cuerpos en forma de pera podemos jactarnos de su valor en cuanto a la salud, tenemos que cuidarnos para no terminar con un cuerpo en forma de manzana. Y justamente así es como terminamos muchas de nosotras al envejecer.

No obstante, no hay que preocuparse por esto ni por los efectos de la maldita genética. El Programa "Cada día más delgada" ofrece muchas soluciones para que usted sea la que mande en sus zonas problemáticas mientras protege a su salud.

Una transformación realista

Lo más importante para tener éxito al tratar de controlar sus zonas problemáticas es fijarse metas realistas que estén a su alcance, indica Keli Roberts, una entrenadora de Hollywood, California, que ha hecho muchos videos de ejercicios.

Las mujeres por lo común cometemos dos errores cuando se trata de fijarnos metas en cuanto a la firmeza de nuestros cuerpos, señala Roberts. En primer lugar, nos comparamos con una mujer ideal, ya sea Demi Moore, Cindy Crawford o una amalgama de distintas partes tomadas de los cuerpos de varias mujeres famosas. Y esperamos que los ejercicios de alguna manera nos den la apariencia de nuestra mujer ideal; es decir, que no sólo adelgacen y tonifiquen nuestras partes problemáticas sino que también alarguen nuestros cuerpos o milagrosamente cambien nuestra estructura ósea.

No obstante, el ejercicio tiene sus límites. Por ejemplo, algunas celebridades, tales como Tina Turner, la supermodelo Vendela Kirsebom y Melanie Griffith, tienen las piernas largas y esbeltas. Su largo realza la esbeltez. Si usted tiene las piernas más cortas, puede lograr que estén igual de tonificadas, pero nunca se alargarán, afirma Greg Isaacs, el entrenador tanto de Griffith como de Kirsebom.

Por lo tanto, en lugar de fantasear acerca de sus deseos de verse como una modelo o una celebridad, sugiere Roberts, cree en su mente la imagen de una versión mejorada de sí misma.

De acuerdo con Roberts, nuestro segundo error es que tratamos de tonificar partes específicas de nuestro cuerpo en lugar del cuerpo completo. Por ejemplo, algunas mujeres que quieren tonificar sus piernas sólo hacen levantamientos de pierna y nada más. Terminan sintiéndose un poco más fuertes, pero obtienen malos resultados en lo que a la tonificación se refiere. Para obtener buenos resultados, usted necesita hacer ejercicios aeróbicos para quemar grasa y ejercicios con pesas para desarrollar los músculos que aceleran su metabolismo, declara Michael Pollock, Ph.D., profesor de Ciencia del Ejercicio de la Universidad de Florida en Gainesville. Por lo tanto, los ejercicios específicos para controlar sus partes problemáticas del Programa "Cada día más delgada" están diseñados para usarse junto con los aeróbicos y otros ejercicios de tonificación general.

Además del hecho de que funciona tomando en cuenta a todo el cuerpo, este enfoque también tiene otra ventaja: nos ayuda a evitar lesiones. Al trabajar los músculos de una sola parte del cuerpo —como nuestras piernas—, obtenemos un cuerpo desequilibrado en el que algunos músculos son mucho más fuertes que otros. Los músculos más fuertes están dispuestos a aceptar más trabajo del que los más débiles pueden manejar, lo cual llega a causar lesiones en éstos.

Pautas para perfeccionar sus partes

El plan de ejercicios del Programa "Cada día más delgada" que presentamos a continuación fue creado por el Dr. Pollock y por Molly Foley, una fisióloga especializada en ejercicios y la directora del centro de terapia física ReQuest en Gainesville, Florida, así como por Tereasa Flunker, una fisióloga especializada en ejercicios que también trabaja con ReQuest. Estos ejercicios dan firmeza a los muslos, las caderas, las asentaderas y los brazos, en este orden. Observe las siguientes indicaciones para obtener los mejores resultados.

No se olvide de su cuerpo en general. No se concentre en un solo defecto de su figura, pasando por alto el resto de su cuerpo. Combine los ejercicios para trabajar sus zonas problemáticas con el programa de ejercicios con pesas para todo el cuerpo descrito en el capítulo 19, además de hacer alguna forma de ejercicio aeróbico, recomienda el Dr. Pollock. Para dar firmeza a sus muslos, caderas y asentaderas, por ejemplo, empiece con las sentadillas (cuclillas) y/o los arcos descritos en las páginas 336 y 337. Luego siga con los ejercicios para muslos, caderas y piernas explicados entre las páginas 347 y 355, en el orden indicado.

Para dar firmeza a sus brazos, empiece con el pres francés y la extensión con mancuernas de las páginas 334 y 335. Luego haga los ejercicios para brazos que se muestran en las páginas 356 y 357, así como en la 360 y la 361.

Escoja lo que le guste. No necesariamente tiene que hacer todos los ejercicios del Programa "Cada día más delgada" para obtener piernas y brazos bien formaditos. Empiece con los primeros dos, que son levantamientos de pierna. Para personalizar su programa puede elegir los ejercicios que le gusten. El cuarto levantamiento de pierna y ambas inclinaciones pélvicas trabajan las asentaderas, por ejemplo. Las dos primeras elevaciones de pierna trabajan la cara interior del muslo. Tanto la extensión del tríceps como los fondos de banca trabajan la parte posterior de los brazos. De estos grupos de ejercicios, escoja los que más disfrute, sugiere Flunker.

Agregue peso. Puede hacer los ejercicios sin peso adicional. No obstante, al progresar tal vez quiera utilizar mancuernas o polainas para aumentar la resistencia. (*Nota:* Una polaina es un tipo de pesa parecida a una pulsera gorda que se sujeta con velcro alrededor de alguna parte del cuerpo, como los tobillos o las muñecas). De acuerdo con el Dr. Pollock, el peso adicional intensificará el ejercicio y usted obtendrá mejores resultados con menos repeticiones. Agregue un peso de acuerdo con el nivel de condición física con el que pueda sentirse a gusto. El experto sugiere ir aumentando el peso en entre 2 y 3 libras (0.9 y 1.3 kg) cada vez que esté lista para hacerlo.

Las descripciones de varios de los ejercicios incluyen indicaciones acerca del uso de peso adicional, como polainas para el tobillo. Búsquelas en las tiendas de artículos deportivos. Las polainas para los tobillos, provistas de una bolsa en la que se introducen varias pesas, son económicas. En lugar de comprar pesas adicionales al progresar, puede ir agregando peso conforme se haga más fuerte. Y cuando le resulte fácil utilizar una polaina totalmente cargada, puede ponerse dos en la misma pierna en lugar de comprar un juego de pesas más pesadas, indica Flunker.

Cuente sus repeticiones. Para obtener los mejores resultados con estos ejercicios, haga de una a tres series de 8 a 15 repeticiones, dice Flunker. Sostenga los músculos que está trabajando hasta la cuenta de dos y relájelos hasta la cuenta de cuatro.

Respire. Asegúrese de exhalar al contraer los músculos y de inhalar al relajarlos, señala el Dr. Pollock.

Levantamiento de pierna Nº 1

Músculos que tonifica
Tensa y moldea la parte anterior del muslo (cuadríceps).

Qué hacer
A. Siéntese en una mesa, banco o silla sólida. Apoye las palmas de las manos en la silla, el banco o la mesa. Puede recargarse en sus manos para equilibrarse, pero trate de no agarrar el borde de su asiento.

B. Estire una pierna manteniendo flexionado el pie, como se muestra en la ilustración. Apoye la otra pierna en el piso o sobre un taburete, según la altura de su asiento. Sostenga esta posición hasta la cuenta de dos y baje la pierna. Realice una serie de repeticiones con una pierna y repita con la otra.

Para incrementar la resistencia, puede hacer este ejercicio con polainas ligeras. Empiece con 1 libra (448 g). Cuando pueda hacer dos series fácilmente, aumente el peso.

En el gimnasio
Utilice la máquina para extensión de piernas.

A **B**

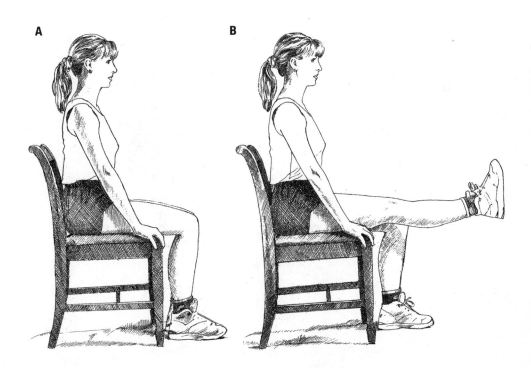

Levantamiento de pierna Nº 2

Músculos que tonifica
Moldea y da firmeza a la parte posterior del muslo (ligamentos de la corva).

Qué hacer
A. Párese con las manos apoyadas en una mesa para equilibrarse.

B. Doble una rodilla lentamente, acercando el talón a sus asentaderas; deténgase al llegar a un ángulo de 90 grados. Sostenga hasta la cuenta de dos y baje la pierna lentamente. Haga una serie de repeticiones con una pierna y repita con la otra.

Para incrementar la resistencia, puede hacer este ejercicio con polainas ligeras. Empiece con 1 libra (448 g). Cuando pueda hacer tres series fácilmente, aumente el peso.

En el gimnasio
Use el aparato para *curl* de pierna.

A   B

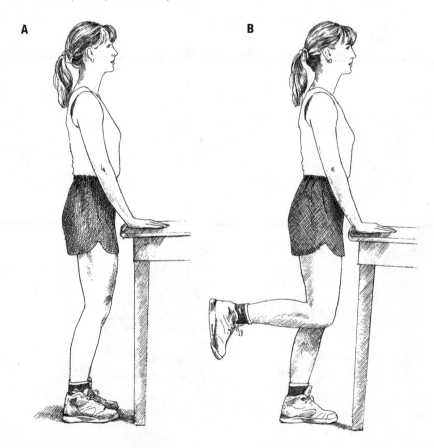

Levantamiento de pierna Nº 3

Músculos que tonifica
Moldea y da firmeza a la parte anterior de los muslos (cuadríceps).

Qué hacer
A. Acuéstese boca arriba con una rodilla extendida y la otra doblada.

B. Levante la pierna estirada hasta un ángulo de 45 grados, manteniéndola completamente recta. Sostenga hasta la cuenta de dos. Luego bájela y repita. Haga una serie con una pierna; repita con la otra.

Para incrementar la resistencia puede hacer este ejercicio con polainas ligeras. Empiece con 1 libra (448 g). Cuando pueda hacer tres series fácilmente, aumente el peso.

En el gimnasio
Utilice el aparato para extensión de piernas.

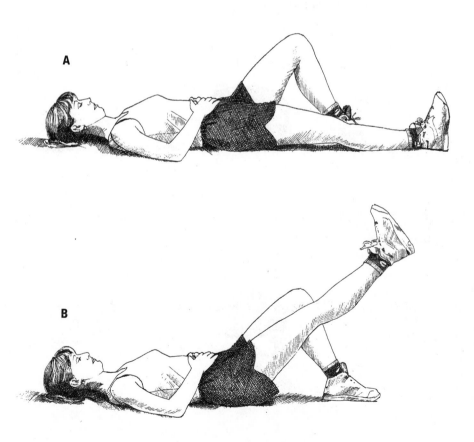

A

B

Levantamiento de pierna Nº 4

Músculos que tonifica
Da firmeza a la parte posterior de los muslos (ligamentos de la corva), los glúteos y el músculo de la masa común (epiespinoso, dorsal largo).

Qué hacer
A. Acuéstese boca abajo apoyando las caderas en una almohada, como lo muestra la ilustración.

B. Separe una pierna del piso y levántela lo más alto que pueda sin arquear la espalda. Sostenga hasta la cuenta de dos. Bájela y repita. Termine una serie con una pierna y repita con la otra.

Para incrementar la resistencia puede hacer este ejercicio con polainas. Empiece con 1 libra (448 g). Cuando pueda hacer tres series fácilmente, aumente el peso.

En el gimnasio
Use el aparato para la baja espalda.

A

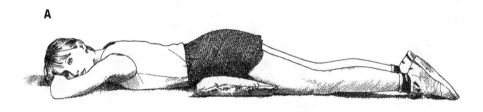

B

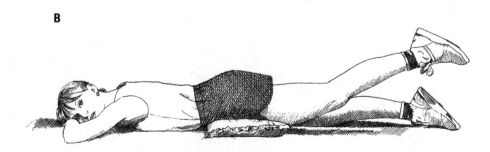

Inclinación pélvica Nº 1

Músculos que tonifica

Moldea y da firmeza a los glúteos y los músculos abdominales.

Qué hacer

A. Acuéstese boca arriba con las dos piernas dobladas y los pies apoyados en el piso. Contraiga los músculos abdominales y apriete la parte baja de la espalda contra el piso.

B. Separe el torso del piso lo más alto posible mientras aprieta las asentaderas y mantiene las asentaderas, la espalda y los hombros en línea recta. Sostenga de 5 a 10 segundos y repita.

En el gimnasio

Use el aparato para la baja espalda.

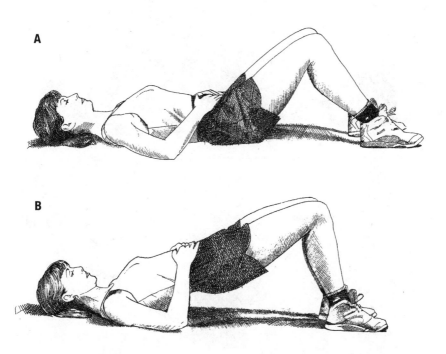

A

B

Inclinación pélvica Nº 2

Músculos que tonifica
Moldea y da firmeza a los músculos abdominales y asentaderas (glúteos).

Qué hacer
A. Acuéstese boca arriba con las dos piernas dobladas and los pies apoyados en el piso. Contraiga los músculos abdominales and apriete la parte baja de la espalda contra el piso mientras aprieta las asentaderas y mantiene las asentaderas, la espalda y los hombros en línea recta.

B. Extienda la pierna derecha mientras contrae los músculos de su muslo izquierdo. Mantenga la pelvis, la pierna extendida y la espalda en línea recta. Sostenga de 5 a 10 segundos. Regrese la pierna derecha a la posición inicial. Alterne las piernas derecha e izquierda hasta terminar entre 5 y 10 extensiones por pierna. Descanse entre extensiones, de ser necesario.

En el gimnasio
Use el aparato para la baja espalda.

A

B

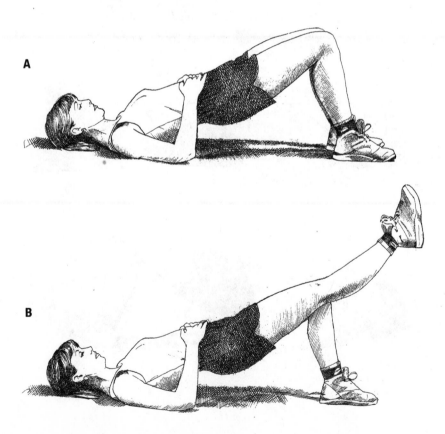

Elevación de pierna N⁰ 1

Músculos que tonifica
Da firmeza a la cara interior de los muslos (aductores).

Qué hacer
A. Acuéstese sobre un costado, apoyando la cabeza con la mano del brazo doblado que descansa en el piso. Doble la pierna superior y coloque el pie delante de la rodilla de la pierna que está descansando en el piso.

B. Eleve la pierna extendida sobre el piso hacia el techo. Sostenga hasta la cuenta de dos. Baje y repita. Termine una serie con una pierna y luego repita con la otra.

Para incrementar la resistencia puede hacer este ejercicio con una polaina en la pierna que está descansando en el piso. Empiece con 1 libra (448 g). Cuando pueda hacer tres series fácilmente, aumente el peso.

En el gimnasio
Use el aparato para aducción de las caderas.

A

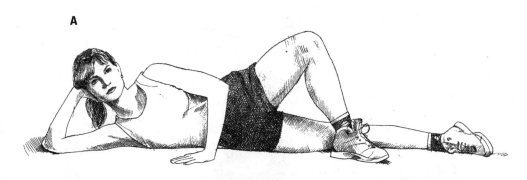

B

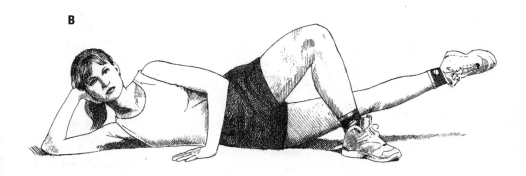

Elevación de pierna Nº 2

Músculos que tonifica
Da firmeza a la cara interior de los muslos (aductores).

Qué hacer
A. Acuéstese boca arriba con las piernas elevadas y abiertas y los talones apoyados en la pared, como lo muestra la ilustración.

B. Junte las piernas deslizando los talones por la pared. Abra las piernas y repita.

Para incrementar la resistencia puede hacer este ejercicio con polainas. Empiece con 1 libra (448 g). Cuando pueda hacer tres series fácilmente, aumente el peso.

En el gimnasio
Use el aparato para aducción de las caderas.

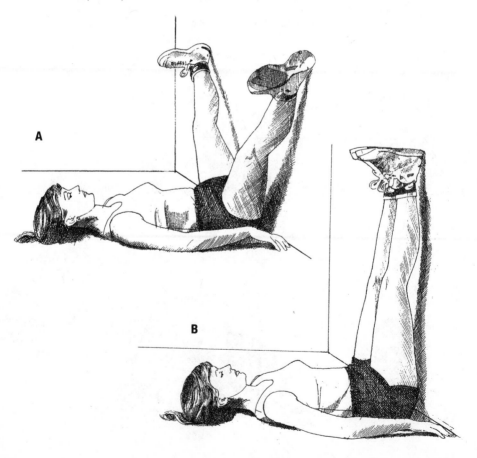

A

B

Elevación de pierna Nº 3

Músculos que tonifica
Moldea y da firmeza a la cara exterior de los muslos (aductores).

Qué hacer
A. Acuéstese sobre un costado. Doble la pierna inferior un poco, como lo muestra la ilustración.

B. Levante la pierna superior lo más alto posible con el pie flexionado. Mantenga la pierna extendida alineada con la cadera, y las caderas alineadas en sentido vertical. No deje que la cadera de arriba se incline al frente. Sostenga hasta la cuenta de dos. Repita. Termine una serie con una pierna y luego repita con la otra.

Para incrementar la resistencia puede hacer este ejercicio con una polaina en la pierna superior. Empiece con 1 libra (448 g). Cuando pueda hacer tres series fácilmente, aumente el peso.

En el gimnasio
Use el aparato para aducción de las caderas.

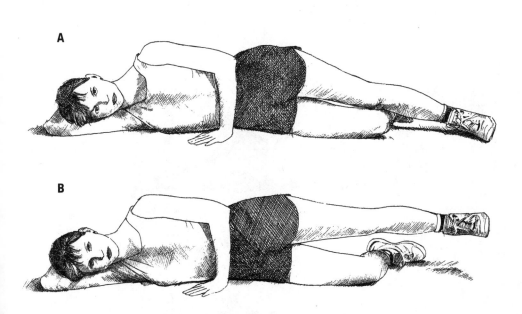

A

B

Extensión del tríceps

Músculos que tonifica

Da firmeza a la cara posterior del brazo (tríceps). Aumenta su capacidad para extender los brazos y para ayudarse cuando se trata de levantarse de una silla o del piso.

Qué hacer

A. Sostenga una mancuerna ligera con una mano. Acuéstese boca arriba con el brazo extendido hacia el techo, como lo muestra la ilustración. Use la otra mano para apoyar su bíceps justo debajo del codo, con las puntas de los dedos hacia el exterior y el pulgar hacia el interior.

B. Doble el brazo para atrás hacia su oreja, apuntando al techo con el codo, y deje que la mancuerna le toque la oreja o el piso. Sostenga hasta la cuenta de dos. Regrese a la posición inicial y repita. Después de terminar sus repeticiones, repita con el otro brazo.

En el gimnasio

Use el aparato para extensión de tríceps.

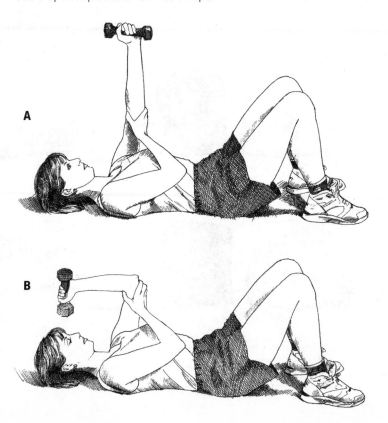

A

B

Fondos de banca

Músculos que tonifica
Da firmeza a la cara posterior del brazo (tríceps).

Qué hacer
A. Siéntese en el borde de una silla. Coloque las manos junto a sus asentaderas con los dedos apuntando al frente. Extienda las piernas completamente, apoyando los talones en el piso.

B. Separe sus asentaderas de la silla y bájelas lentamente hacia el piso, dejando que sus pies se deslicen al frente. Trate de apuntar los codos directamente hacia atrás, no a los lados. En cuanto sus brazos queden en posición paralela al piso, haga presión sobre la silla para lentamente subir su cuerpo de nuevo. Repita.

En el gimnasio
Use el aparato para extensión de tríceps.

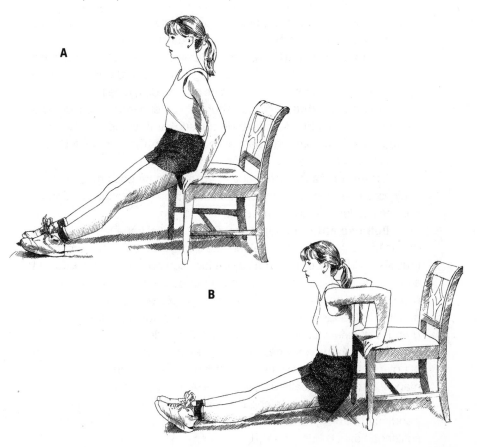

A

B

Mover y perder

También puede trabajar los muslos, las caderas y las asentaderas mientras lleva a cabo otras actividades que ya forman parte de su programa de aeróbicos o de sus tareas cotidianas, comenta Isaacs. Al andar en bicicleta, subir escaleras, caminar y correr está trabajando sus piernas y asentaderas. Intente alguna de las siguientes estrategias para trabajar la parte inferior de su cuerpo durante sus actividades diarias.

Apriete en el agua. Si usted eligió la natación como ejercicio aeróbico, trate de apretar los músculos de sus asentaderas al nadar de pecho (a braza). También puede ponerse aletas, sujetar una tabla y concentrarse en usar los músculos de sus asentaderas para ejecutar la patada del estilo mariposa, atravesando así la piscina (alberca), sugiere Isaacs.

Métale velocidad. Si su forma física le permite correr, intente correr distancias cortas a toda velocidad; se trata de un excelente ejercicio para las piernas y las asentaderas. Si no está en forma, simplemente caminar en subida es un buen ejercicio, indica el Dr. Pollock.

Camine conscientemente. Al caminar o subir escaleras, fíjese en los músculos que está usando. Haga el esfuerzo consciente de apretar sus asentaderas al realizar tales actividades, dice Isaacs.

Apriete dondequiera. Al hacer cola en el banco o cuando esté detenida en un embotellamiento de tránsito, apriete las asentaderas, sugiere Mia Finnegan, campeona nacional del Concurso de Buena Forma Física de los Estados Unidos.

Escale en casa. Para trabajar los muslos un poco más fuerte al subir escaleras, suba los escalones de dos en dos. Sostenga el barandal para no perder el equilibrio ni tropezarse.

Dóblese ante el fregadero. De pie ante el fregadero o el lavabo del baño, sostenga la orilla del mueble y haga entre 5 y 10 sentadillas (cuclillas). Su meta es bajar hasta que las asentaderas queden casi a la altura de las rodillas. Si no está acostumbrada a este movimiento, empiece poco a poco. Es posible que al principio sólo pueda bajar unas cuantas pulgadas. Sentirá el esfuerzo en su cuadríceps, los músculos grandes que se encuentran en la parte anterior de sus muslos.

Extienda y flexione. Al ver la televisión, siéntese en el piso con las piernas extendidas al frente y apoye el peso de su cuerpo en las manos. Enrolle una toalla de baño o frazada (cobija, frisa) y colóquela debajo de sus rodillas. Mantenga las plantas de los pies en posición perpendicular al piso, apriete los músculos de cada muslo diez veces y sostenga hasta la cuenta de 10.

Ofrézcase a cortar el césped. Si no acostumbra cortar el césped (pasto) y tiene una cortacésped (podadora) que se empuja, también puede obtener muslos más firmes empujando una cortacésped cada ocho días.

Una cirugía plástica natural para levantar los senos

Después de dos partos, de dar el pecho a sus hijos y de más de tres décadas de gravedad, Crystal Thompson de 37 años, de Fort Washington, Maryland, le comunicó a su esposo que estaba ahorrando dinero para hacerse una cirugía plástica para levantar sus senos.

No obstante, en lugar de hacer una cita con el cirujano, Crystal contrató a una entrenadora personal y empezó a hacer ejercicios con pesas. Seis meses después decidió que ya no le hacía falta la cirugía. "Ahora mi esposo me mira y me dice que no necesito ninguna cirugía para levantarme los senos, y estoy de acuerdo con él", comenta Crystal.

¿Un programa mágico de pesas para los senos caídos? Para nada. La entrenadora personal de Crystal le diseñó un programa abreviado de ejercicios para todo el cuerpo, concentrándose en dos de ellos: el benchprés (pres de banca) y los cristos (vuelos) con mancuernas. Estos ejercicios trabajan los músculos que apoyan los senos, no los senos mismos, los cuales constan principalmente de grasa y glándulas. Cuando se trabajan los músculos pectorales alrededor de los senos, puede ayudar a levantarlos, lo cual es particularmente importante para las mujeres de senos grandes como Crystal.

Por otra parte, los ejercicios de pecho también pueden ayudar a las mujeres de busto pequeño a mejorar la apariencia de sus senos. Cuando usted se pone a dieta para bajar de peso, los senos pierden tejido graso y se hacen más pequeños. Al desarrollar los músculos pectorales a su alrededor, usted crea la ilusión de unos senos más grandes y un escote más lleno.

Vea la página 326 para averiguar cómo hacer el benchprés. Los cristos con mancuernas se describen en la página 327. Luego intente los siguientes dos ejercicios diseñados por Michael Pollock, Ph.D., profesor de Ciencia del Ejercicio de la Universidad de Florida en Gainesville; Molly Foley, una fisióloga especializada en ejercicios y la directora del centro de terapia física ReQuest en Gainesville, Florida; y Tereasa Flunker, una fisióloga especializada en ejercicios que también trabaja con ReQuest.

Plancha (lagartija)

Músculos que tonifica

Desarrolla el pecho (gran pectoral), ayudando a acentuar los senos. La cara posterior del brazo (tríceps) adquiere firmeza. Los hombros (deltoide anterior) adquieren más forma.

Qué hacer

A. Acuéstese boca abajo en el piso con los codos doblados y las manos al lado de su pecho.

B. Enderece los brazos al empujar su cuerpo hacia arriba, como lo muestra la ilustración. Mantenga las rodillas en el piso y la espalda recta. Baje su cuerpo y repita.

En el gimnasio

Use el aparato para pres de pecho.

A

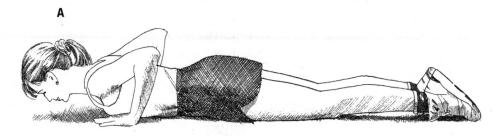

B

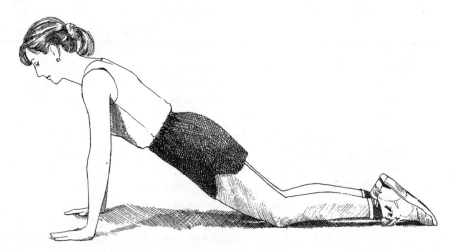

Elevación inclinada de mancuernas

Músculos que tonifica

Desarrolla el músculo más grande del pecho (gran pectoral), ayudando a acentuar los senos. La cara posterior del brazo (tríceps) adquiere firmeza. Los hombros (deltoide anterior) adquieren más forma.

Qué hacer

A. Si tiene una banca ajustable, eleve el respaldo hasta un ángulo de más o menos 75 grados. También puede sentarse en un escalón alfombrado y recostarse hasta apoyar la espalda en el escalón superior. Sujete una mancuerna con cada mano con las palmas vueltas al frente a la altura de sus hombros, como lo muestra la ilustración. Use una pesa lo bastante ligera para que pueda terminar una serie de ocho repeticiones, pero lo bastante pesada para que no logre terminar muchas más que 15.

B. Sin arquear la espalda, levante las dos mancuernas directamente hacia arriba, tratando de mantenerlas justo arriba de su clavícula. Baje y repita.

En el gimnasio

Use el aparato para benchprés (pres de banca) o pres de pecho.

A   B

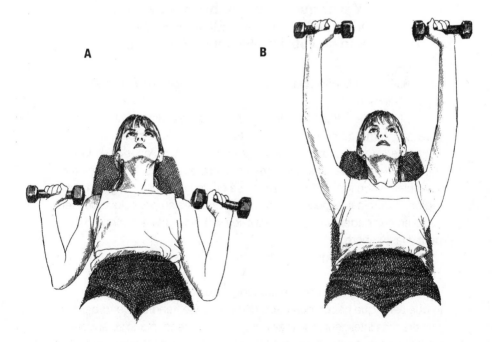

Capítulo 21

Sí es posible bajar esa pancita

A veces parece imposible tonificar el abdomen, por mucho que nos esforcemos. ¿Y sabe qué? Podemos hacer miles de abdominales sin resultado alguno. Pero aquí descubrirá algo que sí funciona.

Donna Michaels nunca tuvo que preocuparse por la apariencia de su abdomen.

Cuando la antigua fisiculturista de Miami se asomaba al espejo, estaba acostumbrada a ver unos músculos abdominales bien definidos. Sin embargo, ahora que se está acercando a los 50 años de edad, ha descubierto una pancita que jamás hubiera esperado. A diferencia de las mujeres con forma de manzana, las cuales acumulan la grasa en su región abdominal, el peso corporal de Michaels siempre estuvo concentrado en sus caderas y muslos; su cuerpo tenía la clásica forma de una pera. Hasta ahora.

"Ahora que tengo más edad, mi abdomen me está traicionando", comenta Michaels.

Michaels trabaja como entrenadora personal y sabe perfectamente lo que tiene que hacer: con cada año que pase, tendrá que trabajar de manera más inteligente (no más duro) para mantener plano su abdomen. La razón es que se está acercando a la menopausia, durante la cual es muy común que nos salga una pancita.

"No es imposible controlar la grasa abdominal a mi edad, pero cuesta un poco más de trabajo", indica Michaels. "Tengo que ponerme las pilas. No puedo abandonar los ejercicios abdominales".

Los dos provocadores de las pancitas

Los efectos de la menopausia en la forma del cuerpo femenino a veces son realmente dramáticos. Mujeres que durante la mayor parte de sus vidas han evitado que la grasa se deposite en sus caderas llegan a la menopausia y se topan con una nueva amenaza contra su figura: la grasa de la pancita.

Justo cuando algunas de nosotras por fin nos hemos acostumbrado a nuestra forma de pera, la menopausia nos convierte en manzanas. Los investigadores no están seguros de la causa. Sin embargo, es posible que el descenso en la producción de hormonas sexuales femeninas que ocurre durante la menopausia esté relacionado con la modificación de los depósitos de grasa, opina Claude Bouchard, Ph.D., profesor de Fisiología de los Ejercicios en la Universidad Laval de Ste. Foy, Quebec.

La menopausia no es el único suceso en nuestra vida que hace crecer la panza de la mujer. El embarazo también puede causar problemas. Conforme el bebé crece dentro de la matriz, los músculos abdominales alrededor de ésta se estiran más y más y más. Analicemos el problema con detalle.

Todos los músculos están hechos de proteínas entrelazadas con forma de escalera de mano. Cuando algún músculo se estira demasiado, las proteínas que forman los largueros de la escalera se alejan de las que forman los travesaños. Imagínese cómo sería una escalera de mano si esto le pasara. Así de endeble queda también la escalera de proteínas estiradas, según explica Diane Habash, Ph.D., directora de investigación en nutrición en la Clínica General de la Universidad Estatal de Ohio en Columbus.

Además de que las proteínas pierden su fuerza, también disminuye su elasticidad, la capacidad de expandirse y contraerse como una liga elástica. Una escalera de mano desvencijada, una liga elástica muy gastada: no son descripciones muy agradables del estado de sus músculos abdominales después del embarazo. Pero desafortunadamente corresponden a la verdad. Y las cosas pueden empeorar. Puede tener otro bebé. O una cesárea, la cual corta los músculos abdominales y así también los debilita. El resultado de todo este estrés abdominal es que a los músculos les cuesta trabajo realizar incluso la tarea más elemental: mantener los órganos internos en su lugar.

Son noticias difíciles de aceptar, pero afortunadamente no irremediables. "Los ejercicios abdominales pueden dejar su abdomen igual de fuerte que antes", afirma la Dra. Habash.

Las tres áreas que requieren atención

Al ejercitar sus músculos abdominales, usted los está tensando. Entre más tirantes estén, mejor van a sostenerle el estómago y los demás órganos internos para que no sobresalgan. "Es como ponerse un cinturón (correa) más apretado", explica el Dr. Rudolph Leibel, profesor de Conducta y Metabolismo Humanos en la Universidad Rockefeller de la ciudad de Nueva York.

Pero todos los ejercicios abdominales del mundo no la ayudarán a reducir esa barriguita a menos que los combine con ejercicios aeróbicos para quemar la grasa así como con un programa de ejercicios con pesas que trabaje todo el cuerpo y devore las calorías, indica Michael Pollock, Ph.D., profesor de Ciencia del Ejercicio de la Universidad de Florida en Gainesville. Una panza voluminosa no se debe sólo a la caída de los órganos sino también a la grasa que rodea a éstos. Los ejercicios abdominales darán forma a esta parte de su cuerpo, y debe recurrir a otros medios para disminuir la grasa.

En el Programa "Cada día más delgada", la *calidad* es más importante que la *cantidad* cuando se trata de ejercicios abdominales. Según los expertos, hace falta trabajar tres partes diferentes para que desaparezca la pancita: la parte superior del recto mayor del abdomen, los músculos abdominales inferiores y los oblicuos.

Muchas mujeres trabajan la parte superior del recto mayor del abdomen, la cual se ubica entre el ombligo y la caja torácica, indica Mia Finnegan, campeona nacional del Concurso de Buena Forma Física de los Estados Unidos. No obstante, pocas mujeres trabajan los músculos oblicuos, que recorren los costados del torso en forma diagonal. Y son aún menos las que trabajan los músculos abdominales inferiores debajo del ombligo. Es precisamente ahí donde a la mayoría de las mujeres nos sale la pancita, comenta la experta.

¿Cómo se trabajan estas partes? Las contracciones tradicionales casi no ejercitan los oblicuos ni la parte inferior del abdomen. Si usted ha notado que 200 abdominales (*sit-ups*) al día no son suficientes para hacer desaparecer su pancita, ésta es la razón. Para trabajar sus oblicuos necesita agregar un giro a la contracción tradicional o intentar otros movimientos giratorios. Por otra parte, para trabajar los músculos abdominales inferiores puede inclinar la pelvis mientras sube y baja las piernas, señala Finnegan.

Si usted tiene problemas de la espalda, consulte con su médico antes de hacer estos ejercicios. Si siente dolor o molestias en la espalda al hacerlos, pare de inmediato y consulte con su médico, advierte el Dr. Pollock.

Su rutina personal para borrar la barriga

El programa de ejercicios abdominales presentado a continuación abarca las tres partes del estómago. Fue desarrollado para el Programa "Cada día más delgada" por el Dr. Pollock; por Molly Foley, una fisióloga especializada en ejercicios y la directora del centro de terapia física ReQuest en Gainesville, Florida, así como por Tereasa Flunker, una fisióloga especializada en ejercicios que también trabaja con ReQuest. El programa ofrece muchas opciones, pero asegúrese de tomar en cuenta las siguientes indicaciones.

Trabaje todo el abdomen. Para trabajar todo el abdomen, es imprescindible que realice por lo menos un ejercicio abdominal de cada tipo (para los músculos abdominales superiores, los oblicuos y los abdominales inferiores). Si se concentra sólo en los músculos superiores o inferiores del abdomen no logrará su objetivo, comenta el Dr. Pollock.

Sume las series. El peso de su cuerpo no proporciona suficiente resistencia para cansar los músculos abdominales tanto como hace falta. Por lo tanto, lo más probable es que tenga que realizar varias series. Empiece con una de entre ocho y 15 repeticiones. Cuando esté lista y se sienta a gusto haciéndolo, aumente a dos o tres series por ejercicio, sugiere el Dr. Pollock.

Controle las contracciones. Para obtener el mayor beneficio de las contracciones abdominales, contraiga sus músculos hasta la cuenta de dos y suéltelos hasta la cuenta de cuatro, dice el Dr. Pollock. En los ejercicios donde así se indique, sostenga la posición el mayor tiempo posible.

Póngalas al principio o al final. Las contracciones deben hacerse junto con los ejercicios para todo el cuerpo que representan el resto del Programa "Cada día más delgada". En realidad no importa que trabaje su abdomen antes o después de sus ejercicios con pesas; lo importante es que lo haga. Si tiende a evitar los ejercicios abdominales, lo mejor probablemente sería hacerlos antes de las pesas, opina Flunker.

(continúa en la página 368) ▶

¡Soluciónelo!

No más abominables abdominales

Las contracciones abdominales probablemente estén entre los propósitos de Año Nuevo que menos se cumplen. El 2 de enero nos levantamos y hacemos unas 40 antes de irnos a trabajar. Tal vez hagamos otra serie al día siguiente. Si nos ponemos de suerte, también el tercer día. Luego quizá el tiempo sólo nos alcance para 10. El día siguiente decidimos hacerlas por la noche. Pero para cuando nos acordamos ya estamos acostadas y bien encaminadas hacia el país de los sueños. Así de fácil se borran las contracciones de nuestra vida. . . hasta el 2 de enero del próximo año.

¿Por qué odiamos tanto las contracciones abdominales? Por dos razones, opinan las entrenadoras: aburrimiento y dolor de cuello. Hemos reunido las siguientes sugerencias de las expertas para combatir ambos problemas.

Empiece con estiramientos. Antes de empezar sus contracciones abdominales, estire los músculos del cuello haciendo girar la cabeza lentamente varias veces, recomienda Nancy C. Karabaic, una entrenadora personal de Wheaton, Maryland.

Baje la espalda. La posición correcta para las contracciones abdominales es con la espalda completamente pegada al piso. Suena fácil, pero son pocas las mujeres que lo hacen correctamente, señala Diane Habash, Ph.D., directora de investigación en nutrición en el Centro de Investigación de la Clínica General de la Universidad Estatal de Ohio en Columbus. Cuando usted se acuesta en el piso doblando las piernas —la clásica posición inicial tanto para las contracciones abdominales como para la inclinación de la pelvis— es posible que la baja espalda se le arquee un poco. Asegúrese de pegarla al piso, de manera que no quede ningún espacio entre su espalda y el suelo, indica la experta. (Es más, mantener esta posición por varios segundos es un excelente ejercicio para la parte inferior del abdomen, aunque no levante la cabeza ni los hombros).

Para acostumbrarnos a la posición, podemos empezar con la inclinación de la pelvis (descrita en la página 376), afirma la Dra. Habash. Una vez que agregue la contracción, haga varias inclinaciones de la pelvis antes de empezar las contracciones, indica la nutrióloga.

Apóyese. Para apoyar la baja espalda puede descansar las piernas sobre una banca o silla, doblando las rodillas, sugiere la Dra. Habash. Al subir las piernas, su baja espalda desciende más fácilmente al piso para adoptar la postura de la inclinación de la pelvis.

Mueva sus músculos abdominales. Parece de sentido común. Sin embargo, muchas mujeres utilizan los brazos para despegar sus cabezas del piso al hacer una contracción abdominal. Concéntrese en contraer los músculos abdominales. Sus brazos no deben intervenir excepto para equilibrarse. Al contraer el abdomen, su cabeza se elevará, dice Karabaic.

Concéntrese en la contracción. Para concentrarse mejor en usar su abdomen y no otras partes del cuerpo como los brazos o el cuello, ponga un dedo cerca de su ombligo de vez en cuando al hacer las contracciones. Debe poder percibir la contracción de esa parte, dice la Dra. Habash.

Estudie las estrellas. Al realizar las contracciones, haga como si estuviera buscando la Osa Mayor, recomienda Donna Michaels, una entrenadora personal de Miami, Florida. Dicho de otra manera, mire hacia arriba. Apunte la barbilla al techo en lugar de acercársela al pecho, indica la experta.

Ajuste la altura. Fíjese más en lograr una buena ejecución que en levantarse lo más alto posible. Es posible que al principio su fuerza sólo alcance para despegar los hombros una o dos pulgadas (de tres a cinco cm) del piso. Esto está perfecto, porque de todas maneras estará trabajando sus abdominales. Si levanta más los hombros pero lo hace con una mala ejecución, tal vez termine lesionándose el cuello o la espalda, advierte Michaels.

Déle despacio. Las contracciones abdominales no tienen que hacerse a la carrera. De hecho, usted se beneficiará más haciéndolas despacio y con precisión que de manera rápida y descuidada, afirma la Dra. Habash. Los movimientos rápidos y bruscos con frecuencia son los que provocan el dolor de cuello.

Permítase una pausa. Después de cada contracción, haga una pequeña pausa antes de seguir con otra. Así tendrá la oportunidad de revisar su forma de ejecución y evitará jalar su cuerpo con la cabeza, explica Karabaic.

Practique. A muchas mujeres no les agradan los ejercicios abdominales, por lo cual los hacen de forma esporádica. Así, nunca les

(continúa) ►

¡Soluciónelo! (continuado)

agarran la onda realmente y siempre se les hacen difíciles. "Hay que aprender a trabajar el abdomen. Y esto significa que debe practicar", indica Karabaic.

Pare de contar. Una de las razones por las que muchas mujeres odian las contracciones abdominales es porque son aburridas. Una forma de combatir el aburrimiento es dejando de contar. Simplemente continúe haciendo contracciones hasta que sus músculos estén tan cansados que le resulta imposible realizar una sola contracción más. De esta manera, sus músculos abdominales le estarán indicando que han trabajado lo suficiente para hacerse más fuertes; según Michaels, este método resulta más efectivo que el de contar.

Mejore la mezcla. Las entrenadoras sugieren mezclar los diferentes tipos de contracción abdominal para variar sus sesiones de ejercicios abdominales y evitar el aburrimiento. Haga un tipo de contracción un día y otro al día siguiente. También puede combinar unas cuantas contracciones de un tipo con unas cuantas de otro dentro de la misma serie, recomienda Michaels.

Según la fisióloga, después de haber levantado pesas se sentirá más cansada y más dispuesta a omitir las contracciones abdominales.

El reto mayor: cómo ejercitar la parte superior del abdomen

La parte superior del recto mayor del abdomen se encuentra al frente de su panza, entre la caja torácica y el ombligo. Lo más probable es que se trate de la parte que usted más ha trabajado en su vida. Para poner esta parte de su abdomen en forma hay que hacer uno de los ejercicios que por lo general más odiamos: las contracciones (*crunches*). No hay escapatoria posible. Pero le tenemos una buena noticia: sólo necesita hacer contracciones para esta parte de su abdomen. No hacen falta para ejercitar las paredes laterales ni la parte inferior del abdomen debajo del ombligo.

Puede optar por hacer las contracciones de cualquiera de las formas ilustradas aquí. Las tres variaciones producirán exactamente el mismo efecto en sus músculos abdominales, sin ninguna diferencia, así que puede elegir la que prefiera. Escoja la contracción con la que se sienta más a gusto, recomienda Flunker.

Contracción Nº 1 para el abdomen superior

A. Acuéstese boca arriba con las rodillas dobladas, las plantas de los pies en el piso y los brazos extendidos a sus costados.

B. Levante los brazos al frente y eleve su cuerpo hacia sus rodillas; desprenda los hombros y la cabeza lo suficiente del piso para tocarse las rodillas con las puntas de los dedos. Sostenga de 5 a 10 segundos. Baje su cuerpo y repita. Mantenga la barbilla separada del pecho, como si estuviera sujetando una pelota de tenis con ella.

A

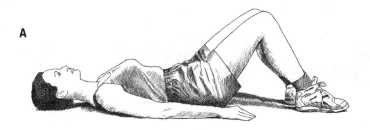

B

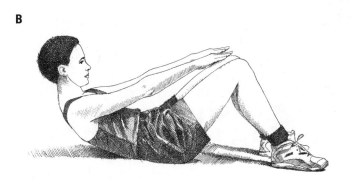

Contracción Nº 2 para el abdomen superior

A. Acuéstese boca arriba con las rodillas dobladas y las plantas de los pies en el piso. Cruce los brazos sobre el pecho.

B. Contraiga el abdomen al elevar su tronco, separando la cabeza y los hombros del piso más o menos hasta un punto medio en relación con sus rodillas. Mantenga derecho el cuello y la barbilla levantada, como lo muestra la ilustración.

A

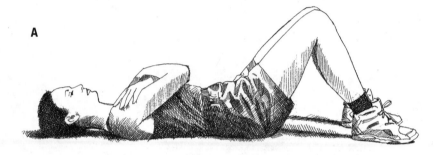

B

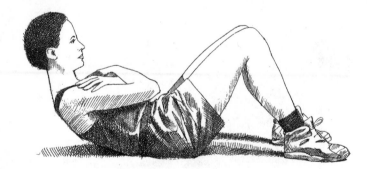

Contracción Nº 3 para el abdomen superior

A. Acuéstese boca arriba con las rodillas dobladas y las plantas de los pies en el piso. Coloque las manos detrás de la cabeza. Sus dedos no deben tocarse entre sí, sino sólo apoyarle la cabeza justo detrás de las orejas. Sus codos deben permanecer alineados con sus manos y apuntar hacia los lados, como lo muestra la ilustración.

B. Sin jalar su cabeza bruscamente con las manos, use los músculos abdominales para levantar la parte superior de su cuerpo. No debe distinguir los codos en su visión periférica. Sostenga unos cuantos segundos. Baje el cuerpo y repita. Asegúrese de no jalar el cuello al frente.

A

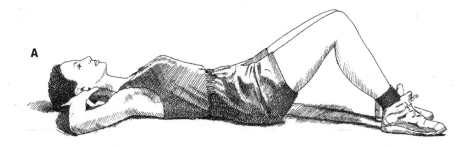

B

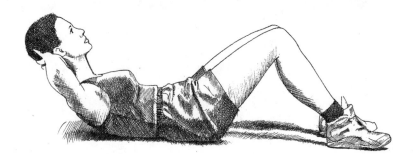

Los oblicuos: cómo formar una faja natural

Unos músculos oblicuos fuertes funcionan como faja en los costados del cuerpo, metiendo la cintura. También le dan mayor estabilidad al tronco cuando se trata de realizar movimientos giratorios como quitar la nieve con una pala, por ejemplo. Todos los ejercicios para los músculos oblicuos incluidos en este capítulo los trabajan a fondo. Escoja la variante que más le guste.

Abdominal Nº 1 para los oblicuos

A. Acuéstese boca arriba con las rodillas dobladas y las plantas de los pies en el piso. Coloque las manos sobre el abdomen y descanse los codos en el piso a sus costados.

B. Extienda un brazo hacia el techo, separando la cabeza y un omóplato del piso, como lo muestra la ilustración. Mantenga derecho el cuello y mire hacia el techo. Mantenga el otro lado del cuerpo pegado al piso, con la mano sobre el abdomen. Sostenga unos cuantos segundos y repita del otro lado.

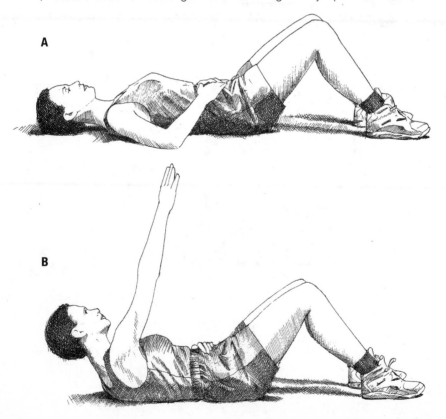

A

B

Abdominal Nº 2 para los oblicuos

A. Acuéstese boca arriba con las rodillas dobladas y las plantas de los pies en el piso. Coloque las manos detrás de la parte inferior de su cráneo para ayudarse. Sus dedos no deben tocarse entre sí. Tampoco jale la cabeza bruscamente al frente. Asegúrese de mantener los codos extendidos hacia los lados, como lo muestra la ilustración.

B. Levante el cuerpo más o menos hasta un punto medio en relación con sus rodillas, acercando uno de sus codos hacia la rodilla contraria, como lo muestra la ilustración. Una vez más, asegúrese de mantener los codos en posición paralela a sus orejas. Además, no se jale hacia arriba con las manos. Sostenga unos cuantos segundos, baje el cuerpo y repita del otro lado.

A

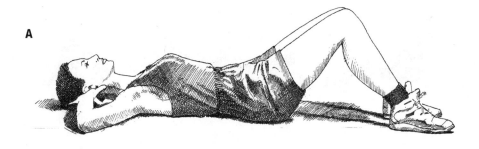

B

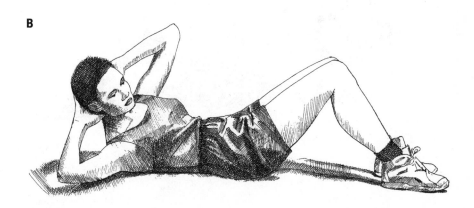

Abdominal Nº 3 para los oblicuos

A. Acuéstese boca arriba con las rodillas dobladas, las plantas de los pies en el piso y los brazos extendidos a sus costados, como lo muestra la ilustración.

B. Separe la cabeza y los hombros del piso levantando los brazos extendidos y acercando el cuerpo hacia una de sus rodillas, como lo muestra la ilustración. Sostenga unos cuantos segundos. Baje el cuerpo y repita del otro lado.

A

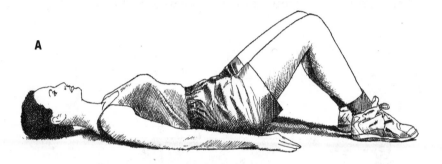

B

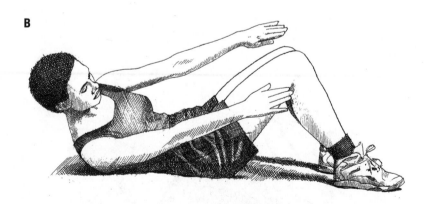

Los dos factores engordadores

A veces las contracciones abdominales no bastan como remedio para eliminar la barriguita, porque el problema puede tener su origen en otros factores. Claude Bouchard, Ph.D., profesor de Fisiología de los Ejercicios en la Universidad Laval de Ste. Foy, Quebec, se ha dedicado desde hace años a estudiar las panzotas. Y ahora ha llegado a la conclusión de que dos problemas comunes pueden contribuir a la acumulación de grasa en el abdomen: la alimentación y la forma individual de reaccionar al estrés. También sabe qué puede usted hacer para resolver ambos problemas.

Arrase con la grasa. Una alimentación alta en grasa al parecer conduce a su acumulación en el abdomen, indica el Dr. Bouchard. Trate de mantener su consumo de grasa por debajo del 30 por ciento del total de calorías que ingiere al día. Si usted toma 1,800 calorías diarias, por ejemplo, un máximo de 600 calorías debe provenir de la grasa, es decir, más o menos la cantidad correspondiente a 5 cucharadas de aceite, mantequilla o grasas ocultas en productos panificados y leche.

Cálmese. Cuando reaccionamos al estrés de manera negativa, nuestros cuerpos empiezan a producir una hormona llamada cortisol. Además de causar estragos en las arterias y las paredes estomacales e intestinales, esta hormona de alguna manera también convence al cuerpo de almacenar más grasa en el abdomen. "El estrés generalmente no es malo. Lo necesitamos para mantenernos vivos", afirma el Dr. Bouchard. "No obstante, cuando hay estrés y no se sabe sobrellevar, el nivel de cortisol se eleva". El fisiólogo ha observado que las personas con un elevado índice de cortisol también tienden a depositar una mayor cantidad de grasa en el abdomen.

Los músculos abdominales inferiores: el mayor desafío

Los músculos abdominales inferiores suelen ser los más débiles de nuestros cuerpos, porque los usamos muy rara vez. También son los que más se estiran durante el embarazo. Debido a esta debilidad, las principiantes en cuestiones de ejercicios abdominales probablemente los podrán trabajar muy bien con sólo contraerlos y sostener esta contracción por unos segundos, indica Flunker. Al fortalecer la parte inferior de su abdomen no sólo se le aplanará la pancita, sino que también mejorará su postura y su baja espalda estará menos expuesta a sufrir lesiones, agrega la experta.

Los ejercicios del Programa "Cada día más delgada" para la parte inferior del abdomen aparecen en orden de dificultad creciente. Empiece con el primero, la inclinación de la pelvis, en la cual las caderas no se separan del piso. Luego avance a su propio ritmo. Según explica el Dr. Pollock, los demás ejercicios combinan la inclinación pelviana con otros movimientos.

Inclinación pélvica

A. Acuéstese boca arriba con las rodillas dobladas y las plantas de los pies en el piso. Cruce los brazos sobre el pecho, como lo muestra la ilustración.

B. Apriete las asentaderas, tense el abdomen y oprima la baja espalda contra el piso. Sostenga de 10 a 20 segundos sin aguantar la respiración. Relájese y suelte los músculos. Repita.

A

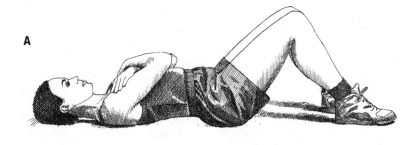

B

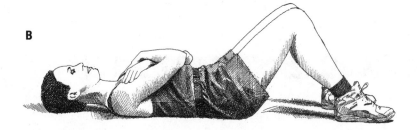

Abdominal Nº 1 para los músculos abdominales inferiores

A. Acuéstese boca arriba con las piernas extendidas, como lo muestra la ilustración. Oprima la baja espalda contra el piso.

B. Levante una pierna, doblándola en la rodilla, y separe del piso la cabeza y el brazo y hombro contrarios a la pierna levantada. Con la mano, haga presión contra el muslo de la pierna levantada, como lo muestra la ilustración. La pierna debe resistirse a la presión de la mano. Sostenga de 10 a 20 segundos y repita del otro lado.

A

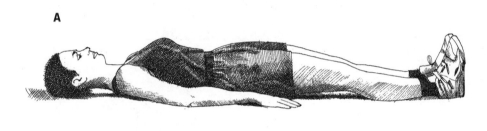

B

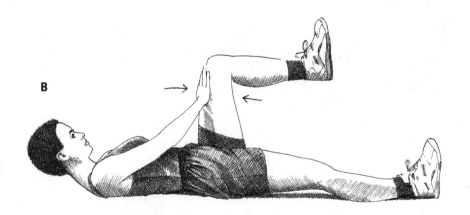

Abdominal N° 2 para los músculos abdominales inferiores

A. Acuéstese boca arriba con las piernas extendidas y la espalda pegada al piso, como lo muestra la ilustración. Doble ambas rodillas y ponga las plantas de los pies en el piso.

B. Levante ambas rodillas acercándoselas al pecho.

C. Enderece una pierna lentamente de modo que su rodilla quede a entre 4 y 6 pulgadas (10–15 cm) del piso, manteniendo doblada la otra rodilla y la espalda completamente pegada al piso. No permita que el talón de ninguno de sus pies toque el piso. Repita del otro lado.

A

B

C

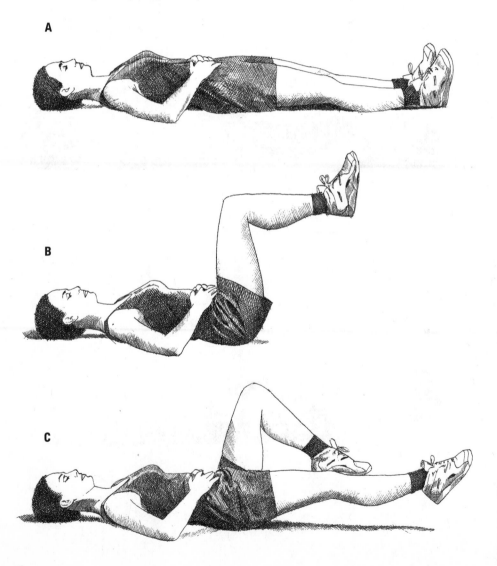

Abdominal Nº 3 para los músculos abdominales inferiores

A. Acuéstese boca arriba con las rodillas dobladas. Extienda los brazos arriba de la cabeza y sujete un objeto estable como un escritorio pesado o el bastidor de una cama.

B. Apriete los músculos del abdomen al elevar el torso, como lo muestra la ilustración. Mantenga las rodillas dobladas al igual que en la posición inicial. Asegúrese de no acercarse las rodillas al pecho sino de levantarlas hacia el techo. Sostenga de 10 a 20 segundos sin aguantar la respiración. Baje las piernas y repita.

A

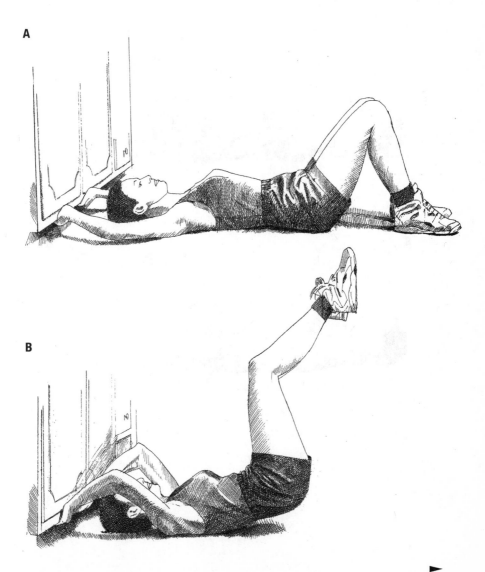

B

► 379

Abdominal Nº 4 para los músculos abdominales inferiores

A. Acuéstese boca arriba con las rodillas dobladas y los brazos cruzados sobre el pecho, como lo muestra la ilustración.

B. Mantenga la espalda completamente pegada al piso y las rodillas dobladas al separar ambas piernas del piso, de manera que sus muslos queden casi en posición perpendicular al piso y las pantorrillas en una línea casi paralela al piso. Mantenga flexionados los pies. Sostenga de 10 a 20 segundos sin aguantar la respiración. Baje las piernas lentamente y repita.

A

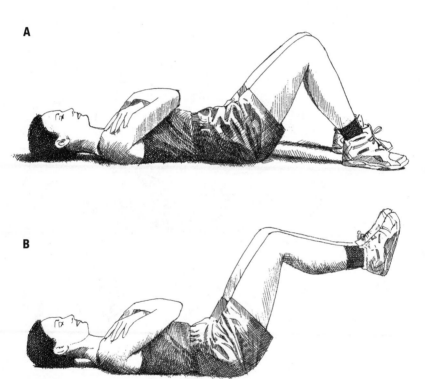

B

Abdominal Nº 5 para los músculos abdominales inferiores

A. Acuéstese boca arriba con las piernas extendidas en línea vertical hacia arriba y haga punta con los pies, como lo muestra la ilustración. Mantenga extendidas las rodillas. Extienda los brazos arriba de la cabeza y sujete un objeto estable como la base de un escritorio o sofá.

B. Apriete los músculos del abdomen al elevar los pies, las caderas y la pelvis hacia el techo. Sostenga de 10 a 20 segundos sin aguantar la respiración. Vuelva a la posición inicial y repita.

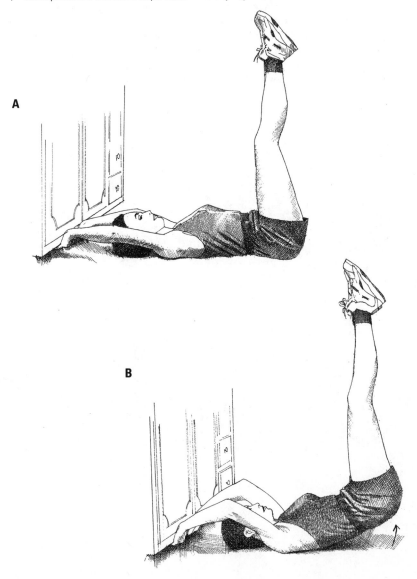

A

B

Abdominal Nº 6 para los músculos abdominales inferiores

A. Acuéstese boca arriba con las rodillas dobladas y los brazos pegados a sus costados, como lo muestra la ilustración. Apriete las asentaderas y el abdomen para mantener la espalda pegada al piso y relaje el cuello y los hombros.

B. Separe los brazos y los pies del piso. Debe tener las piernas dobladas y las rodillas alineadas con sus asentaderas a un ángulo de 90 grados en relación con el piso. Sus brazos deben estar separados del piso con las manos más o menos a la mitad de sus muslos. Lentamente extienda un brazo arriba de la cabeza mientras extiende y endereza la pierna del mismo lado, como lo muestra la ilustración. Luego cambie de lado y repita. Este ejercicio puede ser difícil. Si siente algún dolor, pare de inmediato. Si tiene problemas con la espalda, consulte con su médico antes de hacer este ejercicio.

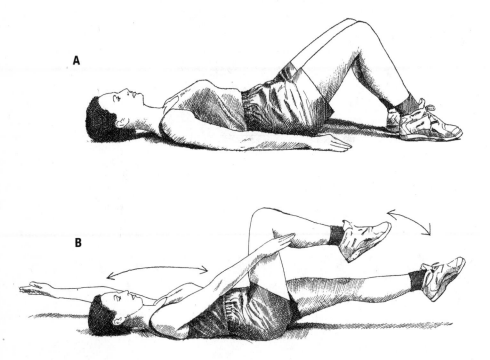

A

B

Capítulo 22

50 formas fáciles de quemar 150 calorías

**No hace falta ir al gimnasio para
quemar calorías. Ahora averiguará
cómo hacer ejercicio sin ejercitarse.**

Vivimos en un mundo en que las puertas de los garajes se abren con sólo oprimir un botón, donde unas máquinas se encargan de amasar y hornear el pan, donde correas transportadoras la ayudan a desplazarse por los aeropuertos, donde cajeros automáticos le permiten ir al banco sin bajarse del coche, donde la mayoría de las podadoras tienen asiento y donde caminar al trabajo, la escuela o la tienda parece tan original y pintoresco como si usara un carruaje.

Vivimos en un mundo en que permanecer sentado es el pasatiempo nacional. Donde el acto de quemar una caloría intencionalmente resulta casi tan escandaloso como un incendio provocado adrede.

Vivimos en un mundo de sobrepeso.

"La gente se está poniendo más obesa", comenta Mildred Cody, R.D., Ph.D., profesora de Nutrición en la Universidad Estatal de Georgia en Atlanta. "Todos los aparatos que ahorran trabajo hacen más sedentaria a la gente. No caminamos tanto como antes. No subimos por las escaleras. Todas estas cosas realmente se suman".

¡Soluciónelo!

Ejercicios en espacios estrechos

Supongamos que mañana usted tomará un vuelo de la ciudad de Nueva York a París. Estará metida en el avión durante muchas horas. Luego tomará el metro y finalmente un taxi.

Suena como mucho tiempo de estar sentada quemando un promedio de 1 a 2 calorías por minuto, ¿verdad?

Bueno, tal vez esté obligada a permanecer sentada. Sin embargo, esto no significa que no pueda hacer ejercicios. Los ejercicios isométricos permiten trabajar casi todos los grupos importantes de músculos en su cuerpo sin que usted se levante de su asiento, explica Robert Lavetta, un entrenador especializado en buena forma física en Palm Desert, California. Los ejercicios isométricos se basan en la presión hecha contra un punto de resistencia estática. Lavetta suele recomendar la siguiente sesión isométrica a sus clientes famosos y muy ocupados. Son ejercicios que trabajan todo el cuerpo y pueden realizarse en el avión, el autobús (guagua, camión) o el metro.

1. Junte las manos como si fuera a aplaudir. Saque los codos de manera que sus antebrazos queden en posición paralela al piso. Sus dedos deben apuntar en dirección contraria a su esternón, mientras que la base de sus manos y la parte interior de sus muñecas debe descansar sobre su pecho. Apriete las manos la una contra la otra al exhalar. Sostenga la presión hasta terminar de exhalar y suelte. Debe tener la sensación de que acaba de trabajar el pecho.

Cuando la Dra. Cody dice que se suman, no se trata de sólo unas cuantas calorías por aquí y otras cuantas por allá que se "cuelan" en nuestro cuerpo al no quemarse. Lo sentimos, pero se trata de un *montón* de calorías que no quemamos a diario. De acuerdo con un estudio realizado en el Reino Unido, la gente de aquel país quema aproximadamente *800 calorías menos al día* de las que quemaba en 1970, debido principalmente a la automatización y a los aparatos que ahorran trabajo. Las personas que vivimos en los Estados Unidos probablemente quememos aún menos calorías, puesto que superamos al Reino Unido en lo que se refiere al número de personas dueñas de automóviles, a las horas de televisión que vemos y a la cantidad de restaurantes con servicio auto-

2. Junte las manos como si fuera a rezar. Sus dedos deben apuntar hacia arriba. Saque los codos de manera que sus antebrazos queden en posición paralela al piso. Haga presión con la mano derecha contra la izquierda. Mantenga firme la izquierda. Exhale al hacer presión. Una vez que termine de exhalar, deje de hacer presión, inhale y repita haciendo presión con la mano izquierda contra la derecha. Debe tener la sensación de que acaba de trabajar los hombros y el pecho.

3. Coloque las palmas de las manos encima de la parte exterior de sus muslos. Haga mucha presión y exhale mientras desliza las manos hacia sus rodillas. Al devolver las manos a su posición inicial, relájese e inhale. Concéntrese en tensar la cara posterior de los brazos para trabajar el tríceps lo más posible.

4. Coloque las dos manos debajo de su rodilla derecha. Al exhalar utílicelas para levantar el muslo y la rodilla derecha, acercándoselos al pecho. Su pierna derecha debe funcionar como peso muerto. Asegúrese de usar los músculos de los brazos y no la pierna. Debe tener la sensación de que acaba de trabajar los bíceps.

5. Siéntese con las rodillas juntas y coloque las manos una a cada lado de las rodillas. Exhale y haga presión hacia fuera con las piernas contra las manos para trabajar los músculos de la parte exterior de los muslos y los hombros. Puede invertir este ejercicio fácilmente para trabajar la cara interior del muslo. Sólo coloque las manos entre las rodillas para servir de resistencia y junte las piernas al exhalar.

exprés (*drive-through*) que tenemos, señala el autor del estudio, WPT James, director del Instituto de Investigación Rowett, un centro para la investigación de las ciencias de la nutrición y biológicas ubicado en Aberdeen, Escocia.

Concéntrese en lo cotidiano

Muchísimas personas están desesperadas por bajar de peso o al menos evitar que año con año se agregue otro par de libras a su figura. ¿Cómo se explica, pues, que pasemos por alto la técnica más fácil de

mantenernos en forma: las actividades cotidianas, que también queman calorías?

Es posible que un equipo de investigadores del gobierno de los
Estados Unidos haya dado con la respuesta. Al hablar con personas que
sólo de manera esporádica realizan alguna actividad física para ver por
qué no lo hacen con regularidad, los investigadores se llevaron la sorpresa
de descubrir que dichas personas simplemente no estaban enteradas
de que las actividades cotidianas queman muchas calorías. "Para los hombres y las mujeres entrevistadas, la palabra *ejercicio* significaba ir al gimnasio o realizar alguna actividad desagradable que los haría sudar", indica
Elizabeth Howze, Sc.D., directora de promoción de la salud en los Centros
para el Control y la Prevención de Enfermedades de Atlanta, Georgia.

En cambio, cuando los investigadores utilizaron las palabras *actividad física* y explicaron que este concepto incluye cosas como podar
el pasto (césped), pasar la aspiradora y trapear el piso, las mismas personas se mostraron mucho más abiertas a la idea de realizar media hora
de alguna actividad física la mayoría de los días de la semana, agregó la
Dra. Howze.

Por lo tanto, sugiere la Dra. Howze, en lugar de pensar en el ejercicio como fuente de dolor y sudor, imagíneselo como movimiento, como
cualquier movimiento de su cuerpo. Para decirlo de otra manera: entre
más mueva los brazos y las piernas, más calorías va a quemar. Entre
más tiempo pase sentada o acostada sin moverse, menos calorías va
a quemar.

"Piense en cualquier actividad como ejercicio, trátese de subir
escaleras, trabajar en el jardín o cargar bolsas de comestibles", dice
Frank Butterfield, un entrenador especializado en buena forma física de
Las Vegas, Nevada. "Se beneficiará siempre y cuando haga más de lo
que hacía antes. Sentarse es mejor que estar acostado, ponerse de pie
es mejor que estar sentado, caminar es mejor que estar parado".

El milagro de los 30 minutos

Tal como ya lo mencionamos en otras partes del Programa "Cada
día más delgada", usted tiene mayores probabilidades de alcanzar y
mantener su peso ideal si combina una alimentación sana con actividad
física hecha con regularidad. Además, así se sentirá mejor y disminuirá
el riesgo de morir de forma prematura. Lo indicado es permanecer en
movimiento el tiempo suficiente para quemar por lo menos 150 calorías

adicionales la mayoría de los días de la semana, recomienda la Dra. Adele L. Franks, directora adjunta de ciencia en en los Centros para el Control y la Prevención de Enfermedades en Atlanta, Georgia.

La mayoría de las actividades físicas moderadas —como bailar, caminar a paso ligero de una habitación a otra y rastrillar las hojas— queman 150 calorías en media hora, más o menos. Por lo tanto, en lugar de contar las calorías cuente los minutos, tratando de sumar por lo menos 30 minutos de movimiento al día, sugiere la Dra. Howze.

Si no puede hacerlo de corrido, otra posibilidad es que vaya sumando sus 30 minutos dividiéndolos en pequeñas lapsos de tiempo, en lugar de hacerlo todo de una sola vez, dice la Dra. Howze. "Las investigaciones indican que existe una mayor probabilidad de que las mujeres que aumentan su actividad para tratar de bajar de peso lo sigan haciendo si dividen sus actividades. Piense en el ejercicio como algo que puede hacerse en el curso del día y que no requiere un tiempo adicional. Es como depositar dinero en el banco. Se hacen 10 minutos ahora y 5 minutos luego, y otros 10 minutos más tarde. El tiempo se va sumando".

Por ejemplo, durante los próximos días tome el tiempo cada vez que suba unas escaleras, camine, limpie la casa, trabaje en el jardín o haga cualquier otra actividad que implique mover su cuerpo. Al finalizar el día sume su tiempo activo. Lo más probable es que empiece a buscar formas de agregar 5 minutos de actividad en distintos momentos del día. De repente el ejercicio le parecerá fácil y placentero, afirma la Dra. Howze.

¿De qué forma este aumento de actividad a ratos a lo largo del día puede combinarse con un programa de ejercicios aeróbicos? Eso depende de usted. Puede elegir entre dos métodos distintos.

- El método del estilo de vida. Puede limitarse a agregar actividades moderadas a lo largo del día. Según la intensidad del esfuerzo que realice durante 30 minutos por lo menos cinco días a la semana, podrá quemar el mismo número de calorías (o más) que al caminar, correr, nadar o andar en bicicleta durante 30 minutos seguidos tres días a la semana, explica la Dra. Franks.

- El método mezclado. También puede mezclar sus ejercicios aeróbicos con sus actividades cotidianas. Por ejemplo, uno o dos días a la semana haga 30 minutos de ejercicios como caminar, nadar o andar en bicicleta. Los demás días cumpla con sus 30 minutos de actividad en cosas como rastrillar las hojas, pasar la aspiradora o lavar las ventanas, sugiere la Dra. Howze.

Triunfos

Lo cotidiano quema calorías

Varias mujeres iguales a usted utilizan métodos inteligentes para agregar más actividad física a sus ocupaciones cotidianas.

Lori Kaminski de 37 años, de Avonmore, Pensilvania: Caminar se ha convertido en una parte importante del día para Lori. Aprovecha todas las oportunidades que tiene para hacerlo. Camina a la casa de su vecina en lugar de llevarse el coche, por ejemplo, y se estaciona lo más lejos posible de la entrada al supermercado.

Verónica Canfield de 31 años, de San Antonio, Texas: Corre dando saltitos como una niña para contestar el teléfono, desplazarse de una habitación a otra o del coche a la casa, para cruzar la calle y en cualquier otro momento que la oportunidad se le presente. En la escuela donde da clases, camina lo más rápido posible por los pasillos; los otros maestros bromean diciendo que pasa tan rápido que casi no se le ve. Utiliza un teléfono inalámbrico para poder caminar mientras habla.

Kathie Chew de 50 años, de San José, California: En el trabajo ofrece ir a entregar y recoger cosas, lo cual le da un motivo para caminar de un lugar a otro en el gran hospital de la región de Stanford donde trabaja como asistente administrativa. En lugar de hablarles por teléfono a sus compañeros de trabajo, Kathie camina hasta sus escritorios. Cuando el día es bonito, sale a la hora del almuerzo para dar la vuelta al edificio donde trabaja.

Lynn Oatman de 46 años, de Liverpool, Nueva York: Sube por la escalera para llegar a su departamento en el segundo piso.

Donna J. Kinoshita de 48 años, de Lafayette, Colorado: Donna se deshizo de su coche y camina a todas partes, incluyendo el supermercado. También empezó a tomar más agua, la cual compra en el supermercado y tiene que llevar cargando a casa. Así quema un número aún mayor de calorías.

El mejor método para usted es cualquiera que realmente vaya a llevar a cabo, indica la Dra. Howze. Sin importar por cuál se decida, sólo acuérdese de que el tiempo mínimo son 30 minutos. Conforme la actividad física se convierta en una parte más importante de su rutina, probablemente querrá aumentar la duración o la intensidad para mejorar su salud y perder más peso, comenta la Dra. Franks.

"Entre más haga, mejor para usted", afirma la Dra. Franks. "Treinta minutos de actividad moderada cinco días a la semana es un punto de referencia. Puede lograr beneficios apreciables para su salud con 30 minutos cinco días a la semana. Pero podrá obtener beneficios aún mayores si aumenta la duración o la intensidad".

Elija el que más le convenga

Treinta minutos es sólo un cálculo aproximado del tiempo que necesita moverse para quemar 150 calorías (y sólo si pesa 150 libras/67 kg). Quitar nieve con una pala, por ejemplo, quema las calorías más rápido que lavar las ventanas: 15 minutos de quitar la nieve queman el mismo número de calorías que una hora de lavar ventanas.

Para asegurarse de quemar sus 150 calorías, escoja alguna de estas 50 actividades.

- Planchar ropa 68 minutos
- Jugar al billar 58 minutos
- Ir sin prisas en canoa 50 minutos
- Cocinar 48 minutos
- Empapelar paredes 45 minutos
- Lavar y encerar un coche de 45 a 60 minutos
- Lavar las ventanas o el piso de 45 a 60 minutos
- Jugar vóleibol 45 minutos
- Practicar el baile de salón 43 minutos
- Llenar estantes 40 minutos
- Jugar croquet 48 minutos
- Limpiar las persianas, los clósets y los estantes 36 minutos
- Pescar 36 minutos
- Trapear el piso 36 minutos
- Comprar comestibles 36 minutos
- Caminar 1¾ millas (2.8 km) a un paso moderado en 35 minutos
- Sacudir el polvo 34 minutos
- Pasar la aspiradora 34 minutos

- Jugar el juego de la herradura 33 minutos
- Jugar tenis de mesa 33 minutos
- Trabajar en el jardín de 30 a 45 minutos
- Impulsarse en una silla de ruedas de 30 a 45 minutos
- Jugar baloncesto 30 minutos
- Andar sin prisa en bicicleta por un total de 5 millas (8 km) en 30 minutos
- Bailar animadamente 30 minutos
- Participar en un baile *country* en fila 30 minutos
- Empujar una carriola (cochecito) 1½ millas (2.4 km) en 30 minutos
- Rastrillar hojas 30 minutos
- Caminar 2 millas (3.2 km) a paso ligero en 30 minutos
- Podar el pasto con una podadora de motor que se empuja 29 minutos
- Andar en moto de nieve 29 minutos
- Jugar *golf* a pie (sin carrito) 26 minutos
- Andar 26 minutos sin prisas en patines de navaja
- Apilar leña 25 minutos
- Bucear con esnórquel 24 minutos
- Jugar a los bolos (boliche) 23 minutos
- Jugar bádminton sin prisas 22 minutos
- Jugar *Frisbee* 22 minutos
- Fregar pisos 20 minutos
- Cortar madera con sierra (serrucho) manual 18 minutos
- Cepillar un caballo 17 minutos
- Ir de excursión con una mochila que pesa 11 libras (5 kg) 17 minutos
- Andar en motocicleta 16 minutos
- Mover heno con una horca 16 minutos
- Hacer girar un bastón 16 minutos
- Andar rápido en bicicleta, para recorrer 4 millas (6.4 km) en 15 minutos

- Quitar nieve con una pala 15 minutos
- Subir escaleras 15 minutos
- Bailar el *twist* 13 minutos
- Caminar 13 minutos con raquetas sobre nieve suave

Ideas "inconvenientes" para ser más activa

La mujer común quema entre 1 y 2 calorías al minuto estando sentada. Sin embargo, Veronica Canfield de 31 años, de San Antonio, Texas, no es una mujer común. Sentada frente a la computadora en su casa quema más calorías que la mayoría: sacude las piernas, se mueve en la silla, da golpecitos con los pies en el piso y hace girar un lápiz entre los dedos. Es inquieta. De esta manera, Veronica quema entre 110 y 620 calorías más al día que si se estuviera quieta, de acuerdo con un estudio que midió el poder del movimiento inquieto para quemar calorías.

El movimiento inquieto sólo es una manera de convertir su falta de actividad en todo lo contrario. Lo más probable es que ya haya oído hablar de otros métodos, como estacionarse más lejos del lugar al que va u optar por las escaleras en lugar de los elevadores y las escaleras eléctricas. No obstante, estas sugerencias sólo son dos de muchísimas formas en las que usted puede quemar calorías extras durante sus actividades cotidianas, según los expertos. Aquí le tenemos otras 30 posibilidades sugeridas por especialistas en la pérdida de peso y entrenadores especializados en buena forma física.

"Escatime" la eficiencia. Cuando tenga que ir a alguna parte o hacer algo, trate de ser lo menos eficiente posible. Lo más probable es que termine quemando más calorías, indica Vicki Pierson, una entrenadora especializada en buena forma física y asesora de control de peso en Chattanooga, Tennessee. Por ejemplo, en lugar de usar una esponja grande para limpiar algo, utilice una más pequeña. En lugar de trapear el piso, póngase a gatas y friéguelo. Al lavar las ventanas, no se facilite la vida con un jalador de hule (*squeegee*): utilice un trapo. "Todo el mundo está tan ocupado con su programa de actividades que lo último que se nos ocurre es ser ineficientes", comenta la experta. "Lo irónico es que la ineficiencia en los movimientos de hecho puede beneficiarnos en lo que se refiere a nuestros cuerpos y a mantenerlos sanos".

Cargue más comestibles. En lugar de tratar de meter todas las bolsas de comestibles a su casa al mismo tiempo, dé varias vueltas y sólo lleve una bolsa a la vez, sugiere Kathy Mangan, una entrenadora personal en Missoula, Montana.

Aproveche el aseo. Limpie la casa con movimientos amplios y exagerados, indica Pierson. Por ejemplo, lave las ventanas trazando grandes círculos con los brazos. Pase la aspiradora con movimientos lentos y alargados. Cambie de brazo para trabajar ambos lados de su cuerpo por igual.

Cuide el coche. En lugar de llevar su coche al lavado automático, saque el jabón y la manguera y hágalo usted misma, recomienda Mangan.

Aproveche a los pequeños. En lugar de poner a sus hijos o nietos a ver un video, juegue activamente con ellos. Juegue a la pelota, salte a la cuerda (brinque la reata), trépese a los juegos infantiles, empújelos en los columpios o échese unas carreras con ellos, sugiere Pierson. "Casi todas las cosas que los niños disfrutan son buenos ejercicios aeróbicos para usted", indica.

Despiértese y despabílese. Antes de levantarse de la cama por la mañana, destápese y levante los brazos como si tratara de alcanzar el Sol. Inhale y deje caer los brazos al frente sobre la cama, hacia sus piernas. Repita tres o cuatro veces hasta que su corazón empiece a latir un poco más rápido. Luego levántese de la cama, dice Robert Lavetta, un entrenador especializado en buena forma física en Palm Desert, California.

Corra a contestar. Al contestar el teléfono, vaya corriendo al que quede más lejos en lugar de contestar en la extensión más cercana, propone Pierson.

Evite el estacionamiento. Camine más estacionando su coche a ½ milla (800 m) del trabajo, sugiere la Dra. Cody. "Sé que todo el mundo quiere estacionar su coche junto a la entrada, pero estacionarse más lejos es una modificación muy pequeña de la conducta que produce extraordinarios resultados positivos".

Escabúllase por las escaleras. Siempre que sea posible, suba por la escalera en lugar de tomar el elevador o las escaleras eléctricas, dice Mia Finnegan, campeona nacional del Concurso de Buena Forma Física de los Estados Unidos. Si su oficina está en el piso 108 y le resultaría imposible llegar, suba unos cuantos pisos por las escaleras y luego pásese al elevador, recomienda Finnegan. Puede agregar un par de pisos a su sesión de ejercicios todos los días. Y suba lo más rápido posible. Para variar el asunto, suba los escalones de dos en dos, dice Pierson.

Cancele el carrito. Al ir al supermercado, cargue sus comestibles de la caja al coche en lugar de usar el carrito, sugiere Pierson.

Descanse deambulando. Cuando tenga un descanso en el trabajo, suba y baje las escaleras o deambule por el edificio, en lugar de leer el periódico o de sólo ir por un vaso de agua o café, dice Pierson.

Gánese la inactividad. Piense en la inactividad como algo que debe ganarse, sugiere la Dra. Cody. Si le gusta leer, por ejemplo, no se permita sentarse con su libro hasta después de haber caminado.

Aléjese de los atajos. Al ir caminando a cualquier parte siempre váyase por el camino más largo, ya sea que su destino sea la sala de correo en la oficina o la tienda de la esquina, dice Pierson.

Busque otro baño. Use un baño en otro piso que el en que trabaja o que por lo menos quede más lejos de su oficina, recomienda Mangan.

Mueva la cintura. Llévese a su compañero a un club de baile una o dos veces al mes, indica Pierson, o tome clases de baile.

Agarre la jarra. Cada vez que saque una jarra de plástico de un galón (3.78 l) de su refrigerador, utilícela para hacer varios *curls* de bíceps antes de destaparla y servirse su bebida, dice Lavetta.

Circule. En el trabajo, levántese de vez en cuando y dé dos vueltas a su escritorio, sugiere Finnegan.

Muévase en el mar. Cuando esté en la playa, manténgase en movimiento con actividades como nadar, practicar *surf*, rentar un bote de remos o hidropedal (*paddleboat*) o jugar *paddleball*, dice Pierson.

Levante la lonchera. Si usted le prepara el almuerzo a su hijo o hija, ponga la comida y el termo en la lonchera, ciérrela y úsela para trabajar sus tríceps con un pres francés detrás de su cabeza, según se describe en la página 334, sugiere Lavetta. Repítalo varias veces. Después de un tiempo, cuando la lonchera le resulte demasiado ligera, trate de hacer el pres francés con una bolsa de papas de 5 libras (2.2 kg).

Pruebe otra podadora. Si usted tiene una podadora de asiento, cambie a una que se empuja. Si tiene una de motor que se empuja, cambie a una sin motor, indica Pierson.

Realice sus reparaciones. Siempre que sea posible encárguese usted misma de los proyectos para mejorar su casa, como pintar o empapelar paredes. Además de hacer ejercicio ahorrará dinero, comenta Pierson.

Confíe en su casillero sobre ruedas. Use una parte de su coche como "casillero" (*locker*) para traer siempre un par de tenis, unas medias (calcetines) limpias, una toalla limpia, un *Frisbee*, unas raquetas de tenis, una pelota de básquetbol o cualquier otro artículo que le parezca útil. La próxima vez que ande fuera de casa y le sobre un poco de tiempo, deténgase en un parque y juegue básquetbol sola, corra un rato, rebote una pelota de tenis contra una pared o realice alguna otra actividad semejante, recomienda Pierson.

Apriételos. Al manejar, hacer cola en una tienda o esperar en el consultorio del médico, tense las asentaderas, los muslos y los músculos abdominales para trabajarlos, indica Finnegan.

Levántese al lavar. Al lavar los trastes puede hacer levantamientos sobre las puntas de los pies para trabajar las pantorrillas, dice Tereasa Flunker, una fisióloga especializada en ejercicios del centro de terapia física ReQuest en Gainesville, Florida.

Haga una sentadilla. Al sacar la ropa de la secadora no doble la cintura sino haga una sentadilla (cuclilla) para trabajar los músculos de las piernas y las asentaderas. Haga lo mismo al recoger cosas del piso, sugiere Flunker.

Juegue este juego. Tómese cinco minutos de vez en cuando a lo largo del día para jugar un juego consigo misma. Las reglas son sencillas: puede hacer cualquier cosa excepto sentarse o acostarse, indica Peggy Norwood, una fisióloga especializada en ejercicios y gerente de Avalon Fitness, una compañía dedicada a la buena forma física, en Durham, Carolina del Norte.

Cambie de canal. Deje el control remoto fuera de su alcance. Así tendrá que levantarse y caminar hasta la televisión para cambiar de canal. También es posible que vea menos televisión en general, dice Norwood.

Baile que baile. Cuando esté en su casa, ponga su música preferida y baile. Baile al hacer otras cosas. Baile al caminar de la mesa al fregadero. Baile al recoger las cosas del piso, propone Hy Levasseur, un fisiólogo especializado en ejercicios del Departamento de Transporte de los Estados Unidos en Washington, D.C.

Trabaje frente a la televisión. Al ver la televisión o hacer cualquier otra actividad que implique estar sentada, de todas maneras puede trabajar los músculos de la cintura, dice Norwood. Coloque una mano sobre la rodilla contraria y levante esta pierna de 6 a 8 pulgadas (15–20 cm) del piso. Tense los músculos abdominales y haga presión suavemente con la mano, doblando el codo un poco.

Capítulo 23

Cómo personalizar su programa de ejercicios

Contrátese usted misma como entrenadora personal y diseñe un programa que le funcione. Sólo hay una manera de hacer ejercicio: *la suya*.

Un solo vestido que hace lucir hermosa a cualquier mujer. El trabajo perfecto para todas las mujeres. Una sombra de ojos que realza los de todas nosotras. Un hombre del que todas podemos enamorarnos.

Ninguna de estas cosas tiene sentido. Y lo mismo podría decirse de un programa de ejercicios perfecto para todas las mujeres que queremos ponernos en forma.

"Desafortunadamente no existe ninguna fórmula mágica", indica Vicki Pierson, una entrenadora especializada en buena forma física y asesora de control de peso en Chattanooga, Tennessee. "No hay un ejercicio que nos funcione a todas".

Según los expertos, si usted quiere que los ejercicios le funcionen, si desea bajar de peso, lograr un cuerpo más firme, sentirse muy bien y disfrutar el proceso de alcanzar todos estos objetivos, tiene que personalizar su programa de ejercicios. Tiene que analizar su personalidad y tomar en cuenta si usted tiene más energía por la mañana o por la noche, si prefiere estar sola o si más bien es sociable. Necesita analizar su tipo de cuerpo, si tiene los huesos grandes o es menuda, si su constitución es delicada o robusta. Tiene que acordarse del pasado, de las actividades que intentó y odió, de lo que intentó y le gustó. A partir de todos estos factores, usted tiene que crear un programa de ejercicios que le sirva. Por último, debe tener presente que si abandonó los ejercicios alguna vez en el pasado, no fue usted la que falló. Por el contrario: los ejercicios le fallaron a usted.

El Programa "Cada día más delgada" ofrece una amplia gama de opciones de ejercicios —aeróbicos, actividades cotidianas, pesas, estiramientos— que le permitirán diseñar un programa de buena forma física que cumpla con sus necesidades personales. En este capítulo expondremos paso a paso el proceso de crear tal programa. Así que siga leyendo y prepárese para un plan de buena forma física que hasta resultará divertido.

Haga un plan

Usted no saldría de viaje sin mapa ni construiría una casa sin planos. Entonces ¿por qué empezar algo tan importante como un programa de ejercicios sin un plan?

Antes de hacer cualquier cambio importante en su vida —ya sea que comience un programa de ejercicios o deje de fumar—, usted necesita diseñar una estrategia, afirma Elizabeth Howze, Sc.D., directora de promoción de la salud en los Centros para el Control y la Prevención de Enfermedades de Atlanta, Georgia.

El primer paso del plan es hacer una lista de problemas y posibles soluciones, señala la Dra. Howze. Su lista podría incluir preguntas como las siguientes (y muchas más).

- ¿Qué voy a hacer si llueve o nieva?
- ¿Cómo puedo combinar mis ejercicios con mi vida familiar?
- ¿Qué hago con mis hijos mientras estoy haciendo ejercicio?
- ¿Qué actividades puedo realizar junto con mi familia para que todos seamos más activos?
- ¿Qué voy a hacer en el otoño y el invierno, cuando oscurezca temprano?
- ¿Qué voy a hacer si una y otra vez se me olvida hacer ejercicio?

"Para cualquiera que esté pensando en llevar una vida más activa, es importante planear cómo enfrentar las dificultades en lugar de confiar únicamente en la fuerza de voluntad", indica la Dra. Howze. "Las personas que hacen cambios tienen más éxito si primero planean cómo van a manejar las dificultades".

Es posible que sus soluciones a estos problemas sean totalmente distintas de las de otra persona. Por lo tanto, póngase a pensar en todas las soluciones que se le ocurran, para luego escoger las que mejor le puedan funcionar, indica la experta.

El "problema" de Kathie Chew de San José, California, era su hija de 6 años: qué hacer con ella mientras Kathie hacía ejercicio. Sabía que no podría contar con su esposo para cuidar a la niña todas las veces que ella quisiera hacer ejercicio. Por lo tanto, eliminó caminar, andar en bicicleta o en patines de navaja como posibilidades, porque sabía que su hija no podría mantenerle el ritmo. Además, eran actividades que no podría llevar a cabo si el tiempo estaba mal. Eliminó la bicicleta fija, porque la conocía del gimnasio y no le gustaba para nada. Por lo tanto, optó por una máquina para esquí a campo traviesa (de fondo). No tendría que preocuparse por el clima. No tendría que preocuparse por su hija, que jugaba en la casa mientras Kathie hacía ejercicio. De esta manera, Kathie logró bajar 35 libras (16 kg).

Determine qué es lo que *no* quiere hacer

Al diseñar su programa de ejercicios, el siguiente paso es analizar su pasado y precisar sus gustos y aversiones, sugiere Kathy Mangan, una entrenadora personal de Missoula, Montana. Lo que a muchas mujeres no les gusta del ejercicio es. . . el ejercicio. "Algunas mujeres odian los ejercicios", comenta Mangan. "No quieren sudar ni acalorarse. Se sienten raras haciendo ejercicios. Les resultan incómodos".

Si usted cae dentro de esta categoría, no tenga la impresión de haber fracasado desde antes de empezar. De acuerdo con Mangan y otros expertos, hay formas de diseñar un programa de ejercicios que dejará encantada incluso a la mujer que una y otra vez ha podido probar su odio a los ejercicios. Ahora le diremos cómo.

No intente nada nuevo. Un elemento importante que debe cuidarse al diseñarle un programa a la persona que odia los ejercicios es que éstos sean conocidos, dice Mangan. Intente ejercicios que ya sepa hacer. Por lo general, caminar formará parte de su plan, indica la experta. Sin embargo, póngase a pensar en todas las actividades aeróbicas que ha hecho en su vida. Pregúntese a sí misma con cuál se sintió a gusto.

Cómo lo hizo

Una mujer personalizó su programa de ejercicios de la siguiente manera para hacer justicia a sus necesidades individuales.

Lynn Oatman de 46 años, de Liverpool, Nueva York: "Entré a un gimnasio comercial, donde el personal me recomendó empezar con 5 minutos cada una en la estera mecánica (*treadmill*), la máquina de remos y la máquina escaladora (*stair climber*). Después de una semana, más o menos, agregué un programa de pesas a mis ejercicios aeróbicos. Hacía ejercicio tres veces a la semana y poco a poco fui aumentando mi tiempo en los aeróbicos. No obstante, después de un tiempo descubrí que les tenía terror a mis sesiones. Me aburrían. Por lo tanto, agregué más variedad. Ahora los lunes hago 15 minutos en los aparatos para *curl* y extensión de pierna, 10 minutos en la estera mecánica y 10 minutos en la máquina de remos, además de pesas. Los martes hago 10 minutos en la máquina de esquí, 15 minutos en los aparatos para los brazos, 10 minutos en la estera mecánica y luego mi trabajo abdominal y levantamientos de pierna. Los viernes hago 20 minutos en los aparatos para las piernas, 5 minutos en la máquina de esquí y 5 minutos en la máquina para aeróbicos (*cross-aerobic machine*), además de las pesas. Perdí 30 libras (13 kg) en un año".

Tome en cuenta el trauma de los deportes escolares. Muchas mujeres recuerdan aquella espantosa clase de deportes en la que se les obligó a correr una milla (1.6 km) en menos de 10 minutos, cuando fueron las últimas en ser escogidas para el equipo de *softball*, cuando un niño odioso les tiró una pelota a la cara mientras todos los demás se rieron, o cuando desesperadamente trataron de escalar la cuerda pero sólo lograron avanzar 1 pulgada (2.5 cm).

Si la experiencia le ha enseñado que un ejercicio en particular no es para usted —por ejemplo, si correr le parece una tortura o le da pena participar en deportes de equipo—, olvídelo como opción aeróbica, por lo menos al principio, sugiere Mangan. Siempre puede intentarlo de nuevo más adelante, conforme adquiera más experiencia y confianza.

Practique la paciencia. Quizá la lista de los ejercicios que odia termine llenando una hoja completa, pero no pierda la esperanza. Los expertos entrevistados para este libro afirman que nunca han conocido a una mujer que no sea capaz de encontrar por lo menos una actividad que disfruta. Usted también encontrará un ejercicio que le va a gustar, aunque tal vez tenga que intentar varios para hallarlo.

Trátelo como tarea doméstica. Otra posibilidad es integrar los ejercicios a sus quehaceres domésticos. Si no le agrada la idea de una sesión formal de ejercicios, intente otro enfoque. Convierta sus actividades cotidianas en ejercicios, propone la Dra. Howze. Fíjese en el tiempo que dedica a subir escaleras, lavar su coche, pasar la aspiradora o cualquier otra actividad física que realice a lo largo del día. De acuerdo con la experta, este tipo de "ejercicio" puede proporcionar los mismos beneficios para su salud como 30 minutos de caminar, nadar u otra actividad aeróbica. (Vea el capítulo 22 para mayor información acerca de cómo aprovechar las actividades cotidianas para los ejercicios).

No se presione. "Si usted va a un gimnasio y tiene la impresión de que la están presionando demasiado, es cierto", opina Robert Lavetta, un entrenador especializado en buena forma física en Palm Desert, California. "Los ejercicios deben resultar en buena forma física y también emocional, de forma positiva".

Una manera de asegurarse de no exagerar al hacer ejercicio es respirando por la nariz, indica John Douillard, D.C., un quiropráctico y entrenador especializado en buena forma física que preside el *spa* Life Spa Clinic en Boulder, Colorado. Al principio, indica Douillard, tal vez le cueste un poco de trabajo respirar. No obstante, después de unas cuantas semanas debería ser capaz de respirar por la nariz sin ningún esfuerzo. Esta forma de respirar garantiza que haga ejercicio de forma relajada. "En cuanto se pierde la sensación de calma, de estar a gusto, se está exagerando", afirma el quiropráctico. "Si usted se obliga a llegar a un estado de agotamiento total, no le gustarán sus sesiones de ejercicios, no los hará durante mucho tiempo y la grasa volverá en cuanto los deje de hacer".

Sin embargo, el Dr. Douillard también dice que va a tener que forzar su paso un poco si quiere cosechar todos los beneficios que el ejercicio es capaz de aportar a su salud y a su programa para bajar de peso. La intensidad del ejercicio debe ser tal que tenga la sensación de estar a punto de respirar por la boca.

Activa o apática: precise su perfil de motivación

De acuerdo con Mangan, las mujeres que hacen ejercicio pertenecen a cualquiera de dos categorías de motivación. La "activa" está

(continúa en la página 402)

Ejercicios estratégicos para las embarazadas

Un programa de ejercicios para el embarazo requiere indicaciones especiales. Antes que nada, por supuesto, consulte con su obstetra. Luego tome en cuenta los siguientes consejos del Dr. Douglass Hall de Ocala, Florida, el fundador de Pregnagym, un grupo de gimnasios repartidos por los Estados Unidos que ayudan a las mujeres a preparar sus cuerpos para el embarazo y el parto.

Evite acostarse boca arriba. Los ejercicios abdominales ayudan a ponerla en forma para pujar durante el parto. Además, si mantiene su abdomen en forma durante el embarazo tardará menos en reducir su panza después de dar a luz. Sin embargo, después del quinto mes del embarazo no debe hacer ningún trabajo abdominal donde tenga que acostarse boca arriba: su útero crecido podría comprimir el vaso sanguíneo principal que corre de su tronco al corazón. (Debido a esta compresión, una mujer embarazada incluso puede perder el conocimiento si se acuesta boca arriba).

En cambio, el Dr. Hall sugiere los siguientes dos ejercicios abdominales.

Para trabajar los músculos oblicuos que cubren los costados de su cuerpo, siéntese en un banco y coloque un palo de escoba o una barra larga para pesas detrás de su cuello sobre sus hombros. Use las manos para sostener la barra mientras tuerce su cuerpo de lado a lado, manteniendo el vientre y la cara al frente.

Para el resto del abdomen, póngase de pie con la espalda a unas 3 pulgadas (8 cm) de la pared, con los pies separados a la misma distancia que el ancho de sus hombros y las rodillas ligeramente dobladas. Contraiga los músculos abdominales y haga presión con la espalda contra la pared. Mantenga tensos los músculos durante 4 segundos, suelte y repita. (También puede utilizar los aparatos *Nautilus* o *Cybex* para el abdomen en el gimnasio, los cuales le permiten hacer contracciones abdominales estando sentada).

Evite hacer ejercicios parada. Después del quinto mes de embarazo debe evitar cualquier actividad aeróbica que implique estar parada. Estas actividades, como correr y aeróbicos de piso, jalarían su pelvis al frente, lo cual extendería y debilitaría sus músculos abdominales y los ligamentos de sus corvas, produciéndole dolor en la baja espalda. En cambio, intente actividades aeróbicas como nadar, andar en bicicleta u otras opciones para hacer ejercicios sentada, como las máquinas de remos verticales diseñadas para jalar los brazos hacia el cuerpo a la vez que las piernas empujan al frente. La más conocida de éstas es la *HealthRider*.

Estírese y fortalézcase. Conforme su útero y senos aumenten de tamaño, algunos de sus músculos se debilitarán y otros se tensarán. Sus senos crecidos pueden jalar sus hombros al frente, tensándole el pecho, los hombros y algunos músculos de la espalda. Y conforme su útero crezca, también se le tensarán los músculos de la baja espalda, los cuadríceps y la cara interior de los muslos. Por lo tanto, necesita dedicar atención especial a estas áreas a la hora de hacer sus estiramientos.

- Para estirar los músculos del pecho, ponga las palmas de las manos en las orillas del marco de una puerta e incline el cuerpo al frente.

- Para estirar los hombros, extienda el brazo derecho hacia la izquierda, cruzando su pecho. Use la mano izquierda para acercarse el brazo derecho más al pecho a la vez que lo jala hacia la izquierda. Luego repita del otro lado.

- Para la baja espalda, siéntese en el piso con las piernas al frente y las rodillas ligeramente dobladas. Trate de bajar el pecho y abrazarse las piernas, a la vez que encorva la espalda.

- Para los cuadríceps, párese frente a una pared apoyándose en ésta con una mano. Doble la pierna contraria a la mano en que se está apoyando, acercándose el pie a las asentaderas. Sujete la parte anterior del pie levantado con su mano libre y trate de llevar este pie hasta sus asentaderas, manteniendo alineados los muslos. Repita del otro lado.

- Para la cara interior de los muslos, siéntese en el piso y junte las plantas de los pies, doblando las rodillas hacia los lados. Empuje sus rodillas hacia abajo, tratando de tocar el piso.

Por el contrario, los músculos trapecios del cuello y los hombros se le debilitarán. Puede fortalecer esta área con una máquina de remos o haciendo remos con pesas libres, como los remos verticales de la página 329. También se le debilitarán los ligamentos de la corva. Trabaje sus ligamentos de la corva con el levantamiento de pierna ilustrado en la página 347 o con un aparato *Nautilus*, el cual le permite hacer *curls* de pierna acostada de lado.

llena de energía y optimismo; se muere de ganas de empezar y obtener resultados. La "apática" cree que ya lo conoce todo; intentará hacer ejercicio (otra vez), pero no tiene mucha confianza en que esto pueda influir en su vida. Según Mangan, usted tiene que adaptar el enfoque de su programa de ejercicios al tipo de motivación que la rige.

Armonice su actividad. La mujer del tipo activo tiende a elegir ejercicios de alto impacto como correr, y luego acaba con su cuerpo corriendo. Mangan sugiere buscar un equilibrio armónico entre los ejercicios de alto impacto y las actividades que tratan las articulaciones con mayor suavidad, como andar en bicicleta o nadar. Por ejemplo, si quiere hacer ejercicio cinco días a la semana —lo cual resulta típico para una mujer del tipo activo—, corra dos días y nade tres, indica la asesora.

Ataque su apatía. La mujer del tipo apático necesita buscar formas divertidas y nuevas de desafiarse a sí misma, explica Mangan. No obstante, al principio usted debe escoger una actividad que no le moleste hacer, como caminar. Luego intente algo un poco diferente, como subir una cuesta prolongada o caminar una cuadra a mayor velocidad. Y una vez a la semana trate de hacer algo más difícil, como subir escaleras o ejercitarse en una máquina de esquí a campo traviesa (de fondo). "Haga algo con lo que se sienta a gusto, y luego un poco más", sugiere Frank Butterfield, un entrenador especializado en buena forma física de Las Vegas, Nevada.

Adapte sus ejercicios a su tipo de cuerpo

La antigua ciencia médica de la India conocida como Ayurveda divide a todos los seres humanos de acuerdo con tres tipos de cuerpo: *vata*, *pitta* y *kapha*. El Dr. Douillard cree que un elemento fundamental para diseñar un programa de ejercicios placentero es descubrir su tipo de cuerpo y luego elegir el ejercicio adecuado para usted. Para determinar cuál es su tipo de cuerpo, haga el *test* de la página 404 desarrollado por el Dr. Douillard.

Vata. Si la mayoría de sus respuestas correspondieron a la primera columna, su tipo de cuerpo es el hipermetabólico tipo *vata*. Tiene los huesos pequeños y una constitución delgada por naturaleza. Es rápida, pero tiene poca resistencia. Sobresaldría en ejercicios que requieren breves arranques de velocidad y agilidad, como *racquetball*, esprintar (o sea, correr poca distancia a toda velocidad), aeróbicos y baile. No obstante, para proteger sus delicadas articulaciones debe equilibrar estas actividades con otras de bajo impacto y mediana intensidad, como correr despacio, caminar, andar en bicicleta, nadar, ir de excursión o hacer yoga, indica el Dr. Douillard.

Pitta. Si la mayoría de sus respuestas correspondieron a la segunda columna, su tipo de cuerpo es el competitivo tipo *pitta*. Su cuerpo es de tamaño mediano y constitución musculosa. Destacaría en deportes de competencia que requieren fuerza, velocidad y resistencia, como el tenis, el atletismo en pista, el esquí, las pesas y la natación. Para equilibrar estas actividades, debe incluir en su programa otras que no impliquen competencia y que simplemente pueda disfrutar, como el baile, sugiere el Dr. Douillard.

Kapha. Si la mayoría de sus respuestas correspondieron a la tercera columna, su tipo de cuerpo es el calmado tipo *kapha*. Su fuerte son los deportes que exigen resistencia y la interacción de la mente con el cuerpo, como el *golf*. Su tendencia natural se inclina hacia el letargo. Se sentirá atraída por actividades relajantes como el *golf*, andar en bicicleta, ir de excursión y montar a caballo. No obstante, de vez en cuando debe imponerse un reto con ejercicios más vigorosos como el tenis, remar, correr o nadar, propone el Dr. Douillard.

Consejos para comenzar

No se preocupe si arranca en falso. No se preocupe si se tropieza. Ni siquiera debe preocuparse si se metió a la carrera equivocada. "De la misma manera en que los fumadores hacen varios intentos de dejar el cigarrillo antes de lograrlo, es posible que las personas que están tratando de aumentar su actividad física necesiten varios intentos antes de lograr convertirlo en un hábito", asegura la Dra. Howze. "No se desanime".

Los siguientes consejos le ayudarán a tener presente la verdadera dimensión de las cosas.

No persiga la perfección. Piense en las primeras semanas de hacer ejercicio como un período de prueba, como un tiempo en el que podrá averiguar qué le gusta y qué no le gusta, identificar los obstáculos que enfrenta y ajustar su plan, propone la Dra. Howze. Incluso un programa diseñado con cuidado puede presentarle dificultades inesperadas. Al toparse con un problema, vuelva a evaluar sus decisiones y de ser necesario haga algún cambio, sugiere la experta.

Insista en sus intentos. Encontrar el programa de ejercicios indicado se parece mucho a encontrar la ropa adecuada, explica

¿Cuál es su clase de cuerpo?

Marque todas las palabras que en su opinión la describen, aunque sean más de una por categoría. Luego sume el número de palabras que señaló en cada columna. La columna en la que acumule el mayor número de respuestas corresponde a su tipo de cuerpo, indica John Douillard, D.C., un quiropráctico y entrenador especializado en buena forma física que preside el *spa* Life Spa Clinic en Boulder, Colorado.

Características	Vata	Pitta	Kapha
Mente	Rápida	Agresiva	Calmada
Actividad mental	Inquieta	Aguda	Estable
Memoria	Mejor a corto plazo	Buena en general	Mejor a largo plazo
Sueño	Ligero y breve	Profundo, de mediana duración	Pesado y prolongado
Forma de hablar	Rápida y clara	Mordaz y dulce	Lenta
Velocidad para comer	Rápida	Mediana	Lenta
Alimentos	De preferencia calientes	De preferencia fríos	De preferencia secos
Estados anímicos	Cambian rápido	Cambian despacio	No cambian
Clima	Le desagrada el frío	Le desagrada el calor	Le desagrada la humedad
Apetito sexual	Entre variable y reducido	Moderado	Mucho
Tipo de cabello	Seco	Normal	Grasoso
Cantidad de cabello	Promedio	Poco	Mucho
Temperatura de la piel	Manos y pies fríos	Tibia	Fresca y húmeda
Peso	No sube fácilmente	Regular	No baja fácilmente
Tiempo de reacción	Rápido	Promedio	Lento
Velocidad para correr	Muy rápido	Rápido	No muy rápido
Tono muscular	Delgado	Definido	Voluminoso y grande
Total	**Vata** ____	**Pitta** ____	**Kapha** ____

Butterfield. A veces hay que medirse muchas prendas antes de encontrar una que le gusta. De igual manera, a veces hay que probar muchas actividades diferentes antes de descubrir cuál es la que mejor le funciona.

Fíjese metas moderadas. Es posible que su meta principal sea perder 20, 30, 40 ó 50 libras (9, 13, 18 ó 22 kg), y tal vez tarde mucho en alcanzarla. Por lo tanto, póngase metas pequeñas, indica Butterfield: caminar una milla (1.6 km), hacer ejercicio tres veces a la semana o reducir su grasa corporal en un 1 por ciento. Es importante tener una meta y que ésta sea moderada. "Cuando la gente no se fija metas, no se dan cuenta del éxito que logran con sus programas. No se dan cuenta cuando progresan", afirma el entrenador.

Cuarta Parte

Cómo verse hermosa y sentirse muy bien

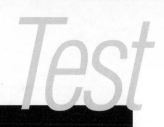

El desafío de la imagen

Usted puede empezar a sentirse mejor acerca de sí misma y su cuerpo desde ahora mismo, sin importar cuánto peso piense perder a la larga. El siguiente *test* fue desarrollado por James C. Rosen, Ph.D., profesor de Psicología en la Universidad de Vermont en Burlington. Le ayudará a averiguar qué es lo que le gusta de sí misma y qué no, y a utilizar esta información para sentirse bien acerca de sí misma desde hoy mismo.

Utilice el siguiente sistema de calificación para las preguntas de la 1 a la 10. Póngase una calificación entre 0 y 6, escala en la que las calificaciones significan lo siguiente:

0 = No
2 = Un poco
4 = Moderadamente
6 = Sí, mucho

Conteste con referencia a las últimas *cuatro semanas*.

_____ **1.** ¿Se siente usted insatisfecha con su apariencia en general?

_____ **2.** En situaciones sociales, ¿se preocupa por su apariencia o se avergüenza de ella?

_____ **3.** ¿Cuánto la afecta el tener la impresión de que alguien se fija en su apariencia?

_____ **4.** ¿Cuánto influye su apariencia en la forma en que usted se evalúa como persona? (Por ejemplo, 2 = "Es sólo un aspecto más de mi autoevaluación"; 4 = "Es uno de los principales aspectos"; 6 = "Es lo más importante").

_____ **5.** ¿Tiene opiniones negativas acerca de sí misma como persona debido a su apariencia? (Por ejemplo, 6 = "No encuentro ninguna cualidad positiva en mí debido a mi apariencia").

_____ **6.** ¿Evita los lugares públicos (como los restaurantes y las tiendas) o las situaciones sociales (de trabajo, fiestas, reuniones familiares o citas románticas) por sentirse incómoda con respecto a su apariencia?

7. ¿Evita los contactos físicos o íntimos (como hacer el amor, abrazos, besos, bailar, tocarse, saludar de mano) debido a su apariencia?

8. ¿Evita ocupaciones físicas como ejercicios o actividades de esparcimiento al aire libre debido a su apariencia?

9. ¿Evita que otros la vean desnuda?

10. ¿Qué tan atractiva físicamente tiene la impresión de que usted les parece a los demás? (Por ejemplo, 0 = bonita o al menos atractiva; 2 = poco atractiva; 4 = algo fea; 6 = muy fea).

Con base en la siguiente escala del 0 al 6, escoja el número más exacto para responder a las preguntas de la 11 a la 16. Califíquese con referencia a las últimas *cuatro semanas*: 0 = 0 días (ni una vez); 1 = de 1 a 3 veces; 2 = de 4 a 7 veces (una o dos veces a la semana); 3 = de 8 a 11 veces; 4 = de 12 a 16 veces (más o menos la mitad de los días); 5 = de 17 a 21 veces; 6 = de 22 a 28 veces (casi todos los días).

11. ¿Cuántas veces ha estudiado su apariencia?

12. ¿Cuántas veces ha pensado en su apariencia y ha terminado sintiéndose mal?

13. ¿Cuántas veces ha tratado de cubrir o camuflar su apariencia con ropa o maquillaje?

14. ¿Cuántas veces ha evitado mirar su cuerpo?

15. ¿Cuántas veces ha comparado su apariencia con la de otras personas?

16. ¿Cuántas veces ha tratado de obtener confirmación con alguien de que su apariencia está bien?

Suma final

Evaluación: Después de sumar sus respuestas a las preguntas de la 1 a la 16 y obtener así la calificación final de la imagen que tiene de su cuerpo, lea lo siguiente para averiguar lo que este resultado significa.

Si sumó menos de 30, ¡felicidades! De un total de 96 puntos posibles, el resultado promedio para las mujeres que trabajan son 23. Las mujeres que suman menos de 30 puntos tienen una imagen

(continúa) ▶

El desafío de la imagen (continuado)

relativamente buena de su cuerpo y sienten poca insatisfacción por esta causa.

Si usted sumó entre 31 y 50 puntos, obtuvo un resultado normal para una mujer con sobrepeso. El promedio para las mujeres con sobrepeso que están tratando de adelgazar son 41 puntos. Por lo tanto, si usted se ubica en este rango significa que la imagen que tiene de sí misma está bien, si se toma en cuenta el desafío que nos plantea el mundo a nuestro alrededor con su fijación en el peso corporal. Sin importar cuánto peso termine perdiendo, podrá desarrollar una imagen más positiva de su cuerpo si lleva a cabo los consejos presentados en los capítulos que siguen.

Si sumó más de 50 puntos va a tener que trabajar un poco. No es raro que las mujeres se preocupen demasiado por su apariencia o tengan la impresión de que la imagen que tienen de su cuerpo interfiere con el resto de la imagen que tienen de sí mismas. La calificación promedio para las mujeres que buscan ayuda profesional para corregir la imagen que tienen de su cuerpo son 57 puntos. Si usted igualó o rebasó este total, durante unas seis semanas debe dedicar un tiempo todos los días a trabajar en la imagen que tiene de su cuerpo. Conforme mejore su forma física sentirá más confianza. Sin embargo, un resultado dentro de este rango significa que tal vez necesite practicar de manera deliberada nuevas actitudes y conductas con respecto a la imagen que tiene de su cuerpo, para lograr un cambio duradero en la idea que tiene de sí misma.

El Dr. Rosen recomienda lo siguiente para mejorar su calificación.

Las preguntas 1, 2, 3 y 12 giran en torno a la cohibición. Si usted respondió con un 3 o más a alguna de estas preguntas, realice el "ejercicio del espejo". Primero haga una lista de las diferentes partes de su cuerpo. Empiece por las que más le gusten y avance hasta las que menos le agraden. Ahora párese frente a un espejo, vestida, y observe cada parte durante por lo menos un minuto. Cuando se sienta a gusto con determinada parte de su cuerpo, pase a la siguiente en su lista. Luego haga el mismo ejercicio desnuda. Ponga atención a lo que está pensando al hacer el ejercicio. En lugar de calificar su cuerpo de repugnante, asqueroso o alguna otra palabra negativa, use términos neutrales para describirlo. Por ejemplo, intente palabras como *piel tersa, musculoso, fuerte* y *femenino*. Una vez que haya superado sus pensamientos negativos frente al espejo, trate de hablar de manera más positiva de sí misma frente a los demás.

Las preguntas 4 y 5 tratan de la importancia que usted da a las imperfecciones físicas. Si la suma de puntos de estas dos preguntas rebasa los 7, trate de llevar un diario dedicado a la imagen que tiene de su cuerpo. Divida el diario en cuatro secciones: A, B, C y D. Cada vez que surja una situación relacionada con la imagen que tiene de su cuerpo, apúntela. Describa la situación en la sección A, apunte cómo se sintió en la parte B y qué hizo al respecto en la parte C. Al escribir acerca de cómo se sintió, incluya más que sólo comentarios negativos. Hágase preguntas acerca de lo que pasó, como: "¿Qué me imaginé que la gente estaba pensando al verme?" En la sección D anote cosas contrarias que puedan corregir las ideas de la sección B que le parezcan contraproducentes, erróneas o irrazonables. Por ejemplo, registre los comentarios que la gente realmente hizo acerca de su apariencia, en lugar de lo que usted creyó que estaban pensando.

Las preguntas 6, 7, 8, 9, 13 y 14 se refieren a la evasión. Si usted sistemáticamente respondió a estas preguntas con un 3 o más, tiene que empezar a enfrentar sus temores. Haga una lista de las situaciones, las actividades e incluso los estilos de vestir (como los trajes de baño) que suele evitar. Luego diseñe una estrategia para poco a poco irse exponiendo a cada una de estas situaciones. Por ejemplo, una mujer preocupada por sus mejillas regordetas y brazos rollizos podría ir dando los siguientes pasitos: recogerse el cabello en lugar de tratar de cubrirse la cara con él; ponerse rubor en las mejillas; usar una blusa de cuello redondo en lugar de un cuello vuelto (de tortuga) y finalmente (con la luz prendida) permitir que su esposo le dé un masaje en el cuello.

Las preguntas 11, 15 y 16 miden el grado de obsesión que usted tiene con su cuerpo. Si sumó 4 puntos o más necesita imponerse ciertos límites. Por ejemplo, si siempre se está comparando mentalmente con otras mujeres, vigile la forma negativa en que habla consigo misma, cambie de lugar en la clase de aeróbicos para no tener que ver a sus compañeras "más guapas" y empiece a apreciar la belleza en otras mujeres, en lugar de llenarse de envidia. Si tiene la costumbre de cambiarse de ropa demasiadas veces, sólo permítase dos cambios antes de irse a trabajar. O bien evite preguntarle a su esposo si se ve gorda. Y pase menos tiempo en la pesa (báscula), si eso es lo que hace.

Capítulo 24

Ropa que realza y adelgaza

¿Cuál es la manera más fácil de perder de 5 a 10 libras? Vístase (aprovechando los siguientes trucos de guardarropa).

Un día la asesora de imagen Lisa Cunningham estaba esperando el autobús (guagua, camión) cuando descubrió el ejemplo perfecto de la forma en que ciertos estilos de ropa hacen que una mujer se vea más delgada.

Vio a una mujer con un vestido en el que una sola raya roja bajaba en sentido diagonal del hombro derecho al lado izquierdo del ruedo. "Pensé: 'Ah, ¡qué vestido tan fabuloso! Esa mujer está delgadísima'", comenta Cunningham.

Entonces la mujer se puso de perfil y Cunningham comprendió hasta qué grado el vestido la estaba adelgazando. "La mujer tenía nueve meses de embarazo", indica Cunningham, que da clases en el Instituto de Tecnología de la Moda en la ciudad de Nueva York. "La larga raya diagonal dirigió mi atención de arriba abajo por su cuerpo y no me di cuenta de su enorme panza hasta que se puso de lado".

Según lo prueba este ejemplo de la mujer embarazada, la ropa correcta puede ayudarle a parecer más delgada, como si tuviera entre 5 y 10 libras (2–4.5 kg) menos, afirma Cunningham. Ciertos estilos de ropa también sirven para ocultar los contornos del cuerpo a los que desea restar importancia visual y acentuar otros, o bien para equilibrar unas caderas o muslos desproporcionados. Así, además de mostrarle cómo comer y hacer ejercicios, el Programa "Cada día más delgada" ofrece varios trucos ingeniosos para que usted se vea delgada de inmediato gracias a la ropa que se pone.

Esta fórmula para verse hermosa y sentirse muy bien incluye ropa que adelgaza y alarga su cuerpo visualmente, además de favorecer su figura y quedarle perfecta.

La asombrosa línea vertical

Los principios básicos del camuflaje y la distracción se basan en dos elementos muy sencillos: las líneas verticales y horizontales, afirma Cunningham. Las líneas horizontales tienden a darle una apariencia más ancha a su cuerpo. Las líneas verticales tienden a hacerla parecer más alta. La mujer embarazada que mencionamos antes camufló su panza con un vestido holgado. Y distrajo la atención con una larga línea diagonal.

"Cuando miramos a las personas lo hacemos de arriba abajo y de derecha a izquierda", explica Cunningham. "Nuestros ojos siempre descansarán en una línea horizontal. Si no les damos una línea horizontal en la cual detenerse, siguen de arriba hasta abajo. Por lo tanto, si su ropa y accesorios crean una línea vertical, usted parecerá más alta y más delgada".

Usted puede crear líneas verticales con rayas verticales de colores, una hilera vertical de botones en el frente del vestido o abriendo el saco. Una larga línea diagonal, más vertical que horizontal, la hará parecer más alta y delgada. Unas líneas diagonales que se juntan harán que su cuerpo se vea más estrecho donde se unen las líneas y más ancho donde éstas se separan, indica Jan Larkey, una asesora de modas en Pittsburgh, Pensilvania.

Pero es posible aprovechar otros elementos aparte de las rayas. El color, la forma y la manera en que le queda la ropa también ayudan a reducirle las libras de inmediato. De entrada podemos darle varios ejemplos.

Consígase colores lisos. Un conjunto de algún color liso, ya sea rojo, negro o verde, reduce al mínimo el número de líneas horizontales evidentes que le dan una apariencia más ancha a su cuerpo, afirma Cunningham.

¡Solucióñelo!

Ayuda para ahorrar a la hora de comprar

Suzan G. Nanfeldt, una asesora de imagen de la ciudad de Nueva York, le ofrece las siguientes estrategias para ahorrar y lucir muy bien.

Comience con su clóset. Para asegurarse de que vaya a invertir en ropa que realmente se ponga con frecuencia, asómese a su clóset. Imagínese el contenido de su clóset en este instante, sin irlo a ver. La puerta está abierta. Toda su ropa se encuentra ahí: limpia, planchada y lista para que usted se la ponga. (Recuerde que se trata de una fantasía). Meta la mano al clóset y saque sus dos conjuntos favoritos. Pregúntese por qué le gustan tanto. Ponga atención a su respuesta. Esos dos conjuntos favoritos son el punto de comparación perfecta. Son los conjuntos en los que todo está bien. "Trate de reproducir estas cualidades en sus futuras compras. Quizá no vuelva a encontrar el mismo conjunto ni el mismo color, pero tal vez descubra cosas que se les acercan", dice Nanfeldt. Y reducirá al mínimo el número de veces que gasta dinero en prendas que finalmente no se pone.

Calcule el costo a largo plazo. Al invertir en ropa, no es buena idea comprar la más barata que encuentre sino tratar de adquirir la ropa que tenga el mayor valor. "Si tiene colgada en su clóset una blusa que fue la oferta del siglo pero nunca se la ha puesto, no fue tal ganga", advierte Nanfeldt. En lugar de concentrarse en el precio de la prenda, calcule su costo por puesta. Es decir, si paga $100 por un vestido que se pone seis veces al año porque le queda muy bien, el costo por puesta es más bajo que si paga $100 por un vestido que sólo se pone una vez porque no la favorece.

Piense en el precio de la tintorería. Si va a tener que mandar una prenda a la tintorería cada vez que se la pone, este gasto aumenta su costo real. Para reducir los costos al mínimo, evite telas que requieran de muchos cuidados, como el rayón, y opte por otras de mantenimiento más fácil, como la seda lavable y artículos de punto de algodón, sugiere Nanfeldt. O compre lana o telas combinadas con lana, que no deben mandarse a la tintorería más que una vez al año. (Para mantener fresca la lana, cuelgue las prendas de un colgador fuera del clóset durante 12 horas después de cada puesta para que la tela se airee).

Luzca linda entre la luz y la sombra. Las divas corpulentas de la ópera a veces usan vestidos que tienen un color más claro al frente y son más oscuros a los lados, por ejemplo, con una pieza de vivo color rojo al frente y un rojo más oscuro a los lados. "Cuando la mujer se para delante de la escenografía oscura, de lejos cuesta trabajo distinguir exactamente dónde termina ella y dónde empieza el decorado", comenta Jimmy Newcomer, profesor de Modas en el Instituto de Tecnología de la Moda. Según este experto, para aplicar el truco de las divas hay que buscar ropa de un color liso que tenga los lados de un tono ligeramente más oscuro que el frente, como por ejemplo un vestido verde con los lados de color verde más oscuro.

Preséntese como princesa. Los vestidos, los trajes de baño y cualquier otra prenda con un corte princesa —es decir, más estrecho en la cintura— la hacen verse más alta y crean la ilusión de una cintura más pequeña, afirma Newcomer.

Cuide su cuello. Su cuello se verá más largo si usa blusas de cuello de pico (en V) o de cuello redondo, porque la parte superior de su pecho parecerá una extensión de su cuello, indica Newcomer. Un cuello *sport* (o sea, *notched*) también hará que se vea más delgada porque llama la atención sobre su rostro y distrae de su cuerpo.

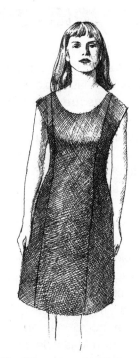

Vestido con corte princesa

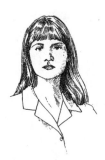

Cuello sport

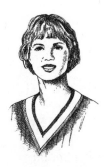

Cuello de pico

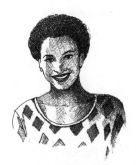

Cuello redondo

Evite lo elástico. Los pantalones de tela elástica (*stretch*) y otras prendas ajustadas tal vez sean cómodos, pero revelan cualquier rollito de grasa que tenga en las piernas, dice Newcomer. "Tienen el efecto contrario de lo que uno cree", afirma el experto. "Sé que algunas mujeres piensan que al ponerse algo ajustado se ven delgadas. Pero sólo se ven como si se hubieran metido a la fuerza en su ropa".

Para verse delgada, hay que empezar desde adentro

Lo que usted se pone debajo de la ropa también puede restar libras a su silueta. Las expertas del programa "Cada día más delgada" le reunieron las siguientes estrategias.

Busque un buen sostén. Un sostén (brasier) gastado, demasiado delgado o mal ajustado deja caer sus senos y le da una apariencia más gorda a su torso, no más firme, opina Cunningham. Para verse más delgada, busque un sostén que mantenga sus pezones a no más de 2½ pulgadas (6 cm) debajo de una línea imaginaria trazada entre sus axilas.

Para determinar su talla de sostén, mida la circunferencia de su espalda debajo de sus brazos y alrededor de su pecho (arriba de sus senos), indica Leslie Rudisill, la gerente del departamento deportivo de mujeres del almacén Neiman Marcus en King of Prussia, Pensilvania. Si le sale un número non como 35, redondéelo por exceso al siguiente número par. Para averiguar su tamaño de copa, mida la circunferencia de su torso en el punto más amplio de su busto. Luego mídase debajo de sus senos. Reste la segunda medida de la primera y utilice el resultado para determinar su tamaño de copa.

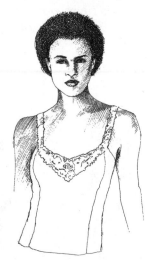

Camisola

Menos de 5" (13 cm) = AA

5" = A

6" (15 cm) = B

7" (18 cm) = C

8" (20 cm) = D

Más de 8" = DD

Puede tomar tiempo encontrar un sostén que le dé el efecto deseado y lo más probable es que tenga que medirse muchos. Por lo tanto, una vez que descubra un sostén que le funcione, manténgase fiel al fabricante, sugiere Rudisill.

Cúbrase con camisola. Las camisolas —una media combinación (fondo, sayuela) ligera, sedosa o satinada, que se usa debajo de las blusas o los vestidos— la harán verse más delgada porque sirven para disimular, entre su sostén y su ropa, cualquier rollito de grasa que haya, indica Jennifer Maxwell Parkinson, presidenta de la empresa de asesoría de imagen Look Consulting International en la ciudad de Nueva York y presidenta fundadora de la Asociación Internacional de Asesores de Imagen.

Meta y moldee. Los moldeadores y adelgazadores de la figura (*body shapers* en inglés) son un tipo de pantimedias (medias *nylon*)

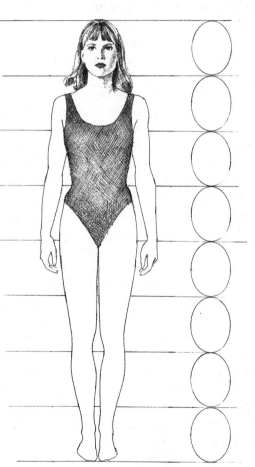

Cuando los diseñadores hablan de una mujer "proporcional", están describiendo una persona que mide exactamente ocho cabezas de altura cuyos hombros y caderas son del mismo ancho y cuya cintura es pequeña. Una mujer con tales proporciones puede ponerse casi cualquier tipo de conjunto porque sus medidas corresponden a los modelos estándares de los fabricantes.

que le meten la panza y las asentaderas, a la vez que levantan y les dan forma a éstas, más incluso que las pantimedias con *control top*, según Rudisill.

"Es como tener una faja integrada a las pantimedias, pero no aprieta tanto", explica Rudisell. "Puedo decirle por experiencia personal que realmente funcionan". Los moldeadores de la figura se venden en la mayoría de los almacenes grandes y cuestan más o menos lo doble de las demás pantimedias.

Cómo ajustar la ropa a la forma de su cuerpo

A las mujeres con las proporciones de una modelo —definidas por la industria de la moda como una estatura de ocho cabezas, con las caderas y los hombros del mismo ancho— no tienen problemas para encontrar ropa que les quede y las favorezca. Lo malo es muy pocas mujeres tenemos cuerpos con las mismas proporciones que las modelos normales de los fabricantes. La mayoría somos un poco más bajas en relación con el ancho de nuestros cuerpos, tenemos el torso alargado, las piernas cortas o alguna otra desviación del estándar imaginario.

No se preocupe. "Existen estilos favorecedores para todas las formas de cuerpo", afirma Carla Mason Mathis, fundadora del Instituto ColorStyle para Asesores de Imagen en Menlo Park, California. El truco está en saber cómo encontrar ropa con los colores, las líneas, los estilos y las características indicadas para realzar las proporciones particulares de su cuerpo.

"Es una experiencia extraordinariamente liberadora cuando una mujer se da cuenta de que su cuerpo está bien; lo que está mal es su ropa", declara Mathis. "Si escogemos la ropa indicada para nuestros cuerpos nos veremos hermosas, sin importar nuestro tamaño o forma".

Con las indicaciones de estilo del programa "Cada día más delgada", usted ya no tendrá que adivinar qué es lo que le funciona mejor. De hecho, muchas de nosotras sin darnos cuenta hacemos lo contrario de lo que recomiendan los expertos en modas. Una mujer con forma de pera, por ejemplo, con los hombros esbeltos y las caderas anchas, tal vez decida ponerse sudaderas holgadas o pantalones estilo *palazzo* y faldas fruncidas sueltas para esconder su cuerpo de la cintura para abajo, y blusas ajustadas para lucir la esbeltez de la parte superior de su tronco.

De hecho, una mujer con forma de pera tiene que hacer todo lo contrario. Debe usar ropa abultada en la parte superior de su cuerpo, para que sus hombros parezcan más anchos, y ropa más ajustada (pero no ceñida) de la cintura para abajo, para que sus caderas parezcan más estrechas, indica Cunningham.

"La mayoría de las veces, cuando las mujeres piensan que están camuflando algo, en realidad lo están acentuando", explica Cunningham. "Repiten la forma de su cuerpo. Lo que realmente quieren hacer es contrabalancear su forma".

Si bien cada mujer es única, la mayoría de los cuerpos representan una variación sobre alguna de las siete formas básicas: triángulo, triángulo invertido, rectángulo, guitarra, diamante, redondeado u ovalado y tubular, señala Judith Rasband, directora del Instituto Conselle de Manejo de Imagen ubicado en Provo, Utah.

Las mujeres tubulares tienden a estar delgadas, mientras que la mayoría de las mujeres que quieren bajar de peso suelen parecerse a alguna de las otras seis formas. Las estrategias del Programa "Cada día más delgada" para lucir 5 libras (2 kg) más delgada gracias a su manera de vestir se basan en estas seis formas corporales, y las indicaciones siguientes le ayudarán a encontrar la ropa y los accesorios que más realcen su figura, "borrando" las libras que no desea ver.

Las fuentes para las estrategias de vestir del programa "Cada día más delgada" son los expertos Jennifer Maxwell Parkinson, Carla Mason Mathis, Lisa Cunningham, Judith Rasband, Jan Larkey y Jimmy Newcomer (todos mencionados antes), así como Suzan G. Nanfeldt, una asesora de imagen de la ciudad de Nueva York.

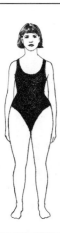

Triángulo

✔ El cuerpo se ve más ancho abajo de la cintura que arriba.

✔ El peso se concentra en las asentaderas, la parte inferior de las caderas y los muslos.

✔ Los hombros son más estrechos que las caderas.

✔ El busto es entre pequeño y mediano.

✔ La cintura es entre breve y mediana.

✔ Las caderas miden por lo menos 2 pulgadas (5 cm) más que el busto.

Estrategia general: Agregue volumen a sus hombros y distraiga la atención de sus caderas para crear la ilusión de una figura equilibrada.

Póngase:

- Prendas vendidas por separado, para que pueda encontrar ropa que le quede igual de bien de la cintura para arriba que de la cintura para abajo

- Faldas y pantalones rectos del mismo ancho en la cintura y el dobladillo, que no se ensanchen alrededor de sus caderas

- Hombreras, para que sus hombros parezcan más anchos y distraigan de sus caderas

- Botones, prendedores horizontales, pañuelos (mascadas) y otros detalles en su pecho y hombros, también para distraer la atención de sus caderas

- Camisas, vestidos, blusas o suéteres con canesú (un pedazo horizontal de tela en la parte superior que hace que los hombros parezcan más anchos)

- Rayas horizontales en los hombros

- Conjuntos lisos

- Diseños en V que den una apariencia más delgada a sus caderas y más ancha a sus hombros

- Aretes (pantallas, pendientes, aros) para llamar la atención hacia su cara y distraerla de sus caderas

- Rayas o estampados en la parte superior de su tronco y colores lisos de la

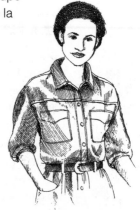

Cuello con un canesú

cintura para abajo, también para distraer de sus caderas

Evite:

- Mallas para ejercicios y pantalones demasiado ajustados, que tenderían a revelar los rollitos y pliegues de grasa en sus piernas y asentaderas

- Telas gruesas de su cintura para abajo, como la tela de mezclilla (de *mahón*, de *jeans*) y la pana (corderoy)

- Faldas de línea A, pantalones estilo *palazzo*, pantalones con pinzas y faldas fruncidas

- Mangas raglán, *Dolman* y otras que dibujen una línea inclinada sobre sus hombros

- Cinturones (correas) contrastantes, los cuales producen un punto de

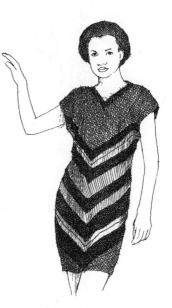

Diseño en V

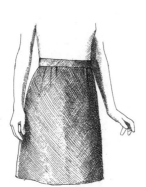

Falda de línea A

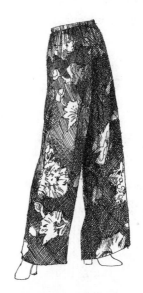

Pantalones estilo palazzo

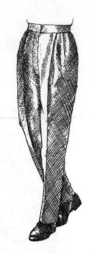
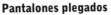

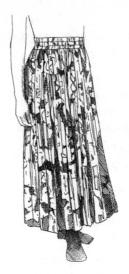

Pantalones plegados

Falda fruncida

referencia que hará parecer más anchas sus caderas
(sí puede usar cinturones del mismo color que sus pantalones,
falda o vestido)

- Sacos que se ensanchan en la parte de abajo
- Un peinado esponjado que se extienda a más de la mitad
  del ancho de sus hombros
- Bolsas laterales

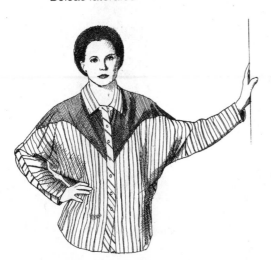

Manga Dolman

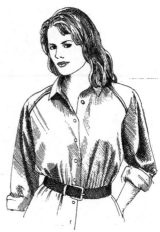

Manga raglán

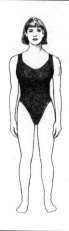

Triángulo invertido

✔ El cuerpo parece más voluminoso o ancho arriba de la cintura que abajo.

✔ El peso se concentra en los hombros, la parte superior de la espalda y el busto.

✔ Los hombros son más anchos que las caderas.

✔ El busto es entre mediano y grande.

✔ La cintura es entre mediana y ancha.

✔ Las asentaderas muchas veces son planas.

Estrategia general: Agregue un poco de volumen a sus caderas y asentaderas y distraiga la atención de sus hombros para crear la ilusión de una figura equilibrada.

Póngase:

- Prendas vendidas por separado, para que pueda encontrar ropa que le quede igual de bien de la cintura para arriba que de la cintura para abajo

- Mangas raglán y *Dolman*, para suavizar la línea de sus hombros

- Prendedores verticales, para alargar y adelgazar su cuerpo de la cintura para arriba

- Faldas y pantalones más amplios, como pantalones estilo *palazzo*

- Telas gruesas como tela de mezclilla (de mahón, de *jeans*) y pana (corderoy) de su cintura para abajo

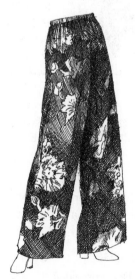

Pantalones estilo palazzo

- Cuellos abiertos, para alargar el cuello y atraer la mirada hacia el rostro, distrayendo del busto y los hombros

- Colores vivos, estampados o rayas horizontales de la cintura para abajo y lisos de la cintura para arriba

Evite:

- Hombreras, botones, prendedores u otros accesorios en sus hombros o cerca de ellos

- Camisetas ajustadas sin manga, que pondrían mucho énfasis en su busto

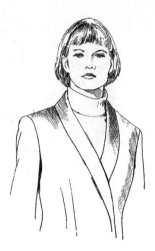

Cuello tipo esmoquin abierto

Rectángulo

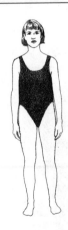

✔ El cuerpo parece ser casi del mismo ancho en los hombros, la cintura y las caderas.

✔ Casi no se nota la cintura. Parece ancha en comparación con las caderas.

✔ La diferencia entre la medida de la cintura y las del busto y las caderas es de 7 pulgadas (18 cm) o menos.

✔ Los muslos tienen el mismo ancho que las caderas.

✔ El busto es entre pequeño y mediano.

Estrategia general: Use ropa suelta que distraiga de su cintura y dirija la atención hacia fuera a sus hombros y caderas, creando la ilusión de más curvas.

Póngase:

- Ropa no ajustada al cuerpo que se extienda sobre la cintura y el abdomen sin marcarlos

- Cinturones (correas) combinados con ropa suelta arriba y debajo de la cintura
- Sacos, suéteres y chalecos abiertos al frente para llamar la atención hacia la parte central del cuerpo
- Blusas o camisetas que se metan en la cintura
- Cinturillas elásticas completas o añadidos elásticos a los lados y en la espalda

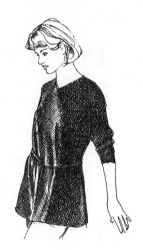

Cintura con cinturón

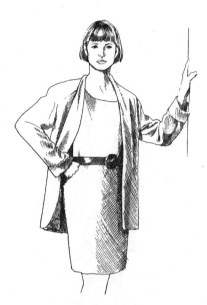
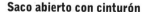

Saco abierto con cinturón

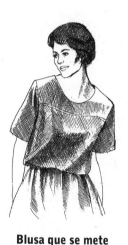

Blusa que se mete

Evite:

- Peinados largos y lacios que atraviesen la espalda con una línea recta, haciéndola parecer más ancha
- Sacos cortos que sólo le lleguen a la cintura

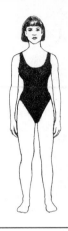

Guitarra

✔ Los hombros y las caderas tienen el mismo ancho.

✔ La cintura parece breve en comparación con el busto, los hombros y las caderas. Mide por lo menos 11 pulgadas (28 cm) menos que los hombros o las caderas. Hace que el busto y las asentaderas parezcan más grandes de lo que son en realidad.

✔ Las caderas y las asentaderas están redondeadas.

Estrategia general: Restar énfasis de la cintura sin realzar demasiado las curvas del busto y las caderas.

Póngase:

- Ropa suelta en los bustos y las caderas, para distraer la atención de sus curvas (si tiene el busto muy grande)

- Ropa con corte princesa

- Telas ligeras que adelgacen y tengan buena caída, como el rayón, y combinaciones de telas como rayón, seda y fibras sintéticas

- Faldas que no se peguen al cuerpo sino que tengan caída y fluyan, como faldas ligeramente fruncidas

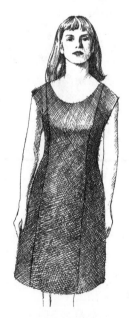

Vestido con corte princesa

- Pantalones y *shorts* que no se peguen al cuerpo ni le agreguen volumen, como pantalones de mezclilla (mahones, *jeans*) de piernas rectas, faldas pantalón (*culottes*), bermudas, pantalones con estribos (*stirrups*) y mallones (*leggings*)

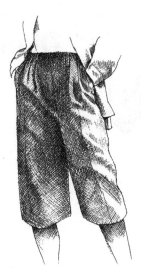

Culottes

Evite:

- Un cinturón (correa) en la cintura, sobre todo si tiene el busto muy grande y las caderas muy redondas
- Una costura que dé la vuelta a su cintura, produciendo el efecto de un cinturón

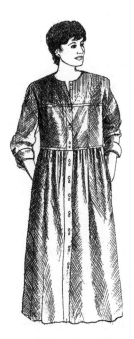

**Vestido con cintura
entallada**

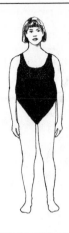

Diamante

✔ Los hombros y las caderas se ven estrechos en comparación con la cintura y la panza.

✔ La cintura se ensancha al frente, en lugar de estrecharse.

✔ El busto es pequeño.

✔ Las asentaderas son pequeñas y planas.

✔ Las piernas son delgadas.

Estrategia general: Crear la ilusión de tener los hombros y las caderas más anchos, distrayendo la atención al mismo tiempo de su cintura y panza.

Póngase:

- Hombreras

- Cinturones (correas) con hebillas llamativas en combinación con un saco abierto o túnica (la hebilla atraerá la atención hacia el centro de su cuerpo)

- Un saco, cárdigan (chaqueta de punto) y chaleco en los que el bajo llegue por lo menos 7 pulgadas (18 cm) debajo de su cintura (9 pulgadas/23 cm si usted es muy alta)

- Pliegues que se extiendan hacia las caderas en lugar de meterse hacia su panza

- Blusas largas, como túnicas y camisas usadas encima del pantalón o la falda, que le lleguen entre 7 y 9 pulgadas debajo de la cintura

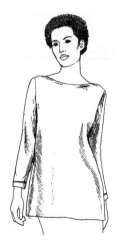

Túnica

- Vestidos acampanados tipo bata que se extiendan holgadamente sobre la figura (muchas veces tienen jaretas al frente o un corte imperio/cintura alta, pero son muy amplios)

Evite:

- Un peinado largo y lacio que le llegue a la cintura, dibujándole una línea horizontal a esa altura
- Faldas anchas, amplias o fruncidas que le lleguen al tobillo
- Sacos que sólo le lleguen a la cintura

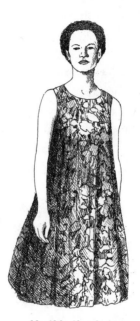

Vestido tipo bata

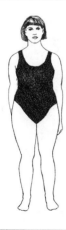

Redondo

✔ Todas las partes del cuerpo están redondas.

✔ El peso está arriba del rango promedio.

✔ El busto, los brazos, la parte superior de la espalda, la parte entre el busto y la cintura, la cintura, la panza, las asentaderas, las caderas y los muslos son voluminosos y redondos.

✔ Al perder peso, un cuerpo con esta forma muchas veces cambia, convirtiéndose en alguno de los otros tipos.

Estrategia general: Crear líneas rectas para contrarrestar la redondez y atraer la atención sobre la parte central al frente de su cuerpo.

Póngase:

- Cinturones (correas) holgados con hebillas para llamar la atención hacia la cintura
- Sacos holgados abiertos encima de una camisa o blusa de color contrastante para crear líneas verticales que la adelgacen visualmente
- Hombreras para formar un ángulo en sus hombros
- Telas entre ligeras y medianas, como seda o algodón
- Colores frescos, oscuros y apagados que adelgacen
- Cuellos *sport* (*notched*) para que su cara y brazos se vean menos redondos

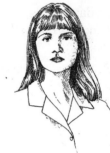

Cuello sport

Evite:

- Cuellos redondos, que harán que su cara parezca más redonda
- Mangas abombadas, que imitarán la forma de sus brazos

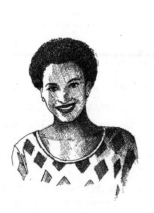

Cuello redondo

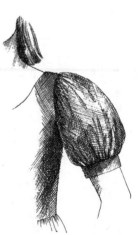

Mangas abombadas

¡Soluciónelo!

Ha bajado de peso y su ropa ya no le queda

Tarde o temprano, cualquiera que baja de peso tiene que enfrentar un dilema clásico: adelgaza y la "ropa de gorda" empieza a quedarle demasiado grande. Sin embargo, son pocas las mujeres cuyas finanzas les permiten salir a cambiar todo su guardarropa cada vez que bajan una talla de vestido.

"Cuando está bajando de peso la ropa no cuelga de su cuerpo como debe de ser; arriesga verse muy descuidada, como si hubiera dormido vestida", indica Suzan G. Nanfeldt, una asesora de imagen de la ciudad de Nueva York.

Nanfeldt y otras expertas en cuestiones de moda le ofrecen las siguientes estrategias para ajustar su guardarropa conforme se reduzca su peso.

Soluciónelo con un sastre. Va a bajar más o menos una talla de vestido por cada 15 ó 20 libras (7–9 kg) que pierda. "Invierta en un buen sastre que pueda decirle cómo y cuándo empezar a meterle a su ropa y cuántas veces es posible arreglar la ropa antes de que ya no tenga remedio", sugiere Nanfeldt.

Elija la elasticidad. Las telas de punto de algodón, seda o lana son más elásticas, por lo cual se adaptan con mayor facilidad que las no elásticas al cambio en el tamaño de su cuerpo. Esto le da un mayor margen de uso cuando su peso se modifica, afirma Nanfeldt.

Proceda por partes. Al empezar a bajar de peso, escoja un estilo y esquema de colores y quédese con ellos hasta que alcance su meta final, recomienda Jennifer Maxwell Parkinson, presidenta de la empresa Look Consulting International en la ciudad de Nueva York. Por ejemplo, compre un traje azul marino y unas cuantas blusas y pantalones que coordinen con él. Conforme baje de peso podrá ir cambiando las partes por otras en su nueva talla sin necesidad de sustituir todo el conjunto al mismo tiempo. Por ejemplo, una vez que haya bajado las primeras 10 libras (5 kg), compre una blusa nueva. Después de perder las siguientes 10 libras, compre otra blusa o cambie el saco. De esta forma siempre tendrá un conjunto que le queda bien.

Consejos para que le quede bien

Una vez que encuentre la ropa que favorece su tipo de cuerpo, lo que quiere es que le quede bien. "La diferencia entre verse 'bien vestida' y 'bueno, vestida' es que las cosas le queden correctamente", afirma Nanfeldt.

La ropa mal ajustada se arruga. Se nos pega en los lugares equivocados y llama la atención precisamente sobre las características que no queremos que se noten. Se abulta y nos hace parecer más llenitas de lo que somos. Y es incómoda, lo cual hace que nos sintamos poco atractivas, indica Nanfeldt.

Desafortunadamente, encontrar ropa que nos quede bien puede resultar tan frustrante y complicado como lo fue para el príncipe hallar el pie correcto para la zapatilla de cristal de Cenicienta.

¿Por qué cuesta tanto trabajo encontrar ropa que nos quede? Los expertos de la industria nos lo explican.

En primer lugar, no existe un estándar para las tallas de la ropa. Por ejemplo, algunos fabricantes de ropa deportiva, como *American Eagle Outfitters*, diseñan sus prendas para cuerpos más jóvenes y delgados. Por lo tanto, en algunas líneas de ropa es posible que la talla "grande" le quede muy ceñida al cuerpo de la mujer mayor, aunque ésta por lo común use la "mediana", señala Irene Mak, profesora de Diseño Técnico en la Escuela Parsons de Diseño de la ciudad de Nueva York y diseñadora técnica de American Eagle Outfitters.

Por otra parte, algunos fabricantes intencionalmente le ponen tela adicional a la ropa que diseñan. Por lo tanto, una mujer que normalmente usa talla 18 se pone una prenda holgada talla 16 y llega a la conclusión de que ha bajado de peso, afirma Mak.

En segundo lugar, los diseñadores muchas veces ajustan sus conjuntos a los cuerpos de las modelos de ropa, que son lo más diferentes de las mujeres comunes que uno se pueda imaginar. La modelo común mide 5 pies con 10 pulgadas (1.78 m) de estatura, viste talla 6 y su cuerpo tiene forma de rectángulo, es decir, tiene los hombros y las caderas casi tan estrechos como la cintura. Por el contrario, el 50 por ciento de las mujeres que vivimos en los Estados Unidos medimos talla 14 o más, nuestra estatura promedio es de 5 pies con 4 pulgadas (1.63 m) y es muy posible que nuestros cuerpos sean de forma triangular, de diamante o redonda.

Una vez que la prenda se ha ajustado a las proporciones de la modelo, el diseñador la reduce y la aumenta de tamaño para crear varias tallas. Entre mayor diferencia de tamaño y forma hay entre su

La verdad sobre los cuellos vueltos y las papadas

Una papada hay que ocultarla con cuellos vueltos (de tortuga), *jerseys*, pañuelos (mascadas) y cuellos altos. ¿Cierto?
Falso.

"Entre más alto y redondo el escote de la ropa, menos definido va a parecer el cuello de la mujer", advierte Jennifer Maxwell Parkinson, presidenta de la empresa de asesoría de imagen Look Consulting International en la ciudad de Nueva York. Dicho de otra manera, un cuello vuelto no adelgaza. En cambio, una mujer con papada debe usar camisas de cuello de pico (en V) o cuellos camiseros terminados en punta para alargarle el cuello y hacer que su barbilla parezca más definida, afirma la experta.

cuerpo y el de la modelo de ropa rectangular talla 6, mayor probabilidad hay de que tenga problemas para encontrar ropa que le quede bien, indica Nanfeldt.

Como sea, nunca debe conformarse con ropa mal ajustada. Las siguientes indicaciones la ayudarán a encontrar la que necesite.

Acuda a las alternativas. Encuentre a diseñadores que ofrezcan ropa concebida para su forma de cuerpo y no los abandone. Por ejemplo, Liz Claiborne diseña una línea de ropa, *Elisabeth*, diseñada específicamente para mujeres que visten talla 14 o más grande.

Muchos almacenes les enseñan a sus vendedores qué diseños funcionan con las diferentes formas de cuerpo. Por lo tanto, no tema pedirles ayuda, recomienda Rudisill.

Pregunte. Al comprar por catálogo, comuníquese al teléfono de servicio a clientes para preguntar qué tipo de ropa le queda a su forma de cuerpo. *Lands End*, por ejemplo, cuenta con personal especializado preparado para ayudar a los clientes a escoger ropa que favorezca los diferentes tipos de figura, sobre todo trajes de baño.

Hable con anticipación. Facilite sus compras hablando con anticipación al almacén para decirle a una vendedora qué es lo que quiere y pedirle que le aparte unas cosas para cuando vaya, sugiere Rudisill. Pero aunque así lo haga, no escatime su tiempo en el probador.

Mídaselo y medítelo. Tendrá que pasar mucho tiempo en el probador. No importa cuánto investigue, no importa cuántas preguntas haga ni cuánto sepa de ropa, de todas formas tendrá que medirse todos

El peinado perfecto

El corte de pelo indicado, al igual que la ropa correcta, puede hacer que se vea más delgada, mejor proporcionada e incluso más curvilínea.

No es difícil encontrar el peinado perfecto. Ahora le diremos todo lo que necesita saber.

Solicite sugerencias a su estilista. Muchas veces lo único que hay que hacer para encontrar un peinado que la haga parecer más delgada es pedirle a su estilista su opinión acerca de lo que le quedaría mejor. "Un buen estilista debe ser capaz de darle ideas basadas en la forma de su cara", afirma LeeAnn Nelbach, estilista y dueña de los salones de belleza Kindest Cut Spa Salons al norte de Virginia.

Aconséjese antes de que le pongan el peinador y el champú. Su estilista tendrá que verla con el cabello seco y su ropa de calle para tomar en cuenta la forma de su cuerpo y de su cara, indica Nelbach. Le resultará más fácil recomendar un estilo que la favorezca después de observar qué clase de persona es usted.

Además, Nelbach ofrece las siguientes indicaciones generales para que usted elija el peinado más halagador con base en la forma y el tamaño de su cuerpo.

Cuerpos triangulares. Las mujeres con la clásica forma de la pera —hombros estrechos, caderas anchas— deben evitar el cabello corto, que hará que sus hombros parezcan más estrechos todavía. El cabello largo cortado en forma de una V redondeada en la espalda también puede resultar problemático para las mujeres con este tipo de cuerpo, porque dirige las miradas hacia las asentaderas y las caderas.

Cuerpos triangulares invertidos. Las mujeres que tienen los hombros más anchos que las caderas deben evitar las melenitas (*bobs*) angulares en forma de cuña o los peinados en que el cabello se confunde con los hombros, haciéndolos parecer más anchos. En cambio, le quedaría un corte redondo que se meta hacia la cara.

los conjuntos. "A menos que le guste devolver la mercancía, mídase todo", aconseja Rudisill.

Ponga las prendas a prueba. Nanfeldt recomienda que en el probador revise las prendas que desea comprar para estar segura de que cumplen con los siguientes criterios.

Cuerpos rectangulares. Las mujeres que tienen los cuerpos en línea recta —con los hombros, las caderas y la cintura casi del mismo ancho— deben elegir un peinado más corto que termine arriba del cuello de su ropa. Un corte de este tipo rompe la línea rectangular del cuerpo y crea una silueta más atractiva.

Cuerpos de guitarra. En el caso de las mujeres cuyos hombros y caderas miden lo mismo y que tienen la cintura metida, cualquier peinado adecuado para su tipo de cabello y estilo de vida también favorecerá su figura.

Cuerpos con forma de diamante. Las mujeres de brazos y piernas delgadas que llevan la mayor parte de su peso en el abdomen deben evitar cualquier peinado que implique mucho volumen en los hombros, porque creará una línea recta de la cintura para arriba y hará que todo su cuerpo parezca más voluminoso. Además, es recomendable que eviten un corte redondeado en la espalda, que apuntaría a la parte más ancha de su cuerpo. En cambio, deben optar por un corte redondo al frente y cuadrado atrás.

Cuerpos redondos. Las mujeres que llevan su peso en todo el cuerpo y que tienen sobrepeso deben evitar un peinado muy corto, que hará que su figura llenita parezca más voluminosa. En cambio, lo mejor es optar por un corte en capas fluidas, el cual las hará parecer más delgadas.

También tome en cuenta los siguientes detalles.

Mejillas redondas. Evite un peinado que le llegue a la altura de las mejillas o la barbilla. Hará que sus mejillas parezcan más anchas. Por el contrario, llevar el pelo más o menos una pulgada (2.5 cm) debajo de la barbilla favorece la cara redonda.

Papadas. Una papada se agranda más si se recoge el pelo, alejándolo de la barbilla y el cuello. Opte por un corte que por el contrario lo acerque, enmarcándole estas partes. También evite los cortes rectos y angulares, como las melenitas a la altura de la barbilla.

- La ropa es lo bastante holgada para que usted pueda moverse cómodamente.
- La tela no se estira en las costuras, produciendo arrugas horizontales.
- La tela no se frunce, produciendo arrugas verticales.

- La blusa no le queda tan chica que se jale de los botones, los broches de presión u otros cierres, aun cuando está sentada.

- Puede mover los brazos hacia arriba y abajo, adelante y atrás, sin que la tela de la blusa se jale.

- Con los brazos colgados a sus costados, las mangas no le llegan debajo de las muñecas.

- Su blusa se queda metida en la falda o los pantalones cuando se mueve.

- La cinturilla de la falda no se mueve cuando usted camina. (Si le da la vuelta paulatinamente a su cintura cuando usted camina, es demasiado grande).

- Al ponerse pantalones, el tiro está relativamente amplio y no la lastima en la entrepierna, no se pega a sus asentaderas ni le queda demasiado holgado.

- Los pantalones caen en línea recta desde la curva exterior de sus asentaderas al piso. No deben estar completamente ceñidos a sus asentaderas ni tampoco fruncirse debajo de éstas.

Al principio concéntrese en cómo se siente la ropa al ponérsela, no en cómo se ve. Si no está cómoda, no se la pondrá.

Capítulo 25

Supere los nervios del probador

La tarea de comprar trajes de baño, pantalones de mezclilla y ropa para hacer ejercicio puede intimidar a cualquier mujer. Ahora averiguará cómo encontrar el estilo justo para su cuerpo, sea de la forma que sea.

La asesora de imagen Suzan G. Nanfeldt de la ciudad de Nueva York sabe lo que sucede cuando entramos a un probador.

Nos quitamos la ropa y nos ponemos una serie de conjuntos tiesos que huelen a nuevos, de los que aún cuelgan las etiquetas y los dispositivos de plástico de la alarma antirrobos. Nos arreglamos el cabello. Enseguida arranca una discusión entre dos vocecitas en nuestra mente.

Voz número 1: "Te ves divina".

Voz número 2: "Oye, te ves toda gorda con eso. ¿Qué te pasa?"

Voz número 1: "No, no. Es el color perfecto para ti. De verde te ves radiante".

Voz número 2: "¿Ya viste la talla? No puede ser, no usas esa talla".

Y termina llegando a casa con las manos vacías.

"Cuando nos vemos en el espejo miramos a través de la pantalla de lo que deseamos ver", afirma Nanfeldt. "No obtenemos una imagen realista de lo que realmente está ahí".

Cuatro maneras de derrotar la depre del probador

Afortunadamente podemos hacer varias cosas para evitar esas discusiones en el probador.

Vaya descansada. Se requieren paciencia y energía para ponerse y quitarse tanta ropa. Evite ir de compras los días en que lo único que realmente desea es llegar a casa a ver la película de la semana en la tele. De otra manera, las voces imaginarias ya estarán discutiendo acerca de su apariencia en cuanto llegue al centro comercial, indica Nanfeldt.

Compre sin compañía. Los estados de ánimo negativos de sus amigas pueden afectarla, advierte Nanfeldt.

Prepárese. Necesita llevarse o ponerse los zapatos y la ropa interior indicados para asegurarse de que la prenda que se pruebe le quede y se vea bien. Lo más importante son los zapatos, porque ayudan a asegurar que los pantalones le queden de largo. Al salir de compras, no tenga miedo de llevarse una bolsa con lo más esencial: zapatos, blusas y mallas, indica Nanfeldt.

Platique con el personal. En la mayoría de los almacenes para gustos exigentes, el personal está capacitado para ayudarla. Incluso puede hablar con anticipación, avisarles qué está buscando y pedirles que le aparten unos conjuntos antes de que llegue, explica Leslie Rudisill, la gerente del departamento deportivo de mujeres del almacén Neiman Marcus en King of Prussia, Pensilvania.

No obstante, por muchas precauciones que tome hay ciertos tipos de ropa que automáticamente despertarán a las voces criticonas.

Los trajes de baño, los pantalones de mezclilla (mahones, *jeans*) y la ropa para hacer ejercicio entran dentro de esta categoría. Pero incluso cuando sale a comprar este tipo de prendas hay formas de evitar las críticas internas. En esos momentos tan difíciles, la estrategia principal para mantener a raya los comentarios negativos es informándose. A continuación le presentamos toda la información que necesitará para escoger, medirse y comprar trajes de baño, pantalones de mezclilla y ropa para hacer ejercicio que favorezcan su figura.

Trajes de baño: sí, puede ponérselo *ya*

La piel siempre va a ser piel y la grasa no deja de ser grasa. Y los trajes de baño lo muestran todo. ¿De veras? De acuerdo con los diseñadores de moda y los asesores de imagen, usted dispone de muchas estrategias para que ese pedacito ligerísimo de tela favorezca su apariencia.

Diseñe una distracción. Si no quiere que observen sus caderas, muslos, panza, senos o asentaderas, déles un motivo para mirar otra cosa, sugiere Jan Larkey, una asesora de modas en Pittsburgh, Pensilvania. "Cuando estoy en la playa uso los anteojos (espejuelos) para el sol o el sombrero más loco que puedo encontrar", indica. "Si usted tiene las piernas atractivas, póngase algo loco y de colores muy vivos en los pies".

Esconda el estómago con flores. Un traje de baño con un estampado general de flores traslapadas distraerá la atención de su panza, explica Larkey.

Cúbrase. Los pareos (*cover-ups*) para la playa le ayudan a llegar hasta el agua y salir de él sin necesidad de revelar curvas extras, afirma Larkey.

Revise el brazo y el sostén. Un sostén (brasier) inadecuado empuja unos senos grandes hacia los lados y hace que se abulte la parte superior de los brazos. El peor es el tubo (*shelf bra*), una tira de tela elástica que cruza el pecho. "Es como meter el seno en un cono de tela suave y blanda. No favorece", opina Bill Indursky de la ciudad de Nueva York, un antiguo diseñador de Diseños Anne Terry, un fabricante de trajes de baño en tallas extragrandes.

Busque un traje que le sostenga bien los senos y les dé suficiente espacio, y que tenga las sisas (*armholes*) pequeñas. Desde luego necesita que la sisa sea lo bastante grande para pasar el brazo cómodamente. Sin embargo, de acuerdo con Indursky también hace falta que la tela le llegue a una altura suficiente debajo de la axila para ayudar a evitar que los senos se le vayan de lado.

Vote por la V. Un escote de pico (en V) alargará la mitad superior de su cuerpo y llamará la atención sobre su cara, señala Indursky.

Asegure sus asentaderas. No compre un traje de baño si la tela no alcanza para contener sus asentaderas. En el caso de los trajes de dos piezas, tal vez logre resolver el problema comprando la parte inferior más grande y la superior más pequeña, dice Indursky.

Elija el elástico. Algunos trajes de baño contienen una malla elástica que da mayor apoyo a la región de su panza. Indursky admite que la tela probablemente contribuya poco a que su barriguita realmente se vea más reducida, pero la tranquilizará psicológicamente, convenciéndola de que el traje le comprime el vientre.

Estudie el estiramiento. Los trajes de baño se hacen de dos tipos diferentes de tela: una que se estira horizontalmente y otra que se estira de forma tanto horizontal como vertical. Para un traje que comprima lo que le sobra necesita la tela que sólo se estira en sentido horizontal. Para averiguar de qué tipo de tela está hecho el traje, pellízquelo en dos lugares distintos y jálelo suavemente hacia arriba y hacia un lado para ver en qué sentido se estira de forma natural, sugiere Indursky.

Manténgase a media espalda. El traje de baño que cubre la mitad de la espalda favorece más que el que sólo llega a la baja espalda, porque cubre algunos rollitos y partes abultadas. Por su parte, las mujeres de senos grandes deben optar por un traje de espalda alta o espalda de nadadora por el apoyo que éste les ofrece; tiene forma de Y y cubre la mayor parte de la espalda. Según Indursky, de esta manera evitará la sensación de que los senos se le van a salir del traje al nadar.

Transfórmese con una falda transparente. Las faldas sirven para cubrir los muslos. El problema es que el resto del mundo verá la falda y supondrá que la trae puesta porque tiene algo que ocultar. Si quiere esconder sus muslos, use una falda de tejido abierto, que no sea opaca. "Tendrá la sensación de esconderlos sin por ello ser menos sensual ni perder gracia", dice Indursky.

Fíjese en el fruncido. Para disfrazar su pancita, compre un traje de baño con la tela recogida y fruncida hacia un lado y provista de una faldita sólo al frente. Este diseño dirigirá las miradas hacia los lados, alejándolas de su vientre, afirma Indursky.

Agregue accesorios. Los trajes de baño provistos de accesorios como borlas con estrás (*rhinestones*) (o estrás de bisutería) cerca del pecho elevan las miradas y las alejan de la parte inferior del cuerpo, señala Indursky.

Luzca una línea vertical. Un traje de baño dotado de un corte de princesa que baje de los hombros por los costados crea la ilusión de delgadez. Entre más se acerquen las líneas al frente de su cuerpo, más delgada se va a ver, opina Indursky.

Aproveche la altura. Los trajes de baño de corte relativamente alto atraviesan el muslo o la cadera con una línea diagonal que la hace parecer más delgada, afirma Lisa Cunningham, una asesora de imagen que da clases en el Instituto de Tecnología de la Moda en la ciudad de Nueva York. No obstante, si es recatada o tiene las asentaderas muy amplias, probablemente prefiera evitar los trajes de corte muy alto estilo tanga.

La mecánica de la mezclilla

Algunas mujeres se miden hasta 20 pantalones de mezclilla (mahones, *jeans*) antes de encontrar unos que les queden. No debería ser tan difícil.

En la mayoría de los casos, la simple decisión de pedirle ayuda a un vendedor o vendedora basta para aliviar las frustraciones en el probador, comenta Jill Lynch, gerente de comunicaciones de marca para Levi Strauss and Co. de San Francisco. El personal de ventas por lo común cuenta con la capacitación necesaria para ayudarla a encontrar el pantalón indicado para la forma de su cuerpo.

Los siguientes consejos de los expertos en modas y fabricantes de pantalones de mezclilla también la ayudarán a reducir en parte la frustración del esfuerzo de encontrar los pantalones adecuados para usted.

Atienda a sus alternativas. Los diferentes estilos de pantalones de mezclilla favorecen distintas formas de cuerpo. Por ejemplo, los *Levi's 550 relaxed-fit jeans* le funcionan bien a la mujer curvilínea de caderas más anchas, mientras que los *classic Levi's 501 jeans* para mujeres le van más bien a la mujer con menos curvas. Por lo general, los pantalones de mezclilla se dividen en tres grandes categorías: *slim* (corte recto), *relaxed* (corte semi-amplio) y *loose* (corte amplio). Los rectos por lo común le quedan a un cuerpo adolescente delgado. Los semi-amplios están pensados más bien para la mujer de cintura definida y caderas redondas. Los amplios brindan comodidad y les quedan a todas las formas de cuerpo.

Desafortunadamente no se ha establecido una terminología estándar dentro de la industria de los pantalones de mezclilla. Por lo tanto, la definición de lo que son unos pantalones semi-amplios o *relaxed* puede cambiar entre una compañía y otra. Vea el recuadro sobre pantalones de mezclilla en este capítulo para hacerse una mejor idea de cómo le quedarán algunos de los estilos vendidos por los principales fabricantes de pantalones de mezclilla.

Diríjase al departamento de damas. De adolescentes, algunas mujeres nos acostumbramos a comprar pantalones de mezclilla en el departamento de caballeros porque teníamos los cuerpos más rectos y las caderas más estrechas; de hecho, casi parecíamos niños. Si usted sigue comprando pantalones de mezclilla de hombre, probablemente se topa con muchos problemas antes de encontrar unos que le queden; el más común es cierto espacio entre la cinturilla y la espalda.

(continúa en la página 444)

Cómo escoger los pantalones de mezclilla adecuados

Originalmente, los pantalones de mezclilla (mahones, *jeans*) eran muy elementales y todos iguales: tela de mezclilla (de mahón) gruesa, cinco bolsas, piernas rectas y diseñados para hombres. Las cosas han cambiado mucho desde entonces. Ahora se enterará de la forma en que los distintos pantalones de mezclilla les quedan a los diferentes cuerpos.

Levi's

- *Classic 501.* Un buen punto de partida para todo tipo de cuerpo. Se trata de los pantalones de mezclilla originales con las clásicas cinco bolsas y piernas rectas.

- *Relaxed 550.* Pensados para la mujer con muslos más gruesos, estos pantalones son más amplios en la parte de las asentaderas y los muslos.

- *Loose 560.* Estos pantalones brindan aún más espacio en las asentaderas, los muslos y hasta los tobillos.

- *Slim 512.* Les funcionan bien a las mujeres con el cuerpo de Sharon Stone: altas, delgadas, de piernas largas y sin curvas.

- *Guy's fit.* Hechos para ajustarse a las caderas en lugar de la cintura, estos pantalones de mezclilla de piernas rectas dejan un poco más espacio en las asentaderas y los muslos (pero no tanto como los *relaxed*).

- *Petite.* Estos pantalones de mezclilla están hechos para la mujer de menos de 5 pies con 3 pulgadas (1.6 m) de estatura.

- *Plus-size.* Se diseñaron para la mujer que usa de la talla 16 para arriba.

- *Personal Pair.* Disponibles sólo en las tiendas *Original Levi's Stores*, estos pantalones de mezclilla se crean de manera especial para ajustarse a la forma individual de su cuerpo.

- *Wide-leg.* Ajustados de la cintura y con las piernas anchas hasta los tobillos, estos pantalones son buenos para todo tipo de cuerpo excepto las mujeres muy menudas.

The Gap

- *Classic*. Ofrecen cierta curvatura en las caderas y unas piernas estrechas. Les funcionan bien a las mujeres que no tienen demasiadas curvas ni los muslos gruesos.

- *Loose*. Las piernas de estos pantalones de mezclilla les dejan más espacio a las caderas y los muslos.

- *Slim*. Estos pantalones son estrechos de las caderas, los muslos y las rodillas, y tienen el espacio más reducido para las piernas de cualquier pantalón de *Gap*. Les funcionan bien a las mujeres esbeltas sin curvas a las que les gustan los pantalones de mezclilla ajustados.

- *Reverse*. Llegan hasta la cintura, cubriendo la panza. También son holgados de las caderas y los muslos.

- *Wide-leg*. Proporcionan más espacio en las caderas, los muslos y hasta los tobillos. La mezclilla es ligera y crea una silueta más delgada que con otros tipos de tela de mezclilla.

Lee

- *Relaxed*. Estos pantalones de mezclilla ofrecen más espacio en las caderas, los muslos y las rodillas, estrechándose hacia los tobillos.

- *Easy*. Proporcionan cierto espacio en las caderas y los muslos (no tanto como los *relaxed*). La cintura baja al frente.

- *Classic*. La cintura baja al frente y quedan más ajustados en las caderas y los muslos; las piernas se van estrechando.

- *Big Easy*. Estos pantalones de mezclilla son holgados en los muslos y las caderas y tienen las piernas anchas hasta los tobillos.

Guess

- *The Melrose*. Los pantalones de mezclilla de corte tradicional de *Guess*, con las piernas estrechas. Ofrecen cierto espacio en las caderas, por lo que le quedan casi a cualquier forma de cuerpo.

(continúa) ▶

Cómo escoger los pantalones de mezclilla adecuados (continuado)

- *The South Beach*. Unos pantalones de mezclilla de corte delgado, con la cintura baja y las piernas estrechas. Les funcionan bien a los cuerpos rectos.

- *The Westside*. Unos pantalones *relaxed* con piernas que se van estrechando hacia abajo, los cuales les quedan bien a las mujeres con forma de pera y curvilíneas.

- *The Tomboy*. Estos pantalones de mezclilla les quedan bien a las mujeres más llenitas, aunque las mujeres más delgadas también pueden usarlos. Les funcionan sumamente bien a las mujeres de caderas y muslos anchos.

- *The Boyfriend*. Diseñados para producir la sensación de estar usando los pantalones de mezclilla del novio. La cintura es baja y amplia. Las piernas son rectas y holgadas. Estos pantalones de mezclilla son cómodos y pueden quedarles bien a las mujeres más llenitas.

De adulta, su cuerpo tiene más curvas que cuando fue adolescente. Para que los pantalones le ajusten mejor, mídase los del departamento de damas, sugiere Lynch.

Borre las bolsas laterales. Los pantalones de mezclilla provistos de bolsas sobrepuestas a los lados o al frente llaman la atención sobre sus caderas, indica Cunningham. Si tiene un cuerpo triangular (es decir, si la mitad inferior de su cuerpo es más ancha que la superior), evite las bolsas y otros agregados que acentúen sus caderas. "Busque los pantalones más sencillos que pueda encontrar, sin jaretas, pliegues ni abultadas bolsas adicionales, sobre todo a los lados", recomienda la asesora de imagen.

Busque bolsas traseras grandes. Un número tan elevado de mujeres opina que las bolsas traseras pequeñas hacen que las asentaderas se vean más grandes que la compañía *Levi's* ha agradando las bolsas traseras de sus pantalones de mezclilla con tal de satisfacer la demanda, señala Lynch.

Toque la tela. Algunas telas de mezclilla (de mahón, de *jeans*) son más gruesas que otras. Si el peso de su cuerpo se concentra en la mitad inferior de éste, querrá comprar la mezclilla más delgada que pueda encontrar, afirma Cunningham. La empresa *Edwin* tiene unos pantalones de mezclilla de rayón llamados *Santa Cruz*, por ejemplo, que abultan menos que unos pantalones de tela de mezclilla.

Evite la estrechez. Una mujer de caderas anchas o amplias asentaderas debe evitar los pantalones de mezclilla con apertura de pierna ajustada (*tapered leg*), porque un corte estrecho en los tobillos hará que las caderas y las asentaderas se vean más anchas, explica Cunningham.

Consulte el uso correcto. Algunos pantalones de mezclilla están diseñados para usarse en las caderas. Otros deben llegarle a la cintura. Afortunadamente algunos fabricantes agregan una ilustración a sus pantalones para mostrar cómo se usan.

Ayude a su abdomen. Las mujeres con panzas abultaditas deben optar por pantalones de mezclilla con pinzas o por pantalones con cinturillas elásticas para obtener más espacio a la altura del abdomen, recomienda Lynch. También aconseja que busquen pantalones de mezclilla de cintura alta (en lugar de los que sólo llegan a las caderas) para contener la panza.

Personalice sus pantalones. Si a pesar de todo no encuentra unos pantalones de mezclilla que le queden a su cuerpo, inténtelo con unos hechos a la medida. *Levi's* hace unos pantalones de mezclilla llamados *Personal Pair*, por ejemplo, los cuales están disponibles en las tiendas Original Levi's Stores.

Cómo vestirse para hacer ejercicio

Al salir a comprar ropa para hacer ejercicio, muchas mujeres cometen el error de comprar lo más barato que puedan encontrar. Su razonamiento parece lógico: quieren bajar de peso y por eso están haciendo ejercicio. ¿Por qué molestarse en comprar un conjunto bonito si de todas maneras tendrán que adquirir otro cuando hayan adelgazado?

Cómprese algo bonito. Hará ejercicio con más frecuencia.

"Si va a hacer ejercicio, necesita comprar ropa de calidad", afirma Carolyn Schmidt, quien ha diseñado ropa para hacer ejercicio para mujeres llenitas y dado clases de ejercicios para mujeres llenitas en Chicago. "Compre un conjunto bien hecho de una tela resistente de calidad, como *Lycra*. Se siente mejor cuando se trae puesto, dura más y se ve mejor".

Hay varias maneras de asegurar que la ropa para hacer ejercicio favorezca su figura.

Disimule con diagonales. Si tiene el cuerpo triangular, pruebe unos leotardos (mallas) con estampados en V para acentuar sus hombros y distraer la atención de sus caderas. La forma en V puede ser producto del corte de la tela o del manejo de los colores, como unas rayas diagonales negras y blancas, indica Cunningham.

Conserve un solo color. Si su peso y estatura no están divididos por partes iguales entre la mitad superior de su cuerpo y la inferior, use un conjunto de un solo color, desde la playera hasta el leotardo y los mallones (*leggings*), para crear una línea vertical que le dé una apariencia más delgada, afirma Cunningham.

Opte por algo holgado. Si tiene las piernas y las caderas voluminosas, póngase mallones y algo holgado arriba para poner énfasis en sus hombros y distraer la atención de la parte inferior de su cuerpo, recomienda Cunningham.

Levante su leotardo. Un leotardo (malla) de corte alto en el muslo lo dividirá con una línea diagonal que la hará parecer más delgada. Si el leotardo que usted usa no es de corte alto, puede imitar el efecto subiendo la tela del leotardo sobre su pierna hasta el hueso de su cadera, indica Cunningham. Sin embargo, hay que tomar en cuenta la misma advertencia que se dio con respecto a los trajes de baño: si tiene las asentaderas grandes, es posible que se vea mejor con un corte que sólo suba un poco sobre su pierna.

Cómo escoger el sostén perfecto para hacer ejercicio

Los sostenes (brasieres) son objeto de muchas acusaciones. Decimos que se empapan fácilmente, que no nos favorecen, que son muy endebles o ásperos, incómodos e incluso tercos (es casi imposible quitarse algunos una vez que se ha logrado ponérselos).

Hasta 1978, las mujeres que hacían ejercicio ni siquiera contaban con sostenes especiales. Algunas optaban por ponerse sostenes normales y luego envolverse los senos con vendas elásticas. Incluso después de que se inventaron los sostenes para hacer ejercicio, las mujeres con senos grandes tuvieron que esperar hasta los años 90 para tener sus propios sostenes deportivos. (La selección de sostenes deportivos para las mujeres de senos grandes aún es la más limitada). Actualmente una mujer puede encontrar un sostén para hacer ejercicio que le quede, se sienta y se vea bien y que controle los brincos; lo único que tiene que hacer es medirse el sostén y probar su comodidad, soporte y apariencia, dice Missy Park, fundadora de Title IX, una compañía de artículos deportivos para mujeres ubicada en Berkeley, California. Para evitar los brincos, las rozaduras, la humedad y el estrujamiento, observe las siguientes indicaciones al medirse los sostenes deportivos. (También hemos incluido un consejo para ahorrarle dinero).

Las sugerencias son de Park; Anne Kelly, presidenta de Junonia, Ltd., una empresa de St. Paul, Minnesota, especializada en ropa activa para mujeres que visten talla 14 para arriba; y Deborah Compton, representante de ventas y controladora de desgaste de la ropa deportiva para mujeres fabricada por Moving Comfort en Chantilly, Virginia.

Evite el brincoteo.

- Si usted necesita una copa C o más, opte por los sostenes (brasieres) con copas separadas en lugar de los que le aplastan los senos contra las costillas en una especie de seno único. Los sostenes que apoyan cada seno por separado en una copa resistente (llamados sostenes de copa completa/*isolation bras*) proporcionan el máximo soporte a las mujeres con senos entre medianos y grandes. Sin embargo, son difíciles de encontrar en tallas de copa más pequeñas. Las mujeres de senos más pequeños encontrarán más apoyo en los sostenes de compresión, que aplanan los senos como panqueque (*pancake*) contra el pecho.
- Busque sostenes para hacer ejercicio con dos capas de tela, una pegada a sus senos y otra encima.

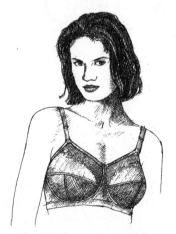

Sostén de copa completa

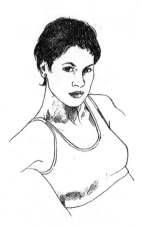

Sostén de compresión

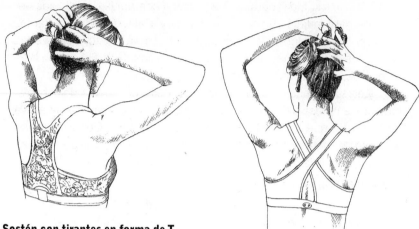

Sostén con tirantes en forma de T

Sostén con tirantes en forma de X

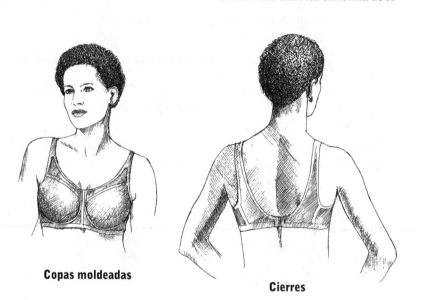

Copas moldeadas

Cierres

- Los sostenes con tirantes que se juntan al centro de la espalda en forma de T o X levantan los senos, lo cual controla los brincos más que los tirantes que pasan en línea recta sobre los hombros. No obstante, las mujeres de senos grandes deben asegurarse de la comodidad de este tipo de sostén. En ocasiones los sostenes de tirantes en T o cruzados llegan a irritar los músculos al centro de la espalda.

- Revise la etiqueta de la prenda para averiguar si la empresa fabricante realiza pruebas de uso o de brincos. Los sostenes de una compañía que lleva a cabo pruebas de uso y de brincos, como *Motion Control* y *Champion Jogbra*, virtualmente garantizan un mayor control de movimiento por parte del sostén.

- Algunas compañías fabrican sostenes diseñados para deportes específicos, basándose generalmente en pruebas de uso y de brincoteo de los senos. No se necesita el mismo soporte en un sostén para jugar *golf* que para montar a caballo. Encontrará esta información en la etiqueta.

- Al medirse un sostén, asegúrese de que los senos no se le salgan por encima de la prenda o hacia los lados. No debería poder ver ninguna parte de sus senos.

- Brinque varias veces en el probador y observe sus senos en el espejo. Si sus senos brincan en el probador, también lo harán cuando se ponga el sostén en la clase de aeróbicos.

Evite las rozaduras.

- Cuando esté en el probador, mueva los brazos para adelante y atrás. Inclínese. Haga girar su cuerpo. Muévase como si estuviera haciendo ejercicios. Por ejemplo, si quiere usar el sostén (brasier) para jugar *golf*, finja dar varios golpes. Si percibe cierto roce, no lo compre.

- Palpe las costuras con los dedos. Deben estar suaves y planas. Si las siente disparejas, es probable que le provoquen rozaduras al hacer ejercicio.

- Fíjese en la colocación de las costuras. Ninguna debe pasar por el pezón.

- Si el sostén tiene arcos, asegúrese de que estén forrados de felpa.

Evite la humedad.

- Busque sostenes hechos de telas que absorben la humedad (de poliéster hilado como *CoolMax* o nylon *Supplex*) o de telas tratadas con *Intera*, *Polywick* o *Quik-Wik*. Todas éstas apartan el sudor de su cuerpo y se secan rápido.

- Evite cualquier sostén en el que su piel entra en contacto con tela de algodón. El algodón se empapa fácilmente y tarda en secarse.

Evite el aplastamiento.

- Busque sostenes con copas moldeadas. Este tipo de sostén se ve como si ya tuviera unos senos adentro. No se tiende de forma plana. Además de darle una silueta más curvilínea, este tipo de sostén resulta más cómodo y controla mejor los brincos de unos senos grandes.

Quíteselo más fácilmente.

- Busque sostenes que cierren al frente o en la espalda en lugar de los que tienen que sacarse por encima de la cabeza.

- Si compra sostenes hechos de algún material que absorbe la humedad, se los podrá quitar más fácilmente porque no se mojarán tanto. Entre más húmedo el sostén, más se pega a la piel.

- Para quitarse incluso el sostén más terco de los que se sacan sobre la cabeza, hágalo correctamente. Cruce los brazos delante del cuerpo, sujete la orilla inferior del sostén a los lados y jálelo hacia arriba.

Ahorre dinero.

- Junto con los zapatos, el sostén para ejercicios es el equipo deportivo más importante con el que va a contar. No debería economizar. Un sostén para ejercicios de buena calidad le costará entre $30 y $40, pero también le durará. Los sostenes de calidad están hechos con telas elásticas resistentes a la sal del sudor. Llegan a durar dos años o más.

Capítulo 26

Cómo sentirse bien acerca de usted misma

**No se espere hasta alcanzar su peso "ideal".
Desarrolle autoestima desde el día de hoy.**

Si a una mujer que evidentemente pertenece al grupo de la "gente linda" su apariencia le gustara automáticamente, la actriz Heather Locklear no le hubiera hecho la siguiente confesión a la revista *Cosmopolitan*: "Cuando me miro en el espejo veo a la chica que fui al crecer: frenos, dientes chuecos, cara de niña y flaca. Aún tengo las piernas demasiado delgadas. Y soy patizamba. Mis rodillas pueden mirarse de frente y conversar entre ellas".

Y Kirstie Alley no hubiera hecho la siguiente revelación: "Lo único que siempre quise fue ser rubia, de ojos azules, bajita y de senos grandes. Evidentemente mis oraciones no fueron escuchadas".

Y Dolly Parton no hubiera comentado: "Sé que no soy una belleza natural. Tengo las piernas cortas, manos pequeñas y un cuerpo diminuto. Y sí, he tenido cirugías estéticas. Me han pellizcado y enjaretado y recortado y metido, me han trabajado los chichis (cocas) y la cintura y las asentaderas y todo, desde los ojos hasta la barbilla y vuelta a empezar".

No importa que seamos famosas o desconocidas, que usemos talla 2 ó 32, que tengamos forma de pera o de reloj de arena: son pocas las mujeres que se resisten al impulso de criticar sus cuerpos, afirman los expertos. "No se puede saber cómo una persona se siente acerca de su cuerpo por el aspecto que éste tiene", indica Cinder Ernst, una asesora de buena forma física en el gimnasio World Gym de San Francisco, California. "En mi cuarto de casilleros (*lockers*), las mujeres cuyos cuerpos podrían retratarse en la portada de cualquier revista están entre las más atormentadas".

Las lecciones de odio al cuerpo

No debe extrañar a nadie que las mujeres nos sintamos imperfectas. Unas modelos ultradelgadas (un ideal imposible e incluso poco saludable) parecen burlarse de nosotras desde todos los anuncios. Un sinnúmero de comerciales tratan de convencernos de cambiar el color de nuestro pelo, el largo de nuestras uñas y el contorno de nuestros labios. El corte de pelo (en particular lo que tiene de malo) de la Primera Dama se convierte en noticia a nivel nacional. Y las publicaciones sensacionalistas nos bombardean de notas acerca de los últimos esfuerzos de Elizabeth Taylor y Roseanne para bajar de peso.

Sí, los medios de comunicación pueden hacernos sentir muy defectuosas. De hecho, las investigaciones han demostrado que entre más tiempo dedicamos a leer revistas femeninas, más insatisfechas nos sentimos con nuestros cuerpos.

Sin embargo, los medios de comunicación sólo reflejan la actitud que prevalece en la sociedad en general. Y la sociedad a su vez refleja lo que se encuentra en los medios. Desde la infancia se acostumbra alabar a las mujeres más por su apariencia que por las cosas que hacen, señala la psicóloga Jan P. Ferris, Ph.D., que atiende trastornos de la alimentación en su consulta privada de North Hills, California.

En compañía de nuestras amigas seguimos la misma tendencia establecida por nuestra familia y maestros. Al parecer en broma (pero realmente muy en serio) atacamos una parte de nuestro cuerpo tras otra, desde la frente hasta los muslos y los tobillos, convirtiendo así la difamación de nuestros cuerpos en un perverso estilo de vida, por decirlo de alguna manera.

La costumbre de criticar nuestros cuerpos tal vez sea cosa de todos los días, pero eso no significa que no haga daño. En los casos más extremos, una imagen negativa del cuerpo puede provocar cualquiera de los tres trastornos de la alimentación: la comilona compulsiva, la bulimia (en la que las mujeres comen de más y luego purgan la comida de sus cuerpos) o la anorexia nerviosa (en la cual se privan de comida, tratando de adelgazar más y más). Las mujeres con estas afecciones han perdido por completo la noción del verdadero aspecto de sus cuerpos, explica la Dra. Ferris.

Incluso un problema mucho menos severo en relación con la imagen que una mujer tiene de su propio cuerpo puede convertirla en "perdedora", afirma Cheri K. Erdman, Ed.D., asesora y profesora en el Colegio de DuPage de Glen Ellyn, Illinois. Por ejemplo, solemos perder de vista otras características positivas, como nuestra personalidad, valores y acciones. También nos exponemos a sufrir las siguientes pérdidas.

- Pérdida de tiempo. Algunas de nosotras dedicamos tanto tiempo y energía a maldecir nuestros cuerpos que estamos perdiendo un tiempo muy valioso que podríamos dedicar a otros objetivos, como nuestras carreras profesionales o la tarea de fortalecer nuestras relaciones con los demás.

- Pérdida de ilusiones. Algunas de nosotras evitamos lugares divertidos como restaurantes, piscinas (albercas) y eventos deportivos, dejando nuestras vidas en suspenso hasta que logremos bajar de peso.

- Pérdida de felicidad. En lugar de disfrutar la vida en el presente, algunas de nosotras nos entregamos a fantasías acerca de lo felices que seremos en algún momento del futuro cuando por fin consigamos un "cuerpo perfecto".

¿Necesita usted cambiar la imagen que tiene de su cuerpo?

Incluso las mujeres completamente normales y atractivas pueden tener una imagen negativa de su cuerpo. El fenómeno de tener una imagen negativa de su cuerpo es tan frecuente entre las mujeres que prácticamente todas nos beneficiaríamos con un pequeño refuerzo a nuestra autoestima. No obstante, vamos a darle seis pistas para que sepa qué tan urgente resulta para usted mejorar la imagen que tiene de su cuerpo. Si cualquiera de las siguientes afirmaciones puede aplicarse a su caso, mejorar la imagen que tiene de su cuerpo debe ser una de las primeras prioridades en su vida, indica Joni Johnston, Psy.D., una psicóloga clínica de Del Mar, California.

Párese con presencia

Aunque todavía no logre aceptar su cuerpo, aunque no haya tenido la oportunidad de salir a comprar esa ropa favorecedora, aunque todavía no haya perdido una sola libra, usted puede verse más delgada, más atractiva y más segura de sí misma. ¿Cómo? Parándose de otra manera.

"Si su confianza en sí misma y autoestima andan bajas, haga caso del viejo consejo del mundo de la actuación: 'Finja hasta lograrlo' ", recomienda Hilka Klinkenberg, gerente de la empresa Etiquette International en la ciudad de Nueva York.

Hay dos formas de pararse con presencia.

Aprenda a no apoyarse. Cuando usted se apoya en el borde de un escritorio o en una pared, las personas piensan que no tiene energía suficiente para pararse derecha. "Cuando uno ve a una mujer que parece cansada y agotada y además tiene sobrepeso, lo que salta a la vista automáticamente es su peso", explica Klinkenberg. "Si una mujer se para derecha y tiene presencia, el peso no importa. Simplemente parece tener mucha presencia".

Perfeccione su postura. La postura correcta la ayuda a sentirse mejor acerca de sí misma. También beneficia su columna y sentido del equilibrio. Encorvar los hombros puede contribuir a problemas de los hombros, el cuello y la baja espalda, afirma la Dra. Margot Putukian, profesora de Cirugía Ortopédica y Medicina Interna en el Centro Médico Hershey de Pensilvania. Para corregir su postura, enderece los hombros y mantenga la columna derecha y relajada, no caída. Levante la barbilla. Meta las asentaderas para ayudar a colocar su pelvis en la posición correcta. La postura adecuada le acomoda la columna y lo que tiene alrededor de la mejor forma posible.

Además de beneficiar su salud, una buena postura también les trasmite una imagen positiva a los demás, agrega la Dra. Putukian.

PISTA NÚMERO 1: El aspecto de sus muslos o los alimentos que comió el día de hoy llegan a influir de manera fundamental en su estado de ánimo.

PISTA NÚMERO 2: Mentalmente acostumbra organizar concursos de belleza con otras mujeres, en los que participa como juez y concursante. Siempre pierde.

PISTA NÚMERO 3: Se siente amenazada por las mujeres atractivas.

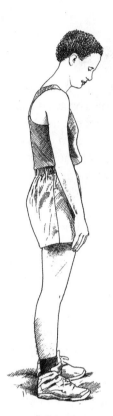 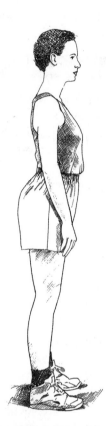 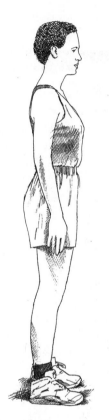

Luce más baja y ancha cuando encorva la espalda y deja que sus hombros cuelgan hacia sus rodillas.

Luce más baja y ancha cuando deja que su pelvis se incline hacia adelante, lo cual ahueca su espalda.

Luce más alta y delgada cuando se para con su pelvis metido, sus omóplatos hacia abajo y espalda recta.

PISTA NÚMERO 4: Evita ciertas situaciones sociales (como ir a la playa) debido a su cuerpo.

PISTA NÚMERO 5: Muchas veces piensa en su cuerpo de forma negativa.

PISTA NÚMERO 6: Tiene una relación con un hombre que usted sabe le está haciendo daño. Se queda con él por cualquiera de estas dos razones: siente que no lo merece porque opina que él es más atractivo que usted o siente que debería estar agradecida por tener siquiera a un hombre.

El proceso gradual de amar a su cuerpo

En el *World Gym* de San Francisco, California, una mujer de la clase de ejercicios dirigida por Ernst se queja de sus muslos monstruosos. Ernst se le acerca, le explica que acaba de insultar a sus muslos y le pide que se disculpe con ellos. La conversación hace reír a quienes la escuchan. Sin embargo, también expresa una verdad muy importante. "Si fuera posible cambiar nuestros cuerpos odiándolos, todas estaríamos en las portadas de las revistas", indica Ernst. "Odiar su cuerpo no sirve de nada".

Ernst habla por experiencia propia. La instructora de buena forma física, que viste talla 12, no siempre se sintió a gusto con su apariencia.

"He vivido el proceso de tratar de pasar de que mi cuerpo no me gustaba para nada a mantener una actitud neutral hacia mi cuerpo, a gustar de mi cuerpo a veces, a gustar de mi cuerpo la mayoría de las veces, a gustar de mi cuerpo casi todo el tiempo", señala Ernst. "Ahora puedo afirmar que me gustan mis pies, muslos, asentaderas, cabello y mejillas. Estoy tratando de aceptar mis venas varicosas (várices). No me encantan, pero pueden quedarse. Simplemente dejaré de mirarlas".

La estrategia de Ernst para mejorar la imagen que tiene de su cuerpo tal vez suene chistosa, pero funciona, opinan los psicólogos. Rasca la superficie de la autoestima baja y es un comienzo para empezar a superarla. No obstante, hace falta profundizar más en las causas de este comportamiento, agrega la Dra. Ferris.

La mayoría de las mujeres no podemos avanzar directamente de un nivel bajo de autoestima a uno alto. Necesitamos dar pasos más pequeños para finalmente alcanzar esta meta, indica la Dra. Erdman. Y a continuación se los presentamos. Deben recorrerse en el orden indicado.

- **Aceptación.** Cuando uno acepta su cuerpo, comprende que éste no desaparecerá por odiarlo. Se toma la decisión de dejar de insultarlo.

- **Simpatía.** En lugar de tratar de obligarse a que le guste el aspecto de su cuerpo, concéntrese en cómo funciona y encuentre gusto en eso. Por ejemplo, la Dra. Erdman se concentra en la fuerza de sus muslos en lugar de su tamaño.

■ Trascendencia. Sí, la simpatía puede conducir al amor. Pero no siempre. La trascendencia es una meta más realista, opina la Dra. Erdman. Al practicar la trascendencia, usted se concentra en su ser interior en lugar del aspecto exterior de su cuerpo. En lugar de su apariencia, empieza a valorar características como su sinceridad, su inteligencia o su habilidad para cocinar.

Recorrer estas etapas no será fácil, advierte la Dra. Johnston. Las expertas han reunido las siguientes estrategias para ayudarla.

Dibújese. Las mujeres que tienen una imagen negativa de su cuerpo muchas veces creen que se ven mucho más llenitas de lo que son en realidad, señala la Dra. Johnston. Para obtener una idea exacta del tamaño de su cuerpo, dibújelo tal como usted cree que se ve, sobre una larga tira de papel. Luego pídale a una amiga de confianza que trace la forma de su cuerpo sobre otra tira de papel y compare los dos dibujos, sugiere la psicóloga.

Haga un recuento de los daños. Apunte todas las formas en que la obsesión con su apariencia la está perjudicando. Por ejemplo, su "lista de daños" puede incluir el ponerse un conjunto tras otro por la mañana, tratando de encontrar uno que no la haga sentirse gorda, o el no poder ir a nadar porque se niega a ponerse un traje de baño. Una vez que observe las consecuencias de tener una imagen negativa de su cuerpo, se sentirá más motivada para cambiar, indica la Dra. Ferris.

Vuelva a su vida. Haga una lista de las situaciones que evita debido a la forma o el tamaño de su cuerpo. Califique el miedo que tiene de estas situaciones de acuerdo con una escala del 1 al 10. Escoja la situación que menos miedo le dé, ponga un plazo para enfrentarla y hágalo, sugiere la Dra. Johnston.

Para motivarse, tenga lista una salida de emergencia que le sirva para reducir su miedo pero que no le impida lograr su objetivo. Por ejemplo, si lo que quiere es ponerse un traje de baño en la playa, dígase a sí misma que si sigue sintiéndose incómoda después de 15 minutos, se irá a hacer otra cosa. Lo difícil es llegar. De esta manera, el viaje no la intimidará tanto, indica la Dra. Johnston.

Actividad física. La actividad física aumentará su confianza en el funcionamiento de su cuerpo. Se acostumbrará a las sensaciones de levantar algo, de inclinarse, estirarse y extender los brazos. Al integrar la actividad física a su vida adquirirá fuerza y resistencia y se sentirá orgullosa de lo que su cuerpo es capaz de hacer, explica

(continúa en la página 462) ▶

No deje su vida para luego

Carolyn Schmidt de 45 años, de Tinley Park, Illinois, aplazó muchos aspectos de su vida mientras trataba de bajar de peso. Evitaba las actividades deportivas. Se ponía la ropa más barata que podía encontrar (la cual le quedaba mal y la hacía sentirse fea). Y soñaba con el día en que sería lo bastante delgada para obtener su licencia de piloto.

Carolyn nunca bajó de peso. No obstante, en algún momento esta mujer de Chicago reanudó su vida. Contrató a una asesora que le ayudó a cambiar toda su ropa barata por prendas que la hacían sentirse hermosa. Empezó a hacer ejercicio. Y tomó clases de vuelo.

"Al mirar atrás, me doy cuenta que no había una buena razón que me impidiera hacer ejercicio, comprar ropa y tomar clases de vuelo", indica Carolyn. "Lo único que me retenía era mi propia idea de que las personas gordas no pueden hacer cosas maravillosas".

Al igual que Carolyn, muchas mujeres aplazan cosas innecesariamente, cosas que podrían estar haciendo ahora mismo, afirma James C. Rosen, Ph.D., profesor de Psicología en la Universidad de Vermont en Burlington. "Si empieza a evitar todas las situaciones que la cohíben, nunca va a sentirse segura de sí misma".

La siguiente lista incluye algunas de las cosas que muchas mujeres aplazan "hasta que pierda peso", aunque podrían hacerlas ahora mismo, y menciona algunas maneras de llevarlas a cabo.

Ponerse traje de baño

Por qué: Nuestros cuerpos nos dan vergüenza.

Cómo superarlo: Para empezar, póngase su traje de baño cuando esté en su casa, sin salir. Sólo camine por la casa con el traje puesto. Véase en el espejo. Con el tiempo, el simple acto de ponerse traje de baño en la intimidad de su casa la hará sentirse más a gusto con la idea de llevar uno en público. Para sus primeras excursiones a una piscina (alberca) pública o playa, vaya con una amiga llenita o con un grupo de mujeres llenitas. O tome una clase de aeróbicos en el agua dirigida a mujeres llenitas. Lea los consejos acerca de cómo encontrar un traje de baño que favorezca su cuerpo en "Trajes de baño: sí, puede ponérselo *ya*" en la página 438.

Ir al médico

Por qué: Miedo a hostigamientos e insultos. Miedo a que el médico nos imponga la pérdida de peso como condición para tratarnos. Miedo a que el médico culpe nuestro peso de todos nuestros problemas de salud.

Cómo superarlo: Siga buscando hasta que encuentre a un médico con el que se sienta a gusto. Conozca su cuerpo lo suficiente para saberse defender cuando el médico le eche la culpa a su peso aunque éste no tenga nada que ver con su problema de salud. Muéstrese segura de sí misma. Dígale a la enfermera que prefiere que no la pesen. Escriba a la National Association to Advance Fat Acceptance (Asociación Nacional para Promover la Aceptación de la Gordura) ubicada en P.O. Box 188620, Sacramento, CA 95818-8620. Pida un ejemplar del folleto *Bill of Rights of Fat People in Health Care* (Acta de derechos de las personas gordas al recibir asistencia médica).

Hacernos valer en el trabajo y en las relaciones con los demás

Por qué: Nos parece que no merecemos tener una opinión. Pensamos que la persona que dice lo que piensa debe ser delgada y hermosa, categoría a la que no pertenecemos.

Cómo superarlo: Tenga presente que las opiniones de todos son valiosas. Deje de fijarse en su cuerpo y concéntrese en sus virtudes internas, como su intelecto o su amabilidad.

Regresar a la escuela

Por qué: Estamos convencidas de que no tendremos suficiente tiempo para concentrarnos en la escuela hasta que terminemos de "arreglar" nuestros cuerpos. Opinamos que nuestro peso es el problema más grande de nuestras vidas, mientras que la falta de educación es una dificultad menor. A esto se agrega, en el caso de algunas personas, el temor a no caber en el pupitre.

Cómo superarlo: Está perdiendo más tiempo de lo necesario al preocuparse tanto por su apariencia. Dedique un poco de ese tiempo a su educación. Dése cuenta de que su falta de educación es el problema importante, mientras que su apariencia es la dificultad menor. Si la preocupa no caber en el pupitre, diríjase a la oficina para discapacitados de la escuela. La ley obliga a las instituciones educativas a proporcionarle un pupitre lo bastante amplio para su cuerpo.

(continúa) ►

No deje su vida para luego (continuado)

Citas románticas

Por qué: Baja autoestima. La idea de que "cualquier hombre que me quiera debe ser anormal". La suposición de que los hombres no van a encontrarnos atractivas.

Cómo superarlo: Concéntrese en los aspectos atractivos de su persona, no en el defecto que por lo común la tiene obsesionada. Repase mentalmente todas las razones por las que alguien pueda encontrarla deseable. Recuerde que existe una mayor probabilidad de que usted se preocupe por las imperfecciones menores en su apariencia que los demás. Sepa que los hombres no critican los cuerpos de las mujeres tanto como las mujeres nos criticamos. A la larga, los compañeros se eligen con base en sus personalidades, valores y conducta. La apariencia puede ser importante en las primeras citas. Sin embargo, una relación significativa se basa en factores más profundos.

Ejercicios

Por qué: Nos preocupa la opinión que las demás personas en el gimnasio puedan tener de nuestros cuerpos. Nos preocupa quedar en ridículo al tratar de entender cómo usar los aparatos o de seguir una secuencia de aeróbicos. Si fuimos regordetas durante la infancia, es posible que se hayan burlado de nosotras durante las clases de deportes, lo cual con el tiempo nos llevó a odiar los ejercicios.

Cómo superarlo: Para armarse de valor, comience su programa de ejercicios en la intimidad de su casa. También puede tomar clases de aeróbicos de bajo impacto especiales para mujeres llenitas. Vaya al gimnasio en un horario de poco movimiento.

Comprar ropa nueva

Por qué: Creemos no merecer la ropa hasta que bajemos de peso. Nos parece inútil comprar ropa nueva, porque tendremos que comprar más cuando hayamos bajado de peso. Además, medirnos la ropa nos enfrenta con el verdadero tamaño de nuestro cuerpo con más claridad de lo que nos interesa. Tenemos que vernos en el espejo y aceptar nuestra talla.

Cómo superarlo: Usted se verá y se sentirá mejor con ropa que le quede. Revise su clóset y saque toda la ropa incómoda o que no le quede bien para regalarla. Luego lea los consejos acerca de cómo comprar ropa en la página 412. Para superar los nervios del probador, vea el capítulo 25 desde la página 437.

Buscar un empleo nuevo

Por qué: Pensamos que tendremos más tiempo para buscar empleo una vez que bajemos de peso. Estamos convencidas de que nuestro peso nos impide encontrar un empleo nuevo y mejor.

Cómo superarlo: No permita que su apariencia afecte su vida laboral. Defina sus virtudes internas, como responsabilidad, energía e inteligencia. Indíquese a sí misma que una mujer dueña de tales virtudes merece obtener más desde ahora mismo. No deje el asunto para más tarde. Prepárese para sus entrevistas repasando mentalmente sus habilidades. Acuérdese de que la clave no es un cuerpo nuevo sino un nuevo trabajo.

Reuniones y visitas con familiares

Por qué: Nuestras familias muchas veces son la causa de la imagen negativa que tenemos de nosotras mismas. Nuestros hermanos se burlaban de nuestros muslos. El abuelito siempre se daba cuenta de cada libra que subíamos de peso, y se aseguraba de que también nos fijáramos en ella. Dejamos pasar tanto tiempo entre una visita y otra que tenemos la impresión de que los parientes van a criticar cualquier cambio que observen en nuestros cuerpos.

Cómo superarlo: Prepárese para la reunión haciéndose cumplidos mentalmente, una y otra vez. Concéntrese en el acontecimiento social, no en su apariencia. No dé por hecho que a los parientes sólo les interesa su aspecto. En realidad las familias se reúnen para pasar un buen rato juntos, no para criticarse unos a otros. Cuando esté en la reunión, no se porte como si se sintiera culpable diciendo cosas como "No debería comer esto" o "Cada vez que miro un pastel (bizcocho, torta, *cake*), subo de peso". Este tipo de comentarios es una invitación abierta para que sus familiares critiquen su cuerpo. Si alguien dice algo acerca de su apariencia sin que usted le haya pedido su opinión, indíquele que eso le duele.

Viajar en avión

Por qué: Es posible que los asientos no sean lo bastante anchos para acomodar nuestros cuerpos. Nos sentimos apretados.

Cómo superarlo: Pida un asiento en el pasillo. Aborde temprano para que pueda llegar a su asiento con suficiente anticipación para subir el apoyabrazos. Al pedir su boleto, pida que bloqueen el asiento a su lado si el vuelo no va lleno.

Debby Burgard, Ph.D., una psicóloga de la región de la bahía de San Francisco, California. Al moverse en situaciones cotidianas, no sólo para hacer ejercicios, comprenderá que puede usar su cuerpo para divertirse.

Pare el pensamiento. Incluso la Dra. Erdman tiene días en los que maldice su panza. Cuando se descubre pensando cosas así, se detiene. "No me permito atascarme ahí", dice la experta. "No juzgo el pensamiento como algo bueno o malo. Reconozco que lo tuve y tomo la decisión de soltarlo".

Ábrase al apoyo. Mejorar la imagen que se tiene de su cuerpo puede ser difícil, sobre todo si una se encuentra rodeada por mujeres que todo el tiempo están haciendo comentarios desagradables acerca de sus propios cuerpos o los de otras. Busque apoyo en mujeres que aceptan sus cuerpos y los de los demás tal como son, recomienda la Dra. Burgard. Podrá encontrarlas poniéndose en contacto con grupos de aceptación del cuerpo, como Body Positive, 4962 El Camino Real, Suite 225, Los Altos, CA 94022-1410, para las personas con sobrepeso moderado; con la National Association to Advance Fat Acceptance, P.O. Box 188620, Sacramento, CA 95818-8620, para las personas con mucho sobrepeso y sus familiares; y Largesse, the Network for Size Esteem, P.O. Box 9404, New Haven, CT 06534-0404, para las personas con sobrepeso moderado.

Piénselo antes de pesarse. Acuérdese de que su peso tiene fluctuaciones de hasta 5 libras (2 kg) a lo largo del mes. "No creo que haya ningún aparato doméstico más destructivo que la pesa (báscula)", opina la Dra. Johnston. "Cuando usted se pesa más de una vez al mes se expone a una montaña rusa emocional".

Dígaselo al diario. Durante unas cuantas semanas, lleve un diario de los pensamientos que tiene acerca de su cuerpo, sugiere la Dra. Johnston. El diario ayuda porque muchos de nuestros pensamientos negativos son tan comunes que ni siquiera nos damos cuenta de ellos.

Juzgue en lugar de juzgarse. Cuando alguien le dice que sus muslos están engordando mucho, el comentario le da información acerca de esa persona, no sobre usted. "Las personas que quieren su propio cuerpo y lo aceptan, aceptan el cuerpo de cualquiera", indica la Dra. Johnston.

Acuérdese de que al confrontar las ideas de otra persona acerca de su cuerpo puede decidir cómo va a reaccionar. No tiene que interiorizar el comentario ni aceptarlo como verdadero. Aunque sea cierto, nadie tiene derecho a juzgar su cuerpo. En cambio, asimile el comentario como indicio de la falta de sensibilidad o la ignorancia de esa persona, no como un reflejo negativo de su propio valor, recomienda la Dra. Ferris.

Hable consigo misma. En lugar de llenar sus muslos o cualquier otra parte de su cuerpo de críticas cuando se asoma al espejo, indíquese a sí misma que usted está bien tal como está. "Tiene que repetirlo hasta que lo crea", afirma la Dra. Ferris.

Imagínese sin cuerpo. Imagínese como espíritu, no como ser material. Usted es una esfera sin contornos definidos. Pregúntese qué admirarían las personas de usted. Su falta de cuerpo la obligará a concentrarse en características internas como su moralidad, carácter e intelecto, explica la Dra. Ferris.

Quinta Parte

Las recetas del Programa "Cada día más delgada"

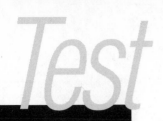

¿Está su cocina lista para hacerla cada día más delgada?

Es fácil cocinar y comer de acuerdo con el Programa "Cada día más delgada" si tiene los materiales indicados a la mano, desde sabrosas meriendas (botanas, refrigerios, tentempiés) bajas en grasa hasta pechugas de pollo deshuesadas, varios tipos de cereal y verduras para preparar cenas rápidas que no perjudiquen su cintura.

¿Sabe usted hacer compras prudentes? ¿Están su alacena y refrigerador listos para entrar en acción? Averígüelo —y de paso apréndase unas cuantas estrategias de supermercado que le ayudarán a llevar a cabo su plan de alimentación— con este *test* desarrollado para el Programa "Cada día más delgada" por Cathy Kapica, R.D., Ph.D., profesora de Nutrición de la Universidad Finch de Chicago, Illinois. Lea las siguientes afirmaciones y califique sus hábitos de acuerdo con esta escala:

1 = Nunca
2 = Rara vez
3 = A veces
4 = Con frecuencia
5 = Siempre

_____ **1.** Salgo a comprar comestibles cuando no tengo hambre.

_____ **2.** Hago una lista de los comestibles que necesito y sólo compro lo que está en la lista.

_____ **3.** Al hacer mi lista para el supermercado, reviso mis existencias de alimentos básicos (como pasta, arroz, cereales, atún, frijoles/habichuelas, verduras congeladas y jugo de frutas) y agrego a mi lista lo que falta.

_____ **4.** Siempre surto mi cocina de condimentos bajos en grasa como salsa *Worcestershire*, rábano picante, mostaza *Dijon*, salsa *teriyaki* y *relish* de pepinillos para agregar sabor a los alimentos.

_____ **5.** Siempre abastezco mi cocina de aceite antiadherente en aerosol, consomé y tomates de lata que puedo usar en lugar de mantequilla y margarina para preparar la comida.

_____ **6.** Leo las etiquetas de los alimentos para enterarme de su contenido de grasa, calorías y fibra y busco descripciones como "de grasa reducida", "bajo en grasa" y "menos grasa saturada" en los envases.

_____ **7.** Si debido a la temporada resulta imposible conseguir determinada fruta o verdura fresca, elijo una variante congelada que no tenga salsa, azúcar ni sal.

_____ **8.** Elijo carnes procesadas sin grasa por lo menos el 90 por ciento del tiempo.

_____ **9.** Busco productos panificados de cereales integrales y de trigo integral que mencionen la harina de trigo integral en el primer lugar de la lista de ingredientes.

_____ **10.** Al comprar dulces o algún alimento especial semejante, elijo pequeños paquetes que limiten las porciones, para así reducir la posibilidad de excederme.

_____ **11.** Opto por un cereal de caja que diga "alto en fibra", "integral" o "salvado".

_____ **12.** Al comprar carne de ave, elijo piezas de pavo (chompipe) o de pollo bajas en grasa y de rápido cocimiento, como las pechugas deshuesadas y sin pellejo.

_____ **13.** Compro productos lácteos bajos en grasa o sin grasa.

_____ **14.** Reduzco mis idas a la tienda al mínimo, yendo sólo una o dos veces a la semana.

_____ **15.** De ser posible voy de compras sola, sin hijos ni esposo, para evitar compras impulsivas.

Evaluación

El resultado: Obtenga su resultado final sumando los puntos de sus respuestas y evalúese de acuerdo con las siguientes indicaciones.

(continúa) ▶

¿Está su cocina lista para hacerla cada día más delgada? (continuado)

Si usted sumó entre 60 y 75 puntos, ¡felicidades! Sabe ir de compras y va bien encarrilada sobre el camino a la buena forma física. Para mejorar su salud pruebe por lo menos un alimento nuevo cada semana; así aumentará la variedad y el sabor de su alimentación. ¿Ya probó una papaya, el arroz *basmati*, una endibia (lechuga escarola) o el queso de cabra?

Si obtuvo entre 45 y 59 puntos, sus hábitos de compras llevan camino de mejorar su salud. Sólo esté más atenta en el supermercado. Organícese de antemano, lea las etiquetas de los productos y surta sus alacenas de opciones bajas en grasa y saludables.

Si su calificación final fue de entre 15 y 44 puntos, necesita mejorar sus hábitos al salir de compras. Empiece por siempre planear sus viajes al supermercado y lea las etiquetas de los alimentos. No compre de prisa sino haga elecciones conscientes. Después de dos semanas vuelva a hacer este *test* para medir la mejoría en sus habilidades para comprar comestibles.

Capítulo 27

Un surtido de platillos para perder

Aún puede comer los alimentos que le encantan, que no sólo van a ser sabrosos sino que también la ayudarán a adelgazar. Pues ¡a cocinar!

En este capítulo encontrará varias recetas saludables que puede probar. Probablemente conozca algunas y otras no. Eso fue nuestra intención, dado que uno de los principios básicos del Programa "Cada día más delgada" es que probemos sabores nuevos continuamente. Así, no se cansa nuestro paladar y podemos mejor evitar las tentaciones.

No obstante, si acaso algunas de las recetas no le llaman la atención, puede aprovecharlas sin probarlas. Sólo tiene que fijarse en la manera de preparación y aprenderá algunos de los fundamentos de la cocina saludable. Por ejemplo, en vez de freír muchos alimentos, los horneamos. También sustituimos ingredientes altos en grasa por los bajos en grasa; o sea, usamos leche condensada baja en grasa en vez de la leche condensada normal y queso de leche descremada en vez de queso de leche entera. En cuanto ya agarre la onda de la cocina saludable, entonces usted podrá aplicar estas técnicas a sus recetas favoritas y convertirlas en armas de adelgazamiento.

(*Nota:* Si le interesan las recetas latinoamericanas saludables, hemos publicado otro libro llamado *Salud y sazón*. Puede conseguirlo al llamar 1-800-424-5152).

A continuación verá recetas para entremeses, almuerzos, platos fuertes y postres, todos bajititos en grasa y calorías. Contrastamos la receta típica con la receta renovada que hemos creado para que se fije de la diferencia. Cada análisis alimenticio es por porción.

Así que ¡a cocinar! Descubrirá que se puede comer bien —bien rico— y aún adelgazar.

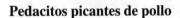

Pedacitos picantes de pollo

Receta original	Receta renovada
236 calorías	*77 calorías*
13 g de grasa (50% de las calorías)	*1.6 g de grasa (19% de las calorías)*

El tradicional pollo frito en freidora está lleno de grasa y calorías. Para "adelgazar" este entremés, olvídese de empanarlo (empanizarlo), mezcle los condimentos directamente con el pollo y dórelo rápidamente a fuego muy alto en lugar de freírlo en freidora. El resultado es irresistible, una verdadera delicia.

1 libra (448 g) de pechugas de pollo deshuesadas y sin pellejo, picadas en cubitos de 1" (2.5 cm)
3 dientes de ajo, picados en trocitos
1 cucharada de cebolleta fresca picada
1½ cucharaditas de vinagre de vino tinto
¾ cucharadita de chile en polvo
¼ cucharadita de salsa picante
½ taza de yogur natural sin grasa o crema agria
1½ cucharaditas de mostaza *Dijon*

Ponga el pollo, el ajo, la cebolleta, el vinagre, el chile en polvo y la salsa picante en un procesador de alimentos. Muela de 12 a 15 segundos o hasta que todo quede finamente picado. Forme tronquitos de 2" (5 cm) de largo. Ponga aparte.

Rocíe una sartén antiadherente con aceite antiadherente en aerosol y ponga a calentar a fuego mediano-alto. Agregue los pedacitos de pollo y fría de 2 a 4 minutos por lado o hasta que estén levemente dorados por todos los lados y la carne esté bien cocida.

Mezcle el yogur o la crema agria con la mostaza en un tazón (recipiente) pequeño. Sirva a manera de *dip* con el pollo. Para que sea más fácil comérselo, sirva el pollo con alambres (pinchos) cortos de madera.

Para 6 porciones

Tortitas de cangrejo con salsa de rábano picante y ajo

Receta original	Receta renovada
192 calorías	*111 calorías*
15.5 g de grasa (73% de las calorías)	*2.5 g de grasa (20% de las calorías)*

Las tortas de cangrejo con salsa tártara llegan a contener una buena cantidad de grasa. No obstante, puede seguirlas disfrutando en forma de este rico entremés. Las tortitas se fríen en un poco de aceite, no en freidora, mientras que la sabrosa salsa de rábano picante y ajo es un buen sustituto de la salsa tártara llena de grasa. En total ahorrará 13 gramos de grasa por porción.

- 1 cucharada de rábano picante preparado
- 1 cucharada de mayonesa sin grasa
- 1 cucharada de eneldo fresco picado
- 2 dientes de ajo, picados en trocitos
- 1 cucharadita de jugo de lima (limón verde)
- ½ taza + 2 cucharadas de yogur natural sin grasa
- ¼ taza de sustituto de huevo sin grasa
- 1 cucharada de mostaza *Dijon*
- 2 cucharaditas de salsa de soya baja en sodio
- ¼ cucharadita de salsa picante
- 8 onzas (224 g) de carne de cangrejo sin el cartílago
- 2 tallos de apio, picados muy finos
- ¼ taza de cebollín (cebolla de cambray) picado muy fino
- 1 cucharadita de aceite de *canola*
  - Pimentón (paprika)

En un tazón (recipiente) pequeño, bata a mano el rábano picante, la mayonesa, el eneldo, el ajo, el jugo de lima y ½ taza de yogur. Ponga aparte.

(continúa) ▶

En un tazón mediano, bata a mano el sustituto de huevo, la mostaza, la salsa de soya, la salsa picante y las 2 cucharadas restantes de yogur. Agregue la carne de cangrejo, el apio y el cebollín y revuelva bien. Forme 16 tortitas con la mezcla de cangrejo.

Caliente el aceite a fuego mediano en una sartén antiadherente grande. Agregue 8 tortitas y espolvoree con pimentón. Fría durante 4 minutos. Voltee las tortitas, espolvoree con pimentón y fría 4 minutos más o hasta que estén doradas. Repita con las demás tortitas. Sirva con la salsa.

Para 4 porciones

Ruedas de cebolla

Receta original	Receta renovada
225 calorías	*94 calorías*
11 g de grasa (44% de las calorías)	*2 g de grasa (19% de las calorías)*

Esta merienda (botana, refrigerio, tentempié) es todo un triunfo de la lucha contra la grasa. Al sacarla de la freidora y meterla al horno, se ahorran 9 gramos de grasa por porción. Ahora puede disfrutar unas ruedas de cebolla sin preocuparse por su figura. Los mejores resultados se obtienen con cebollas dulces grandes como las *Vidalia*.

> 2 claras de huevo
> 2 cebollas dulces, picadas horizontalmente en rodajas de ¼" (6 mm) de grueso y separadas en ruedas
> 2 tazas de *cornflakes* machacados
> 1 cucharadita de chile en polvo

Precaliente el horno a 375°F (192°C). Rocíe una bandeja de hornear con aceite antiadherente en aerosol y ponga aparte.

En un tazón (recipiente) grande, bata las claras de huevo hasta que estén espumosas. Agregue la cebolla y mezcle hasta cubrirla bien.

Mezcle los *cornflakes* y el chile en polvo en otro tazón grande. Pase las ruedas por esta mezcla hasta cubrirlas bien. Ponga las ruedas en una sola capa sobre la bandeja de hornear ya preparada. Hornee durante 15 minutos, hasta que la cebolla esté bien cocida y la cubierta esté crujiente.

Para 8 porciones (de 5 ruedas cada una)

Papitas a la francesa con hierbitas

Receta original	Receta renovada
352 calorías	*236 calorías*
18 g de grasa (46% de las calorías)	*2 g de grasa (8% de las calorías)*

¿Pensó que nunca volvería a disfrutar unas papas a la francesa? Pruebe éstas. Se preparan al horno —en lugar de freírse— y su sabor está garantizado.

  1½ cucharaditas de aceite de *canola*
    1 cucharada de tomillo fresco picado muy fino o
    1 cucharadita de tomillo seco
  ¼ cucharadita de sal
  ¼ cucharadita de pimienta negra molida
    4 papas blancas picadas cada una en ocho rodajas a lo largo

Precaliente el horno a 400°F (206°C). Rocíe un molde para hornear grande y no muy hondo con aceite antiadherente en aerosol y ponga aparte.

Mezcle el aceite, el tomillo, la sal y la pimienta en un tazón (recipiente) grande. Agregue las papas y mezcle hasta cubrirlas bien. Ponga las papas en una sola capa sobre el molde para hornear ya preparado. Hornee de 20 a 25 minutos, volteándolas de vez en cuando, hasta que queden doradas y crujientes.

Para 4 porciones

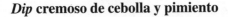

Dip cremoso de cebolla y pimiento

Receta original	Receta renovada
156 calorías	*100 calorías*
10 g de grasa (58% de las calorías)	*1.8 g de grasa (16% de las calorías)*

El secreto de preparar un delicioso *dip* bajo en grasa está en cambiar el queso crema y el yogur altos en grasa por versiones que no tengan grasa. Acompáñelo con pimientos, zanahorias, apio y brócoli recién picados.

  1 cebolla morada, picada
  2 cucharaditas de aceite de oliva
  ¾ taza de pimientos (ajíes, pimientos morrones) rojos asados y picados conservados en agua
  3 onzas (84 g) de queso crema sin grasa
  6 cucharadas de yogur natural sin grasa
  2 cucharadas de aliño (aderezo) estilo italiano sin grasa

En una sartén antiadherente pequeña, sofría (saltee) la cebolla en el aceite a fuego mediano-alto de 6 a 8 minutos, hasta que esté muy cocida.

Ponga en un procesador de alimentos. Agregue el pimiento, el queso crema, el yogur y el aliño. Muela hasta que todos los ingredientes se incorporen perfectamente. Pase a un platón hondo, tape y ponga en el refrigerador durante por lo menos 1 hora antes de servir.

Para 8 porciones

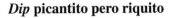

Dip picantito pero riquito

Receta original	Receta renovada
137 calorías	61 calorías
10 g de grasa (66% de las calorías)	0.5 g de grasa (7% de las calorías)

Sus invitados quedarán encantados con este colorido *dip* para fiestas, que es tradición en los estados del sureste de los EE.UU. Para reducir la grasa de la receta original, los frijoles refritos y la crema agria se sustituyeron por frijoles negros y queso de yogur sin grasa. Para una merienda (botana, refrigerio, tentempié) saludable en todos los sentidos, acompañe este *dip* con totopos (tostaditas, nachos) preparados al horno.

1½ tazas de queso de yogur sin grasa (vea el consejo de cocina)

2 cucharadas de cilantro fresco picado

1 cucharadita de chile jalapeño (cuaresmeño) sin semilla picado en trocitos (use guantes de plástico al tocarlo)

1 lata de 15 onzas (420 g) de frijoles (habichuelas) negros, lavados y escurridos

¼ taza de salsa picante espesa (*chunky salsa*)

½ taza de pimientos (ajíes, pimientos morrones) rojos sin semilla y picados en cubitos

¼ taza de cebollín (cebolla de cambray) picado en rodajas

Mezcle el queso de yogur, el cilantro y los chiles jalapeños en un tazón (recipiente) pequeño. Extienda esta mezcla en un círculo sobre una fuente de servir (bandeja, platón) de 8" (20 cm) de diámetro.

Mezcle los frijoles y la salsa en otro tazón pequeño. Reparta sobre la mezcla de yogur con una cuchara, dejando descubierta una franja de yogur de 1" (2.5 cm) alrededor del círculo.

Esparza encima los pimientos rojos, dejando descubierta una franja de frijoles de 1" alrededor del círculo. Coloque el cebollín en un círculo al centro.

Para 8 porciones

Consejo de cocina

• Para preparar el queso de yogur, ponga 4 tazas de yogur natural sin grasa en un colador forrado con estopilla (bambula, cheesecloth). Cubra el colador con envoltura autoadherente de plástico y colóquelo encima de un tazón grande. Deje en el refrigerador durante toda la noche para que se escurra todo el líquido del yogur. Tire el líquido. Le quedarán más o menos 2 tazas de queso de yogur en el colador.

Ensalada de papas clásica

Receta original	Receta renovada
218 calorías	*208 calorías*
21 g de grasa (87% de las calorías)	*2.4 g de grasa (10% de las calorías)*

La ensalada de papas se prepara en muchas partes del mundo, pero esta versión baja en grasa es definitivamente estadounidense. Una mezcla de mayonesa y crema agria, ambas sin grasa, sirve para reemplazar la mayonesa con grasa entera y ahorra 18 gramos de grasa por porción.

- 2 libras (1 kg) de papa roja, picada en cuartos
- 2 tallos de apio, picado en rodajas
- ¾ taza de crema agria sin grasa
- 3 cucharadas de mayonesa sin grasa
- 3 cucharadas de perejil fresco picado
- 1 cucharada de mostaza *Dijon*
- 2 cucharaditas de eneldo fresco picado
- 1 cucharadita de ajo picado en trocitos
- ¼ cucharadita de pimienta negra molida
- 4 lonjas (lascas) de tocino asado hasta quedar crujiente, escurrido, secado con toallas de papel y desmenuzado
- 1 huevo cocido duro, picado en rodajas
- 3 cucharadas de cebollín (cebolla de cambray) picado en trocitos

Coloque las papas en una cacerola grande. Cubra con agua fría. Ponga a fuego alto hasta que hierva. Baje el fuego a mediano y cocine durante

15 minutos o hasta que las papas se atraviesen fácilmente con un cuchillo. Escurra. Si así lo desea, ponga aparte para que se enfríen.

Mezcle el apio, la crema agria, la mayonesa, el perejil, la mostaza, el eneldo, el ajo y la pimienta en un tazón (recipiente) grande. Agregue las papas y mezcle con cuidado hasta recubrirlas con el aliño (aderezo). Remate con el tocino, las rodajas de huevo y el cebollín. Tape y ponga en el refrigerador durante por lo menos 30 minutos antes de servir.

Para 8 porciones

Coleslaw cremoso

Receta original	Receta renovada
102 calorías	*38 calorías*
8.7 g de grasa (77% de las calorías)	*0.4 g de grasa (9% de las calorías)*

Para las amantes de un cremoso *coleslaw*, esta nueva versión es una bendición del cielo. El simple cambio de mayonesa normal a mayonesa sin grasa ahorra más de 8 gramos de grasa por porción.

¼ taza de mayonesa sin grasa
2 cucharadas de vinagre de vino blanco
2 cucharadas de agua
1 cucharada de eneldo fresco picado
1 cucharadita de semilla de amapola (*poppy seeds*)
¼ cucharadita de pimienta negra molida
2 tazas de repollo (col, *cabbage*) verde o colorado picado en tiras
1 taza de apio picado en cubitos
1 zanahoria, picada en tiras

Bata la mayonesa, el vinagre, el agua, el eneldo, la semilla de amapola y la pimienta en un tazón (recipiente) grande. Agregue el repollo, el apio y la zanahoria. Mezcle bien. Tape y ponga en el refrigerador durante por lo menos 1 hora antes de servir.

Para 4 porciones

Pizza festiva

Receta original	Receta renovada
202 calorías	*149 calorías*
13 g de grasa (58% de las calorías)	*4 g de grasa (24% de las calorías)*

La pizza puede ser saludable si evita los ingredientes llenos de grasa. Esta transformación nutritiva de la versión tradicional utiliza queso *mozzarella* semidescremado, pimientos asados, aceitunas y orégano fresco.

Costra

1⅓ tazas de agua tibia a 115°F (46°C)
1 sobre de ¼ onza (7 g) de levadura seca activa
1 cucharada de aceite de oliva
1 cucharadita de sal
1 taza de harina de trigo integral
2–3 tazas de harina sin blanquear
1–2 cucharadas de harina de maíz

Cubierta de pimientos

1 diente de ajo, picado en trocitos
2 tomates italianos pequeños (*plum tomatoes*), picados en rodajas finas
1 cucharada de orégano fresco picado
¾ taza de queso *mozzarella* semidescremado rallado
2 pimientos (ajíes, pimientos morrones) rojos, amarillos o verdes, sin semilla, asados, pelados y picados en tiras delgadas
¼ taza de aceitunas negras picadas en rodajas

Para preparar la costra: Ponga el agua en un tazón (recipiente) grande. Espolvoree con la levadura y mezcle. Ponga aparte durante 5 minutos, hasta que la levadura esté espumosa. Agregue el aceite y la sal y mezcle. Agregue la harina de trigo integral. Agregue una cantidad suficiente de harina sin blanquear, ½ taza a la vez, hasta formar una masa suave.

Pase la masa a una superficie ligeramente enharinada. Amase (agregando más harina sin blanquear según sea necesario) durante 10 minutos, hasta que la masa quede suave y elástica. Tape con envoltura autoadherente de plástico y deje reposar durante 15 minutos.

Precaliente el horno a 450°F (234°C). Rocíe una bandeja de hornear grande con aceite antiadherente en aerosol, espolvoree ligeramente con la harina de maíz y ponga aparte.

Extienda la masa con las manos en forma de un círculo de 16" (41 cm) de diámetro. Pase cuidadosamente a la bandeja de hornear ya preparada.

Para preparar la cubierta de pimientos: Espolvoree la costra con el ajo, el tomate y el orégano. Remate con el queso *mozzarella*, el pimiento y la aceituna.

Hornee en la parrilla inferior del horno de 10 a 12 minutos, hasta que la costra esté crujiente y levemente dorada.

Para 8 porciones

Sloppy Joes rápidos

Receta original	Receta renovada
484 calorías	*408 calorías*
20 g de grasa (37% de las calorías)	*8.5 g de grasa (19% de las calorías)*

Este típico sándwich (emparedado) casero estadounidense se vuelve saludable al reemplazar una parte de la carne de res molida por carne de pavo molida y agregar lentejas.

1 cebolla, picada
1 pimiento (ají) verde, sin semilla y picado
1 diente de ajo, picado en trocitos
8 onzas (224 g) de carne molida de res *round* o *sirloin* extra magro
4 onzas (112 g) de pechuga de pavo (chompipe) molida
1 taza de *catsup (ketchup)* o salsa *barbecue* baja en sodio
1 taza de lentejas cocidas
1 tomate, picado en cubitos
¼ cucharadita de pimienta negra
8 panecillos *kaiser* de trigo integral, partidos a la mitad y calentados

Rocíe una sartén antiadherente grande con aceite antiadherente en aerosol y ponga a calentar a fuego mediano. Agregue la cebolla, el pimiento verde y el ajo. Sofría (saltee) de 5 a 10 minutos, hasta que las verduras estén cocidas.

Desmenuce la carne de res y de pavo en la sartén. Fría, separando la carne con una cuchara de madera, hasta que esté dorada. Escurra el jugo y la grasa que se hayan acumulado. Regrese la mezcla a la sartén. Agregue la *catsup* o salsa *barbecue*, las lentejas, el tomate y la pimienta negra. Cocine a fuego lento de 15 a 20 minutos.

Sirva dentro de los panecillos.

Para 8 porciones

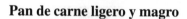

Pan de carne ligero y magro

Receta original	Receta renovada
445 calorías	*399 calorías*
26 g de grasa (53% de las calorías)	*9.4 g. (21% de las calorías)*

Aunque usted no lo crea, es posible disfrutar un rico pan de carne (*meat loaf*) y no engordar. Esta versión reduce la grasa al sustituir una parte de la carne de res molida por carne molida de pavo. También agrega verduras y cereales para mejorar el sabor y aportar los nutrientes que su cuerpo necesita.

1½ tazas de zanahoria picada en cubitos
1½ tazas de cebolla picada en cubitos
 1 taza de pimiento (ají) rojo o verde sin semilla picado en cubitos
 1 libra (448 g) de carne molida de pavo (chompipe)
 12 onzas (336 g) de carne molida de bistec *round* o *sirloin* extra magro
1½ tazas de copos de avena (*rolled oats*)
 2 tazas de arroz cocido
1½ tazas de jugo de tomate
 ½ taza de sustituto de huevo sin grasa
 1 cucharadita de orégano seco

  1 cucharadita de tomillo seco
  ½ cucharadita de salsa picante
  ½ cucharadita de pimienta negra molida
  ¼ taza de *catsup (ketchup)*
  ¼ taza de agua

Precaliente el horno a 450°F (234°C). Rocíe dos moldes de caja de 8" × 4" (20 cm × 10 cm) con aceite antiadherente en aerosol y ponga aparte.

Rocíe una sartén antiadherente grande con aceite antiadherente en aerosol y ponga a calentar a fuego mediano. Agregue la zanahoria, la cebolla y el pimiento rojo o verde. Sofría (saltee) de 5 a 10 minutos, hasta que las verduras estén cocidas. Pase a un tazón (recipiente) grande.

Desmenuce la carne molida de pavo y de res en el tazón. Agregue la avena y el arroz. Mezcle bien.

En un tazón pequeño, revuelva el jugo de tomate, el sustituto de huevo, el orégano, el tomillo, la salsa picante y la pimienta negra. Agregue a la carne y mezcle bien. Divida la mezcla entre los dos moldes y aplane con la palma de la mano.

En un tazón pequeño, revuelva la *catsup* y el agua. Con una brocha, unte un poco de esta mezcla en la superficie de ambos panes de carne.

Ponga los moldes en el horno. Reduzca la temperatura del horno a 350°F (178°C). Hornee de 45 a 50 minutos, hasta que la carne esté bien cocida. Para saber si está cocida, introduzca la punta de un cuchillo afilado. El jugo que salga debe estar transparente; si está rosado, todavía le falta tiempo de cocción. (Si la superficie se empieza a dorar demasiado, cubra los moldes con papel aluminio).

Para 8 porciones

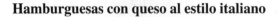

Hamburguesas con queso al estilo italiano

Receta original	Receta renovada
359 calorías	*290 calorías*
19.8 g de grasa (50% de las calorías)	*6.4 g de grasa (20% de las calorías)*

Lo único que necesita para preparar una hamburguesa con queso saludable es un poco de queso *mozzarella* semi-descremado y carne molida de res extra magra. Esta versión le da mucho sabor y muy poca grasa y calorías.

  1 libra (448 g) de carne molida de bistec *round* o *sirloin* extra magro (*extra lean*)
¼ taza de cebolla picada muy fina
¼ taza de pimiento (ají) rojo o verde sin semilla picado muy fino
½ cucharadita de albahaca seca
½ cucharadita de orégano seco
  1 diente de ajo, picado en trocitos
¼ cucharadita de pimienta negra molida
  1 lata de 14½ onzas (406 g) de tomate cocido bajo en sodio
  8 rebanadas gruesas de pan italiano, tostadas
¼ taza de queso *mozzarella* semidescremado rallado

Mezcle la carne de res, la cebolla, el pimiento rojo o verde, la albahaca, el orégano, el ajo y la pimienta negra en un tazón (recipiente) mediano. Forme 4 hamburguesas.

Rocíe una sartén antiadherente con aceite antiadherente en aerosol y ponga a calentar a fuego mediano-alto. Agregue las hamburguesas y fría de 2 a 4 minutos por lado, hasta que queden doradas por ambos lados. Baje el fuego a mediano, agregue el tomate y fría durante 10 minutos.

Ponga cada hamburguesa sobre una rebanada de pan tostado y remate con 1 cucharada de queso *mozzarella*, la misma cantidad de tomate y otra rebanada de pan tostado.

Para 4 porciones

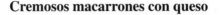

Cremosos macarrones con queso

Receta original	Receta renovada
813 calorías	485 calorías
47.7 g de grasa (53% de las calorías)	9.1 g de grasa (17% de las calorías)

Este plato es un clásico de las comidas reconfortantes, pero tiene fama de ser alto en grasa. Sin embargo, puede caber en un menú saludable si se usan productos lácteos bajos en grasa. Esta versión, cremosa y exquisita, tiene 38 gramos de grasa menos que la receta original.

- 2 tazas de pasta de coditos
- 1 taza de requesón sin grasa
- ¾ taza de crema agria sin grasa
- ⅓ taza de leche descremada
- 1 clara de huevo, ligeramente batida
- 4 onzas (112 g) de queso *Cheddar* de grasa reducida, rallado
- 4 onzas de queso *Monterey Jack* de grasa reducida, rallado
- ¼ taza de cebolla picada
- 1 cucharada de margarina o mantequilla ligera, derretida
- 1 cucharada de grageas con sabor a queso
- 1 cucharadita de mostaza en polvo
- ¼ cucharadita de pimienta negra molida
- 1 pizca de pimienta roja molida
- 2 cucharadas de galletas de grasa reducida con sabor a mantequilla, desmenuzadas
- ½ cucharadita de pimentón (paprika)

Precaliente el horno a 350°F (178°C). Rocíe un recipiente tipo cacerola de 2 cuartos de galón (1.9 l) de capacidad con aceite antiadherente en aerosol y ponga aparte.

Cocine la pasta en una olla grande de agua hirviendo, de acuerdo con las instrucciones del paquete. Escurra y guarde 2 cucharadas del agua en que la pasta se coció. Regrese la pasta a la olla.

Bata a mano el requesón, la crema agria, la leche y la clara de huevo en un tazón (recipiente) grande hasta que todo quede bien mezclado. Agregue los quesos *Cheddar* y *Monterey Jack*, la cebolla, la margarina

(continúa) ▶

o mantequilla, las grageas con sabor a queso, la mostaza, la pimienta negra, la pimienta roja y el agua que guardó.

Vierta la mezcla de los quesos encima de la pasta y revuelva muy bien. Pase al recipiente tipo cacerola ya preparado y espolvoree con la galleta desmenuzada y el pimentón.

Tape y hornee durante 25 minutos. Después destape y hornee durante otros 5 minutos, hasta que quede bien dorado y burbujeante.

Para 4 porciones

Pavo rápido con relleno

Receta original	Receta renovada
549 calorías	338 calorías
28.3 g de grasa (46% de las calorías)	6.1 g de grasa (16% de las calorías)

Seguramente nunca pensó en el pavo como un alimento alto en grasa. Pues tiene razón, no lo es. Pero lo convertimos en tal al agregarle el relleno típico, que suele sumar 26 gramos de grasa por porción. Esta variación única de pavo con relleno reduce la grasa a sólo 6 gramos por porción. Además, se cocina rápidamente en la estufa, no despacio en el horno.

     2 cucharaditas de margarina o mantequilla
     1 libra (448 g) de filete (*tenderloin*) de pavo (chompipe)
  1¾ tazas de agua
     1 paquete de 6 onzas (168 g) de relleno sazonado de pan de maíz para pavo (*cornbread stuffing*)
     ½ taza de salsa de arándano agrio (*cranberry*) entero

Derrita la margarina o mantequilla a fuego mediano en una sartén antiadherente grande. Agregue el pavo y dore por todos los lados. Pase a un plato.

Agregue el agua y el sazonador (el cual encontrará en un paquete dentro de la caja del relleno) del relleno a la sartén. Deje que rompa a hervir. Regrese el pavo a la sartén. Tape y cocine a fuego mediano-bajo durante 20 minutos, hasta que el pavo esté bien cocido. Para saber si está cocido, introduzca la punta de un cuchillo afilado en la parte más gruesa de la carne. El jugo que salga debe estar transparente; si está rosado, todavía le falta tiempo de cocción.

Espolvoree las migajas del relleno en el líquido alrededor del pavo. Baje el fuego a lento, tape y cocine durante 5 minutos, hasta que se haya absorbido el líquido. Rebane el pavo y sirva con el relleno y la salsa de arándano agrio.

Para 4 porciones

Pollo picante a la barbacoa

Receta original	Receta renovada
536 calorías	174 calorías
29 g de grasa (49% de las calorías)	1.6 g de grasa (8% de las calorías)

El pollo a la barbacoa es un plato muy querido en los Estados Unidos, y nadie tiene que renunciar a él con tal de estar delgada. Unas pechugas de pollo deshuesadas y sin pellejo y una salsa *barbecue* sin grasa actualizan esta receta clásica, adaptándola al estilo de vida saludable de hoy. La salsa *barbecue* no entra en contacto con el pollo crudo, así que puede servirla como salsa en la mesa.

- ¼ taza de salsa no picante para hacer *chili*
- 2 cucharadas de *catsup (ketchup)* baja en sodio
- 1 cucharada de miel
- 1 cucharada de vinagre de vino tinto
- 1 cucharadita de jengibre en polvo
- 1 cucharadita de mostaza *Dijon*
- ¾ cucharadita de pimienta negra molida
- 1 diente de ajo, picado en trocitos
- ¼ cucharadita de pimienta roja molida
- 1 libra (448 g) de pechugas de pollo deshuesadas y sin pellejo

Rocíe una parrilla para barbacoa (*grill, barbecue*) con aceite antiadherente en aerosol. Prenda su asador de gas, de brasas o eléctrico de acuerdo con las instrucciones del fabricante. Coloque la parrilla sobre el asador.

(continúa) ▶

Mezcle la salsa, la *catsup*, la miel, el vinagre, el jengibre, la mostaza, la pimienta negra, el ajo y la pimienta roja en una cacerola pequeña. Deje que rompa a hervir. Quite del fuego y ponga aparte.

Coloque el pollo sobre la parrilla del asador precalentado. Ase sin tapar durante 10 minutos. Voltee el pollo y unte el lado asado con la salsa, sirviéndose de una brocha. Ase de 5 a 10 minutos, hasta que el pollo esté bien cocido. Para saber si está cocido, introduzca la punta de un cuchillo afilado en la parte más gruesa de la carne. El jugo que salga debe estar transparente; si está rosado, todavía le falta tiempo de cocción. Con una brocha, unte generosamente con la salsa restante antes de servir.

Para 4 porciones

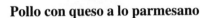

Pollo con queso a lo parmesano

Receta original	Receta renovada
529 calorías	*149 calorías*
23 g de grasa (39% de las calorías)	*2.8 g de grasa (17% de las calorías)*

Una gruesa y pegajosa capa de queso *mozzarella* derretido distingue la mayoría de los platos preparados con queso a lo parmesano. En este caso, una capa un poquito más delgada de *mozzarella* de grasa reducida cubre el pollo con hierbas dorado en la sartén. Y usted ahorra nada menos que 20 gramos de grasa.

2 cucharadas de harina sin blanquear
2 cucharadas de harina de maíz
1 cucharada de perejil fresco picado
½ cucharadita de orégano seco
½ cucharadita de albahaca seca
¼ cucharadita de pimienta negra molida
4 mitades de pechuga de pollo deshuesada y sin pellejo (de 4 onzas/112 g cada una)
2 latas (de 8 onzas/224 g cada una) de salsa de tomate sin sal
¾ taza de queso *mozzarella* de grasa reducida, rallado
2 cucharadas de queso parmesano rallado

Mezcle la harina, la harina de maíz, el perejil, el orégano, la albahaca y la pimienta en un tazón (recipiente) poco hondo. Pase el pollo por la mezcla. Sacuda para retirar el exceso de harina.

Rocíe una sartén antiadherente con aceite antiadherente en aerosol y ponga a calentar a fuego mediano-alto. Agregue el pollo y dore 3 minutos por lado.

Extienda ½ taza de salsa de tomate en el fondo de una fuente para hornear (refractario) de 11" × 7" (28 cm × 18 cm). Coloque el pollo encima y vierta la salsa de tomate restante sobre el pollo. Espolvoree con los quesos *mozzarella* y parmesano. Hornee durante 20 minutos, hasta que el queso se derrita y el pollo esté bien cocido. Para saber si está cocido, introduzca la punta de un cuchillo afilado en la parte más gruesa de la carne. El jugo que salga debe estar transparente; si está rosado, todavía le falta tiempo de cocción.

Para 4 porciones

Espaguetis con marinara picante

Receta original	Receta renovada
365 calorías	*308 calorías*
11 g de grasa (27% de las calorías)	*3.7 g de grasa (11% de las calorías)*

Los tomates secados al sol y el ajo le dan su rico e intenso sabor a este plato de pasta. Una pequeña cantidad de aceite de oliva reduce la grasa al mínimo.

  2 cucharaditas de aceite de oliva
  1 cebolla, picada
  3 dientes de ajo, picados en trocitos
  1 chile jalapeño (cuaresmeño), sin semilla y picado (use guantes de plástico al tocarlo)
  ½ cucharadita de albahaca seca
  ½ cucharadita de pimienta roja molida
  ¼ cucharadita de tomillo seco
  ¼ cucharadita de pimienta negra molida
  1 hoja de laurel
  ¾ onza (21 g) de tomates secados al sol envasados en seco, picados muy finos

(continúa) ▶

   1 lata de 28 onzas (784 g) de tomate aplastado
1½ cucharadas de pasta de tomate sin sal
   8 onzas (224 g) de espaguetis

Ponga el aceite a calentar a fuego mediano-alto en una sartén antiadherente grande. Agregue la cebolla, el ajo, el chile jalapeño, la albahaca, la pimienta roja molida, el tomillo, la pimienta negra y la hoja de laurel. Sofría (saltee) durante 2 minutos. Baje el fuego a mediano-lento, tape y fría, revolviendo con frecuencia, durante 10 minutos, hasta que la cebolla esté muy cocida.

Agregue los tomates secados al sol, los tomates aplastados y la pasta de tomate y revuelva. Deje que rompa a hervir a fuego alto. Baje el fuego a mediano-lento, tape y hierva durante 15 minutos, revolviendo de vez en cuando. Destape y hierva durante 10 minutos, hasta que la salsa se espese un poco.

Mientras tanto, cocine los espaguetis en una olla grande de agua hirviendo de acuerdo con las instrucciones del envase. Escurra y regrese a la olla. Saque la hoja de laurel de la salsa y tire la hoja. Agregue la salsa a los espaguetis y mezcle muy bien.

Para 4 porciones

Fettuccine Alfredo

Receta original	Receta renovada
644 calorías	*398 calorías*
44 g de grasa (62% de las calorías)	*4.7 g de grasa (11% de las calorías)*

Esta exquisita y cremosa versión de grasa reducida del clásico plato de la cocina italiana se prepara en menos de 20 minutos. La crema entera de la receta original es sustituida por leche descremada evaporada y crema agria sin grasa, para un ahorro total de 39 gramos de grasa. Para obtener el mejor resultado posible, revuelva la salsa constantemente al cocinarla.

   1 libra (448 g) de *fettuccine*
   2 cucharaditas de aceite de oliva
   1 lata de 12 onzas (360 ml) de leche descremada evaporada

½ taza de crema agria sin grasa

6 cucharadas de queso parmesano rallado

2 cucharadas de perejil fresco picado

½ cucharadita de albahaca seca

1 pizca de pimienta roja molida

1 pizca de pimienta negra molida

2 dientes de ajo, picados en trocitos

Cocine el *fettuccine* en una olla grande de agua hirviendo de acuerdo con las instrucciones del envase. Escurra y regrese a la olla. Agregue el aceite y mezcle muy bien.

Bata la leche y la crema agria a mano en un tazón (recipiente) mediano. Agregue el queso parmesano, el perejil, la albahaca, la pimienta roja molida, la pimienta negra y el ajo. Mezcle muy bien. Vierta sobre el *fettuccine* en la olla grande.

Cocine a fuego lento, revolviendo constantemente, justo hasta que se espese y empiece a burbujear.

Para 6 porciones

Brownies fáciles

Receta original	Receta renovada
135 calorías	*92 calorías*
8 g de grasa (53% de las calorías)	*2.1 g de grasa (21% de las calorías)*

Este postre estadounidense típico es un pastel (bizcocho, torta, *cake*) cortado en trozos cuadrados. Normalmente las personas que tienen una alimentación baja en grasa evita los *brownies*, pero éstos tienen menos calorías y grasa debido a pequeños ajustes en los huevos, el azúcar y la mantequilla.

1½ tazas de azúcar

⅓ taza de margarina o mantequilla

¼ taza de suero de leche

¾ taza de cacao tipo holandés

1¼ tazas de harina sin blanquear

¼ cucharadita de bicarbonato de sodio

(continúa) ▶

2 huevos

2 cucharaditas de vainilla

Precaliente el horno a 350°F (178°C). Rocíe una fuente para hornear (refractario) de 13" × 9" (33 cm × 23 cm) con aceite antiadherente en aerosol y ponga aparte.

Mezcle el azúcar, la margarina o mantequilla y el suero de leche en una cacerola mediana. Ponga a fuego mediano y revuelva hasta que se disuelva el azúcar. Quite del fuego. Agregue el cacao y revuelva. Ponga aparte durante 10 minutos para que se enfríe.

Bata a mano la harina y el bicarbonato de sodio en un tazón (recipiente) pequeño.

Agregue los huevos uno a la vez a la mezcla del cacao que ya se enfrió; revuelva muy bien después de agregar cada uno. Agregue la vainilla y revuelva, y luego haga lo mismo con la mezcla de la harina. Vierta la masa dentro de la fuente para hornear ya preparada.

Hornee de 18 a 20 minutos, hasta que un palillo de dientes introducido en el centro de la masa salga casi seco. (No hornee por demasiado tiempo). Enfríe dentro de la fuente sobre una rejilla (parrilla) de alambre.

Para 24 *brownies*

Consejo de cocina

• *También puede preparar un glaseado (betún) de queso crema bajo en grasa. Para ello, bata los siguientes ingredientes hasta que se incorporen perfectamente: 3 onzas (84 g) de queso crema bajo en grasa ablandado, 3 onzas de queso crema sin grasa ablandado, 1 taza de azúcar glas y 2 cucharadas de leche descremada. Cuando los* brownies *estén fríos, úntelos con el glaseado.*

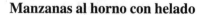

Manzanas al horno con helado

Receta original	Receta renovada
443 calorías	*262 calorías*
11 g de grasa (22% de las calorías)	*0.5 g de grasa (2% de las calorías)*

Las suaves manzanas cocidas y su cubierta dulce y crujiente hacen que este postre sea irresistible. Además, esta versión de la receta clásica no tiene ni 1 gramo de grasa por porción (incluyendo el yogur congelado o helado).

4 tazas de manzana *Granny Smith* pelada y picada en rodajas finas

3 cucharadas de azúcar morena (mascabado) clara apretada

¼ cucharadita de nuez moscada molida

½ taza de harina sin blanquear

⅓ taza de azúcar

½ cucharadita de polvo de hornear

¼ cucharadita de canela molida

2 cucharadas de sustituto de huevo sin grasa

1 taza de yogur congelado o de helado sin grasa de vainilla

Precaliente el horno a 400°F (206°C). Rocíe una fuente para hornear (refractario) de 8" × 8" (20 cm × por 20 cm) con aceite antiadherente en aerosol.

Ponga las manzanas en la fuente para hornear. Espolvoree con el azúcar morena y la nuez moscada y mezcle cuidadosamente. Extienda las rodajas de manzana en una capa uniforme en el fondo de la fuente para hornear.

Bata a mano la harina, el azúcar, el polvo de hornear y la canela en un tazón (recipiente) pequeño. Agregue el sustituto de huevo y revuelva con un tenedor hasta obtener una mezcla grumosa. Espolvoree de manera uniforme sobre las manzanas.

Hornee durante 30 minutos, hasta que las manzanas estén cocidas y la cubierta quede dorada. Sirva caliente, acompañado del yogur congelado o el helado.

Para 4 porciones

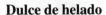

Dulce de helado

Receta original	Receta renovada
281 calorías	213 calorías
10 g de grasa (32% de las calorías)	0.3 g de grasa (1% de las calorías)

Este postre sencillísimo de preparar es perfecto para una fiesta de cumpleaños, un día feriado o cualquier otra ocasión especial.

- 1 cucharada más ¼ taza de cacao
- 1 paquete de 1 libra (448 g) de preparado comercial para pastel (bizcocho, torta, *cake*) blanco esponjoso (vea el consejo de cocina)
- 2 cucharadas de agua
- 1 cuarto de galón (946 ml) de helado sin grasa de chocolate, vainilla, fresa o frambuesa, ablandado

Precaliente el horno a 350°F (178°C). Rocíe una bandeja de hornear de 15" × 10" (38 cm × 25 cm) con aceite antiadherente en aerosol. Forre con un gran pedazo de papel encerado, metiéndolo bien en las esquinas.

Espolvoree un paño de cocina con 1 cucharada de cacao. Ponga aparte.

Vacíe el preparado comercial para pastel en un tazón (recipiente) grande. Agregue la ¼ taza de cacao restante y revuelva bien. Prepare el pastel de acuerdo con las instrucciones de la caja, agregando 2 cucharadas adicionales de agua. Extienda la masa en una capa uniforme en la bandeja de hornear. Hornee de 15 a 20 minutos, hasta que al tocar ligeramente la superficie de la masa ésta reaccione encogiéndose rápido.

De inmediato separe las orillas del pastel de la bandeja de hornear y voltee sobre el paño ya preparado. Desprenda el papel encerado cuidadosamente. Empezando desde uno de los costados largos, enrolle el pastel con el paño. Deje enfriar sobre una rejilla (parrilla) de alambre.

Desenrolle el pastel. Unte con el helado, dejando al descubierto un margen de ½" (1.3 cm) alrededor de toda la orilla. Envuelva con plástico y congele durante por lo menos 4 horas, hasta que esté listo para servirse.

Para 12 rebanadas

Consejo de cocina

• Para esta receta, compre el preparado comercial para pastel blanco esponjoso al que sólo hay que agregarle agua. Añadimos otras 2 cucharadas de agua para ayudar a absorber el cacao agregado al preparado.

Rico pudín de chocolate

Receta original	Receta renovada
192 calorías	*129 calorías*
6.2 g de grasa (29% de las calorías)	*3.7 g de grasa (26% de las calorías)*

Este postre sabe delicioso, pero no les "cae gordo" a las caderas. Para reducir la grasa más aún, sustituya la leche semidescremada por leche descremada.

2 tazas de leche semidescremada al 1 por ciento
2 cucharadas de azúcar
1 cucharada de maicena
1 cucharada de cacao
1 cuadrito de 1 onza (28 g) de chocolate semiamargo, picado muy fino
1 cucharadita de vainilla
1 plátano amarillo (guineo, banana) (opcional)
6 fresas (frutillas) (opcionales)
1 taza de sustituto de crema batida sin grasa (opcional)

Bata a mano la leche, el azúcar, la maicena y el cacao en una cacerola mediana hasta que todo quede bien revuelto. Sin dejar de batir, ponga a calentar a fuego mediano hasta que la mezcla apenas rompa a hervir.

Quite la cacerola del fuego. Agregue el chocolate y revuelva. Ponga la mezcla a fuego lento y deje que rompa a hervir, revolviendo constantemente. Hierva durante 2 minutos. Agregue la vainilla y revuelva.

Pase el pudín (budín) a cuatro copas para postre o flaneras de 6 onzas (180 ml) cada una. Tape con envoltura autoadherente de plástico (asegúrese de que el plástico toque la superficie del pudín, para evitar

(continúa) ▶

que se forme una nata). Ponga en el refrigerador durante por lo menos 3 horas, hasta que esté bien frío.

Si así lo desea, sirva adornado con plátanos amarillos y fresas picadas en rodajas, así como sustituto de crema batida.

Para 4 porciones

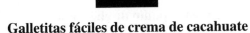

Galletitas fáciles de crema de cacahuate

Receta original	Receta renovada
245 calorías	*45 calorías*
14 g de grasa (51% de las calorías)	*1.5 g de grasa (30% de las calorías)*

Estas galletitas son tan fáciles de preparar que hasta los niños pueden hacerlo. Y contienen sólo una fracción de la grasa de la versión original. Téngalas a la mano para una merienda (botana, refrigerio, tentempié) rápida y baja en grasa.

  1 lata de 14 onzas (420 ml) de leche condensada azucarada semidescremada

  ¾ taza de crema de cacahuate (maní) de grasa reducida

  ¼ taza de sustituto de huevo sin grasa

  1 cucharadita de vainilla

2¼ tazas de preparado comercial para *biscuits* de grasa reducida

  ¼ taza de azúcar

Mezcle la leche, la crema de cacahuate, el sustituto de huevo y la vainilla en un tazón (recipiente) grande. Bata la mezcla con la procesadora de alimentos (mezcladora) a velocidad lenta hasta que todos los ingredientes se incorporen perfectamente. Agregue el preparado comercial para *biscuits* y mezcle bien. Tape y ponga en el refrigerador durante por lo menos 3 horas.

Precaliente el horno a 350°F (178°C). Rocíe dos bandejas de hornear grandes con aceite antiadherente en aerosol. Deje caer cucharaditas de masa en las bandejas de hornear, dejando espacios de 1" (2.5 cm) entre los montoncitos. Espolvoree las galletitas de manera uniforme con el azúcar. Hornee de 6 a 8 minutos, hasta que queden levemente doradas. Quite de las bandejas de hornear y deje enfriar sobre rejillas (parrillas) de alambre.

Para unas 60 galletitas

Consejo de cocina

• *Para reproducir el aspecto clásico de las galletitas de crema de cacahuate, aplane cada galletita un poco con un tenedor antes de hornearlas.*

Tarta de queso con trocitos de chocolate

Receta original	Receta renovada
427 calorías	*179 calorías*
30 g de grasa (63% de las calorías)	*6.9 g de grasa (35% de las calorías)*

Las amantes del chocolate pueden reemplazar las galletas integrales *graham* con galletas de barquillo de chocolate de grasa reducida o con galletas integrales *graham* de chocolate.

2 tazas de galletas integrales *graham* desmenuzadas
¼ taza de mermelada de frambuesa sin semilla, derretida
3 cucharadas de azúcar
1 paquete de 8 onzas (224 g) de queso crema sin grasa, ablandado
1 paquete de 8 onzas de queso crema bajo en grasa, ablandado
1 lata de 14 onzas (420 ml) de leche condensada azucarada semidescremada
4 claras de huevo
1 huevo
2 cucharaditas de vainilla
¾ taza de minitrocitos (minichispas) de chocolate semiamargo
1 cucharadita de harina sin blanquear

Precaliente el horno a 325°F (164°C). Rocíe un molde redondo de lados desprendibles de 9" (23 cm) de diámetro con aceite antiadherente en aerosol. Ponga el molde sobre un gran cuadro de papel aluminio y forre todo el exterior del molde con el papel.

Mezcle las galletas desmenuzadas, la mermelada y el azúcar en un tazón (recipiente) pequeño. Apriete la mezcla en el fondo del molde ya preparado hasta formar una capa uniforme.

(continúa) ►

Bata el queso crema sin grasa y el queso crema bajo en grasa con una procesadora de alimentos (mezcladora) a velocidad mediana en un tazón mediano, hasta que quede ligero y esponjoso. Agregue la leche, las claras de huevo, el huevo y la vainilla. Bata hasta que todos los ingredientes se incorporen perfectamente.

Mezcle ½ taza de trocitos de chocolate con la harina en un tazón pequeño. Incorpore a la masa del queso. Vierta la masa sobre las galletas en el molde. Espolvoree con la ¼ taza restante de trocitos de chocolate.

Ponga el molde redondo de lados desprendibles dentro de un molde para hornear grande en la parrilla central del horno. Vierta 1" (2.5 cm) de agua caliente en el molde más grande. Hornee de 50 a 55 minutos, hasta que las orillas de la tarta estén levemente doradas y un cuchillo introducido en el centro de la masa salga limpio. Saque el molde del agua caliente. Deje enfriar la tarta dentro del molde de lados desprendibles sobre una rejilla (parrilla) de alambre durante 30 minutos. Guarde la tarta toda la noche en el refrigerador antes de rebanarla.

Para 16 porciones

Nota: Si no reconoce algún término en este capítulo, vea el glosario en la página 523.

Capítulo 28

Libérese de la trampa de las ensaladas

Unas cuantas cucharadas de aliño (aderezo) alto en grasa bastan para impedir la pérdida de peso. Pruebe estas versiones bajas en grasa (y bien sabrosas) de diversos aliños. Si a usted le encantan las ensaladas, serán su tablita de salvación.

Las ensaladas son uno de los mejores alimentos de los que disponemos si queremos bajar de peso. Llenas de verduras bajas en grasa y altas en fibra, además de proteínas magras y otras delicias, se puede garantizar que le ayudarán a adelgazar. A menos que las ahogue en un aliño de queso, aceite, mayonesa o crema agria. El aliño puede subir el número de calorías y la cantidad de grasa que la ensalada contiene al mismo nivel que una copa de helado de primera calidad.

Si usted ha caído en la trampa del aliño, no es la única. Los investigadores han descubierto que el aliño, aparentemente tan inocente, es la mayor fuente de grasa en la alimentación de muchas mujeres. Es más, les gana a varios alimentos de alerta roja llenos de grasa, como la carne y el queso.

Los expertos en nutrición afirman que usted tiene muchas más probabilidades de bajar de peso si come aliños bajos en grasa. Por lo tanto, el Programa "Cada día más delgada" dedica todo un capítulo de recetas a los aliños bajos en grasa para ensaladas. Es muy posible que la diferencia entre bajar de peso y conservar esas libras de más se encuentre en estas recetas. Y no se sorprenda si sus ensaladas le gustan aún más con estas mezclas riquísimas. Los expertos en nutrición a los que recurrimos para que nos ayudaran con esta parte del Programa "Cada día más delgada" sustituyeron todos los ingredientes altos en grasa por otros con sabores exquisitos: una deliciosa variedad de vinagres, mayonesa de grasa reducida, maravillosas hierbas sin una sola caloría, yogur sin grasa, mostaza *Dijon*, suero de leche. Y el ahorro en calorías es tan fabuloso como el sabor. El aliño estilo ruso, por ejemplo, no contiene una sola caloría de grasa. Así que disfrútelos, y no se preocupe si le resultan tan irresistibles que termina agregando una cucharada o dos de más a su plato.

El análisis alimenticio de todas las recetas es por cucharada.

Aliño catalina

Receta original	Receta renovada
67 calorías	14 calorías
6.4 g de grasa (86% de las calorías)	0 g de grasa (0% de las calorías)

Este sabroso aliño nos facilita la vida a quienes deseamos seguir una alimentación baja en grasa. El vinagre de manzana, la *catsup*, los ingredientes dulces y las especias se espesan rápidamente con la ayuda de un poco de gelatina sin sabor. Es el aliño perfecto casi para cualquier ensalada.

½ taza de agua
½ cucharadita de gelatina sin sabor
3 cucharadas de vinagre de manzana
2 cucharadas de *catsup (ketchup)*
2 cucharadas de almíbar (sirope, miel) de maíz
1 cucharada de miel
⅛ cucharadita de ajo en polvo
1 pizca de cebolla en polvo
1 pizca de pimienta roja molida
1 pizca de pimentón (paprika)

Ponga el agua en una cacerola pequeña. Espolvoree con la gelatina y deje reposar durante 3 minutos, hasta que la gelatina se suavice.

Revuelva a fuego mediano hasta que la gelatina se disuelva. Quite del fuego. Agregue el vinagre, la *catsup*, el almíbar de maíz, la miel, el ajo en polvo, la cebolla en polvo, la pimienta roja y el pimentón y bata a mano. Vierta en un frasco con una tapa que ajuste bien. Tape y deje en el refrigerador hasta la hora de servir o durante una semana como máximo. Agite bien antes de servir.

Para 1 taza

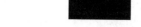

Aliño de queso parmesano y pimienta

Receta original	Receta renovada
38 calorías	*13 calorías*
3.5 g de grasa (83% de las calorías)	*0.4 g de grasa (28% de las calorías)*

En esta versión del popular aliño, el requesón y el suero de leche reemplazan la crema agria, eliminando toda su grasa. El vinagre de vino blanco le agrega sabor.

- ⅔ taza de requesón seco o de requesón semidescremado al 1 por ciento
- ⅓ taza de suero de leche (*buttermilk*)
- 1 cucharada de vinagre de vino blanco
- 2 cucharadas de queso parmesano rallado
- 1 cucharadita de pimienta negra molida

Muela el requesón en un procesador de alimentos o licuadora (batidora) hasta que todos los ingredientes se incorporen perfectamente. Sin apagar el procesador o la licuadora, agregue el suero de leche y el vinagre. Muela hasta que todos los ingredientes se incorporen perfectamente. Agregue el queso parmesano y la pimienta. Apague y encienda el procesador o la licuadora repetidas veces hasta apenas mezclar los ingredientes. Pase a un tazón (recipiente) pequeño. Tape y deje en el refrigerador hasta la hora de servir o durante tres días como máximo.

Para 1 taza

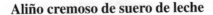

Aliño cremoso de suero de leche

Receta original	Receta renovada
58 calorías	*11 calorías*
5 g de grasa (78% de las calorías)	*0.5 g de grasa (41% de las calorías)*

Este delicioso aliño da sabor a cualquier ensalada sin que usted se exceda en la grasa. El suero de leche y la mayonesa sin grasa reemplazan la mayonesa de grasa entera de la versión original.

¾ taza de suero de leche (*buttermilk*)
¼ taza de mayonesa sin grasa
2 cucharadas de jugo de limón
1 cucharada de aceite de oliva
2 cucharadas de tallos de cebollín (cebolla de cambray) o cebolleta picados en trocitos
1 cucharada de estragón fresco picado en trocitos
½ cucharadita de pimienta negra molida

Bata el suero de leche, la mayonesa, el jugo de limón y el aceite a mano en un tazón (recipiente) pequeño. Agregue los tallos de cebollín o cebolleta, el estragón y la pimienta. Tape y deje en el refrigerador hasta la hora de servir o durante tres días como máximo.

Para 1¼ tazas

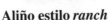

Aliño estilo *ranch*

Receta original	Receta renovada
55 calorías	*15 calorías*
5.5 g de grasa (90% de las calorías)	*0.4 g de grasa (24% de las calorías)*

La sustanciosa textura de la mayoría de los aliños estilo *ranch* se debe a la mayonesa llena de grasa. Esta versión reduce la grasa sin renunciar a nada del sabor, a través de una mezcla de yogur natural sin grasa, mayonesa baja en grasa y vinagre de estragón.

¾ taza de yogur natural sin grasa
½ taza de mayonesa baja en grasa
2 cucharadas de vinagre de estragón
1 cucharada de cebolla picada en trocitos
2 cucharaditas de perejil fresco picado en trocitos
¼ cucharadita de semilla de apio
¼ cucharadita de mostaza *Dijon*
⅛ cucharadita de ajo en polvo

Bata el yogur, la mayonesa, el vinagre, la cebolla, el perejil, la semilla de apio, la mostaza y el ajo en polvo a mano en un tazón (recipiente) pequeño. Tape y deje en el refrigerador hasta la hora de servir o durante tres días como máximo.

Para 1¼ tazas

Aliño de queso azul

Receta original	Receta renovada
78 calorías	*9 calorías*
8 g de grasa (92% de las calorías)	*0.3 g de grasa (30% de las calorías)*

El queso azul es un queso suave con vetas de moho comestible de color azul verdoso. Quizás le parezca poco apetitoso, pero en realidad este moho no es nocivo y le da al queso azul un sabor intenso y fuerte. Muchas personas lo desmenuzan y lo espolvorean sobre las ensaladas en vez de usar aliño. También se usa el queso azul para elaborar aliños comerciales. Esta receta casera brinda un sabor más intenso que de lo que encontrará en la mayoría de los aliños comerciales de queso azul. El requesón sin grasa reemplaza la mayonesa normal para ahorrar un total de más de 7 gramos de grasa por cucharada.

1 taza de requesón sin grasa
2 cucharadas de queso azul desmenuzado
2 cucharadas de leche descremada
1 diente de ajo, picado en trocitos

Muela el requesón, el queso, la leche y el ajo en un procesador de alimentos o licuadora (batidora), encendiendo y apagando el aparato

(continúa) ▶

repetidas veces hasta que los ingredientes se mezclen pero aún se puedan distinguir. Pase a un tazón (recipiente) pequeño. Tape y deje en el refrigerador hasta la hora de servir o durante tres días como máximo.

Para 1 taza

Aliño estilo ruso

Receta original	Receta renovada
76 calorías	9 calorías
8 g de grasa (95% de las calorías)	0 g de grasa (0% de las calorías)

Los ingredientes sin grasa convierten este aliño en el sueño hecho realidad de la mujer que lucha contra la grasa. Y el sabor es excelente. El rábano picante le agrega el toque justo.

    1 taza de mayonesa sin grasa
    ½ taza de yogur natural sin grasa
    ½ taza de *catsup (ketchup)*
    2 cucharadas de rábano picante preparado, escurrido

Bata la mayonesa, el yogur, la *catsup* y el rábano picante en un tazón (recipiente) pequeño. Tape y deje en el refrigerador hasta la hora de servir o durante tres días como máximo.

Para 2 tazas

Vinagreta de tomate

Receta original	Receta renovada
70 calorías	5 calorías
7.8 g de grasa (100% de las calorías)	0.2 g de grasa (36% de las calorías)

Esta tentadora vinagreta de tomate sin grasa debe su sabor al vinagre de vino blanco, la albahaca, el tomillo y la mostaza *Dijon*. Al eliminarse el aceite, se ahorran más de 7 gramos de grasa por cucharada de aliño.

1 taza de tomates pelados y picados
¼ taza de vinagre de vino blanco
1 cucharadita de albahaca seca
1 cucharadita de tomillo seco
1 cucharadita de mostaza *Dijon*

Muela el tomate, el vinagre, la albahaca, el tomillo y la mostaza en un procesador de alimentos o licuadora (batidora) hasta que todos los ingredientes queden bien mezclados. Pase a un frasco con una tapa que ajuste bien. Tape y deje en el refrigerador hasta la hora de servir o durante dos días como máximo. Agite bien antes de servir.

Para ⅔ taza

Vinagreta balsámica

Receta original	Receta renovada
70 calorías	*9 calorías*
7.8 g de grasa (100% de las calorías)	*0.1 g de grasa (10% de las calorías)*

El vinagre balsámico puede encontrarse ya en la mayoría de los supermercados. En este caso se mezcla con consomé de pollo sin grasa, *catsup* y diversos condimentos para crear un aliño de sabor irresistible. Estos ingredientes reemplazan el aceite de oliva de la receta original.

½ taza de consomé de pollo sin grasa
¼ taza de vinagre balsámico
2 cucharadas de *catsup (ketchup)*
2 cucharadas de mostaza *Dijon*
½ cucharadita de ajedrea seca
½ cucharadita de tomillo seco
¼ cucharadita de pimienta roja molida

Ponga el consomé, el vinagre, la *catsup*, la mostaza, la ajedrea, el tomillo y la pimienta en un frasco pequeño con una tapa que ajuste bien. Tape y agite hasta mezclar muy bien. Deje en el refrigerador hasta la hora de servir o durante una semana como máximo. Agite bien antes de servir.

Para 1 taza

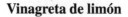

Vinagreta de limón

Receta original	Receta renovada
70 calorías	*8 calorías*
7.8 g de grasa (100% de las calorías)	*0.5 g de grasa (56% de las calorías)*

Este aliño ligero y acidito está hecho a la medida de una ensalada rápida. El consomé de pollo sin grasa sustituye la mayor parte del aceite. El cebollín, el perejil, el tomillo y el ajo se encargan del sabor.

¼ taza de jugo de limón
¼ taza de consomé de pollo sin grasa
2 cucharadas de cebollín (cebolla de cambray) picadas en trocitos
1¼ cucharaditas de aceite de oliva
1 cucharada de perejil fresco picado en trocitos
1 cucharadita de tomillo fresco picado en trocitos
1 diente de ajo, picado en trocitos

Ponga el jugo de limón, el consomé, el cebollín, el aceite, el perejil, el tomillo y el ajo en un frasco con una tapa que ajuste bien. Tape y agite hasta mezclar muy bien. Deje en el refrigerador hasta la hora de servir o durante una semana como máximo. Agite bien antes de servir.

Para ¾ taza

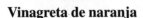

Vinagreta de naranja

Receta original	Receta renovada
70 calorías	14 calorías
7.8 g de grasa (100% de las calorías)	0.1 g de grasa (6% de las calorías)

Esta vinagreta le va a encantar como acompañamiento para una ensalada de espinacas. También puede probarla con una ensalada de frutas. El jugo de naranja y el vinagre balsámico reemplazan el aceite de oliva de la receta original.

½ taza de jugo de naranja
¼ taza de vinagre balsámico
2 cucharadas de mostaza *Dijon*
4 cucharaditas de miel
¼ cucharadita de pimienta negra de molido grueso

Ponga el jugo de naranja, el vinagre, la mostaza, la miel y la pimienta en un frasco con una tapa que ajuste bien. Tape y agite hasta mezclar muy bien. Deje en el refrigerador hasta la hora de servir o durante una semana como máximo. Agite bien antes de servir.

Para 1 taza

Nota: Si no reconoce algún término en este capítulo, vea el glosario en la página 523.

Capítulo 29

Recetas
para
minicomidas

**Estos deleites diseñados para encantarle
el paladar también echarán a
andar a su metabolismo.**

Las minicomidas —entre cuatro y ocho comidas más pequeñas al día, en lugar de los típicos tres alimentos— son uno de los mejores planes de alimentación diseñados por el Programa "Cada día más delgada". Usted nunca tiene hambre y su cuerpo acelera su metabolismo, precisamente porque no se queda horas sin comer. Por lo tanto, usted consume la misma cantidad de comida que antes, pero quema *más* calorías. La clave de esta forma de comer es que las minicomidas sean sabrosas, divertidas, variadas y bajas en grasa. De eso se trata en las recetas de este capítulo. Aquí encontrará *bagels*, pizza, cáscaras de papa y ensalada de pollo, entre otros manjares, que le llenarán el estómago de satisfacción, no de calorías ni grasa.

El análisis alimenticio de todas las recetas es por porción. La mayoría de las recetas están pensadas para dos personas. Compártalas con alguien de su familia para que su porción siga siendo una miniporción. También puede dividir el plato a la mitad y comer una parte en una comida y la otra después. Y recuerde que usted no tiene la obligación de comerse la porción completa que le hemos marcado. Guíese por su estómago y siempre pare cuando esté satisfecha.

Recetas para la mañana

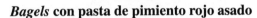

Bagels con pasta de pimiento rojo asado

Receta original	Receta renovada
359 calorías	*276 calorías*
21 g de grasa (53% de las calorías)	*4 g de grasa (13% de las calorías)*

Los *bagels* son saludables, ¿verdad? Sí lo son, por lo menos hasta que usted unta cada mitad con las típicas 2 cucharadas de queso crema. En ese momento, un desayuno inocente se convierte en una amenaza que suma más de 350 calorías y 21 gramos de grasa. La alternativa que aquí ofrecemos es mejor, además de rebosar del rico sabor del pimiento rojo asado. Coma uno de estos sándwiches (emparedados) en el desayuno para llegar al trabajo satisfecha, llena de energía y bien nutrida.

½ taza de pimiento (ají, pimiento morrón) rojo asado conservado en agua, bien escurrido
¼ taza de queso crema sin grasa, ablandado
¼ taza de queso crema bajo en grasa, ablandado
¼ cucharadita de orégano seco
⅛ cucharadita de ajo en polvo
2 *bagels* integrales, partidos y tostados
2 cucharadas de germinados de alfalfa (opcional)

Muela los pimientos, el queso crema sin grasa, el queso crema bajo en grasa, el orégano y el ajo en polvo en un miniprocesador de alimentos hasta que los ingredientes se incorporen perfectamente.

Unte la mitad inferior de cada *bagel* con 2 cucharadas de la mezcla. Agregue los germinados (si los está usando) y la mitad superior de los *bagels*.

Para 2 porciones

Consejos de cocina
• *Esta pasta puede prepararse con anticipación y guardarse en el refrigerador en un recipiente hermético hasta cuatro días como máximo.*

• *Para comer este sándwich fuera de casa, guarde la pasta en un recipiente hermético. Ponga los germinados y los* bagels *sin tostar por separado en bolsas de plástico resellables. Guarde la pasta y los germinados en el refrigerador. A la hora de la comida, tueste los* bagels *y unte con la pasta de queso crema; agregue los germinados.*

███████████

Bagels con carne de res ahumada

Receta original	Receta renovada
352 calorías	*321 calorías*
14 g de grasa (36% de las calorías)	*8.3 g de grasa (23% de las calorías)*

La carne de res ahumada cremosa es un plato casero clásico de los EE.UU. La combinación de queso crema bajo en grasa y crema agria sin grasa le permite disfrutarlo sin subir de peso.

  3 onzas (84 g) de queso crema bajo en grasa
  1 cucharada de crema agria sin grasa
  ¼ taza de carne de res ahumada seca (*chipped dried beef*)
  2 *bagels* sencillos, partidos y tostados

Ponga el queso crema y la crema agria en un tazón (recipiente) mediano. Bata con una procesadora de alimentos (mezcladora) a velocidad mediana hasta que la masa quede esponjosa. Agregue la carne y revuelva.

Unte la mitad inferior de cada *bagel* con 2 cucharadas de la mezcla. Agregue la mitad superior de los *bagels*.

Para 2 porciones

Consejos de cocina

• *Esta pasta puede prepararse con anticipación y guardarse en el refrigerador en un recipiente hermético hasta una semana como máximo.*

• *Desayune en el camino llevándose uno de estos sándwiches de* bagel *y una servilleta al dirigirse a la puerta.*

• *Para comer estos sándwiches de* bagel *fuera de casa más adelante el día, guarde la pasta en un recipiente hermético. Ponga los* bagels *sin tostar en una bolsa de plástico resellable. Guarde la pasta en el refrigerador. A la hora de la comida, tueste los* bagels *y unte con la pasta de queso crema.*

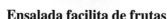

Ensalada facilita de frutas

Receta original	Receta renovada
246 calorías	*119 calorías*
11.9 g de grasa (44% de las calorías)	*0.7 g de grasa (5% de las calorías)*

La ensalada de frutas es una de las meriendas (botanas, refrigerios, tentempiés) más saludables que existen. Para mantenerla baja en grasa sólo hay que evitar cosas como el coco rallado y las nueces. En esta versión, la diversidad de frutas y el jugo de naranja le dan un plato lleno de sabor y casi sin grasa. Varíe la fruta de acuerdo con sus gustos y la temporada.

½ taza de plátano amarillo (guineo, banana) picado en rodajas

2 cucharaditas de jugo de naranja

1 mandarina, partida en gajos

½ taza de manzana *Golden* o Red Delicious picada

½ taza de uva roja o verde sin semilla

¼ cucharadita de cáscara de limón rallada

1 pizca de nuez moscada rallada

Ponga el plátano amarillo y el jugo de naranja en un tazón (recipiente) mediano. Mezcle hasta cubrir de jugo el plátano. Agregue los gajos de mandarina, la manzana, la uva, la cáscara de limón y la nuez moscada. Mezcle con cuidado.

Tape y ponga en el refrigerador durante por lo menos 20 minutos, para que los sabores se mezclen.

Para 2 porciones

Consejo de cocina

• *Esta ensalada de frutas es excelente para recargar las pilas a media mañana. Para llevársela, prepare la ensalada por la mañana y guarde en un recipiente hermético. Ponga en el refrigerador hasta que la necesite.*

Recetas para la tarde

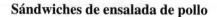

Sándwiches de ensalada de pollo

Receta original	Receta renovada
506 calorías	*352 calorías*
24 g de grasa (43% de las calorías)	*6.9 g de grasa (18% de las calorías)*

La mayonesa aporta la grasa a la mayoría de las ensaladas de pollo. El simple cambio a mayonesa baja en grasa basta para ahorrar 17 gramos de grasa por porción. Las uvas, las pasas y las nueces tostadas le dan a este sándwich (emparedado) su delicioso sabor crujiente.

1 taza de pollo cocido picado en cubitos
¼ taza de mayonesa baja en grasa
2 cucharadas de nuez (nuez de nogal) tostada picada
1 cucharada de pasas
1 cucharada de uvas pequeñas sin semilla
1 cucharadita de miel tibia
2 panes de *pita* (panes árabes), partidos
½ taza de lechuga picada en tiras

Ponga el pollo, la mayonesa, la nuez, las pasas, las uvas y la miel en un tazón (recipiente) mediano. Mezcle bien.

Ponga cantidades iguales de lechuga en los panes. Remate con la ensalada de pollo.

Para 2 sándwiches

Consejo de cocina
• *Para comer este sándwich fuera de casa, guarde la ensalada de pollo en un recipiente hermético. Ponga los panes de pita y la lechuga por separado en bolsas de plástico resellables. Guarde la ensalada y la lechuga en el refrigerador hasta la hora de la comida y entonces prepare los sándwiches.*

Sándwiches gigantes de pavo

Receta original	**Receta renovada**
310 calorías	*251 calorías*
13.4 g de grasa (39% de las calorías)	*5.5 g de grasa (20% de las calorías)*

¿Es posible incluir el tocino en un menú saludable? Sí, siempre y cuando se trate de tocino canadiense. Este tipo de tocino sólo tiene 2 gramos de grasa por onza (28 g), mientras que el tocino normal tiene 14 gramos de grasa. Estos sándwiches (emparedados) gigantes de pavo contienen casi 8 gramos menos de grasa que la versión tradicional. ¡A comer!

4 rebanadas de pan integral, tostadas
2 cucharadas de mayonesa sin grasa
2 lonjas (lascas) de tocino canadiense (*Canadian bacon*)
2 onzas (56 g) de pechuga de pavo (chompipe) cocida, picada en lonjas finas
4 rodajas de tomate
4 hojas de lechuga hechas pedazos con las manos

Unte el pan con la mayonesa. Reparta el tocino canadiense, el pavo, el tomate y la lechuga entre dos de las rebanadas. Cubra con las dos rebanadas de pan restantes.

Para 2 sándwiches

Consejo de cocina

• *Es posible preparar estos sándwiches por la mañana y guardarlos en una bolsa de plástico resellable. Ponga en el refrigerador hasta la hora de la comida.*

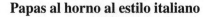

Papas al horno al estilo italiano

Receta original	Receta renovada
294 calorías	*273 calorías*
6.3 g de grasa (19% de las calorías)	*0.9 g de grasa (3% de las calorías)*

Con este aderezo para una papa al horno, nadie extrañará la crema agria. El requesón bajo en grasa proporciona el mismo saborcito ácido a cambio de mucha menos grasa. Si le gusta la textura cremosa de la crema agria, licúe el requesón en un procesador de alimentos durante varios minutos.

　2　papas al horno calientes
　½　taza de requesón semidescremado al 1 por ciento
　½　taza de tomate picado
　2　cucharadas de albahaca fresca picada
　¼　cucharadita de pimienta negra molida

Haga rodar las papas suavemente sobre una encimera (mueble de cocina) para desmoronar la pulpa dentro de la cáscara, protegiendo sus manos del calor con un paño de cocina. Haga un largo corte en la parte superior de cada papa y apriétela por los lados para que se abra el centro. Reparta el requesón, el tomate y la albahaca entre las papas. Espolvoree con la pimienta.

Para 2 papas

Consejos de cocina

• *Para hornear las papas, póngalas en el horno a 400°F (206°C) durante más o menos 1 hora o en el horno de microondas durante unos 7 minutos.*

• *Para comer las papas fuera de casa, déjelas enfriar a temperatura ambiente y guarde en una bolsa de plástico resellable. Ponga el tomate y la albahaca juntos en otra bolsa. Guarde el requesón en un recipiente hermético. Ponga todos los ingredientes en el refrigerador hasta la hora de la comida. Caliente cada papa durante 2 minutos con el horno de microondas en alto (*high*), hasta que estén completamente calientes. Agregue el aderezo.*

Tacos de pavo ahumado

Receta original	Receta renovada
289 calorías	232 calorías
11.2 g de grasa (35% de las calorías)	6.3 g de grasa (24% de las calorías)

Estos rápidos tacos son una excelente alternativa para el tradicional sándwich (emparedado) de pavo. Sólo se enrollan y se comen. El queso crema bajo en grasa reemplaza la mayonesa y de paso le ahorra bastante grasa.

- 2 tortillas de harina (de 8"/20 cm de diámetro)
- 2 cucharadas de queso crema bajo en grasa
- ½ cucharadita de eneldo seco
- 4 onzas (112 g) de pechuga de pavo (chompipe) ahumada, picada en lonjas (lascas)
- ¼ taza de germinados de alfalfa o lechuga picada en tiras

Ponga las tortillas extendidas sobre una mesa. Unte con el queso crema y espolvoree con el eneldo. Agregue el pavo y remate con el germinado o la lechuga. Enrolle cada tortilla.

Para 2 tacos

Consejo de cocina
• Para comer los tacos más tarde, envuelva con plástico y guarde en el refrigerador durante dos días como máximo.

Ensalada griega

Receta original	Receta renovada
272 calorías	218 calorías
12.6 g de grasa (42% de las calorías)	7 g de grasa (29% de las calorías)

Es muy fácil preparar una ensalada griega baja en grasa. Reduzca la cantidad de aceite del aliño (aderezo), omita las aceitunas y utilice pan tostado picado en cubitos en lugar de crutones empapados en mantequilla.

1 tomate, picado en cuartos

1 pepino pequeño, cortado a la mitad a lo largo y picado en rodajas de ¼" (6 mm) de grueso

1 pimiento (ají, pimiento morrón) rojo pequeño, sin semilla y picado en cubitos

½ cebolla pequeña, picada horizontalmente en rodajas separadas en ruedas

1 cucharada de queso *feta* desmenuzado

2½ cucharadas de jugo de limón

1½ cucharaditas de aceite de oliva

½ cucharadita de orégano seco

1 diente de ajo pequeño, picado en trocitos

2 rebanadas de pan italiano, tostadas y picadas en cubitos

Ponga el tomate, el pepino, el pimiento, la cebolla y el queso *feta* en un tazón (recipiente) mediano. Mezcle bien.

Bata el jugo de limón, el aceite, el orégano y el ajo a mano en un tazón pequeño. Vierta sobre las verduras y mezcle cuidadosamente.

Sirva el pan con la ensalada.

Para 2 porciones

Consejo de cocina

• *Para comer la ensalada fuera de casa, mezcle las verduras y el queso* feta *y guárdelos en un recipiente hermético. Ponga el aliño en un recipiente aparte. Guarde el pan sin tostar en una bolsa de plástico resellable. A la hora de la comida, tueste el pan y píquelo en cubitos y vierta el aliño sobre la ensalada.*

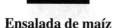

Ensalada de maíz

Receta original	Receta renovada
236 calorías	*196 calorías*
11.8 g de grasa (45% de las calorías)	*2.8 g de grasa (13% de las calorías)*

La ensalada de maíz es una excelente alternativa a la ensalada mixta, siempre y cuando se limite la cantidad de aceite de maíz. Esta versión utiliza sólo una cucharadita. El pimiento de dos tipos, el cebollín y el cilantro le dan vida al suave sabor del maíz.

2 tazas de granos de maíz (elote, choclo) congelados

1 pimiento (ají, pimiento morrón) rojo pequeño, sin semilla
y picado muy fino

1 cebollín (cebolla de cambray), picada en rodajas finas

2 cucharaditas de chile verde de lata picado (use guantes
de plástico al tocarlo)

2 cucharaditas de jugo de limón

1 cucharadita de aceite de oliva o aceite de maíz

½ cucharadita de cilantro fresco picado

¼ cucharadita de chile en polvo

Ponga aproximadamente 1 cuarto de galón (946 ml) de agua a hervir a fuego alto en una cacerola mediana. Agregue los granos de maíz y el pimiento rojo. Cocine de 45 a 60 segundos, hasta que la verdura esté cocida pero aún crujiente. Escurra y pase a un tazón (recipiente) mediano.

Agregue el cebollín, el chile, el jugo de limón, el aceite, el cilantro y el chile en polvo y revuelva bien. Tape y ponga en el refrigerador durante 30 minutos o hasta dos días como máximo.

Para 2 porciones

Consejo de cocina

• *Para comerla fuera de casa, guarde toda la ensalada en un recipiente hermético. Ponga en el refrigerador hasta la hora de la comida.*

Endibia belga rellena

Receta original	Receta renovada
149 calorías	*68 calorías*
14.5 g de grasa (88% de las calorías)	*4.5 g de grasa (60% de las calorías)*

No hay necesidad de servirse apio con queso crema a la hora de la merienda (botana, refrigerio, tentempié). Estas hojas de endibia se rellenan con un sabroso queso de yogur sin grasa. Una pequeña cantidad de nuez tostada les agrega sabor crujiente sin aportar demasiada grasa.

1 endibia (lechuga escarola) belga
1 taza de queso de yogur sin grasa
   (vea los consejos de cocina)
2 cucharadas de nuez o pacana (*pecan*) picada y tostada

Separe las hojas de la endibia. Unte cada hoja con queso de yogur. Espolvoree con la nuez o la pacana.

Para 2 porciones

Consejos de cocina

• *Para preparar 1 taza de queso de yogur, ponga 2 tazas de yogur natural sin grasa en un colador forrado con estopilla (bambula,* cheesecloth*). Cubra el colador con envoltura autoadherente de plástico y colóquelo encima de un tazón grande. Deje en el refrigerador durante toda la noche. Tire el líquido que se haya juntado en el tazón.*

• *Para comer este plato fuera de casa, guarde la endibia y la nuez o la pacana por separado en bolsas de plástico resellables. Guarde el queso de yogur en un recipiente hermético. Ponga en el refrigerador hasta la hora de la comida.*

Recetas para la noche

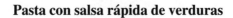

Pasta con salsa rápida de verduras

Receta original	Receta renovada
493 calorías	*473 calorías*
16.5 g de grasa (30% de las calorías)	*6.2 g de grasa (12% de las calorías)*

Esta salsa de tomate se prepara rápidamente y en sabor le gana a la salsa comercial, además de que contiene menos grasa y menos sodio.

3 tomates italianos pequeños (*plum tomatoes*) pequeños
   de lata, pelados
1 cucharada de jugo de limón
1 cucharadita de aceite de oliva
2 cucharaditas de albahaca o perejil fresco picado
1 diente de ajo, picado en trocitos

6 onzas (168 g) de pasta con forma de concha mediana

½ taza de habichuelas verdes (ejotes, *green beans*) picadas congeladas

⅔ taza de granos de maíz (elote, choclo) congelados

¼ taza de pimiento (ají, pimiento morrón) rojo sin semilla, picado

1 cucharada de queso *feta* desmenuzado

Ponga el tomate, el jugo de limón y el aceite en un procesador de alimentos o licuadora (batidora). Muela bien. Agregue la albahaca o el perejil y el ajo. Muela encendiendo y apagando el procesador o la licuadora repetidas veces hasta que los ingredientes apenas se mezclen. Ponga aparte.

Cocine la pasta durante 5 minutos en una olla grande de agua hirviendo. Agregue las habichuelas verdes. Deje que rompa a hervir nuevamente y cocine durante 2 minutos. Agregue el maíz y el pimiento. Deje que rompa a hervir nuevamente y cocine de 1 a 2 minutos, hasta que la pasta esté cocida y la verdura quede cocida pero aún crujiente. Escurra bien.

Pase a un tazón (recipiente) grande. Agregue la mezcla de tomate y el queso *feta*. Revuelva bien.

Para 2 porciones

Consejo de cocina

• *Este plato de pasta puede guardarse en un recipiente hermético y servirse frío como ensalada de pasta. Se acompaña bien con tostadas Melba o palitos de pan de ajo.*

Pasta primavera

Receta original	Receta renovada
508 calorías	451 calorías
28 g de grasa (50% de las calorías)	10.2 g de grasa (20% de las calorías)

Esta versión de la pasta primavera no necesita una salsa de crema alta en grasa para darle sabor. Las verduras mixtas, la albahaca y un poco de queso parmesano aportan mucho sabor. Sirva con pan italiano para completar la comida.

6 onzas (168 g) de pasta *rotini* o *penne*

8 onzas (224 g) de verduras mixtas congeladas
(vea el consejo de cocina)

1 cucharada de aceite de oliva

2 dientes de ajo, picados en trocitos

2 cucharadas de albahaca fresca picada

2 cucharadas de queso parmesano rallado

¼ cucharadita de sal

¼ cucharadita de pimienta negra molida

Cocine la pasta *rotini* o *penne* durante 5 minutos en una gran olla de agua hirviendo. Agregue las verduras. Deje que rompa a hervir nuevamente y cocine de 2 a 4 minutos, hasta que la pasta esté suave y las verduras queden cocidas pero aún crujientes. Escurra y ponga aparte.

Ponga el aceite a calentar a fuego mediano-lento en la misma olla. Agregue el ajo y fría durante 5 minutos o hasta que empiece a soltar su aroma. Regrese la pasta y las verduras a la olla. Revuelva hasta cubrir con el aceite y caliente de nuevo.

Agregue la albahaca y mezcle bien. Espolvoree con el queso parmesano, la sal y la pimienta.

Para 2 porciones

Consejos de cocina

• *Use la mitad de una bolsa de 16 onzas (448 g) de verduras mixtas congeladas, como zanahoria, brócoli y coliflor. Muchas veces a esta combinación se le llama* California mix *en inglés.*

• *Si la salsa le gusta menos espesa, guarde un poco del agua en que se coció la pasta y agréguela junto con la albahaca.*

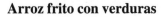

Arroz frito con verduras

Receta original	Receta renovada
279 calorías	*184 calorías*
10 g de grasa (32% de las calorías)	*2.8 g de grasa (14% de las calorías)*

Al eliminar los huevos y reducir la cantidad de aceite, se ahorran 7 gramos de grasa en este popular plato de comida para llevar. El brócoli y el pimiento rojo le agregan sabor crujiente y vitamina C.

    ¾ taza de brócoli picado

    2 cucharaditas de agua

    ½ taza de pimiento (ají, pimiento morrón) rojo sin semilla y picado

    1 cucharada de cebollín (cebolla de cambray) picado

    1 cucharadita de aceite de sésamo (ajonjolí)

    ½ cucharadita de raíz de jengibre fresco rallado

  1¼ tazas de arroz cocido frío

    4 cucharaditas de salsa de soya baja en sodio

    ¼ cucharadita de pimienta negra molida

Ponga un *wok* o una sartén antiadherente grande a fuego mediano-alto hasta que se caliente. Agregue el brócoli y el agua. Tape y cocine de 3 a 4 minutos revolviendo de vez en cuando, hasta que el brócoli esté cocido pero aún crujiente.

Agregue el pimiento rojo, el cebollín, el aceite y la raíz de jengibre. Cocine de 2 a 3 minutos, revolviendo de vez en cuando, hasta que el pimiento esté cocido pero aún crujiente. Agregue el arroz. Cocine de 3 a 4 minutos, revolviendo con frecuencia, hasta que el arroz esté bien caliente. Agregue la salsa de soya y la pimienta negra. Revuelva bien.

Para 2 porciones

Consejo de cocina

• *Para comer el arroz fuera de casa, guárdelo en un recipiente hermético. Ponga en el refrigerador hasta la hora de la comida. Caliente 2 minutos con el horno de microondas en alto, hasta que esté bien caliente.*

Pizza mexicana de tortilla

Receta original	Receta renovada
280 calorías	*205 calorías*
6.4 g de grasa (21% de las calorías)	*5.3 g de grasa (23% de las calorías)*

Esta versión de este plato popular le ahorra calorías y grasa. Pero la mejor innovación es su gran sabor y alto contenido de fibra.

2 tortillas de harina (de 8"/20 cm de diámetro)

⅓ taza de queso *Monterey Jack* con chile picante de grasa reducida

½ taza de salsa, escurrida

¼ taza de frijoles (habichuelas) negros de lata, lavados y escurridos

¼ taza de frijoles colorados de lata, lavados y escurridos

1 cucharada de cilantro fresco picado

Precaliente el horno a 375°F (192°C). Rocíe una bandeja de hornear con aceite antiadherente en aerosol.

Ponga las tortillas sobre la bandeja de hornear. Rocíe cada tortilla con aceite antiadherente en aerosol. Divida el queso entre ellas. Encima reparta la salsa, los frijoles negros y colorados y el cilantro. Hornee de 10 a 15 minutos, hasta que el queso se derrita.

Para 2 pizzas

Consejo de cocina

• *Estas pizzas pueden prepararse en cualquier lugar donde usted tenga acceso a un horno tostador. Para llevárselas, envuelva las tortillas con plástico. Mezcle la salsa y los frijoles y ponga en un recipiente hermético. Ponga el queso y el cilantro en una bolsa de plástico resellable. A la hora de la comida, prepare las pizzas y hornéelas (de ser necesario, corte las tortillas a la mitad para que quepan en el horno tostador).*

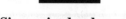

Sincronizadas de queso

Receta original	Receta renovada
414 calorías	*134 calorías*
27 g de grasa (59% de las calorías)	*3.9 g de grasa (26% de las calorías)*

Un tradicional sándwich de queso tostado a la parrilla cae muy bien. Lo malo es que ya no va a querer despegarse de su cintura. Dos rebanadas de queso amarillo, dos rebanadas de pan blanco y 2 cucharaditas de mantequilla suman la impresionante cantidad de 27 gramos de grasa. Estas sincronizadas son una alternativa más saludable. Además, aprove-

chan la influencia mexicana en la cocina de los Estados
Unidos con los ricos sabores de la salsa, las aceitunas y dos
tipos de queso.

   2 tortillas de harina sin grasa (de 8"/20 cm de diámetro)
   2 cucharadas de queso *Cheddar* de grasa reducida rallado
   2 cucharadas de queso *Monterey Jack* con chile picante
      de grasa reducida
   1 cucharada de chile verde de lata picado
      (use guantes de plástico al tocarlo)
   1 cucharada de aceitunas negras picadas en trocitos
      o en rodajas
   1 cucharada de cebollín (cebolla de cambray) picado en
      rodajas finas
  ¼ cucharadita de chile en polvo
  ½ taza de salsa tibia

Ponga una sartén antiadherente mediana a calentar a fuego mediano-lento.
Coloque una tortilla en la sartén. Espolvoree rápidamente con los dos quesos, el chile, las aceitunas, el cebollín y el chile en polvo. Cubra con la segunda tortilla. Oprima suavemente con una pala para pegar las capas.

Caliente de 3 a 4 minutos por lado, hasta que las tortillas estén levemente
doradas y el queso se haya derretido. Deje enfriar un poco y corte en
pedazos triangulares. Sirva las sincronizadas calientes acompañadas de
la salsa.

Para 2 porciones

Cáscaras de papa con queso *Cheddar*

Receta original	Receta renovada
311 calorías	*187 calorías*
18 g de grasa (52% de las calorías)	*4.1 g de grasa (20% de las calorías)*

Normalmente las cáscaras de papa se fríen en mucho aceite
como las papas a la francesa. También se llegan a hornear
con mantequilla. Si se les agrega queso *Cheddar*, estas meriendas (botanas, refrigerios, tentempié) terminan sumando

(continúa) ▶

una enorme cantidad de grasa. En este caso, las cáscaras se hornean y se aderezan con queso *Cheddar* de grasa reducida para agregar un sabor que se le va a derretir en la boca.

2 papas al horno grandes, picadas en cuartos a lo largo
½ taza de queso *Cheddar* de grasa reducida rallado
2 cucharadas de cebollín (cebolla de cambray) o cebolleta picados

Precaliente el horno a 425°F (220°C). Rocíe una bandeja de hornear con aceite antiadherente en aerosol.

Saque la pulpa de la papa, dejando una cáscara de ¼" a ½" (6–12 mm) de grueso. Guarde la pulpa para otro uso (vea el consejo de cocina).

Rocíe la parte interior de las cáscaras de papa con aceite antiadherente en aerosol. Ponga sobre la bandeja de hornear con la parte cortada hacia arriba y hornee de 10 a 15 minutos, hasta que estén crujientes. Espolvoree con el queso *Cheddar* y el cebollín o cebolleta. Hornee durante 2 minutos, hasta que el queso se derrita.

Para 2 porciones

Consejo de cocina

• *Puede usar la pulpa de la papa para preparar unas tortitas de papa para el desayuno. Rocíe una sartén antiadherente grande con aceite antiadherente en aerosol. Agregue cebolla y pimiento (ají) verde picados. Sofría (saltee) a fuego mediano durante 4 minutos, hasta que las verduras estén suaves. Agregue la pulpa de la papa, pimentón, sal y pimienta negra. Aplaste la mezcla suavemente con una pala. Fría de 3 a 4 minutos, hasta que la papa esté dorada de la parte inferior. Voltee la mezcla y cocine de 3 a 4 minutos más.*

Nota: Si no reconoce algún término en este capítulo, vea el glosario en la página 523.

Glosario

Algunos de los términos usados en este libro no son muy comunes o se conocen bajo distintos nombres en distintas partes de América Latina. Por lo tanto hemos preparado este glosario para ayudarle. Esperamos que le sea útil.

Aceite de *canola*.   Este aceite viene de la semilla de colza y es bajo en grasas saturadas. Sinónimo: aceite de colza.

Ají.   *Vea* **Pimiento.**

Albaricoque.   Fruta originaria de la China cuyo color está entre un amarillo pálido y un naranja oscuro. Se parece al melocotón, pero es más pequeño. Sinónimos: chabacano, damasco. En inglés: *apricot*.

Aliño.   Un tipo de salsa, muchas veces hecha a base de vinagre y algún tipo de aceite, que se les echa a las ensaladas para darles más sabor. Sinónimo: aderezo. En inglés: *salad dressing*.

Arándano agrio.   Una baya roja de sabor agrio usada para postres y bebidas. Sinónimo: arándano rojo. En inglés: *cranberry*.

Arándano azul.   Una baya azul pariente del arándano agrio. En los EE.UU. se utiliza en salsas y se toma su jugo. En inglés: *blueberry*.

Arugula.   Hierba italiana con un sabor picantito que actualmente en los EE.UU. se come mucho como parte de las ensaladas. Se consigue en la mayoría de los supermercados.

Bagel.   Panecillo en forma de rosca con un hueco en el centro. Se cocina en agua hirviendo, luego se hornea. Se puede preparar con una gran variedad de sabores y normalmente se sirve con queso crema.

Batatas dulces.   Tubérculos cuyas cáscaras y pulpas tienen el mismo color amarillo-naranja. No se deben confundir con las batatas de Puerto Rico (llamadas "boniatos" en Cuba), que son tubérculos redondeados con una cáscara rosada y una pulpa blanca. Sinónimos de batata dulce: boniato, camote, moniato. En inglés: *sweet potatoes.*

Biscuit. Un tipo de panecillo muy popular en los EE.UU.

Bistec. Filete de carne de res sacado de la parte más gruesa del solomillo. Sinónimos: bife, churrasco, biftec. En inglés: *beefsteak* o *steak.*

Brownie. Un pastel (vea la definición de éste en la página 527) cremoso de chocolate cortada en trozos cuadrados; a veces se rellena con nueces.

Cacahuate. Un tipo de nuez que proviene de una hierba leguminosa. Se come en varias formas, entre ellas crudas, tostadas o en forma de una mantequilla. Sinónimos: cacahuete, maní. En inglés: *peanut.*

Cacerola. Una comida horneada en un recipiente hondo tipo cacerola. Sinónimo: guiso. En inglés: *casserole.* También puede ser un recipiente metálico de forma cilíndrica que se usa para cocinar. Por lo general, no es muy hondo y tiene un mango o unas asas. Sinónimo: cazuela. En inglés: *saucepan.*

Cantidad Diaria Recomendada. Esta es la cantidad general recomendada de un nutriente dado, sea un mineral, una vitamina u otro elemento dietético. Las Cantidades Diarias, conocidas en inglés como *Daily Values* o por las siglas inglesas *DV*, fueron establecidas por el Departamento de Agricultura de los Estados Unidos y la Dirección de Alimentación y Fármacos de los Estados Unidos. Se encuentran en las etiquetas de la mayoría de los productos alimenticios preempaquetados en los Estados Unidos. Corresponden a las necesidades nutritivas generales de todos los adultos. Si desea averiguar sobre las necesidades especificas de niños, mujeres y hombres, consulte a su médico o a un nutriólogo.

Carnes frías (tipo fiambre). Carnes frías de varios tipos, entre ellos jamón, boloña, pavo, rosbif y *salami*, que normalmente se comen en sándwiches (emparedados) a la hora del almuerzo en los EE.UU. En inglés: *lunchmeats.*

Cebolleta. Una hierba que es pariente de la cebolla cuyas hojas altas y delgadas dan un ligero sabor a cebolla a los alimentos. Uno de sus usos populares es como ingrediente de salsas cremosas. También se usa como guarnición para las sopas y ensaladas. Debido a las variaciones regionales entre hispanohablantes, a veces se confunde a la cebolleta con el cebollino o el cebollín. Vea las definiciones de estos últimos en este glosario para evitar equivocaciones. Sinónimo: cebollino. En inglés: *chives.*

Cebollín. Una variante de la familia de las cebollas. Tiene una base blanca que todavía no se ha convertido en bulbo y hojas verdes que son largas y rectas. Ambas partes con comestibles. Son parecidos a los chalotes, y la diferencia está en que los chalotes son más maduros y tienen el bulbo ya formado. Sinónimos: cebolla de rábano, escalonia, cebolla de cambray, cebollino. En inglés: *scallion*.

Cebollino. Hierba que es pariente de la cebolla y los puerros (poros). Tiene tallos verdes y brillantes con un sabor suave parecido al de la cebolla. Se consigue fresco el año entero. Algunos hispanos le dicen "cebollín" al cebollino, por tanto debe consultar la definición de éste en la página 524. Sinónimos: cebolletas, cebollines. En inglés: *chives*.

Champiñón. Variedad del *fungi* de la clase *Basidiomycetes*. Hay muchas variedades, entre ellas *shiitake*, que es japonesa, y el *Italian brown* de Italia. Sinónimos: seta, hongo. En inglés: *mushroom*.

Charola. *Vea* **Olla para asar.**

Chícharos. Semillas verdes de una planta leguminosa eurasiática. Sinónimos: alverjas, arvejas, guisantes, *petit pois*. En inglés: *peas*.

Chile. *Vea* **Pimiento.**

Coleslaw. Un tipo de ensalada hecha de repollo (col), zanahoria y cebolla con mayonesa que es muy popular en los EE.UU.

Filet mignon. Un corte de carne que es tierno, pequeño y no tiene huesos. Viene de la parte gruesa del lomo del animal. Algunos hispanos le dicen filete de ternera al *filet mignon*, pero en este libro recomendamos el *filet mignon* de res maduro, no de ternera.

Frijoles. Una de las variedades de plantas con frutos en vaina del género *Phaselous*. Vienen en muchos colores: rojos, negros, blancos, etcétera. Sinónimos: alubia, arvejas, caraotas, fasoles, fríjoles, habas, habichuelas, judías, porotos, trijoles. En inglés: *beans*.

Fudge. Un caramelo semiblando hecho de mantequilla, azúcar y varios saborizantes, entre ellos chocolate, vanilla y arce (*maple*).

Galletas y galletitas. Tanto "galletas" como "galletitas" se usan en Latinoamérica para referirse a dos tipos de comidas. El primer tipo es un barquillo delgado no dulce (en muchos casos es salado) hecho de trigo que se come como merienda o que acompaña una sopa. El segundo tipo es un tipo de pastel (vea la definición de éste en este glosario) plano y dulce que normalmente se come como postre o merienda. En este libro, usamos "galleta" para describir los barquillos salados y "galletita" para los pastelitos pequeños y dulces. En inglés, una galleta se llama "*cracker*" y una galletita se llama "*cookie*".

Grageas. Preparación comercial de copos de un alimento. Generalmente se elaboran usando alimentos altos en grasa como la mantequilla o el queso para que la gente sazone su comida con éstos y por tanto use cantidades menores de los alimentos altos en grasa. En inglés: *sprinkles*.

Graham crackers. Galletitas (vea la definición de éstas en este glosario) dulces hechas de harina de trigo integral.

Gravy. Una salsa hecha del jugo (zumo) de carne asada.

Guiso. Este término tiene variaciones regionales. Para algunos hispanos, se refiere a la comida horneada en un recipiente hondo que en inglés se llama *casserole*. Pero para otros, se refiere a un platillo que generalmente consta de carne y verduras que se cocina en una olla a una temperatura baja con poco líquido. Sinónimo: *estofado*. En inglés: *stew*.

Habichuelas verdes. Frijoles verdes, largos y delgados. Sinónimos: habichuelas tiernas, ejotes. En inglés: *green beans* o *string beans*.

Harina de trigo integral. En inglés: *whole wheat flour*. Vea **Integral.**

Integral. Este término se refriere a la preparación de los cereales (granos) como arroz, maíz, avena, pan, etcétera. En su estado natural, los cereales tienen una capa exterior muy nutritiva que aporta fibra dietética, carbohidratos complejos, vitaminas B, vitamina E, hierro, cinc y otros minerales. No obstante, para que tengan una presentación más atractiva, muchos fabricantes les quitan las capas exteriores a los cereales. La mayoría de los nutriólogos y médicos recomiendan que comamos los productos integrales para aprovechar de los nutrientes que aportan. Estos productos se consiguen en algunos supermercados y en las tiendas de productos naturales. Entre los productos integrales más comunes están el arroz integral (*brown rice*), pan integral (*whole-wheat bread* o *whole-grain bread*), cebada integral (*whole-grain barley*) y avena integral (*whole oats*).

Magro (a). Con un bajo contenido de grasa.

Mancuerna. Una barra corta con pesas en cada extremo que se sostiene en la mano y se utiliza para hacer ejercicios. Sinónimo: pesa de mano. En inglés: *dumbbell*.

Merienda. En este libro, es una comida entre las comidas principales del día, sin importar ni lo que se come ni a la hora en que se come. Sinónimos: bocadillo, bocadito, botana, refrigerio, tentempié. En inglés: *snack*.

Olla para asar. Cualquier plato o cacerola de metal, cristal o cerámica con una superficie grande, costados bajos, y que no lleva tapa. Esta se usa para asar alimentos en el horno. Sinónimos: charola. En inglés: *roasting pan*.

Palomitas de maíz.   Granos de maíz cocinados en aceite o a presión hasta que formen bolas blancas. Sinónimos: rositas de maíz, rosetas de maíz, copos de maíz, cotufa, canguil.

Parrilla.   Esta rejilla de hierro fundido se usa para asar diversos alimentos sobre brasas o una fuente de calor de gas o eléctrica en toda Latinoamérica, particularmente en Argentina y Uruguay. En inglés: *grill*. También puede ser un utensilio de cocina usado para poner dulces hasta que se enfríen. Sinónimo: rejilla. En ingles: *rack*.

Pastel.   El significado de esta palabra varía según el país. En Puerto Rico, un pastel es un tipo de empanada servido durante las fiestas navideñas. En otros países, un pastel es una masa de hojaldre horneada que está rellena de frutas en conserva. No obstante, en este libro, un pastel es un postre horneado generalmente preparado con harina, mantequilla, edulcorante y huevos. Sinónimos: bizcocho, cake, panqué, queque, tarta. En inglés: *cake*.

Pastel blanco esponjoso.   Un tipo de pastel (vea la definición de éste arriba) ligero que se prepara sin levadura y con varias claras de huevo batidas. En inglés: *angel food cake*.

Pay.   Una masa de hojaldre horneada que está rellena de frutas en conserva. Sinónimos: pai, pastel, tarta. En inglés: *pie*.

Pimiento.   Fruto de las plantas *Capsicum*. Hay muchísimas variedades de esta hortaliza. Los que son picantes se conocen en México como chiles picantes, y en otros países como pimientos o ajíes picantes. Por lo general, en este libro usamos la palabra "chile" para los picantes y "pimientos" para los no picantes de color rojo o verde que tienen forma de campana. En muchas partes de México, a los últimos se les llama pimientos morrones. En el Caribe, éstos últimos se conocen como ajíes rojos o verdes. En inglés, éstos se llaman *bell peppers*.

Plátano amarillo.   Fruta cuya cáscara es amarilla y que tiene un sabor dulce. Sinónimos: banana, cambur, guineo, y topocho. No lo confunda con el plátano verde (plátano macho), que si bien es su pariente, es una fruta distinta.

Polaina.   Una pesa pequeña insertada en una banda elástica que se cierra con *Velcro*. Normalmente se usa en los tobillos para aumentar la resistencia cuando se esté caminando o corriendo. En inglés: *ankle weight*.

Queso azul.   Un queso suave con vetas de moho comestible de color azul verdoso. En inglés: *blue cheese.*

Repollo.   Una planta verde cuyas hojas se agrupan en forma compacta y que varía en cuanto a su color. Puede ser casi blanco, verde o rojo. Sinónimo: col. En inglés: *cabbage.*

Requesón.   Un tipo de queso hecho de leche descremada. No es seco y tiene relativamente poca grasa y calorías. En inglés: *cottage cheese.*

Sloppy Joe.   Un platillo estadounidense que consta de carne molida, cebolla, pimientos (ajíes, pimientos morrones) verdes, y *catsup* preparado en una sartén y frecuentemente servido en un panecillo para hamburguesa.

Soya.   Un alimento derivado del frijol de soya. Es alto en minerales y proteínas y es una parte esencial de la alimentación asiática. Hoy en día se usa como una alternativa vegetariana a la carne de res y también como una terapia alimenticia para las mujeres menopáusicas. Se consigue en las tiendas de productos naturales y en algunos supermercados.

Tazón.   Recipiente cilíndrico sin asas usado para mezclar ingredientes, especialmente al hacer postres y panes. Sinónimos: recipiente, bol. En inglés: *bowl.*

Tofu.   Un alimento un poco parecido al queso que se hace de la leche de soya cuajada. Es soso pero cuando se cocina junto con otros alimentos, adquiere el sabor de éstos.

Top round.   *Round* is un corte de carne de res estadounidense de los cuartos (traseros) del animal. El *top round* is un corte de la parte superior del área del *round* y es más bajo en grasa.

Zanahorias cambray.   Zanahorias pequeñas, delgadas y tiernas que son 1½" (4 cm) de largo. En inglés: *baby carrots.*

Índice de términos

Las referencias con letra **en negrilla** indican los temas principales tratados en el libro. Las referencias <u>subrayadas</u> indican que la material del texto se encuentra dentro de cajas. Las referencias *en bastardilla* representan las ilustraciones.

A

Abdominales. *Véase* Grasa abdominal, ejercicios para

Aburrimiento
al caminar, 294–95
cómo vencer, 32

Accesorios, para cocina, 115–18

Aceites
guía nutritiva, <u>233</u>
cómo reducir su consumo, 119

Actividades cotidianas
para desarrollar músculos, 277–81
para quemar calorías, 385–94
tareas domésticas como ejercicio, 399

Adelgazadores de la figura (*body shapers* en inglés), 416–17

Aderezos. *Véase* Aliños

Aeróbicos, ejercicios, 269–75, **300–314**
bailar, 308–9
beneficios, 300, 302
bicicleta, andar en, 306–8
con banco, 309, 310
correr, 312–13
danza, 309–11
ejercicios abdominales con, 364
ejercicios con pesas comparadas, 318
cómo elegirlo, 273, 302–4
en el agua, 304–5
escalar, 313–14
escoger, 15
esquí a campo traviesa, 311–12
moderados, 271–74, 302
nadar, 305–6
pérdida de peso, 269–70
remos, 312
cómo vencer el factor de la edad, 79, 82

F

H

S

T